제 4 판

보건의료통계학

+ EXCEL 2016

저자 고성진

월드사이언스
WORLD SCIENCE
worldscience.co.kr

저자 약력

21healthcare@hanmail.net

연세대학교 일반대학원 보건학과(보건학 석사), 연세대학교 일반대학원 보건학과 박사 수료, 연세대학교 보건학사

면허(자격)증 - 사회복지사, 보건교육사, 청소년지도사, 병원행정사, 건강보험사, 직업능력 개발 훈련교사, 의료정보관리사, 병원코디네이터, 노인심리상담사 등

(현) 경기도의료원(6개 병원) 이사

(현) 듀스펙 보건직공무원 및 의료기술직공무원 지도교수

(저서) 의료관계법규(2017), 유비쿼터스 보건행정학(2017), 보건행정 심화학습(2016) 직무종합수행능력평가(2012), 의무기록사 국가고시 대비 요점정리 해설(2010), 노인 장기요양 보험관계법규(2007), 공중보건 기출문제 해설(2006), 보건행정 기출문제 해설(2006), 현대 공중보건학(2002), 병원관리학 개론(1996), 의원경영학(1994) 등 다수

보건의료통계학 + EXCEL 2016 제4판

인 쇄 | 2017년 9월 20일
발 행 | 2017년 9월 30일

저 자 | 고성진
발 행 인 | 박선진
발 행 처 | (주)도서출판 월드사이언스

주 소 | 서울특별시 서초구 방배4동 864-31 월드빌딩 1층
등록일자 | 1988년 2월 12일
등록번호 | 제 16-1601호

대표전화 | (02) 581-5811~3
팩 스 | (02) 521-6418
E-mail | worldscience@hanmail.net
U R L | http://www.worldscience.co.kr

정 가 | **24,000원**
I S B N | 978-89-5881-266-1

이 도서의 국립중앙도서관 출판시도서목록(CIP)은 서지정보유통지원시스템 홈페이지(http://seoji.nl.go.kr)와 국가자료공동목록시스템(http://www.nl.go.kr/kolisnet)에서 이용하실 수 있습니다. (CIP제어번호 : CIP2017021667)

머리말

보건(의료)통계학은 보건의료 분야에 종사하고자 하는 관련 대학교의 재학생은 물론 현재 보건의료기관이나 사회복지시설 근무자에게 매우 중요하고 필수적인 교과목이다. 특히 인공지능, 빅 데이터, 사물인터넷 등으로 대표되는 4차 산업혁명사회에서 보건의료 정보의 효율적인 활용은 개인과 조직의 업무를 개선하고 미래의 생존을 위한 하나의 방안이라고 판단된다.

이와 같은 차원에서 통계학 지식과 이를 활용하는 엑셀프로그램의 사용능력을 터득하는 것은 조직구성원 개인은 물론 조직의 생존과 발전을 위한 지름길이다. 이를 위해 본 교재는 크게 세 부분으로 구성하였다. 첫째, 통계학 원칙과 방법에 관한 내용으로 통계를 기술통계학과 추측통계학으로 분류하여 자료를 수집하고 요약·정리·제시하는 방법을 설명하였다. 또한 표본자료를 가지고 가설검정이나 추측을 통해 모집단을 예측하는 방법을 서술하였다. 그리고 각 장마다 연습문제를 제공하여 학습내용을 보다 쉽게 이해할 수 있도록 하였으며 복습을 통해 반복학습이 가능하도록 교재를 구성하였다.

둘째, 실무자로서 엑셀(excel)프로그램을 보다 쉽고, 능숙하게 사용할 수 있도록 근무 현장의 유사 사례를 통한 사례연습이 가능하도록 힘썼다. 통계학이론의 모든 내용에 관해 하나하나 엑셀을 활용할 수 있는 연습문제와 사례를 다루었다.

셋째, 보건의료기관 근무자가 실무에서 접하는 관련 통계를 제공하였다. 이를 위해 보건복지통계, 병원통계, 인구 및 질병통계에 관한 내용과 실태를 제시하고 이에 따른 접근방법과 처리방안을 언급하였다.

출간을 하고 보니 여러 가지 점에서 아쉬움을 느낀다. 인쇄를 마감하는 전 날까지 최신의 내용과 자료를 교재에 반영하기 위한 노력을 경주하였다. 그럼에도 불구하고 여러 가지 면에서 아쉽고 부족한 점을 느낀다. 독자 여러분의 의견을 토대로 지속적으로 개정할 것을 약속하며 선배 및 동료교수, 후학들의 아낌없는 격려와 충고를 당부한다.

본 교재의 탄생에 아낌없는 지원을 해 주신 월드사이언스의 사장님을 비롯하여 편집부 이하 모든 분들의 열정과 노력에 감사를 드린다.

아무쪼록 본 교재가 통계학적 지식과 엑셀을 자유자재로 활용하려는 목표를 가진 모든 사람들에게 유익한 교재로 사용되기를 희망한다.

2017년 9월

저자 드림

본 교재의 특징 및 학습 방법

보건(의료)통계학을 수강하는 학생들을 강의하면서 매번 동일하게 느끼는 점은 학생들이 강좌를 들으면서 매우 어려워하고 부담을 가지고 있다는 점이다. 이에 착안하여 본 교재는 학생들이 통계학을 재미있게 접하면서 이해할 수 있도록 하는 데 일차적 목표를 두고 있다.

따라서 다음과 같은 몇 가지 특징을 가지고 교재를 기술하였는 바 이를 활용하면 효율적으로 학습하는 데 도움이 될 것이다.

1. 다양한 예시를 통해 실전 학습이 되도록 하였다.

   의료기관 등 실무에서 활용되는 다양한 사례를 제시하여 이를 통한 통계학의 이해는 물론 실무에 활용이 가능하도록 하였다.

2. 기술통계학 부분을 많이 수록하여 기본적인 통계의 숙지가 되도록 배려하였다.

   통계학에서 대다수 학생들이 느끼는 애로사항은 숫자와 공식 등의 딱딱한 느낌이 드는 내용이 교재의 주를 차지하고 있어 외견상으로도 많은 부담을 가지게 한다는 점이다. 본 교재에서는 이와 같은 애로사항을 해결하면서 통계학 교육의 목적을 실현할 수 있도록 교재를 편성하였다.

3. 보건의료와 관련된 보건복지통계, 의료기관 통계, 인구 및 질병 통계 등 모든 통계를 수록하였다.

   일반적인 통계학 교재의 내용에서 다루는 기술통계와 추측통계는 물론 보건관련 분야의 대학생과 실무종사자에게 도움이 되는 정부와 보건소를 비롯한 보건기관에서 필요한 보건복지통계, 의료기관에서 사용하는 병원통계, 인구와 관련된 인구통계 및 질병통계까지도 포함하였다.

4. 통계학을 일상생활과 실무에서 쉽게 활용할 수 있도록 엑셀프로그램을 통계에 적용하는 방법도 소개하였다.

   엑셀 프로그램을 학생들이 쉽게 익히고 활용할 수 있도록 교재의 매 장에서 학습한 내용을 엑셀을 이용하여 응용하는 연습을 할 수 있게 하고 이를 통해 통계와 엑셀 모두를 사용할 수 있게 하였다. 그리고 SAS프로그램 사용 결과를 각 장마다 제시하여 통계분석과 이의 해석방법도 터득하게 하였다.

**본 교재는 강좌의 특성, 학점 및 시수 등
여러 가지 상황을 감안하여 강의담당교수가 내용의 일부를 선택하여
사용할 수 있다.**

차례

CHAPER 03 | 자료의 측정 및 정확성 • 29

CHAPER 04 | 자료수집 방법 • 41

CHAPER 08 | 정규분포와 표본분포 • 203

CHAPER 09 | 추정 • 225

PART

I

통계학 원칙 및 방법

CHAPTER 1

통계학의 개념 및 발전과정

1 통계학의 개념

1.1 통계학의 정의

1) 통계학의 등장

최초의 통계학은 세금징수원이 자산을 평가하여 세금을 계산하는 데 필요한 정보를 수집하기 위하여 사용되었다. 현재 통계학은 야구 경기에서 타자의 평균 타율을 계산하거나 축구에서 특정 선수의 연간 평균 출전횟수를 계산하는 것과 같이 일상생활에서 널리 사용되고 있다.

한편 보건의료분야에서는 의료기관에서의 병리검사 및 촬영건수, 출생아의 평균 체중, 의료기관 내원환자의 평균 연령의 측정과 같이 평균, 표준편차, 비율 및 백분율의 측정에 중점을 두어 왔다. 이후 통계학이 학문적으로 발전하면서 통계적 방법을 응용하여 자료를 요약하기 시작하였으며 통계학적 방법을 통한 결론을 토대로 환자 치료나 공중보건사업 분야에도 활용되고 있다.

오늘날 통계학은 경영, 마케팅, 경제, 농업, 교육, 심리학, 사회학, 인류학, 생물학 및 의학 등의 모든 학문 분야에 적용되고 있으며 보건의료분야에서는 생정통계학(biostatistics) 또는 보건통계학 및 병원통계학으로 불리고 있다.

2) 통계학의 의미

일반적으로 통계학이라는 용어는 몇 가지 의미를 내포하고 있다. 즉 자료 또는 수, 자료를 분석하는 과정 그리고 조사대상의 기술 등의 의미를 지니고 있다. 통계학 용어는 라틴어의 "*status*"라는 단어에서 유래하였는 바 서 있는 방식(manner of standing) 또는 위치(position)의 의미를 가지고 있다.

학문적 의미에서의 통계학은 수량적 자료를 통해 자료를 수집, 처리, 제시 및 분석하고 나아가 결론을 도출하는 방법을 과학적으로 연구하는 학문이라 할 수 있다. 율과 켄달(Yule and Kendall)은 통계학을 여러 요인에 의해 영향을 받는 양적 자료를 규명하는 데 응용되는 방법을 다루는 학문으로 정의하고 있으며 던(Dunn)은 수량적 자료로부터 합리적 추정을 하는 방법론의 학문으로 규정하고 있다. 한편 레밍톤(Remingtone)은 자료를 수집, 분류, 종합하고 분석하여 과학적 추계를 하는 방법과 과정을 연구하는 학문으로 기술하고 있다(표 1-1).

이상에서 살펴본 바에 따르면 통계학은 자료를 다루는 내용을 취급하는 부문과 실험과 연구를 통해 합리적 결론을 추출하는 추측통계학의 두 가지 내용으로 구성되어 있음을 알 수 있다.

표 1-1 **통계학의 정의**

개념	조작적 정의
일반적 의미	① 자료, 데이터(data) ② 수적 관찰(Numberical Observations) ③ 수량적 정보(Quantitative Information)
학문적 의미	① 통계학적 방법 ② 수량적 자료를 통해 자료를 수집, 처리, 제시, 분석하고 나아가 결론을 도출하는 방법을 과학적으로 연구

1.2 기술통계학과 추측통계학

1) 기술통계학

기술통계학은 자료를 수집, 분류하여 도표나 표를 이용해서 표현을 하거나, 또는 수량적인 계산을 통하여 측정값들의 다양한 의미를 파악하는 학문이다.

기술통계학은 자료를 수집, 표현하는 기능과 자료를 합리적으로 조직하는 기능으로 구별된다.

예 1 병원장이 병원 직원 5명의 근무성적을 평가(100점 만점)하여 다음과 같은 결과를 얻었다. 직원의 평균 근무성적은?

82, 85, 95, 92, 91

$$\frac{82+85+95+92+91}{5} = \frac{445}{5} = 89\text{(평균 근무성적)}$$

예 2 직원 30명의 근무성적에 관한 범위(range)는?

82, 50, 80, 40, 90, 85, 87, 91, 54, 97, 64, 78, 96, 45, 47, 55, 75, 69, 47, 49

77, 43, 90, 97, 50, 50, 89, 99, 40, 70

범위 = 최대값 - 최소값 = 99 - 40 = 59

2) 추측통계학

실험이나 연구에 의해 관찰된 측정값으로부터 결론을 내릴 수 있는 방법을 제공하는 통계학을 의미한다. 즉 자료나 정보를 분석하여 미지의 특성에 대한 결론을 도출하고 불확실한 사건에 대한 예측을 한다.

구체적인 예는 다음과 같다.

예 1 병원장이 병원내 모든 부서 직원들의 근무태도를 파악하고 싶지만 시간상의 제약으로 일부 직원들의 근무태도를 조사하여 이를 통해 전체 부서 직원의 근무태도를 예측할 수 있다.

예 2 제약회사에서 감기예방접종 백신을 개발하여 90%의 효과가 있음을 증명하고자 한다. 제약회사에서 시판한 백신이 90%의 효과가 있는지를 알기 위해서는 전체 인구집단을 대상으로 예방접종을 실시하는 것이 가장 바람직하다. 그러나 시간, 비용상의 제약이 있으므로 이중 일부를 표본추출하여 예방접종을 실시하고 이들에게서 얻은 결론을 토대로 전체 집단의 백신의 효과를 추정할 수 있다.

기술통계학과 추측통계학의 차이를 세부적으로 살펴보면 다음과 같다(표 1-2).

표 1-2 기술통계학과 추측통계학의 구별

구분	기술통계학	추측통계학
목적	특정 집단의 자료를 정리, 분석하고 그 집단의 특성, 성질을 기술	관찰된 소집단의 자료를 통해 미지의 전체 집단으로 결과를 일반화
목표	서술을 목표로 함	추측을 목표로 함
모집단 및 표본과의 관계	모집단과 표본을 구별하지 않음	모집단과 표본을 구별
이론적 배경	고전적 확률론에 근거	확률론에 크게 의존

앞에서 서술한 것처럼 보건통계학은 보건학 분야에서 다루어지는 여러 가지 사항 즉 건강, 질병 등에 관한 자료를 수집, 정리, 기술하며 나아가 보건과학에서 다루는 여러 현상의 규칙성을 확률사상에 의거 설명하는 학문이라 할 수 있다(그림 1-1).

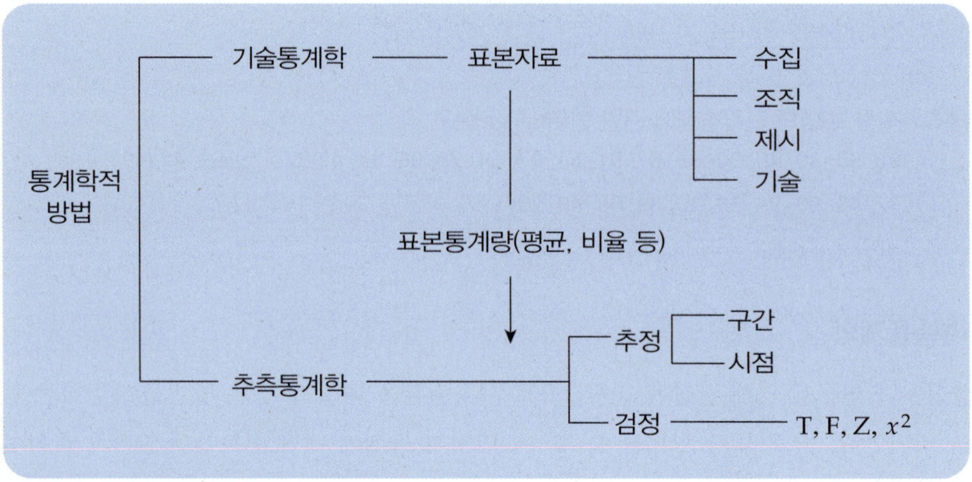

▲ 그림 1-1 **통계학의 분류**

2 통계학의 역사적 발전과정

1) 고대의 통계학(기원전)

통계조사 즉 인구나 가축의 수를 조사하여 토지면적을 계산한 것은 먼 옛날부터 이루어졌다. 이집트에서는 기원전(BC) 3,050년에 피라미드 건설을 위해 노동이나 자재조사를 실시하였으며 기원전(BC) 1,490년에는 유태의 모세가 군사상의 목적으로 이스라엘 민족조사를 시행했다. 로마에서는 BC 435년에 센솔을 두어 5년마다 인구조사를 했다. 오늘날 국세조사 등 전국적인 조사를 센서스라고 부르는 것은 이를 어원으로 두고 있기 때문이다.

중국에서는 기원전(BC) 2,300년에 인구 및 토지조사가 실시되었으며 일본에서는 서기 625년 수이코천황 시절의 인구조사기록이 남아 있다. 또한 우리나라에서는 삼국시대에 호구조사가 시행되어 국가행정에 필요한 자료를 생성해 왔다.

인구, 토지, 농산물의 생산량과 가축수를 조사하는 것은 지배자에게 매우 중요하다. 대규모 사업을 수행하거나 전쟁이 발발하면 국민 동원을 위해 인구조사를 실시하고 세금 등의 징수를 위해 토지, 집, 가축 등의 조사를 실시한다. 또한 산업의 생산량 조사를 하는 것은 매우 당연한 현상이다. 이와 같이 통계는 이전부터 군주의 지배수단으로 이용되어 왔다.

2) 통계학의 학문적 대두

통계학이 학문으로서 체계를 갖추기 시작한 시기는 17세기 이후부터이다. 독일의 대학에서는 장래에 행정관이 될 왕후귀족의 자제에게 세계 각국의 인종, 역사와 행정기구 등의 국정에 관해 강의를 실시했다. 고트프리트 아헨발(Gottfried Achenwall)은 이것을 체계화하여 통계학(Statistik)라고 명명하였다. 여기에서 statistik는 라틴어의 *stato*(국가)를 의미한다. 이들은 국세학으로 통칭되었으며 국세학파로 불린다. 그러나 내용은 숫자를 이용하는 것이 아닌 각국의 업적(현저사항)을 서술하였으므로 현재의 통계학과는 그 의미가 다르다. 또 덴마크의 앙카슨(1700~1765)은 세계 각국의 역사를 기록한 문명국 일람표를 작성하였다. 그러나 위의 사항들은 수량적 관찰에 의한 것이 아닌 문자의 배열에 불과한 것이다.

3) 현대 통계학의 역사

현대의 보건통계학에 근접하는 업적을 최초로 이룬 사람은 영국의 존 그랜트(Captain J. Graunt)이다. 17세기 후반 영국의 상인이었던 그랜트는 런던에 거주하는 시민들의 사망표와 교회 세례기록을 30년간 관찰하여 "사망표에 관한 자연적 또는 정치적 제 관찰"이라는 논문을 발표하였다. 그는 런던 시민의 출생, 사망, 결혼 등의 인구동태에 관해 수량적으로 관찰, 분석하였다.

조사에 따르면 출생아의 남녀별 비율은 14 : 13 또는 16 : 15로 남자가 많았으며 도시지역이 지방보다 사망률이 높고 전염성질환의 사망률은 변동이 심하다는 사실을 관찰하였다. 오늘날 이 논문은 생물의학 통계학의 고전으로 불리고 있다.

한편 17세기 말에 에드먼드 핼리(Edmund Halley)는 생명표를 작성하여 출생수와 사망수를 비교 고찰하였다. 이를 통해 사망확률의 측정이 가능해졌으며 생명보험 발전의 계기가 이루어졌다. 18세기에 이르러서는 확률론이 발달되어 1830~1849년의 약 20년간은 모든 분야에서 통계학이 적용되는 통계만능시대가 도래하였다. 또한 이 시대에는 윌리엄 파(William Farr)에 의해 질병에 관한 사인분류가 가능해졌으며 점진적인 개선과 발전을 통해 국제적으로 질병분류의 통일을 이룩하는 토대가 구축되었다.

현대통계학의 기초이론은 1920년대의 로널드 피셔(Ronald Fisher)에 의해 완성되었다. 그는 통계량의 분포를 제시하였고 자연현상에 관한 확률모델을 창안하였다. 또한 실험의 이론적 근거를 통해 현대통계학의 기반이 되는 사상을 마련하였다.

한편 현대 생정통계학의 기초를 마련하는 데에는 도널드 메인랜드(Donald Mainland)가 공헌하였다. 그는 "기초 의학통계(*Elementary Medical Statistics*)"라는 교재를 출판하여 의학, 보건학분야에서의 통계학 발전을 촉진하였다.

4) 보건통계학의 역사

통계학의 역사가 1920년대부터 비롯된다고 할 때 보건통계학의 역사는 보건의료 현상에 통계적 방법을 적용한 1950년대부터라고 할 수 있다. 이후 보건통계학은 꾸준히 발전되어 오고 있으며 요즈음은 보건의료 관련 학문 뿐만아니라 보건의료기관의 업무수행에 필수적이고 긴요하게 사용될 정도로 엄청난 발전을 이룩하였다. 또한 최근에는 컴퓨터를 활용한 통계기법이 등장하고 빅데이터를 이용한 경영의사결정 및 환자관리 등에 적용되고 있다.

3 보건의료에서의 통계학적 방법의 이용

보건의료분야에서의 사물 판단은 정보의 불확실성으로 인하여 확률론에 의거한 결정에 의존하게 된다. 예를 들어 병원에 내원하는 환자들은 체중, 키, 혈압, 콜레스테롤, 혈당, 뼈의 구조 등에 차이가 나므로 치료를 위해서는 정형화된 공식에 입각한 결정론적 판단에 의존하기보다는 유사한 생물학적, 사회학적 속성을 가진 환자들의 경험에 근거하여야 한다.

그러므로 환자에게 필요한 의사결정은 불확실성에 바탕을 둘 수 밖에 없으며 이와 같은 불확실성을 극복하는 기법으로서 통계학 지식이 유용한 도구로 사용된다.

보건의료분야에서의 통계학의 주된 이용 분야는 아래와 같다.

① 현재의 업무수행과 과거의 업무수행의 비교
② 보건의료기관의 미래 발전 방향 기획
③ 의사, 간호사 및 의료기사의 업무수행 평가
④ 의료기관에서의 진료비 상환
⑤ 면허와 신임에 필요한 정보 공급
⑥ 의료기관별 업무수행 비교
⑦ 의료기관 및 지역 간의 질병 및 수술의 발생률 비교
⑧ 정부에서 제공하는 자금의 의료기관별 할당

4 현대 사회와 통계

4.1 통계의 요건

통계학은 학문으로서 전문가의 연구 대상이 될 뿐만 아니라 현대 사회 각 분야에서 인식과 사고의 수단으로 적용되어 발전해오고 있다.

통계적인 인식(사고)의 요건을 갖추기 위해서는 두 가지 조건을 충족하여야 한다. 첫째, 집단을 대상으로 하여야 하며 둘째, 수량적으로 관찰하고 표현할 수 있어야 한다.

1) 통계집단

병원, 주민, 학생이라는 개념은 한 사람 또는 하나의 개체를 의미하는 경우도 있으나 대다수의 경우 이와 같은 특성을 겸비하고 있는 집단으로 취급한다. 이처럼 통계의 대상이 되는 집단을 통계집단이라고 한다. 집단을 구성하는 개체를 통계단위라고 한다. 만약 통계단위가 동일하고 차이가 없다면 한 개를 관찰하여도 충분하다. 예를 들어 구슬의 모양이 모두 동일하다면 개별적으로 관찰할 필요가 없다. 그러나 구슬을 하나씩 끄집어 내어 저울에 달고 직경을 측정하면 미소한 차이가 발생한다. 이 차이에 근거하여 분류하면 무게에 따른 통계가 계산된다.

2) 양적인 관찰과 표현

두 번째, 통계의 요건은 관찰시에 수량적으로 표현가능하여야 하며 실체적으로 인식되어야 한다. 예를 들어 집 한 채를 짓는데 한 명의 목수가 일을 하여 100일이 걸린다고 하자. 만약 집을 완공하기까지 100일이면 충분하다고 경험적으로 증명이 된다면 이것은 통계로서의 가치를 지닌다. 그러나 한 사람이 100일 걸린다고 하여 두 사람이 작업하는 경우 50일이면 가능하다고 추측하는 것은 경험적인 실체가 없으므로 통계 수치에 해당되지 않는다.

4.2 통계적 사유에서의 주의사항

1) 통계적 사유

사물을 인식하고 관찰하는 데는 크게 세 가지 방법이 있다.

첫째, 역사적 사유를 통해 사물을 인식한다. 역사적 사유는 개별 사상을 그 원인이나 귀결이 어떠했는가를 찾아내어 그 기원이나 인과관계를 규명한다. 즉 개별적인 과거의 사실,

경험 및 사고에 의거하여 사물을 판단한다.

둘째, 자연과학적 사유로 사물을 관찰한다. 자연과학적 법칙, 정리와 공리를 통해 사고를 확대, 발전시킬 수 있다. 그러므로 위의 법칙 및 정리가 존재하고 전제조건이 충족되면 누구든지 똑같은 결과를 얻을 수 있다.

이에 비해 통계적 사유는 집단을 관찰하고 특성을 파악하며 개별 구성요소에는 관심을 기울이지 않는다. 가령 물가가 오른다고 하는 것은 개별 가격의 많고 적음에 관계없이 집합체로 관찰했을 경우의 결과를 나타낸다. 또한 이것은 때때로 개연성을 내포하고 있다. 약품의 시험 결과가 효과있음 50%, 효과없음 30%, 역효과 20%로 제시되었을 때 이것을 효과가 있음으로 판단하여 환자 치료에 사용할지의 여부를 단정하기 어렵다. 그리고 기상청에서 A지역의 비가 올 확률이 10%라고 예보하는 경우, 나머지 90%의 지역에서는 비가 오지 않는다는 것을 의미하는 것은 아니다.

2) 통계적 사유에서의 주의사항

이와 같이 통계적 사유는 특별한 것으로 인식될 수 있다. 그러나 우리는 일상생활에서 정상적으로 많은 경우에 통계학적 방법을 동원하여 의사결정을 하고 있다. 예를 들어 "최근 물가가 올랐다." "국민은 소비세를 반대한다."라는 표현은 잘못 전달되고 인식되는 경우 국민 개개인 간의 사고에 엄청난 차이를 가져올 수 있다. 즉 국민이 소비세에 반대한다고 하는 경우 모든 국민이 반대하는지, 아니면 찬성하는 사람은 얼마나 되는지 등에 관해 정해진 순서에 의해 객관적으로 통계조사를 실시하여야 정확한 결론에 도달할 수 있다.

또한 "병원서비스가 나쁘다.", "대기시간이 지나치게 길다."라는 이야기가 환자를 통해 전달되는 경우에도 통계적 조사를 통해 정확한 상황을 인지하는 것이 바람직하다. 이처럼 일상생활에서의 여러 가지 사건 및 내용을 보다 정확하게 관찰, 분석하고 확인하기 위해서는 통계적 사유가 필수적임을 명심하여야 한다.

반면에 「통계가 사람잡네」라는 이야기가 있다. 잘못 측정되고 조작된 조사결과는 의사결정의 왜곡은 물론 극단적으로는 환자의 생명과 조직의 생존을 위협할 수 있다. 그러므로 조사결과의 해석에서도 객관적이고 합리적인 판단이 필수적으로 요구된다.

참고로 통계를 이용한 조사, 보고를 읽을 때에 조심해야 하는 다섯 가지 내용은 다음과 같다(다렐 하프 저 「통계로 거짓말을 하는 방법」에서 인용).

3) 통계를 활용한 조사·보고서를 읽을 때의 유의사항

(1) 통계처리자의 확인 및 출처 규명

통계를 누가 처리했는가를 확인하고 편견이 있는가의 유무를 파악한다. 예를 들어 특정 기관에서 자신의 정당성을 과시하려고 발표한 것이 아닌가? 정부가 정책을 합리화하려고 하는 것은 아닌가? 보건기관에서 합리화를 위해 의도적으로 내놓은 자료는 아닌지를 살펴 보아야 한다. 또한 무엇을 인용한 것인가를 밝힐 필요가 있다.

(2) 조사방법의 확인

충분히 납득할만한 규모의 표본조사를 통해 결과를 제시한 것인가를 판단한다. 가령 2,000명에게 설문지를 보내어 단지 400명만이 응답했다고 한다면 대표성 차원에서 문제가 발생할 수 있다.

(3) 부족한 데이터는 무엇인가?

퍼센트만 제시하고 대상 인원수를 밝히지 않은 조사는 특히 경계해야 한다. 예로서 장티푸스 발생률이 5%인 지역에서 환자수가 결과에 나타나지 않는 경우 5% 자체가 높은지, 낮은지의 여부를 정확히 평가할 수 없다.

(4) 숫자와 결론 사이의 바꿔치기

1935년 미국에서는「농촌으로 돌아가자」는 운동이 일어났다. 이후 5년이 경과하면서 실시한 인구 조사에서는 농촌의 인구가 50만 가구 늘어난 것으로 나타났다. 그러나 실제로는 농가의 정의가 달라져서 1930년의 정의로는 농가로 규정되지 않던 가족들이 1935년에는 농가로 기록된 것에 불과했다.

(5) 도리에 맞는지의 여부

특히 미래를 예측하는 경우 현재까지의 경향은 사실일지 모르지만 장래에 관한 경향은 추측 이외의 아무것도 아니다. 여기에는「다른 상황이 바뀌지 않는다면」,「현재까지의 경향이 그대로 지속된다면」이라는 가정이 전제되기 때문이다.

CHAPTER 2

모집단 설정 및 표본추출

1 모집단과 표본의 개념

1.1 모집단의 의미

1) 모집단의 개념

모집단은 연구자가 관심을 가지는 개체들의 집단을 의미한다. 예를 들어 25세 미만의 모든 한국인, 한국병원에서 2017년 가슴촬영(chest X-ray)과 혈액형 검사를 시행한 환자 및 대한민국의 보건 관련 대학에 재학 중인 학생(2017년 9월 현재)의 경우와 같이 조사대상 전체 집단을 의미한다.

2) 모집단의 유형

모집단은 모집단을 구성하는 조사단위에 따라서 크게 유한 모집단과 무한 모집단으로 구분된다. 유한 모집단은 모집단을 구성하는 단위가 유한개이며 무한 모집단은 구성단위가 무수히 많아서 셀 수 없을 정도로 많은 크기의 모집단을 일컫는다.

예 유한 모집단 : 현재(2017년 3월) 우리대학에 등록하여 재학 중인 학생수
무한 모집단 : 앞으로 병원에서 C-T 촬영을 실시할 모든 환자

이와 같이 연구자는 특정 집단을 대상으로 하는 연구에서는 반드시 모집단을 설정하여야 한다. 그 이유는 (1) 조사대상자의 범위를 설정 (2) 조사결과 해석의 한계를 명확히 하기 위해서이다.

1.2 표본의 개념

1) 표본의 정의

표본은 모집단에서 추출한 모집단의 일부를 의미한다. 만약 2017년 9월 1일 현재 대한민국 국적의 한국인 중 안경 쓴 사람의 비율을 알고 싶다고 하자.

여기서 모집단은 대한민국 국적의 한국인이다. 그러나 한국인의 수는 5,000만여 명에 해당하므로 이들을 조사하는 데에는 시간, 비용 등이 많이 필요하게 된다.

그러므로 모집단 전체를 조사하는 대신 이들 중 일부를 조사하여 안경 쓴 사람의 비율을 조사하고 이를 통해 모집단 전체에서 안경을 착용한 사람의 비율을 추정하게 된다. 특히 보건의료분야의 연구는 전체 모집단을 조사하는 것이 불가능하거나 비용이 많이 들기 때문에 표본조사에 의한 자료수집이 많이 이루어지고 있다.

2) 모집단과 표본의 관계

모집단과 표본의 관계를 도식화하면 그림 2-1과 같다.

표본은 독립적으로 존재하는 것이 아니고 모집단이 설정된 후에 비로소 표본이 결정되게 된다. 따라서 표본을 파악할 수 있어야 표본에서 얻은 조사결과의 해석의 한계를 알 수 있다.

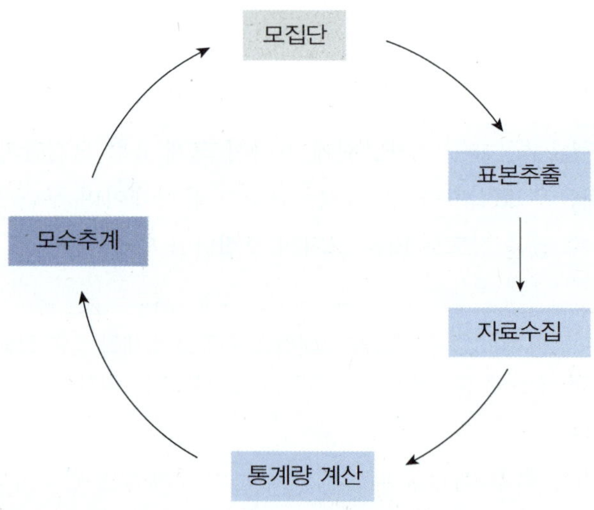

▲ 그림 2-1 **모집단과 표본의 관계**

모집단과 표본을 구체적으로 예시하면 표 2-1과 같다.

표 2-1 모집단과 표본의 예

모집단	표본추출의 예
• A시에 근무하는 모든 물리치료사	• A시 근무 물리치료사 중 직무만족도를 파악하기 위해 선택된 50명
• B시에 거주하는 모든 임상병리사	• 세금 계산을 위해 추출된 25명의 임상병리사
• 24시간 동안의 환자 체온	• 간호사에 의한 1시간 동안의 체온 측정
• 언어장애를 겪고 있는 어린이	• 언어장애 측정기를 통한 5분간의 언어장애 여부의 측정
• 뇌하수체 전엽에 손상을 입은 모든 환자	• 뇌하수체 손상 환자 30명의 재활프로그램을 평가
• 특정 병원에서 사용하는 외과용 거즈	• 무균성검사를 위해 병리학자가 선정한 10개의 거즈

표본을 이용하여 자료를 획득함으로써 시간, 비용, 인력상의 절약을 가져오는 장점이 있다. 그러나 표본이 적은 경우에는 대표성의 문제가 발생하게 된다.

3) 표본조사의 장·단점

표본조사의 장·단점은 다음과 같다(표 2-2).

표 2-2 표본조사의 장·단점

장 점	① 실용적인 정보수집 가능 - 신속한 정보 제공 ② 재정, 인력, 물자의 손실 해소(경제적 이득) ③ 단기간 내에 조사결과 파악 ④ 조사자료의 정확성 유지 - 비표본오차 발생의 감소 ⑤ 적당한 오차 관계 내에서 모수 추정
단 점	① 표본오차의 존재 ② 차별 의식의 감정 야기 ③ 적은 표본으로 인한 대표성의 문제 ④ 표본의 크기 선택의 애로

4) 표본조사에서 고려할 사항

한편 표본조사에서 일반적으로 고려할 사항은 다음과 같다.

1. 편견이 개입되지 않고 전체 모집단을 대표하는 표본이어야 한다(그림 2-2).
2. 표본이 특정 계층을 포함하는가 또는 포함하지 않는가를 분명히 파악하여야 한다.
3. 표본의 크기는 신뢰도를 확보할 수 있을 만큼 커야 한다.
4. 표본은 일정한 절차를 통해 추출하는 것이 바람직하다.

5. 비용이 허락하는 범위 내에서 가장 효과적으로 필요한 정보를 얻을 수 있도록 해야 한다.
6. 조사대상의 특성, 표본추출방법, 조사대상자의 거절 유무 등에 미리 대처할 수 있어야 한다.

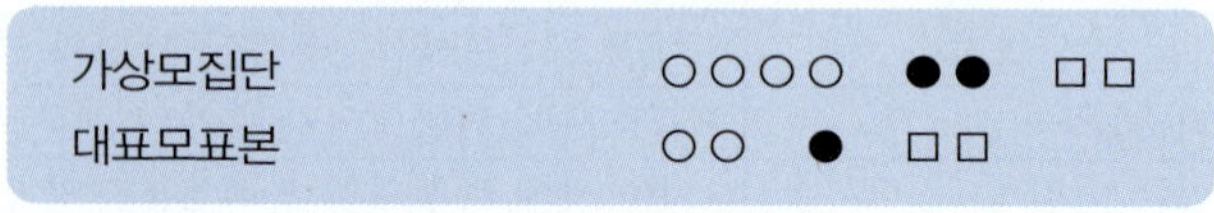

▲ 그림 2-2 **단순 대표 표본**

2 표본의 종류

2.1 표본의 유형

표본은 확률표본과 비확률표본으로 분류한다(그림 2-3). 확률표본은 모집단에서 표본을 추출할 때 모집단을 구성하는 모든 조사단위가 뽑힐 수 있는 확률이 동일한 상황 하에서 뽑힌 조사단위로 이루어진 표본을 말한다. 비확률표본은 조사단위가 뽑힐 수 있는 확률이 동일하지 않는 상황에서 표본추출자가 대상자를 임의, 선택적, 편견적으로 추출한 표본이다.

모집단에서 표본을 선택하는 데에는 다양한 방법이 존재하며 이를 표본추출방법이라고 한다. 모든 표본추출방법의 목적은 모집단을 대표하는 표본을 추출하는 데 있다.

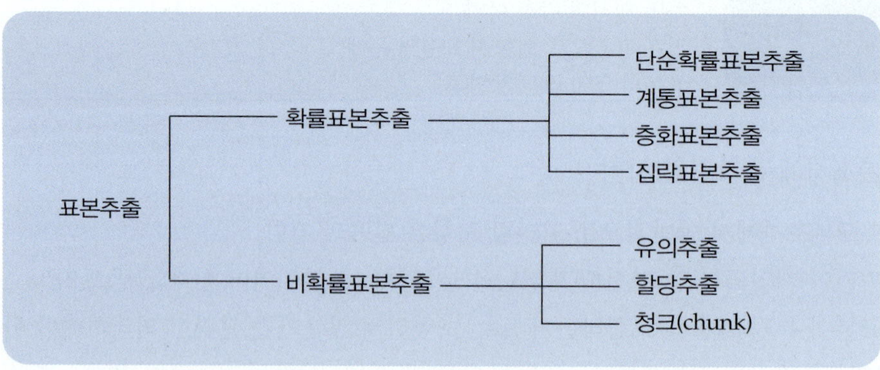

▲ 그림 2-3 **표본추출법의 종류**

표본이 모집단을 대표하는 경우 표본에 선정되지 않은 나머지 조사대상은 측정하지 않아도 표본에서 얻은 자료를 토대로 일반화가 가능하다. 만약 표본이 대표성이 없는 경우(치우침) 표본의 결과를 모집단에 일반화할 수 없다. 게다가 모집단과 다른 결과를 야기할 수 있다.

그러므로 대다수 연구에서는 모집단을 대표할 수 있는 확률표본을 추출하여 조사결과를 일반화하게 된다.

2.2 확률표본추출

확률표본추출의 방법은 크게 단순확률표본추출, 계통표본추출, 층화표본추출 및 집락표본추출의 네 가지로 구별된다.

1) 단순확률표본추출

단순확률표본추출법은 가장 기본적인 확률표본추출법으로 의식적인 조작이 없이 표본을 추출한다. 모집단의 구성요소가 동등하게 선택될 기회를 가지고 있으므로 모집단의 대표성이 크다.

이 방법은 조사대상 사례를 목록표에 열거한 뒤 번호를 붙이며 이후 확률수표를 사용하여 표본을 선정한다.

확률표본추출의 절차는 아래와 같다.

① 대상집단의 구성요소(예: 학교, 가구, 사람 등) 하나하나를 나열하고 일련번호를 부여한다. 예를 들어 2017년 3월 현재 한국에 소재하는 종합병원 전체를 모집단(2017년 현재 350여 개의 종합병원이 존재)으로 간주하고 이들 병원을 열거한 후 일련번호를 지정해준다.

② 확률수표(무작위표, 그림 2-4)를 앞에 놓고 눈을 감은 후 연필로 한 곳을 지정한다.

③ 선정된 숫자(예: 053)에서부터 종, 횡 또는 대각선으로 움직이면서 번호를 지정하고 해당 번호의 표본을 선택한다.

예: 053을 중심으로 종으로 035, 149, 398, 062, ...

④ 모집단보다 큰 번호는 무시한다. 즉 2017년 현재 전국에 350여 개의 종합병원이 존재하므로 350번 이후의 번호는 무시한다. 또한 한 번 선택된 번호가 다시 나오는 경우 이 번호는 무시한다.

⑤ 원하는 표본의 수(예를 들어 350개의 모집단 중 35개)만큼 표본을 추출한 후 종료한다.

1행	10	09	73	25	33	76	52	01	35	86	34	67	35	48	76	80	95	90	91	17	39	29	27	49	45
2행	37	54	20	48	05	94	89	47	42	96	24	80	52	40	37	20	63	61	04	02	00	82	29	16	65
3행	08	42	26	89	53	16	64	50	93	03	23	20	90	25	60	15	95	33	47	64	35	08	03	36	06
4행	99	01	90	25	29	09	37	67	07	15	38	31	13	11	65	88	67	67	43	77	04	43	62	76	59
5행	12	80	79	99	70	80	15	73	61	47	64	03	23	66	53	98	95	11	68	77	12	17	17	88	33
6행	66	06	57	47	17	34	07	27	68	50	36	99	73	61	70	65	81	33	98	85	11	19	92	91	70
7행	31	06	01	08	05	45	57	18	24	06	35	30	34	26	14	86	79	90	74	39	23	40	30	97	32
8행	85	26	97	76	02	02	05	16	56	92	68	66	57	48	18	73	05	38	52	47	18	62	38	85	79
9행	63	57	33	21	35	05	32	54	70	48	90	55	35	75	48	28	46	82	87	09	83	49	12	56	24
10행	73	79	64	57	53	03	52	96	47	78	35	80	83	42	82	60	93	52	03	44	35	27	38	84	35
11행	98	52	01	77	67	14	90	56	86	07	22	10	94	05	58	60	97	09	34	33	50	50	07	39	92
12행	11	80	50	54	31	39	80	82	77	32	50	72	56	82	48	29	40	52	42	01	52	77	56	78	51
13행	83	45	26	96	34	06	28	09	80	83	13	74	67	00	78	18	47	54	06	10	68	71	17	78	18
14행	88	68	54	02	00	86	55	75	84	01	36	76	96	79	51	90	36	47	64	93	29	60	91	10	62
15행	99	59	46	73	48	87	51	76	49	69	91	82	60	89	28	93	78	56	13	68	23	47	83	41	31
16행	65	43	11	76	74	17	46	85	09	50	58	04	77	69	74	73	03	95	71	86	40	21	81	65	44
17행	80	12	43	56	35	17	72	70	80	15	45	31	82	23	74	21	11	57	82	53	14	38	55	37	63
18행	74	35	09	98	17	77	40	27	72	14	32	23	60	02	10	45	52	16	42	37	96	28	60	26	55
19행	69	91	42	68	03	66	25	22	91	48	36	93	68	72	03	76	62	11	39	90	94	40	02	64	18
20행	09	89	32	05	05	14	22	56	85	14	46	42	75	67	88	96	29	77	88	22	54	38	21	45	98
21행	91	49	91	45	23	68	47	92	76	86	46	16	28	35	54	94	75	08	99	23	37	08	92	00	48
22행	80	33	69	45	98	26	94	03	68	58	70	29	73	41	35	53	14	03	33	40	42	05	08	23	41
23행	44	10	48	19	49	85	15	74	79	54	32	97	92	65	75	57	60	04	04	81	22	22	20	64	13
24행	12	55	07	37	42	11	10	00	20	40	12	86	07	46	97	96	64	48	64	39	28	70	72	58	15
25행	63	69	64	93	29	16	50	53	44	84	40	21	95	25	63	43	65	17	70	82	07	20	73	17	90
26행	61	19	65	04	46	26	45	74	77	74	51	92	43	37	29	65	39	45	95	93	42	58	26	05	27
27행	15	47	44	52	66	95	27	07	99	53	59	36	78	38	48	82	39	62	01	18	33	21	15	94	66
28행	94	55	72	85	74	27	89	75	43	87	54	62	24	44	31	91	19	04	25	92	92	92	74	59	75
29행	42	43	12	62	13	97	34	40	87	21	16	86	84	87	68	03	07	11	20	59	25	70	14	66	88
30행	23	52	37	83	17	73	20	88	98	37	68	93	59	14	16	26	25	22	96	93	05	52	28	25	62
31행	04	49	35	24	94	75	24	63	38	24	45	86	25	10	25	61	96	27	93	35	67	33	71	24	72
32행	00	54	99	76	54	64	05	18	81	59	96	54	69	28	23	91	23	28	72	95	29	33	35	96	31
33행	35	96	31	53	07	26	89	80	93	54	33	35	13	54	62	77	97	45	00	24	90	10	33	93	33
34행	59	80	80	83	91	45	42	72	68	42	83	60	94	97	00	13	02	12	48	46	78	56	52	01	06
35행	46	05	88	52	36	01	39	09	22	86	77	82	14	40	77	93	91	08	36	47	70	61	74	29	41
36행	32	17	90	05	97	17	37	92	52	41	05	56	70	70	07	86	74	31	71	57	85	39	41	18	38
37행	68	23	46	14	06	20	11	74	52	04	15	95	66	00	00	18	74	39	24	23	97	11	89	63	38
38행	19	56	54	14	30	01	75	87	53	79	40	41	92	15	85	66	67	43	68	06	84	96	28	52	07
39행	45	15	51	49	38	19	47	60	72	46	43	66	76	45	43	59	04	79	00	33	20	82	66	95	41
40행	94	86	43	19	94	26	16	81	08	51	34	88	88	15	53	01	54	03	54	56	05	01	45	11	76

▲ 그림 2-4 확률수표

단순표본추출방법의 장·단점은 다음과 같다(표 2-3).

표 2-3 단순표본추출방법의 장·단점

구분	내용
장점	① 모집단 구성요소의 특성을 모르는 상태에서 표본추출이 가능 ② 구성요소의 인위적인 분류에서 기인하는 오류를 방지할 수 있다. ③ 오차의 계산이 용이
단점	① 모집단의 크기가 적어야 한다. ② 시간과 노력이 많이 소요됨 ③ 동일 크기의 표본인 경우 층화표본 보다 오차가 크다.

예제 다음은 성인 남자 30명을 대상으로 수축기혈압을 측정한 결과이다. 단순확률표본추출방법을 이용하여 5명으로 이루어지는 확률표본을 추출하여라.

(예) 성인 남자 30명의 수축기혈압

146	114	114	113	120	147
125	126	151	137	131	94
139	131	104	131	146	94
132	115	131	98	150	140
121	151	112	112	126	140

2) 체계(계통)표본추출

조사대상을 임의로 배열한 후 시간적 또는 공간적으로 일정한 간격을 두고 표본을 추출하는 방법이다. 계통표본추출에서는 동사무소의 명부, 전화번호부, 봉급대장 등과 같은 목록표를 사용하며 매 K번째의 사례를 표본으로 선택하게 된다.

예를 들어 크기가 50인 모집단에서 5개의 표본을 추출하는 경우 다음과 같은 절차를 통해 표본을 선정한다.

① 모집단의 구성요소 각각에 0에서 50까지의 임의의 번호를 부여한다. 이후 확률수표를 이용하여 0에서 10까지의 숫자 중 하나의 숫자를 임의로 선택한다.

01	02	03	04	05	06	07	08	09	10
11	12	13	14	15	16	17	18	19	20
21	22	23	24	25	26	27	28	29	30
31	32	33	34	35	36	37	38	39	40
41	42	43	44	45	46	47	48	49	50

② 여기에서 06이 선택되었다면 일정한 간격 즉 10을 계속 추가하여 표본이 되는 번호를 선정한다.
즉, 16, 26, 36, 46이 표본으로 채택된다.
계통추출법은 간편하고 시간이 절약되며 경우에 따라서는 단순확률추출법보다 정밀도(精密度)가 높다는 장점이 있다. 반면에 추출 누락이 발생할 수 있는 단점이 있다.

3) 층화표본추출(stratified sampling)

모집단을 그 집단이 지니고 있는 특성을 감안하여 몇 개의 부분집단인 계층으로 나누고 각 부분 집단으로부터 표본을 임의로 추출해 내는 방법이다. 즉 개별 사례를 수개의 집단이나 범주로 분류하고 각 집단이나 범주별로 독립적으로 표본을 추출한다.

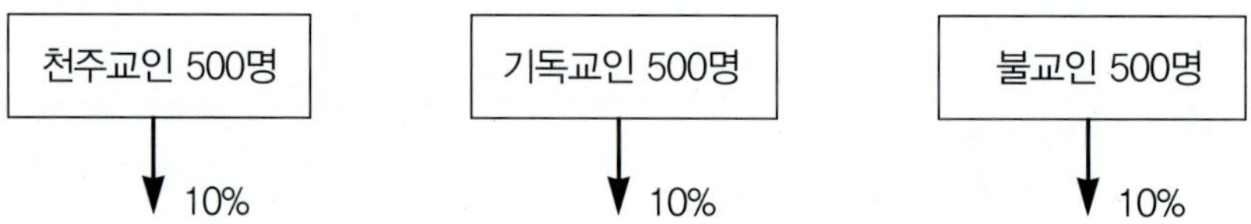

층화표본추출의 방법은 다음과 같다.
① 모집단을 계층(성, 연령, 직업, 학력 등)이나 집단의 그룹(군)으로 분류한다.
② 각 계층에서 원하는 표본수를 배분하여 단순무작위 추출을 실시한다.

층화표본추출은 크게 비율적 층화표본(proportional stratified sampling)과 비비율적 층화표본(Non-proportional stratified sampling)으로 구분된다.

4) 집락표본추출(cluster sampling)

모집단을 집락이라고 부르는 많은 수의 집단으로 분류하여 그 집락들 중에서 표본의 대상이 되는 집락을 먼저 뽑아낸 다음에 뽑힌 집락에서만 표본을 추출하는 방법이다. 일반적으로 광범위한 대규모조사에서 많이 사용되고 있다.

이 방법은 처음에는 가장 크고 광범위한 표본단위에서 시작하여 좀 더 작은 표본단위로, 그 다음은 가장 기본적인 단위나 모집단의 요소로 내려가는 방법이다.

이상에서 언급한 확률표본추출 방법의 장·단점은 다음과 같다(표 2-4).

표 2-4 확률표본추출의 장·단점

표본추출방법	해설	장점	단점
1. 단순무작위 표본	모집단의 개별 단위마다 특정 번호를 부여하고 확률표를 사용하여 표본을 추출한다.	① 모집단에 대한 사전 지식이 거의 불필요하다. ② 분류 오차의 여지가 거의 없다. ③ 자료분석과 오차 계산이 쉽다.	① 모집단에 관한 기존의 정보를 이용하지 못한다. ② 동일한 표본 크기의 경우 층화표본에 비해 오차가 더 크다.
2. 계통표본	모집단의 자연스런 서열을 이용하여 표집비(n/N)에 가장 가까운 정수까지의 숫자 중 무작위로 뽑은 수에서 매 K(n/N)에 해당되는 양의 정수를 표본으로 이용한다.	모집단이 주요 변수에 따라 이미 서열적으로 배열되어 있으면, 층화표본 효과를 얻고, 단순표본에 표집이 쉽고 검토하기도 용이하다.	① 모집단에 내재하는 주기적 서열과 표집 급간이 맞먹어 떨어지면 오히려 편차가 일어난다. ② 층화 효과가 있으면 오차값이 커진다.
3. 층화표본 비례층화	표본추출 이전에 표집단위를 결정하고, 매 단위로부터 크기에 비례하여 표본을 추출한다.	① 표본단위 구분의 기준이 되는 속성을 가지고 대표성을 확보하고 분산을 줄일 수 있다. ② 분류 과정에서 빠뜨리기 쉬운 요소를 놓칠 확률을 줄일 수 있다. ③ 각 층의 특성에 대한 추정과 비교가 가능하다.	① 각 층의 상대적 크기에 대한 정확한 정보가 필요하며 이를 파악하지 못하면 오차가 늘어난다. ② 기존 층화목록이 없으면 목록 준비에 비용이 든다. 분류가 잘못되어 분산이 증대할 수 있다.
4. 적정배분 층화표본	비례층화법과 같으나, 표본이 각 층의 크기와 층 내 분산도에 비례하도록 표집한다.	비례층화 표본에 비해 표본 크기의 분산이 작다.	각 층 내의 관련 속성과 분산에 관한 지식이 필요
5. 비비례 층화표본	비례층화법과 같으나, 표본 크기가 표본단위의 크기와 비례하지 않고 편의위주로 표집한다.	비례층화 표본보다 층간 비교에 더 효율적이다.	모집단의 특성을 결정함에 있어 비례층화법보다 효율성이 작다. 동일한 표본 크기에서 분산이 더 크다.
6. 집락표본	표집단위들을 무작위 표집, 소규모 집단이 최종 표집단위가 되고 이 단위에서 전수 또는 무작위표집을 한다.	① 지리적 집락으로 현지 조사 비용을 절감한다. ② 선발된 집락에서만 개별 목록이 필요하다. ③ 모집단과 집락의 특성 추정이 가능하다. ④ 두 번 이상 같은 집락을 이용할 수 있다.	① 같은 크기일 때, 다른 확률표본보다 오차가 증대한다. ② 모집단의 각 요소를 일정 집락에 포함시킬 수 있어야 한다. 그렇지 않으면 개별요소의 중복, 누락이 쉽다.

2.3 비확률표본추출

비확률표본추출(nonprobability sampling)은 주관적인 판단으로 모집단을 가장 잘 나타내주는 대표적인 표본을 얻기 위하여 실시하는 방법이다.

이와 같은 방법으로는 모집단의 요소들이 표본에 포함될 확률이 같다는 무작위성을 가정할 수 없고 이에 따라 표준오차를 계산해 낼 수 없으므로 확률적인 통계분석을 할 수 없다. 또한 연구결과를 모집단에 일반화시키는 데 어려움이 있다.

그럼에도 불구하고 비확률추출을 사용하는 이유는

첫째, 무작위추출을 할 수 있는 모집단의 근거가 없거나

둘째, 자료분포가 너무 방대하여 많은 비용과 시간이 요구될 때

셋째, 모집단의 특성을 감안하여 의도적으로 골라내어 표본을 구성하는 것이 의미 있다고 생각되기 때문이다.

비확률표본추출은 다음과 같이 구분된다.

1) 유의추출

유의추출(purposive selection)은 판단추출(judgement sampling)이라고도 하는데 연구자의 주관적인 판단이 표본에 속하는 특정 항목을 선정하는 중요한 역할을 하며 연구자가 어떤 목적을 가지고 다분히 의도적으로 표본을 선택한다.

이 방법은 단순무작위추출 및 층화무작위추출과 함께 가장 널리 사용하기는 하지만 표본오차가 그다지 크지 않거나 무작위추출이 현실적으로 불가능한 경우에만 적용하는 것이 바람직하다.

유의추출의 장·단점은 다음과 같다(표 2-5).

표 2-5 유의추출의 장·단점

구분	내용
장점	① 표본추출과 현지 조사 비용을 절약 ② 표본추출이 용이하고 정확도가 높다.
단점	① 분산이나 주관적 편견에서 오는 오류를 측정하거나 통제할 수 없다. ② 모집단에 대한 충분한 지식이 있어야 한다.

2) 할당추출(quota sampling)

할당추출은 연구자가 주어진 특성에 따라 몇 사람을 조사하는 방법으로 예를 들면 특정 지역, 특정 연령그룹, 일정 수입이 있는 대상자(예: 20명)를 조사하게 된다.

이것은 다음과 같은 순서로 시행된다.

1. 모집단의 여러 특성을 대표할 수 있는 일정 수의 범주를 정한다.
2. 각 범주를 대표하는 할당인원(quota, 사례수)을 정한다.
3. 각 범주의 할당 사례수를 추출한다.

할당추출의 장·단점은 표 2-6과 같다.

표 2-6 할당추출의 장·단점

구분	내용
장점	① 마지막 추출단위를 지역적으로 모아지도록 할 수 있어서 현지 조사비용을 줄일 수 있다. ② 할당변수를 잘 선정함으로써 층화추출과 같은 효과를 가져온다.
단점	할당(quota)을 정하거나 조사하는데 편견이 개입되어 오차가 커질 수 있다.

할당추출방법의 구체적인 예는 다음과 같다.

예를 들어 우리나라 전체 인구의 남녀비율은 49:51로 알려졌다고 하자. 이 경우 표 2-7과 같이 남자와 여자를 각각 49명과 51명으로 할당하여 남자는 생산직에서 19명과 사무직에서 21명, 기타에서 9명을 할당하고 여자는 생산직에서 15명, 사무직 및 기타 직종에서 15명과 21명을 추출한다.

표 2-7 성별, 직업별 인구분포

	생산직	사무직	기타	계
남자	19	21	9	49
여자	15	15	21	51
계	34	36	30	100

미국에서는 대통령선거 때마다 예상 득표수를 예측하는 방법을 오래전부터 사용하고 있는데 처음에는 전화번호부나 자동차등록증을 통해 표본을 추출하는 방법을 이용하였다. 그러나 이 방법은 빈곤한 유권자를 대표할 수 없었고 따라서 정확한 예측을 할 수 없었다. 이와 같은 단점을 보완하기 위하여 이후에는 하위계층까지도 조사대상에 포함시키는 할당추출방법을 활용하여 당선자에 대한 적중률이 높아졌다고 한다.

3) 청크(chunk)

청크란 편의에 의해 손쉬운 대로 모집단의 일부를 추출하는 것이다. 예를 들어 서비스가 좋은 병원의 선택에 관여하는 변수를 파악하고자 하는 경우, 편의상 연구자가 강의를 담당하고 있는 학급을 조사대상으로 선정하는 경우나, 선전문구가 호감을 주는가를 그 회사 사원의 가족을 대상으로 조사하는 경우 등이 여기에 속한다.

예를 들어 ○○지역 주민은 △△병원보다는 ▫▫병원을 선호한다는 조사결과가 제시되었다. 이 경우 표본은 객관적으로 추출되었는가?, 조사가 신뢰성과 타당성을 지니고 있는가?, 결과 해석의 한계를 벗어나지는 않았는가? 등을 종합적으로 고려하여 조사내용을 판단하고 이에 따른 의사결정이 이루어져야 한다.

3 표본의 크기

표본추출에서 가장 이해하기 어려운 부분 중의 하나는 최적 표본의 수를 결정하는 일이다. 추출되는 표본의 수가 많을수록 추측의 정확성이 높아진다. 하지만 보건분야의 연구에서는 연구대상자의 수를 확대하는 경우 환자와 실험동물에게 불안, 통증 심지어는 위험을 초래할 수 있다.

그러므로 사용되어야 할 대상의 최소 수준 이상을 벗어나지 않는 것이 윤리적으로 바람직하다. 연구자에게 유용한 표본추출의 몇 가지 원칙은 아래와 같다.

① 최적 표본의 크기라고 언급할 수 있는 이상적인 표본 규모는 존재하지 않는다.
② 단정적으로 모집단의 몇 퍼센트(%)가 추출되어야 한다고 언급할 수 없다.
③ 최적 표본의 크기는 연구의 속성, 표본의 내용에 크게 좌우된다.

일반적으로 최적 표본의 크기는 표본으로부터 모집단을 정확히 추출하는 데 적합한 수준을 유지하는 것이다. 이것을 표본오차의 개념을 사용하여 제시한다.

3.1 표본오차

1) 표본오차의 개념

표본오차는 모수와 표본통계량 사이의 불일치를 나타낸다. 예를 들어 센서스 자료에서 특정 지역의 남자의 평균연령은 35세이고 표본조사를 통한 평균연령은 30세라고 가정하자. 이 경우의 표본오차는 5세이다. 하지만 실제로 모수를 알고 있지 않은 경우 우리는 단지 확률적으로 표본오차를 예측할 수 있다.

표본오차는 표본의 크기와 다음과 같은 관계를 가지고 있다.

$$\text{표본오차} = \frac{1}{\sqrt{n}}$$

위의 방정식은 표본의 크기가 크면 클수록 표본오차는 더욱더 작아짐을 의미한다. 위의 공식에 의거할 때 표본오차는 표본크기의 제곱근의 역수이다. 즉 표본의 크기를 두 배로 크게 하는 경우 표본오차는 $\sqrt{2}$, 즉 1.414만큼 줄어들게 된다. 마찬가지로 표본의 크기가 9배 증가하면 표본오차는 3배의 감소를 가져온다.

2) 표본오차와 표본의 크기

그림 2-5는 표본오차와 표본의 크기 간의 관계를 제시해주고 있다. 그래프에서 보는 바와 같이 표본추출 및 자료수집의 비용에도 불구하고 표본의 수를 크게 하면 표본오차를 상대적으로 줄일 수 있다.

그러나 실제 연구에서는 표본오차가 의사결정에 별로 영향을 주지 않는 경우 상대적으로 적은 수의 표본을 추출하며 반대의 경우에는 의사결정의 신뢰도를 높게 하기 위하여 비교적 큰 규모의 표본을 선정한다.

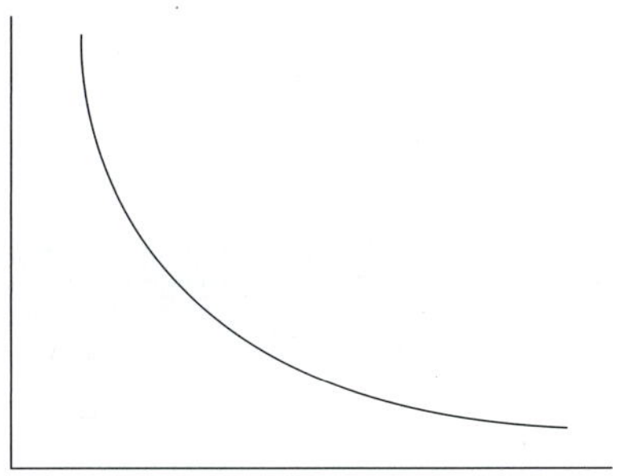

▲ 그림 2-5 **표본오차와 표본의 크기의 관계**

하나의 예로서 우리나라 특정 지역의 한 도시에서 두 개의 정당을 대표하여 각각 A, B 2명이 국회의원 선거에 출마하였다고 가정하자. 이 지역에서 국회의원 선거를 실시하기 전에 1,000명의 지역주민을 대상으로 예비조사를 시행한 결과 다음과 같이 B가 A보다 훨신 높은 예상 득표율을 기록하였다.

A의 예상득표율	B의 예상득표율	추정 표본오차
25%	75%	10%

여기에서는 표본오차가 기대되는 결과의 크기보다 훨씬 작으므로 지역주민의 의견은 투표시에도 변화하지 않으리라고 예상할 수 있다. 그러므로 표본의 크기를 확대하여도 결과는 변화하지 않으리라고 확신한다.

하지만 아래와 같은 표본통계가 계산되는 경우(표본의 수 = 100명) 표본오차는 동일하지만 예상 결과의 확률에 비해 표본오차가 상대적으로 크기 때문에 표본오차를 줄이기 위하여 표본의 크기를 증가하는 것이 필요하다.

A의 선택	B의 선택	표본오차
48%	52%	10%

결론적으로 표본의 크기의 적정성은 추측(추론)하고자 하는 특정 조사에 의거하여 좌우된다. 이처럼 특정 상황에서 적합한 표본의 크기는 다른 상황에서는 적절하지 않을 수도 있다.

따라서 적절한 표본의 크기를 조사하는 방법의 하나로 예비조사(pilot study)를 시행한다. 예비조사는 연구자가 예측한 결과를 설명하는 데 필요한 표본의 크기를 추측하게 해준다. 동시에 예비조사는 조사자의 연구목적에 부합하는 표본추출방법을 제시해준다.

4 외적 타당도와 표본추출

외적 타당도는 특정의 조사결과가 다른 표본이나 상황에 일반화될 수 있는가를 측정한다. 이것은 모집단(population) 및 생태학적(ecological) 타당도로 분류된다.

4.1 모집단 타당도(Population Validity)

모집단 타당도는 표본의 결과를 모집단에 일반화할 수 있는 정도를 의미한다. 앞에서 우리는 모집단을 대표하는 표본의 중요성을 언급하였다. 그러나 보건의료분야의 연구자는 또 다른 문제에 봉착한다. 즉 표본에서 고려하고 있는 모집단과 대상 모집단에 차이가 날 수 있다.

대규모 산부인과 병원에 근무하고 있는 물리치료사는 임산부의 분만기간 중의 통증을 완화하기 위하여 개발한 새로운 산전운동절차의 효과성을 검증하려고 한다. 50명의 산모를 두 개의 그룹으로 할당한 후(한 그룹은 새로운 산전운동프로그램의 도입, 다른 그룹은 과거의 프로그램 사용) 연구자는 두 개의 그룹 간에 통계학적, 임상적으로 유의한 차이가 있는가를 파악하였다.

앞의 연구결과는 병원에 내원한 부인들만을 대상으로 하였으므로 본질적으로는 단지 위 병원에 한정하여 연구결과를 해석할 수 있다. 따라서 대상 모집단을 아이가 있는 모든 부인들로 확대하는 경우 결과를 일반화하기에는 외적 타당도가 부족하다.

4.2 생태학적 타당도(Ecological Validity)

외적 타당도에 관한 또 다른 한계점으로 조사자의 연구결과가 다른 상황에 적용될 수 없는 경우를 지적할 수 있다. 이것을 생태학적 타당도라고 하며 다음과 같은 경우를 지적할 수 있다.

① 임상적으로는 통증의 해소를 위해서는 모르핀이 가장 좋은 마취제이다. 그러나 실험실에서의 전기 쇼크에 의한 통증의 연구에서는 모르핀은 통증을 해소하는데 거의 효과가 없음이 판명되었다.

② 관상동맥조영촬영을 위해서는 작은 거즈 카테터(catheter)를 관상동맥에 삽입해야 한다. 동시에 방사선 촬영을 위한 색소를 투입해야 한다. 초기에는 사망률이 0.1%(1,000명 중 1명, 최우수병원 기준)로 극히 미미한 수준이었다. 그러나 차후의 보고에 따르면 사망률이 8%(1,000명 중 80명)까지 다양하게 나타나는 것으로 제시되었다. 명확하게 말하면 치료의 효과는 치료자의 손에 달려 있다고 할 수 있다.

이상의 사례는 연구결과를 일반화하는 데 있어서 주의해야 할 사항을 언급한 것이다. 보건의료분야의 연구에서 외적 타당도를 증진시키기 위해서는 환자의 유형, 치료 및 조사에 이용되는 상황을 면밀히 체크, 검토한 후에야 가능하다. 동시에 다양한 상황에서의 독립적인 연구결과가 동일한 내용을 제시해줌을 여러 가지 문헌을 통해 확인하는 과정이 필요하다.

CHAPTER 3

자료의 측정 및 정확성

1 통계 자료와 변수의 유형

1.1 통계 자료의 개념과 종류

1) 통계 자료의 개념

통계조사나 실험을 실시하는 경우 우선적으로 고려해야 하는 사항은 연구관심 분야와 대상을 선정하는 것이다. 이 경우 관심대상으로는 병원의 입원환자, 우리나라의 프로야구선수, 종합병원에서 근무하고 있는 임상병리사 등이 거론될 수 있다.

이와 같이 연구실체를 선정한 후 다음 단계는 실체의 속성 또는 특성을 나타내는 수치를 관찰하여 기록하게 된다. 예를 들어 특정 프로야구 선수의 연봉, A병원의 월평균 외래환자 수와 같이 숫자로 표현하여 정리한 것을 통계적 자료 혹은 자료라고 명칭한다.

환언하면 통계 자료는 한 변수의 값을 측정한 순서대로 나열한 값 즉 변수의 값을 측정한 후 제일 처음으로 얻게 되는 자료이다. 가령 연구자가 우리나라 성인 남자의 키와 몸무게를 조사하였다면, 키와 몸무게는 변수가 되며 성인 남자의 키와 몸무게를 기록한 것은 자료이다.

일반적으로 보건관련 자료는 문자와 숫자로 구성된다. 즉 이 자료는 수, 기호 및 다른 특성을 지니고 있으며 이름 및 주소와 같이 자연적 언어로 표현할 수 있다. 또한 세계보건기구(WHO)의 지표, 국제질병분류(ICD: International Classification of Diseases) 코드와 같이 생략되고 간소화된 형태로 부여될 수 있다. 자료는 그 자체만으로는 의미 있는 정보를 제공하지 못한다. 즉 조사대상 집단의 특성을 파악하기 위해서는 수집된 자료를 의미 있는 형태로 분류, 정리하는 것이 필요하다.

2) 자료의 유형

자료는 원 자료와 분류된 자료로 구분할 수 있는 바 원 자료는 수집된 원래의 자료를 의미하며 분류된 자료는 원 자료를 일정 기준에 의거하여 조직화한 자료를 나타낸다. 또한 자료는 시간 개념에 따라 횡단자료(cross-section data)와 시계열자료(time-series data)로 분류할 수 있다.

1.2 변수의 개념 및 분류

1) 변수의 개념

변수는 사람 또는 사물의 변화가 가능한 하나의 상태 또는 특성을 의미한다. 예를 들어 연구자가 사람의 키와 몸무게를 측정하는 경우 키와 몸무게는 변수이며 조사대상자 전체의 키와 몸무게를 기록한 것은 자료이다. 즉 연령, 신장, 체중 등과 같이 개체에 따라 변화가 가능한 상태 또는 특성을 변수 또는 변량이라고 한다.

또한 변수는 "길동이의 체중은 몇 kg인가"라는 관점에서는 변수(variable)가 될 수 있으며 "길동이의 몸무게는 비만이냐, 아니냐"의 차원에서는 속성(attribute)이 될 수 있다. 이에 반해 사람 또는 사물의 변화가 가능하지 않은 상태 또는 특성을 상수라고 한다.

2) 변수의 종류

변수는 변수의 성격, 특성 등에 따라 다양하게 분류할 수 있다.

(1) 자료의 종류에 따른 분류 - 양적 변수와 질적 변수

양적 변수는 연구자의 관심이 되는 특성을 수치로 표현하며 질적 변수는 범주로 구분되는 특성을 지니고 있다.

예 양적 변수 - 체중, 신장, 혈압, 환자의 연령
질적 변수 - 남자, 여자, 직업, 학력

앞의 예에서 범주형 자료는 숫자로 나타낼 수도 있다. 예를 들어 대학생의 성별을 구별할 때 남자는 1, 여자는 2로 표현할 수 있다. 이 경우 1이나 2는 숫자라기보다는 기호에 불과할 뿐이며 일반적인 숫자의 개념과는 다르다. 그러므로 자료를 표시된 형태에 의하여 범주자료 또는 수량자료로 구분해서는 안 된다.

한편 양적 변수는 범주형자료로 나타낼 수도 있다. 예를 들어 병원에 내원한 환자수를

'많다, 보통이다, 적다'의 세 가지로 구분할 수 있으며 입학시험 결과를 '합격과 불합격'으로 분류할 수 있다.

동시에 양적 변수는 이산변수와 연속변수로 구분된다. 이산변수는 '한 달 동안 특정 병원에서의 X-ray 촬영건수'와 같이 모든 측정값의 개수를 셀 수 있는 변수이다. 이에 비해 연속변수는 셀 수 없는 변수로 연속인 실수구간의 임의의 값으로 표현된다.

예 연속변수 - 키, 체중
이산변수 - 한 집의 어린아이의 수, 백혈구 수

(2) 기능에 따른 분류

자료는 그 기능에 따라 독립변수와 종속변수로 구분할 수 있으며 때로는 매개변수, 통제변수 및 혼란변수의 역할을 수행한다.

독립변수는 연구목적이 되는 종속변수를 설명하는 변수로서 다른 변수의 뜻이나 상태 또는 분포를 설명하는 역할을 하는 변수이다. 반면에 종속변수는 설명변수에 의해 설명되는 변수이다. 예를 들어 학교별 학생들의 키를 측정할 때 학교는 설명변수이며 키는 피설명변수이다. 또한 의료정보과 학생들의 남녀별 결혼가치관을 파악하는 경우 남녀는 설명변수이고 결혼가치관은 피설명변수이다.

(3) 개념적 및 실질적 정의에 의한 분류

특별한 정의가 필요없는 개념적 정의에 의한 변수와 연구 상황에 따라 새롭게 정의되는 실질적 정의에 의한 변수로 분류된다.

① 개념적 정의에 의한 변수
  예) 성, 나이 등
② 실질적 정의에 의한 변수
  예) 비만 - 속옷만 입은 채 신발을 벗고 지렛대 저울로 잰 체중이 우리나라 국민의 신장별 평균 체중보다 20% 이상 많은 경우를 의미한다.
  예) 고혈압 - 15분 이상 안정한 후 앉은 상태로 왼팔의 수축기혈압이 160mmHg 이상 또는 이완기혈압이 95mmHg 이상일 때를 뜻한다.

예 아래 사례들을 범주자료, 이산자료 및 연속자료로 구분하여라. 그리고 독립변수와 종속변수로 분류하여라.

1. 물리치료사의 월평균급여

2. 임상병리사의 일일평균검사수
3. 약국에서의 일일평균 조제건수
4. 원무과 직원의 부모의 직업
5. 기상청에서 발표하는 월평균 기온

2 측정의 수준

측정은 일정한 규칙에 의거하여 심벌(표시, 숫자)을 부여하는 과정이다. 예를 들어 눈의 색깔을 측정할 때 갈색, 검은색, 파란색, 녹색 등의 분류표시를 사람들에게 할당한다. 또한 근로자의 생산량을 개별적으로 수치화할 수 있다.

일반적으로 자료는 자료의 성격이나 내용에 맞추어 측정하여야 하는데 이것을 측정의 수준이라고 한다. 측정척도는 보통 다음의 4개로 분류한다.

척도는 상호간에 논리적 혹은 실증적 관계를 가지고 있는 하나 혹은 그 이상의 항목으로 구성된 모든 측정도구를 의미한다. 즉 척도는 측정된 사람(사물, 사상 등)에 측정점수가 할당되고 이와 같은 점수가 사람(사물, 사상 등)이 가진 속성과 관계되어 만들어진 항목의 집합이다.

2.1 명목척도

척도 중 가장 하위의 단순한 척도이며 단순히 특정 대상의 특성을 구분·분류하기 위한 목적으로 사용하는 척도이다. 여기에서는 한 변수의 측정이 이름이나 범주의 형태로 표현된다. 측정값은 서로 범주가 매우 다르므로 질적인 속성을 지니고 있다.

만약 숫자가 할당되는 경우 이것은 단지 분류표시를 의미할 뿐이며 실제적 수치를 나타내는 것은 아니다.

명목척도의 예는 아래와 같다.

변수	가능한 측정값
환자의 차트번호	3085001, 3085002
성	남성, 여성
종교	가톨릭, 기독교, 불교
혈액형	A, B, O, AB형
사망원인	심장질환, 암, 결핵
정신질환	우울증, 정신분열증, 신경성

명목척도의 수학적 관계는 단지 특정한 범주에 해당되느냐, 해당되지 않느냐를 표현한다. 즉 A=B, A≠B 그러므로 범주와 크기, 양 또는 발생 빈도에 할당된 수적 가치 간에는 논리적 관계가 존재하지 않는다.

2.2 서열(순서)척도

측정된 속성별로 순위를 부여하는 것을 의미한다. 서열척도에서는 등급이 결정된다. 예를 들어 변수의 측정값이 A와 B의 두 가지로 표현되는 경우 A>B 또는 A<B로 나타낼 수 있다. 그러나 서열화된 항목 간의 거리 또는 간격에 대해서는 제시하지 못한다.

서열척도의 예는 아래와 같다.

변수	가능한 측정값
질병의 경중도	경증=1, 중간=2, 심한정도=3, 중증=4
치료에 관한 환자만족	만족=1, 보통=2, 불만족=3
연령그룹	신생아, 영아, 어린이, 성인, 노인

2.3 간격척도

어떤 특성에 대한 측정값의 크기, 순서와 차이에 의미를 부여하는 척도이다. 측정단위가 존재하며 기준점이 독단적이고 관례로 결정된다. 여기에서는 절대 0점이 존재하지 않으며 임의의 0점을 기준으로 할당한다.

간격척도의 예는 다음과 같다. 예를 들어 0°C는 열기가 전혀 없는 것을 의미하지는 않는다. 또한 20°C와 30°C의 차이는 10°C이며 이것은 50°C와 60°C의 간격인 10°C와 동일한 값이다. 그러나 60°C가 30°C보다 2배 뜨거운 것을 의미하지는 않는다.

다른 예를 들어 지능지수가 140인 사람과 130인 사람의 차이는 105와 95 사이의 차이와 비교할 때 그 의미가 다르다.

변수	가능한 측정값
온도	-10°C, 5°C, 10°C, 20°C
지능(IQ)	45, 100, 155

간격척도를 통해 두 개의 측정 변수 간의 동일한 간격을 확인할 수 있다. 예를 들어 A, B, C 3명의 IQ 점수가 각각 150, 100, 50점인 경우 A - B = B - C를 통해 증명할 수 있다. 그러나 A = 3C, 즉 'A는 C의 3배'라고 표현할 수는 없다.

간격척도는 명목척도가 지니고 있는 분류의 성질, 서열척도의 특성인 순서의 성질을 내포하고 있을 뿐만 아니라 간격성을 가지고 있으므로 가감을 의미 있게 할 수 있다. 그러나 절대 0점이 존재하지는 않는다.

2.4 비척도

비척도에서는 0점이 임의적이지 않다. 즉 논리적 또는 완전한 0점이 존재한다. 동시에 가감승제의 모든 연산이 가능하다. 그러므로 고도의 통계분석이 가능하다.

비척도의 예를 제시하면 다음과 같다.

변수	가능한 측정값
체중	10kg, 20kg, 100kg
신장	50cm, 150cm, 200cm
혈압	110mmHg, 120mmHg, 160mmHg
심박동수	10/분, 30/분, 50/분

일반적으로 통계학에서는 명목척도와 순위척도를 질적 자료로 명칭하고 간격 및 비척도를 양적 자료라고 부른다.

이상에서 언급한 4가지 차원의 척도를 요약하면 표 3-1 및 표 3-2와 같다.

표 3-1 측정수준 간의 특성

속성	측정 수준			
	명목척도	서열척도	간격척도	비척도
판별성	○	○	○	○
서열 비교		○	○	○
동등한 간격			○	○
절대 0점				○

표 3-2 측정의 수준

구분	의미	기본 연산	적용가능한 통계분석
명목척도	범주의 의미 부여	=, ≠	백분율, 최빈값, 비모수통계
순위척도	크기, 순서에 의미 부여	=, ≠, <, >	비모수통계
간격척도	크기, 순서, 차이에 의미 부여 상대적 영점이 존재	+, −	모수통계
비척도	크기, 순서, 차이, 비에 의미 부여 절대 영점이 존재	+, −, ×, ÷	모수통계

예제풀이 표 3-3을 이용하여 변수와 자료의 의미를 파악하고 변수를 유형별로 구분하여라. 또한 측정척도 중 해당되는 척도의 유형을 제시하여라.

표 3-3 성인 남, 여 10명의 건강상태

성 명	혈압(mmHg)	혈액형	키(cm)	몸무게(kg)
홍 길 동	160/80	A	175	70
이 민 수	140/70	B	180	90
박 나 리	120/60	O	165	55
이 화 정	140/90	B	160	60
최 수 지	130/70	O	170	50
강 기 범	120/70	AB	168	60
오 민 경	140/80	A	159	48
주 달 관	160/90	B	176	72
이 만 재	140/70	AB	180	70
최 유 진	140/80	A	163	56

3 자료의 정확성

어떤 연구를 수행하든 수집한 자료는 오차를 내포하게 된다. 오차는 실제값과 측정값 간의 차이를 의미하며 좋은 연구결과를 얻기 위해서는 오차를 최소화하는 것이 중요하다. 일반적으로 오차가 적은 자료를 정확도가 높은 자료로 해석한다.

3.1 오차의 종류

오차는 크게 표본오차(무작위오차)와 비표본(체계적)오차로 구분한다(그림 3-1).

1) 표본오차

모집단 전체를 조사하지 못하고 이중 일부인 표본을 조사함으로써 발생하는 오차이다. 표본오차를 줄이기 위해서는 표본의 크기를 크게 하여야 한다. 그러나 지나치게 크기가 큰 경우 비표본오차가 커지게 된다.

2) 비표본오차

표본추출과는 관계없이 발생하는 오차로 조사대상자와 관련되어 야기되며 전수조사에서

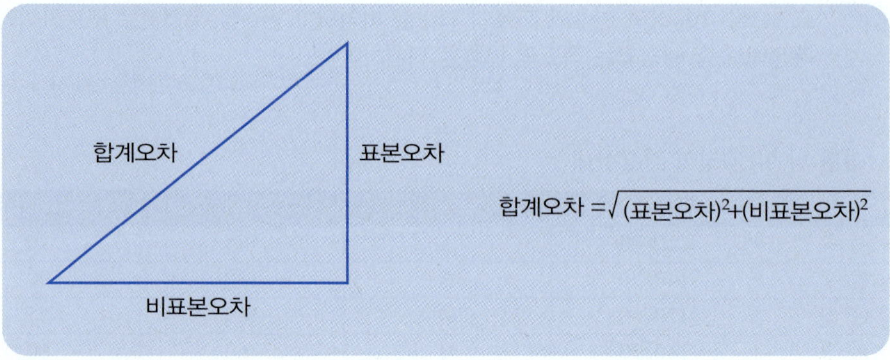

▲ 그림 3-1 **표본오차와 비표본오차**

도 발생할 수 있다.

비표본오차는 수정가능한 오차, 수정불가능한 오차 및 오류로 구분된다. 이중 수정가능한 오차는 계획 및 교육 훈련을 통해 오차발생을 줄일 수 있다. 한편 수정불가능한 오차는 환경적 여건으로 발생하므로 오차를 줄이기 어려운 측면이 있다. 그리고 오류는 지식이 없거나 훈련되지 않은 사람을 이용하여 측정할 때 발생한다.

오차의 종류 및 이를 예방하거나 줄일 수 있는 방법을 열거하면 표 3-4와 같다.

표 3-4 **오차의 종류 및 예방법**

오차	예방법
1. 표본추출 오차	단순 무작위표본이나 확률표본을 반복 추출하여 산술평균을 구함
① 무작위 오차	비뚤림이 없는 공정한 표본을 추출
② 계통적 오차	표본의 크기를 크게 함
③ 낮은 정밀도	
2. 비표본추출 오차	조사대상으로 선정한 모든 표본추출로부터 정보수집
① 결측치	결측치를 낸 조사대상자를 재조사
② 응답 오차	면담자 및 조사자 훈련
	동일 조사대상자에 대해 반복조사
③ 자료처리 오차	자료의 반복 검토
	자료입력자의 훈련
	동일 자료를 다른 사람이 재분석
④ 자료수집 방법의 차이	표준화된 검사(조사)방법, 표준화된 설문조사지 이용 조사(검사)자 훈련

3.2 신뢰도(reliability)와 타당도(validity)

신뢰도는 측정 오차의 정도를 측정한다. 표본오차가 크면 클수록 신뢰도가 낮아지게 된다. 즉 동일한 측정도구로 동일 대상을 여러 번 측정한 경우 동일한 결과가 나타나면 신뢰도는 증가한다.

측정도구의 타당도를 평가하기 위해서는 내용타당도, 예측타당도, 동시타당도 및 구성타당도를 평가한다. 반면 신뢰도 평가는 신뢰성 지수를 계산하여 평가한다. 또한 신뢰성을 실질적으로 평가하기 위하여 평행검증법, 검증-재검증법, 내부일치법을 이용하고 있다.

신뢰도와 타당도 양자의 관계는 상호의존적이다. 그러나 신뢰도가 부족한 타당도는 존재할 수 없으나 타당도가 없는 신뢰도는 존재한다.

측정의 적정성은 신뢰성와 타당성의 수준에 의해서 결정된다. 신뢰성과 타당성은 다음과 같이 분류된다.

1) 신뢰도(reliability)

신뢰성은 하나의 검사 또는 측정방법이 반복해서 수행되었을 때 동일한 결과를 나타내는 정도를 의미한다. 이것은 검사-재검사 신뢰도로 명칭하며 상관계수를 통해 측정할 수 있다. 상관계수는 -1에서 +1까지의 값을 지닌다.

이것은 동일한 사람을 대상으로 똑같은 측정을 반복하였을 때 첫 번째 결과가 두 번째 결과와 일치하는 정도를 표현한다. 검사-재검사의 신뢰도가 0.8 이상인 경우 이와 같은 측정방법은 신뢰성이 높은 방법이다. 그러나 때로는 신뢰의 수준은 측정하고자 하는 내용에 크게 좌우된다. 예를 들어 심장박동 조절장치의 신뢰성은 매우 높아야 하므로 0.8의 신뢰성은 적절한 수준이 되지 못한다.

임상의학에서는 의사의 주관적 판단이 크게 작용하므로 측정자간 신뢰성이 중요하게 작용한다. 이것은 독립된 도구나 조사자에 의해 측정하여도 유사한 결과를 얻는 정도를 의미한다. 예를 들어 재활프로그램에 관한 조사대상자의 반응을 체크하는 실험을 2명의 관찰자가 수행하는 경우를 가정하자.

표 3-5는 6명을 대상으로 2명의 측정자가 각각 서로 다른 실험을 실시한 경우의 신뢰도의 차이 유무를 관찰한 것이다.

표 3-5 관찰자간 신뢰성

실험	대상자	관찰자의 평점			
		낮은 신뢰성		높은 신뢰성	
		A	B	A	B
1	홍 길 동	4	3	4	4
2	김 길 만	2	5	2	3
3	서 진 우	3	4	4	5
4	고 가 현	1	4	2	2
5	최 윤 경	3	1	1	1
6	박 만 복	4	4	5	5

※ 5점 척도로 환산하였음.

표 3-5에서 살펴보는 바와 같이 낮은 신뢰성을 나타내고 있는 자료에서의 A와 B 2명의 측정자가 측정한 점수는 대부분 일치하지 않고 있다. 반면에 높은 신뢰성을 보이는 오른쪽 부분에서는 A와 B 2명의 측정자의 측정값이 상당히 일치하고 있음을 알 수 있다.

비록 하나의 검사가 상당히 신뢰할 수 있다고 하더라도 이것은 타당성 차원에서는 미약할 수 있다. 그러나 하나의 검사가 타당성이 있다면 그것은 신뢰성이 높음을 의미한다. 마찬가지로 낮은 신뢰성은 낮은 타당성을 나타낸다. 그러므로 연구자들은 검사와 측정기법의 신뢰성을 유지하기 위한 노력을 경주하여야 한다.

2) 타당도(validity)

일상적으로 우리는 하나의 검사 또는 측정의 타당성 수준이 어떻게 결정되는가를 고려하지 않는다.

예를 들어 자동차의 손상 여부에 관한 하나의 검사에 관하여 타당성 여부를 어떻게 결정하는가? 우리는 동일한 사람들에게 두 번을 측정하여 동일한 결과를 얻을 수 있다. 그러나 이와 같은 실험을 통해 얻어진 결과는 타당성이 있음을 의미하지는 않는다. 하나의 검사는 신뢰성은 있으나 타당성은 존재하지 않을 수 있다. 그러므로 우리는 측정의 타당성을 기술하는 딜레마에 직면하게 된다.

(1) 예측타당도(Predictive Validity)

예측타당도는 측정도구에 의한 측정결과와 미래의 현상과의 관계를 측정하여 측정도구가 얼마나 미래를 예측할 수 있는 측정도구인지를 가늠하는 타당도이다. 만약 양자 간에 높은 상관관계가 존재하면 그 측정도구는 예측타당도가 높다고 할 수 있다.

예 예를 들어 입학 당시의 성적과 입학 후의 성적을 비교하여 특정 학생의 입학 당시의 성적을 산출하는 가장 합리적이고 객관적인 도구를 산출할 수 있다.

(2) 내용타당도(Content Validity)

측정도구에 측정하고자 하는 모든 내용이 적절하게 포함되었는가를 평가한다. 주로 전문가의 판단에 의존하여 척도나 질문지의 내용을 평가 받는다.

(3) 표준화된 측정 및 검사

측정에서의 신뢰성과 타당성은 매우 중요하므로 많은 연구자들은 신뢰성과 타당성의 수준을 유지하기 위한 도구나 절차의 개발에 상당한 시간과 노력을 경주해 왔다.

신체분야에서의 표준의 개발, 예를 들어 체중은 kg, 길이는 m로 나타냈는데 이것은 과학의 발전에 근본적인 공헌을 하였다. 즉 우리는 표준화된 측정 도구(지표)를 개발하여 세계 각 지역의 연구자와의 의견교환을 할 수 있게 되었다. 예를 들어 아프가점수(Apgar Score)를 통해 신생아의 생동성(生動性)을 평가하고 질병 유무에 관한 정보를 교환할 수 있다.

게다가 모집단과 관련된 표준이 있는데, 영아의 발달단계별 표준 즉 신체적, 감정적, 지적 및 사회적 발달 수준이 존재한다.

표준화된 측정방법은 몇 가지 특성이 있다. 첫째, 측정방법을 표준화함에 따라 객관성이 확보된다. 동일한 척도에 의해 측정되고 변인의 값이 변화하지 않으면 다른 사람이 측정하여도 동일한 결과를 얻을 수 있다. 둘째, 표준화된 측정방법은 측정된 속성에 관하여 계량적 정보를 제공해 준다. 셋째, 측정방법을 표준화함으로써 연구결과를 정확하고 경제적으로 전달할 수 있다. 넷째, 표준화된 측정방법을 개발함으로써 재생산 또는 재사용할 수 있는 이점이 있다.

일반적으로 사회과학에서보다는 자연과학 분야에서 표준화된 측정방법이 더 많이 개발, 활용되고 있다. 사회과학 특히 조직행동, 심리학 분야에서의 표준화된 측정방법에는 다음과 같은 내용이 있다.

① 리더십 설문지　② 직무만족 설문지　③ 동기부여정도 설문지
④ 인성조사　⑤ 직업 흥미검사　⑥ 태도검사 …

연습문제

1. 신뢰성과 예측 타당도를 측정하기 위하여 하나의 검사가 시행되었다. 이를 통해 상관계수를 계산한 바 신뢰성은 0.9, 예측타당도는 0.2로 측정되었다. 이것은 무엇을 의미하는가?
   ① 검사는 신뢰할 수 없다.
   ② 검사는 내용타당도가 있다.
   ③ 검사는 신뢰할 만하다. 그러나 관심 있는 변수를 측정하지는 못하였다.
   ④ 검사는 신뢰할 만하다. 그리고 모든 관심 있는 변수를 고려하였다.
   ⑤ 검사 방법은 훌륭하다.

2. 만약 검사-재검사 신뢰도가 낮다면?
   ① 다른 사람이 측정한 검사결과가 다르다.
   ② 타당성이 높다.
   ③ 다른 사람이 측정한 검사결과가 동일하다.
   ④ 동일한 사람을 대상으로 2회 검사하였을 때 검사결과가 다르게 나왔다.

3. 만약 검사의 타당성이 존재한다면?
   ① 신뢰할 만한 검사이다.
   ② 신뢰해야 한다.
   ③ 신뢰성과는 관련이 없다.
   ④ 신뢰성은 없다.

4. 아래 측정값을 명목, 서열, 간격, 비척도 중 하나의 척도로 구분하여라.
   ① 체중 64kg
   ② 환자의 성별(남, 여)
   ③ 열 번째(10th)
   ④ 환자의 진찰권번호 65 43 67(단일번호제도)

정답: ① 64kg ⇒ 비척도 ② 환자의 성 ⇒ 명목척도
③ 열 번째(10th) ⇒ 서열척도 ④ 환자의 진찰권번호 ⇒ 명목척도

CHAPTER 4

자료수집 방법

조사자가 원하는 결과를 얻기 위해서는 여러 가지 방법을 동원하여 자료를 수집하여야 한다. 자료는 면접, 설문지, 관찰, 문헌조사, 기존자료조사 및 표준화된 검사의 활용 등과 같은 다양한 방법을 통해 획득할 수 있다. 이중에서 면접이나 설문지 방법은 주로 사람을 대상으로 자료를 수집하는 경우에 많이 사용한다.

조사대상인 전체 집단을 대상으로 자료를 수집하는 방법을 전수조사라고 하며 조사대상의 일부를 선정하여 자료를 획득하는 방법을 표본조사라고 한다. 조사대상자가 많은 경우에는 표본조사를 통해 자료를 수집한다. 여기에서는 대표적인 행동과학 연구자인 커린저를 비롯한 일부 학자의 자료수집 방법을 나열하고 이중에서 비교적 자주 거론되는 설문지와 면접에 관해 상세히 서술한다.

1 자료수집 방법의 종류

커린저(Keringer)가 집필한 "행동과학적 연구의 토대(Foundations of Behavioral Research)"에서는 자료수집 방법을 크게 여덟 가지로 나열하고 있다. 한편 필립스는 네 가지 내용으로 자료수집 방법을 구분하고 있다. 또한 자료원(data source)에 의거하여 자료수집 방법을 분류할 수도 있다(표 4-1).

여기에서는 자료원에 따른 분류에 의거하여 자료수집 방법을 자세하게 서술하고자 한다.

표 4-1 자료수집 방법의 분류

구분	분류
커린저	가. 면접 및 면접표 나. 객관적 검사 및 척도 다. 투사적 방법 라. 습득 가능한 재료 및 내용분석 마. 행동관찰 바. 사회성 측정(sociometry) 사. 의미 분별 척도(semantic differential) 아. Q 방법
필립스	가. 실험 나. 면접, 설문지 다. 관찰 라. 모의실험
자료원에 따른 분류	가. 1차 자료원 1) 설문지 2) 면접 3) 문서 및 보고서 나. 2차 자료원 다. 관찰 라. 검사 마. 기타

2 설문지 조사법(Questionnaire Survey)

2.1 설문지 조사의 개념 및 유형

설문지는 연구자가 조사하고자 하는 내용을 체계적으로 문서화하여 수록해 놓은 기록지이다. 설문지 조사는 크게 집단조사, 우편질문지법, 자기기입법의 세 가지 유형으로 나누어진다.

설문을 이용하는 이유는 다음과 같다.

1. 표준화된 설문지를 이용함으로써 결과의 비교 가능성을 높일 수 있다.
2. 빠른 시간에 핵심적인 정보를 선별하여 획득할 수 있다.
3. 비교적 객관적이며 솔직하고 정확한 정보를 획득할 수 있다.

연구결과가 잘못되는 가장 큰 이유는 잘못된 설문지의 사용에서 비롯된다는 점에서 설문지 작성은 매우 중요한 의미를 지니고 있다.

1) 집단조사(group survey)

연구대상자를 개별적으로 만나서 조사하는 것이 아니라 집단적으로 설문지를 배포하고 조사대상자에게 기입하게 한 후 회수하는 방식이다.

학생, 군인 등과 같이 특정 집단을 대상으로 하는 조사에 유용하다.

2) 우편 설문지(mail questionnaire)

조사대상자에게 개별적으로 설문지를 송부하여 이들이 설문지에 기재한 내용을 읽고 스스로 답변한다. 이후 연구자가 동봉한 회송용 봉투에 설문지를 회송하도록 하는 방법이다.

이 경우 설문지 이외에 협조를 요청하는 소개장을 동봉하여야 한다. 소개장에는 조사의 목적을 기술하고 연구목적 이외의 다른 용도로 사용하지 않을 것임을 명백하게 밝혀서 회수율을 높이도록 하여야 한다.

3) 자기기입법

학교, 가정, 병원 등을 방문하여 설문지를 조사대상자에게 직접 배부하고 응답자가 설문지를 작성한 후 회수하는 방법이다.

이상에서 언급한 설문조사 방법을 구체적으로 세분하면 다음과 같다.

1. 배포조사법 - 조사대상자(기관)을 방문하여 설문지를 배포하고 수거
2. 배포 우송 조사법 - 조사대상자(기관)을 방문하여 설문지를 배포한 후 우편으로 회수
3. 우편조사법 - 우편 배포 후 우편 수거
4. 우편 회수 조사법 - 우편 배포, 방문 수거
5. 탁송조사법 - 기존의 조직이용 배포 조사
6. 집합조사법 - 특정 장소에 모이게 한 후 배포하고 설문지를 작성 제출
7. 면접조사법 - 설문조사 기관을 방문하여 면접(면담)을 통해 설문내용을 조사

앞에서 거론한 집단조사, 우편질문, 자기기입법의 장·단점을 나열하면 표 4-2와 같다.

표 4-2 설문조사 유형별 장·단점

종류	장점	단점
집단조사	• 시간과 경비의 절약	• 협조를 구하기가 어렵다. • 표본의 치우침(특정 집단 대상) • 질문 내용의 정확한 파악이 곤란함으로 인한 문제
우편조사	• 비용 절약 • 넓은 범위까지 조사 가능 • 표본의 대표성 측면에서 유리 (응답률이 높은 경우) • 응답자의 사생활과 익명성을 보장	• 응답률이 낮다. • 응답자의 정확한 응답에 의문 (자료의 타당성 문제) • 대리 응답(가족, 친지 등)
자기기입	• 회수율이 높다. • 설문에 대한 보충 설명이 가능	• 비용이 많이 든다.

2.2 설문지의 구축 및 표현

1) 설문지의 구축

설문지 조사는 사회과학 연구에서 가장 중요한 측정수단 중의 하나이다. 설문 작성을 위해서는 측정하고자 하는 개념의 명확한 정의와 이를 측정하기 위한 조작적 정의를 적절히 내려야 하며 타당도와 신뢰도가 높은 설문을 구성해야 한다. 따라서 설문은 연구의 수행상 매우 중요하므로 상당한 시간과 검토를 거쳐 작성되어야 한다.

일반적으로 설문지의 구축은 아래와 같은 단계를 거쳐 실행한다.

가. 연구문제, 이론, 가설, 목적 등 자료수집 방법(질문의 내용과 형식)과의 관계를 점검한다.

나. 얻고자 하는 정보의 성격(질문의 내용)을 규정한다.

다. 질문의 형식과 질문방법을 결정한다.
설문지의 형식, 수량, 표현방식 등을 확정한다. 또한 우편, 전화, 면접법 등의 자료수집 방법을 선택한다.

라. 설문지를 만들고 초안한다.
어떠한 내용의 문항이 포함되어야 할 것인지를 설정한다.

마. 질문을 재검토, 수정한다.

바. 질문을 배열하고 설문지를 완성한다.
설문문항의 순서는 응답하기 쉬우면서도 솔직한 응답을 할 수 있도록 배열한다.

이 경우 설문지 문항은 아래의 순서대로 배열하는 것이 바람직하다.

1. 오리엔테이션 질문을 가장 먼저 배열한다.
2. 가장 흥미 있는 문항을 앞부분에 배열한다.
3. 어렵고 지루한 질문은 설문의 가운데 부분에 배열한다.
4. 질문내용이 심각하거나 민감한 내용은 뒷부분에 배열한다.
5. 인구통계학적 질문, 경제상태에 관한 질문은 맨 뒤에 배열한다.
6. 질문내용의 범위가 넓은 질문에서 범위가 좁은 질문의 순으로 배열한다.
7. 다음 문항에 미칠 영향을 고려하여 배열 순서를 결정한다.

사. 사전검사를 통해 재 수정한다.

최종적으로 설문을 완성하기 전에 소규모의 사전조사를 통해 잘못된 문항을 수정한다. 그리고 삭제, 추가의 단계로 교정한다. 또한 신뢰도와 타당도를 검정한다.

사전조사에서는 다섯 가지 사항에 관심을 두어야 한다.

첫째, 연구자가 의도하는 내용이 응답자에게 충분히 전달되고 있는가?

둘째, 응답 항목이 빠져 있지는 않는가?

셋째, 연구자가 사용하고 있는 용어들이 응답자에게 생소하지 않은가?

넷째, 응답을 회피하는 문항은 없는가?

다섯째, 사전조사에 참여한 응답자들이 모집단을 대표할 수 있는가?

아. 설문지를 편집하고 설문지 응답요령을 준비한다.

자. 부호화를 위한 지침이나 사전 부호화의 틀을 마련한다.

차. 설문지의 외양을 결정하여 인쇄한다.

시간, 비용, 물리적 형태, 질이 조사에 미칠 영향을 고려하여야 한다. 그리고 설문지 인쇄방식, 설문지의 크기, 제본방식, 페이지 수, 인쇄부수를 적절히 결정하는 것이 응답률과 성의 있는 응답에 상당한 영향을 끼친다.

2) 설문지 질문의 표현

설문지에서 응답자에게 설문의 내용을 제대로 전달하기 위해서는 다음의 사항을 준수해야 한다.

1. 응답자에게 설문의 의미를 확실하게 전달하여야 한다.
2. 두 가지 내용을 하나의 질문에 포함시켜서는 안 된다.
3. 어려운 용어나 약어를 사용하지 말아야 한다.
4. 부정 또는 이중 부정 표현을 사용해서는 안 된다.

5. 편견이 작용할 가능성이 있는 용어는 피해야 한다.
6. 대체안이 포함되어 있는 경우와 그렇지 않은 경우 응답결과가 달라질 수 있다.
7. 미묘한 의미의 차이가 있는 용어의 사용에 주의하라.
   예: 당신 가족은 얼마나 자주 외식을 하십니까?
   (1) 가끔 (2) 종종 (3) 때때로 (4) 자주 (5) 빈번하게
8. 조건이 포함되는 질문에 주의하라.
   예: 당신은 내일 월드컵 축구경기를 관전하러 갈 것입니까?
   (비가 온다면, 비가 안 온다면)
9. 문제표현의 강도에 주의를 하라.
10. 금상첨화식 표현을 꾀하라.
11. 당연한 질문을 제거하라.
    예 1: 과음은 몸에 해롭다고 생각하십니까?
    예 2: 당신은 청소년의 흡연에 관해 어떻게 생각하십니까?
12. 응답자의 자존심을 건드리는 표현은 피하라.
13. 너무 자세한 설명은 피하라.
14. 기간이나 내용이 광범위한 표현은 피하라.
    예: 일년에 소주를 몇 병 정도 마십니까?
15. 유도적 표현은 피하라.
    예: 담배는 임산부에 매우 해롭다고 하는데 여성의 흡연을 찬성하십니까?
16. 응답 항목의 중복이나 불균형을 피하라.

2.3 설문 및 설문지 형태

1) 설문의 유형

설문 유형에는 크게 개방형과 폐쇄형의 두 가지 형태가 있다. 개방형은 자유응답형 질문이라고도 하며 응답자가 할 수 있는 응답의 형태에 제약을 가하지 않고 자유롭게 표현하는 방법이다. 반면에 폐쇄형 질문은 구조적 질문으로 사전에 결정된 질문 항목에 의거하여 본인이 선택하고자 하는 항목을 선정하기만 하면 된다.

폐쇄형 설문에는 양자택일형과 다중택일형이 있다. 양자택일형은 긍정이나 부정, 해당이나 비해당 등과 같이 극단적인 두 가지 범주의 응답 중에서 하나를 택하도록 하는 방법이다. 이것은 응답이 쉽고 자료의 처리가 간단하다. 그러나 현실적으로 단 2개의 극단적인 내용만으로 응답조건을 만족할 수 없는 경우가 많으며 분석상의 한계가 있다. 다중택일형은

많은 항목 중에서 하나의 항목을 택하는 방법으로 응답항목의 구성은 항목간에는 서로 배타적이어야 하고 항목들이 포괄적이어야 한다. 즉 항목간의 의미상의 중복을 배제하고 가능한 모든 항목을 제시하여야 한다.

설문 유형의 예를 소개하면 다음과 같다.

가. 개방형: 당신은 입원 중에 받은 진료내역에 관해 얼마나 만족하십니까?

____

____

나. 폐쇄형: 나의 주치의는 항상 치료내역을 설명해준다.

(1) 완전히 동의한다. (2) 동의한다. (3) 그저 그렇다.
(4) 동의하지 않는다. (5) 완전히 동의하지 않는다.

2) 설문 유형별 장·단점

(1) 개방형 질문

일반적으로 개방형 질문은 상세한 정보를 얻을 수 있는 이점이 있다. 그러나 자료분석을 위한 코드화 노력이 많이 요구되며 자료의 특성상 범주형 자료에 국한될 소지가 크므로 강력한 통계분석 기법을 적용하기가 어렵다. 게다가 조사대상자의 응답 시간이 상대적으로 많이 소요되므로 심사숙고하여 사용해야 한다.

(2) 폐쇄형 질문

폐쇄형 질문은 모든 예상 가능한 반응을 고려하여 항목을 구성하여야 한다. 이것이 미흡한 경우 적절하지 못한 항목구성으로 인하여 응답자가 응답을 거부할 수도 있다. 그러나 계량적 분석이 용이하고 언어구사력이 미흡한 사람에게도 쉽게 적용할 수 있으며 빠른 시간 내에 질문에 응답할 수 있는 이점이 있다.

일반적으로 폐쇄형 질문으로 문항을 구성하는 경우 응답 항목은 항목간에 상호배타적으로 구성되어 응답자가 단지 하나의 항목을 체크할 수 있도록 편성되어야 한다. 또한 문항 구성은 5점 및 3점 척도 등을 사용한다.

5점 척도에 의한 폐쇄형 질문의 예는 아래와 같다.

> 가. 당신은 △△병원에서 받은 의료서비스에 대해 얼마나 만족하십니까?
> (1) 매우 만족한다. (2) 만족한다. (3) 그저 그렇다.
> (4) 만족하지 않는다. (5) 매우 만족하지 않는다.

(3) 장·단점

개방형 질문과 폐쇄형 질문의 장·단점은 다음과 같다(표 4-3).

표 4-3 설문지 유형별 장·단점

	장점	단점
개방형	• 응답의 다양성을 기할 수 있다. • 심사숙고하여 응답하므로 깊이 있는 응답이 가능하다. • 새로운 사실의 관찰이 가능하다.	• 응답에 많은 시간이 소요되므로 심리적인 압박이나 지루함을 느낀다. • 회수율이 낮다. • 결과를 수량화하기가 어렵다.
폐쇄형	• 주어진 시간에 많은 질문에 응답할 수 있다. • 계량적 분석이 용이하며 모든 사람에게 적용 가능하다.	• 응답항목 구성의 부족으로 인해 정확한 답을 얻을 수 없다. • 질문(문항)의 내용이 피상적이어서 문제의 핵심을 파헤치기 어렵다.

3) 설문 유형의 결정

설문지 형태를 결정하는데에는 응답자의 언어구사력, 응답시간 및 두 가지 방법의 장·단점을 고려하여야 한다. 일반적으로는 각각의 장·단점을 보충하는 차원에서 양자를 혼용하고 있다. 예를 들어 성별, 연령, 학력, 가족사항 등은 개방형 질문으로 편성하고 조사내용은 폐쇄형을 선택한다.

2.4 설문지 작성 요령

연구에 부합되는 훌륭한 질문을 유도하는 것은 예술이며 질문의 시간을 절약하는 행위이다. 타당하고 신뢰성이 있는 응답을 얻기 위해서는 질문 자체가 올바르게 구성되어야 한다. 여기에서는 설문지를 작성할 때 유의해야 할 몇가지 내용을 제시하고자 한다.

1) 질문의 수와 순서

질문의 수는 조사자의 조사내용에 따라 좌우된다. 가능한 질문이 30개를 넘지 않는 범위에서 지루하지 않게 질문을 구성하는 것이 이상적이다. 조사의 정확성을 유지하기 위해서는 질문을 일정한 배열 기준에 의거하여 구성하여야 한다.

왜곡된 답변을 배제하기 위한 질문구성의 순서는 아래와 같다.

가. 응답자가 흥미를 느낄 수 있는 질문은 앞에 배열한다.

나. 관련된 질문은 한 곳에 묶어서 배열한다. 때로는 응답의 일관성을 검증하기 위하여 유사 질문을 분산시킬 수도 있다.

다. 일반적인 질문에서 시작하여 특수한 질문으로 옮겨간다.

라. 핵심 질문은 설문지의 중간에 배열시킨다.

마. 조사 목적과 직접 관계가 없는 질문은 중간 이후에 배치한다.

2) 어구의 선정 원칙

가. 질문 구성은 단순하고 명료해야 한다.

나. 전문용어는 피하고 꼭 필요한 경우에는 정의를 해준다.
또한 사람에 따라 다르게 해석할 수 있는 용어(단어)는 피하는 것이 좋다. 예를 들어 노인을 정의하는 경우 사람에 따라 60세 이상 또는 70세 이상 등으로 간주할 수 있으므로 정확한 해석 및 정의가 필요하다.

다. 특정인, 기관은 삽입하지 않는다.

라. 응답자의 신상에 관련된 질문은 피한다.

마. 유도 질문이나 편견이 없어야 한다.

바. 부정적 어법은 피한다.

사. 이중의 질문은 배제한다. 당신은 수학을 좋아하느냐 또는 과학을 좋아하느냐? 와 같이 이중의 질문이 하나의 질문에 내포되는 것은 지양한다.

2.5 설문지의 응답률 제고 방안

설문지 특히 우편조사를 실시하는 경우 응답자의 응답률이 저조함으로 인해 조사가 난관에 부딪히는 경우가 많다. 이를 해결하기 위해서는 조사자가 사전에 응답률을 극대화할 수 있는 여러 가지 방안을 강구하고 상황에 따라 적절하게 활용하는 것이 필요하다.

설문조사에서 어느 정도의 응답률이 적합한지에 관해서는 통일된 견해가 없다. 일반적으로 대상자의 50%가 응답하는 경우 성공적인 것으로 간주한다(1997, 홍두승). 그러나 저자의 개인적 견해로는 회수율이 70~80%는 되어야 한다고 생각한다.

설문조사에서 응답률에 영향을 미치는 요인은 아래와 같다.

가. 응답자에 대한 보상 - 현금, 선물 등 응답자에게 경제적 보상 및 인센티브 제공

나. 설문지 구성 및 조사과정에서의 고려 요인

1) 안내문 - 관련 협회, 신뢰기관의 공문을 동봉

2) 직접 서명한 문서 - 조사자가 직접 서명하는 경우 응답률이 상대적으로 높아진다.

3) 우표 부착 - 회송용 우표 부착

4) 색깔있는 용지 사용 - 매력과 호기심 유발

5) 지속적인 연락

다. 자료의 환류 - 조사결과를 응답자에게 제시해준다는 사실을 강조한다.

라. 비밀보장 - 개인의 비밀은 절대로 보장됨을 약속한다.

마. 연구의 관련성 강조 - 연구가 응답자의 업무 및 직장생활과 직·간접적으로 연관이 있음을 강조한다.

3 면접법(인터뷰)

3.1 면접의 의미 및 장·단점

면접은 면접자가 직접적인 면담(접촉)을 통해서 질문을 하고 여기에 대해 피면접자의 응답을 기록하는 방법이다. 또 이와는 별도로 전화를 통한 면접도 가능하다.

설문지법과 면접법의 차이는 전자의 경우 응답자가 설문지를 읽고 이에 따른 응답을 스스로 기록하는데 비하여 후자의 경우는 면접자가 피면접자에게 질문을 제시하고 질문에 의해 유도된 응답내용을 면접자가 기록하게 된다.

이를 표로 제시하면 다음과 같다(표 4-4).

표 4-4 면접 및 설문지의 장·단점

	장점	단점
면접	• 응답 거부율이 낮다. • 더욱 상세한 반응을 얻을 수 있다.	• 전문가의 도움을 요청하는 경우 비용이 많이 소요된다. • 면접자의 편견이 민감하게 작용한다.
설문지	• 값이 저렴하다. • 우편조사가 가능 • 면접자의 편견이 작용하지 않는다.	• 높은 응답 거부율 • 자세한 응답을 얻기가 곤란하다.

전문 면접관을 고용하는 경우 인터뷰 스케줄에 관해 면접 실시기관과 사전 조율을 해야 함으로 비용이 많이 들고 시간이 많이 소요된다. 게다가 면접자의 편견은 응답에 많은 영향을 끼친다. 면접의 장점은 응답 거부율이 낮으며 깊이있는 내용을 관찰할 수 있다.

하지만 설문지는 값이 저렴하고 응답자의 편견에 훨씬 덜 민감하다. 그리고 우편송부가 가능하다. 반면에 높은 응답 거부율을 야기할 수 있다. 특히 자기기입식 설문지를 사용하는 경우 설문지의 응답 문항에 체크되지 않은 항목이 많고 비정상적으로 기록된 문항이 많음을 확인할 수 있다.

3.2 면접의 유형

면접의 방법은 면접 상황에 따라 개별 대인적 면접, 전화 면접 및 집단 면접으로 구분되며 조직화 여부에 따라 구조적(표준화) 면접과 비구조적 면접으로 분류된다.

구조적 면접에서는 면접자가 구조화된 질문 목록을 가지고 있다. 때로는 면접자가 설문지 또는 일정 서식에 반응을 기록하는 실제적 설문지의 형태로 표현할 수 있다. 비구조화된 면접에서는 면접자가 연구내용(인터뷰 내용)을 작성하고 피면접자와의 대화를 통해 내용을 기술한다.

피면접자로부터 타당하고 신뢰성 있는 정보를 얻기 위하여는 면접자와 피면접자 간의 상호 신뢰와 호감을 형성(rapport)하는 것이 중요하다. 이를 위해 다음과 같은 노력을 경주하여야 한다.

가. 면접자의 신분을 밝힌다.
나. 연구의 주관자, 기관, 단체에 대한 소개를 간단히 한다.
다. 연구에 대한 피면접자의 기여도와 중요성을 설명하고 설득한다.
라. 면접 대상으로 선택된 과정을 설명하고 반드시 본인이 응답해야 함을 강조한다.
마. 응답 내용의 익명성 또는 비밀보장 특히 '통계처리 과정의 비밀누설이 없음'을 주지시킨다.
바. 바쁜 줄 알지만 도와주면 고맙겠다는 인사를 곁들인다.

3.3 면접에 따른 면접관의 태도

일반적으로 훌륭한 면접관은 아래와 같은 속성을 지니고 있다.

가. 세련된 외모와 즐겁고 명랑한 태도
나. 사전에 서술된 순서로 유도하는 능력과 연구자가 의도하는 바에 따른 질문 능력

다. 피면접자의 반응을 끌어내어 피면접자가 서술한 그대로를 기록하는 능력
라. 질문에 대한 면접자의 의견을 감춘 채 피면접자에게 질문하는 능력

동시에 면접자는 항상 진지함을 견지하고 있어야 한다. 면접자가 진지한 태도를 보이지 않으면서 상대방의 진실한 응답을 기대할 수는 없다.

좋은 면접 기법은 책을 통해서는 터득하기가 어렵다. 실제적인 훈련과 비디오를 통한 반복 연습이 필요하다.

3.4 조사 매체에 따른 분류

1) 설문지(면접표, PAPI) 또는 컴퓨터(CAPI)?

(1) 조사표 인터뷰

조사표 인터뷰의 장점은 기계의 개입이 없음으로 대화의 흐름이 부드럽고 응답자에게 편안함을 제공한다. 또한 친숙한 분위기를 형성함으로써 주관적이고 심층적인 질문에 대한 조사가 용이하다. 그리고 면접자가 지참해야 할 품목이 간소하여 이동이 편리하며, 부재 가구원의 경우 조사표를 해당 가구에 배부하고 응답자가 직접 기입한 조사표를 차후에 방문하여 회수하는 보완이 가능하다.

그러나 별도의 검토 및 기계 입력 과정이 필요하고 자료처리 기간이 길다. 동시에 조사 흐름도가 복잡할 경우 착오의 소지가 크다.

(2) 컴퓨터 기반 인터뷰

컴퓨터 기반 인터뷰(CAPI)는 컴퓨터에 내장되어 있는 입력프로그램에 의해 현장에서 조사한 내용을 바로 입력하는 동시에 오류(error)도 즉시 확인하는 조사방법으로 자료처리 기간 단축에 따른 시의성과 정확성을 확보할 수 있다. 그러나 완벽한 조사 및 입력프로그램 개발을 위한 기술적 수준과 휴대용 컴퓨터의 무게, 속도 및 충전시간 등 조사의 편의를 위한 기계적 발전이 선결되어야 하고 기본 장비 구입에 따른 초기 비용을 투자해야 하는 단점이 있다.

2) 자기기입식 조사(CASI)

컴퓨터를 이용한 조사방법(CAPI)을 한 단계 개선한 것으로 자기기입식 조사(CASI: Computer Assisted Self-Interviewing)가 있다. 이것은 응답자의 응답 내용에 따라 질문의 순서를 통제하거나 응답 내용을 컴퓨터가 자동 점검하여 자료의 질을 향상시키는 방법이다.

최근에는 컴퓨터 자계식 자료수집방법(CSAQ: Computerized Self-Administrated Data Collection)이 개발되어 면접 질문이 저장된 디스켓을 응답자가 자신의 컴퓨터를 이용하여 직접 응답하고 디스켓을 송부하거나 메일을 이용해 조사기관으로 보내는 방법이 사용되고 있다.

3) 컴퓨터조사(CAPI)의 실태

미국에서는 1990년대 초부터 컴퓨터조사가 급격히 확산보급되어 활용되고 있으며 최근에는 대부분의 국가에서 경제활동 인구조사와 소득조사 등에 컴퓨터조사 방식을 도입하고 있다.

우리나라에서도 1999년의 경제활동 인구조사에 컴퓨터조사를 최초로 적용하였으며, 그 적용대상을 확대해 나가고 있다. 특히 신상품에 대한 선호도나 광고에 대한 호감도를 조사할 때 신상품의 모양이나 실제 광고장면을 컴퓨터 화면에 띄우면서 조사할 수 있기 때문에 경영부문의 시장조사에서의 활용도가 급속히 높아지고 있다. 최근에는 보건의료분야에서도 컴퓨터를 이용한 설문조사와 이를 통한 연구가 활성화되고 있다.

한편 개인의 취미나 생활에 관한 조사는 서면조사가 시행되는데 하루 중 생활시간조사나 가치관 및 의식조사가 여기에 해당된다.

또한 컴퓨터조사는 종이로 만들어진 보조 조사표나 참고 카드를 병행 사용하는 경우가 많다. 이것은 현재의 컴퓨터 스크린의 크기나 일방향(一方向)적인 화면 전개방식 때문에 면접자가 입력과 동시에 응답자에게 화면을 보여주기 어려운 관계로 답변 항목이나 참고자료를 별도의 자료 카드로 제시하기 어렵기 때문이다.

4 전화조사

4.1 전화조사의 특징과 실태

전화조사는 전화를 이용하여 면접과 자료를 수집하는 방법으로 우리나라에서는 1990년대에 들어서면서부터 정치여론조사나 시장조사 등에 확산되고 있다. 최근에는 컴퓨터를 접목시킨 전화조사(CATI: Computered Assisted Telephone Interviewing)도 증가하고 있다.

전화조사의 주된 장점은 신속성이다. 조사와 응답횟수가 동시에 진행되기 때문에 시사적 사건이나 시의성을 요하는 여론조사에 유용하다. 특히 조사대상 지역이 넓은 경우에는 방문조사와 비교하여 교통비 등의 비용이 절감되어 적은 비용으로 넓은 지역을 조사할 수 있다. 조사과정의 관리 차원에서도 면접자의 동일 지역에서의 관리감독이 가능하다는 장점도 있다.

이와 같은 장점에도 불구하고 조사의 협조를 구하기가 어려우며 조사대상자의 응답률을 높일 수 있는 환경이 미흡하다. 즉 조사의 협조를 구할 최소한의 시간도 허락되지 않은 채 전화를 끊어버릴 수도 있고 조사 도중에 전화를 끊어 조사가 중단될 수 있다. 따라서 질문의 길이와 내용이 제한받게 되고 표본의 대표성 차원의 문제가 있을 수 있다. 전화번호부나 무작위로 표본을 추출하므로 전화번호부에 기재되지 않은 집단은 배제되며 전화가 없는 가구는 원칙적으로 조사대상에서 제외된다. 또한 그림, 도표 등 시각적인 보조자료를 활용할 수 없는 점도 한계로 지적된다. 그리고 최근에는 자동응답기의 보급, 낯선 전화의 체크 기능을 지닌 발신번호 체크 기능의 등장으로 인해 전화조사의 어려움이 가중되고 있다.

외국의 경우 민간조사기관이나 연구소에서 실시하는 여론조사와 마케팅조사의 90% 이상이 전화조사로 이루어지고 있으며 이중 60% 이상이 컴퓨터조사(CATI)를 이용하고 있다.

우리나라에서도 경제성, 편리성 및 시의성을 고려하여 전화조사를 선호하고 있는 편이다.

4.2 컴퓨터활용 전화조사(CATI)

컴퓨터활용 전화조사(CATI)는 면접자가 전화기와 연결되어 있는 컴퓨터 화면 앞에 앉아서 응답 대상자에게 전화를 건 후 컴퓨터 스크린에 제시된 질문을 읽어주고 바로 입력시키는 방법이다. 이 방법을 사용하면 컴퓨터프로그램에 의해 입력과 동시에 논리적 검토가 이루어지고 현실성이 없는 응답을 가려내어 부호화나 입력과정에서 발생할 수 있는 오류를 제거해 준다.

캐나다에서는 통계청에서 실시하는 시간활용조사의 경우 응답자의 하루 일과를 15분 간격으로 질문하여 그 내용을 입력하는 전화조사방법을 실시하고 있다.

면접조사와 전화조사를 자료수집방법으로 선택하였을 때 이들 방법이 응답자의 응답에 미치는 영향의 차이를 연구한 결과에 따르면 전화조사가 설문조사보다 모르겠다 또는 무응답하는 비율이 높게 나온다고 한다. 이와 같은 결과를 볼 때 주관적인 의식조사나 개인 태도를 질문하는 경우에는 전화조사를 피하는 것이 바람직하다고 여겨진다.

5 온라인 조사(On-Line Survey)

최근에는 정보기술을 사회조사에 활용하고자 하는 노력이 국·내외에서 꾸준히 전개되고 있다. 즉 단독가구의 증가, 사생활 보호의식 증대에 따른 응답자 접촉의 어려움, 조사비용의 거대화, 조사내용 및 결과의 시의성 욕구 증대로 효율적인 새로운 조사방법이 모색되고 있다.

5.1 온라인 조사의 특성

1) 온라인 조사의 개념

온라인 조사는 응답자가 전자우편, 전자설문 표현, 웹 브라우저 등을 통해 질문에 응답하고 응답내용이 컴퓨터의 서버(server)에 전달되어 체계적으로 기록되는 과정을 거치는 조사이다. 이것은 인터넷을 이용하여 조사하므로 인터넷 조사라고도 한다.

1980년 이후 소수의 특정 집단에서 전자 메일을 통한 설문조사를 실시한 것이 시초가 되었으며 그 이후 월드 와이드 웹(www, world wide web)의 사용이 확대되면서 발전하게 되었다.

2) 온라인 조사의 장·단점

온라인 조사는 일반조사와 비교하여 비용이 저렴하다. 대략적으로 전화조사 비용의 50%, 면접조사의 10%의 비용으로 조사가 가능하다. 조사에 소요되는 기간도 단축되며 기후나 사회적 환경의 영향을 적게 받는다. 특히 시각적 자료의 활용시 가장 우수한 방법이다. 그리고 동영상을 활용할 수 있기 때문에 설문 문항의 표현을 생생하고 다양하게 구성할 수 있으며, 응답자의 흥미를 유발하고 이해를 높이기 위한 그래픽이나 음성을 활용한 설문지 설계가 가능하다. 한편 응답자의 가구를 방문하지 않기 때문에 익명성이 보장되고 응답자가 편리한 시간에 응답할 수 있어 접근이 용이하고 개인의 사생활이 보호된다. 그리고 통신망 접속이 가능한 개인을 분석단위로 한 연구가 가능하다.

단점은 일반적인 모집단을 대표할 수 있는 표본틀을 얻기가 어렵고 조사대상자가 인터넷을 이용하고 있는 사람들로 제한되며, 컴퓨터 운영체계나 사용브라우저에 따라 호환성에 제한을 받기도 한다. 응답에 소요되는 시간적 제약도 어려운 문제인데 일반적으로 온라인 조사는 15분을 초과하지 않도록 설계되어야 하고 문항도 간결하여 한 본문이 동일 화면에 표현되도록 디자인해야 한다.

5.2 온라인 조사의 유형

1) 전자우편조사(e-mail survey)

전자우편조사는 질문지를 전자우편의 형태로 작성하여 다수의 사용자에게 발송하고 응답자가 완성한 질문지를 다시 전자우편의 형태로 회신하는 방식이다. 즉 기존의 우편방식에 의한 형태를 온라인상으로 처리하는 차이만 있다.

2) 웹 조사(web survey)

(1) 의미

일반적으로 온라인 조사 또는 인터넷 조사라고 했을 때 네티즌들이 가장 먼저 떠올릴 만큼 익숙한 조사형태이다. 우리가 병원이나 인터넷 회사의 웹페이지에 방문했을 때 간단한 간이설문(shot poll/quick poll)을 게재해 놓고 방문자들이 그 질문에 클릭하도록 해놓은 것을 많이 경험했을 것이다. 이러한 조사를 웹 조사라고 하며 웹을 방문한 사람을 대상으로 조사를 한다는 의미에서 방문자 조사(vistitor survey)라고도 한다.

(2) 특징

이 조사의 특징은 특정 사이트에 미리 질문지를 공개하거나 질문지에 대한 링크를 만든 후 사이트에 들어온 이용자들이 자발적으로 조사에 참여하도록 한다는 것이다. 따라서 표본은 자발적 참여자로 구성되며 이런 의미에서 웹 조사는 표본조사의 일종으로 간주할 수 있다.

(3) 장·단점

웹 조사는 대표성의 한계가 있다. 현재 통신망 이용자의 인구학적 특성에서 알 수 있듯이 성, 연령, 교육, 직업별 선택성이 두드러져 일반적인 모집단의 특성을 반영하지 못한다. 또한 응답 상황을 통제하기 어려움으로 응답자의 적격성을 확인하기가 어렵다. 응답자의 신분을 확인할 방법이 제한되어 있는 관계로 자격의 미비나 불일치, 동일 응답자의 중복 응답에 따른 자료의 타당성이 해결 과제이다. 그리고 복잡하고 어려운 내용을 묻거나 질문 문항이 많으면 자발적 참여를 유도하기가 어렵다.

반면 웹 조사는 조사비용이 매우 저렴하고 프로그램 관리가 매우 용이하다. 동시에 익명성이 보장되어 민감한 사항의 조사에 적합하다. 그러므로 웹 조사는 일반적으로 간단한 사항에 관해 예스(Yes)나 노(No)를 체크하는 간이조사나 본조사를 위한 사전조사에 적합한 방법이다.

3) 상호작용형 조사

조사기간 동안 지속적이고 고정적인 응답자를 상호작용 프로그램(interactive programming)으로 연결하여 질문과 응답이 쌍방향으로 이루어지며 검색과 입력이 온라인 상에서 상호 대화를 통해 자동적으로 수행된다.

공식적인 정부통계 생산기관과 통계제공기관 및 기업 사이에 활용되며 인터넷 조직이 확충되어 있고 컴퓨터조사(CAPI) 소프트웨어를 장착한 서버에 연결된 경우에 매우 유용하다. 국내에서는 빈번하게 사용되고 있지 않으나 미국의 노동통계담당기관(BLS)에서 사업체를 대상으로 실시하는 고용통계 조사(CES)에서 적용하고 있다.

이 방법은 노동통계담당기관(BLS)의 해당 부서에서 표본으로 선정된 사업체에 우편이나 팩스로 조사일정을 통보하고 통보된 조사일정에 맞추어 사업체에서는 조사기관의 웹에 접속하여 응답을 완료한다. 사업체에서는 질문지 작성이 끝나면 "자료송부"를 알리는 네모칸(icon)을 클릭하고 이 자료들은 자동으로 조사센터 컴퓨터에 입력된다. 입력과 동시에 응답 내용의 논리성 여부를 기계로 점검하여 수정이나 보완이 필요한 사항이 발생하면 해당 사업체에 전자우편이나 팩스(fax) 등으로 재통보하여 조사를 진행하고 완성도와 응답률을 높인다.

질문지 배포, 질문지 작성, 내용 검토 및 수정, 보완 과정이 온라인상에서 이루어지며 다른 온라인조사와는 달리 조사자와 응답자 간에 쌍방향적 상호작용이 있다.

연습문제 자신의 분야에서 관심이 있는 하나의 주제(제목)를 설정하여 질문지(면접양식)를 개발하고 이에 의거하여 실제로 설문조사 또는 면접조사를 실시하여 보자.

6 문서 및 보고서

문서(보고서)는 특정 조직이 일상적인 업무를 수행하면서 생성하는 자료를 의미한다. 예를 들어 병원에서 일정 주기별로 산출하는 분기별 보고서, 심사분석 결과보고서, 계약서, 의무기록 및 구매장부, 병리검사일지, C-T촬영보고서 등이 이에 해당된다.

이것은 실제적인 문제보다는 문서화된 문제에 한정하여 조사가 가능하며 자료분석에 시간이 많이 소요되고 어렵다. 또한 면접 및 설문지 방법보다 사용하기가 쉽지 않다는 등의 이유로 자주 이용되지 않고 있다.

그러나 비용이 적게 들고 번거롭지 않으며 과거의 경향을 추적하는 데 쉽게 적용할 수 있다. 이에 따라 다른 자료에 대한 보완자료로 사용되는 경향이 많다.

7 이차 자료원

병원표준화심사자료, 사망신고서와 같이 다른 목적을 위해 이미 수립된 자료를 의미한다. 이차 자료는 자료의 접근이 용이하고 많은 대상에 관해 조사할 수 있으므로 비교적 쉽게 연구자의 관심 분야에 활용할 수 있다.

반면에 이차 자료는 몇 가지 문제를 내포하고 있다. 조사자가 연구하고자 하는 조사 변수가 없는 경우가 많고 자료의 질, 즉 신뢰성이 의문시될 수 있다. 동시에 개괄적인 조사에 국한할 수밖에 없는 단점이 있다. 그러므로 연구자가 다른 자료수집 방법과 병행하여 사용하는 것이 바람직하다.

8 관찰

우리는 일상생활에서 여러 가지 현상을 관찰하고 있다. 예를 들어 아침에 일어나 창문 밖의 날씨를 보고 우산을 가지고 출근할지를 결정하며, 자신의 컨디션을 체크하고 병원이나 약국에 갔다올지를 판단한다. 이처럼 관찰은 우리 주변에서 일어나는 현상에 대한 지식을 얻는 기본적 방법의 하나로 감각기관을 매개로 외부의 현상을 인식하는 방법이다.

또한 일상생활에서의 사고를 확대 적용하면 과학적 연구조사에서도 관찰방법을 유용하게 사용할 수 있다. 물론 자료수집 방법으로서의 관찰 즉 과학적 관찰은 일상생활에서의 관찰과 몇 가지 차이가 있다.

첫째, 과학적 관찰은 특정 조사연구의 목적달성을 위한 자료수집 방법의 일환이다.

둘째, 체계적으로 계획된다.

셋째, 체계적으로 조사하고 기록되어야 한다.

넷째, 타당성과 신뢰성에 대한 검증과 통제를 한다.

8.1 관찰법의 의의 및 분류

관찰법은 자료의 근거가 되는 대상이나 현상에 대해 비언어적 정보를 과학적 관찰이나 측정으로 수집하여 일정한 도구에 기록하는 방법이다.

관찰법은 다음과 같이 몇 가지로 분류할 수 있다.

1) 관찰 상황에 따른 분류

(1) 직접 관찰

연구자가 연구하고자 하는 현상을 연구자 자신 또는 그의 대행자가 직접 보고(듣고, 만져보고 등) 관찰내용을 기록하는 방법이다.

(2) 간접 관찰

사생활 보호, 근접 불가능할 경우, 자연스런 상황에서 관찰해야 하는 경우에 사용한다.

2) 관찰방법에 의한 분류

(1) 비구조적(비조직적) 관찰

관찰의 대상·방법·관찰시간이나 관찰 시기가 분명히 규정되지 않은 상태에서 관찰하는 방법으로 주로 사전실험연구나 탐색연구에서 많이 활용한다. 즉 연구를 통해 관찰할 개념을 알고 있으나 그 개념에 합당한 관찰내용이 무엇인지 명백하지 않은 경우 여러가지를 관찰하여 연구 목적과 개념에 부합되는 것을 발견하게 된다.

(2) 구조적(조직적) 관찰

구조적 관찰은 관찰내용·방법·시기나 시간을 결정할 수 있을 때 사용하는 방법이다. 이론적 틀에 의해 작성된 구조화된 관찰내용의 목록 혹은 도구를 정하고 그들의 발생 여부 또는 발생 정도를 측정한다.

3) 피관찰자와의 관계에 의한 분류(표 4-5)

(1) 참여 관찰

참여 관찰은 관찰자가 관찰대상 집단의 내부에 침투하여 그들과 한 구성원이 되어 그들과 함께 생활하거나 활동하면서 관찰하는 방법이다. 그러므로 관찰자는 피관찰자와 밀도있는 접촉과 관계를 유지하게 되며 대상집단이 숨기고자 하는 행위를 그대로 수집할 수 있다. 예를 들어 특정 병실에서 사고가 자주 발생하고 간호사들의 업무 불만이 높은 경우 관찰자를 배치하여 문제점을 찾아낼 수 있다.

(2) 비참여 관찰

관찰자가 관찰 사실과 내용을 관찰집단에게 밝히고 시행하는 방법으로 관찰자가 대상 집단에 노출되어도 괜찮을 때 사용한다.

여기에서는 관찰자에게 관찰 받음으로 인해 영향을 받지 않은 경우에 사용하는 것이 좋으며 피관찰자의 의도된 조작 행위를 방지하기 위하여 연구 목적을 사실과 다르게 또는 막연하게 알려주기도 한다.

표 4-5 참여 관찰과 비참여 관찰의 비교

	참여 관찰	비참여 관찰
장 점	① 관찰의 기회가 상당히 많다. ② 조사대상자가 피관찰 의식을 갖지 못하므로 자연스런 행동(natural behavior)을 관찰할 수 있다. ③ 조사대상의 심층적 내면성을 어느 정도 파악할 수 있다.	① 보다 객관적으로 관찰할 수 있다.
유의사항	① 정서적이나 감정적으로 일체감을 갖게 되어 관찰의 객관성이 손상 당하지 않도록 힘쓴다. ② 날카로운 관찰력을 발휘하여 관찰자로서의 역할과 입장을 망각해서는 안 된다.	① 외부의 낯선 관찰자가 있다는 의식이 피조사자에게 주어지지 않도록 힘써야 한다. ② 관찰되는 행동이나 자태가 자연 상태 그대로 진행되도록 노력해야 한다.

이상에서 정리한 관찰방법을 구분하면 표 4-6과 같다.

표 4-6 관찰법의 분류

분류기준	유	무
관찰자에 대한 지시 유무	조직적 관찰	비조직적 관찰
피관찰자의 피관찰 의식 유무	직접적 관찰	간접적 관찰
인간관계 조작의 유무	실험적 관찰	자연적 관찰
관찰계획의 유무	구조적 관찰	비구조적 관찰
통제 유무	통제 관찰	비통제 관찰
관찰자의 대상 참여 여부	참여 관찰	비참여 관찰

8.2 관찰의 내용(용도)과 관찰법의 장·단점

1) 관찰내용

일반적으로 관찰법을 이용하여 수집할 수 있는 정보는 표 4-7과 같다.

표 4-7 관찰법을 활용한 정보의 수집

구분	내용
개인의 특성과 상태	인간의 속성, 상태에 관한 정보뿐만 아니라 외모, 생리적 증상 등의 관찰
언어적 의사소통 행위	대화내용, 회의에서 대화를 이끌어 가는 사람, 구조 등의 관찰
비언어적 의사소통 행위	얼굴표정, 접촉, 자세, 몸짓, 기타 신체의 움직임과 억양, 함성, 신음 등의 언어 외적인 행위에 관한 자료수집
활동	환자의 식습관, 양로원 노인의 자기청결 활동, 놀이방에서의 어린이의 놀이 활동과 같이 신체적·정서적 기능을 관찰
기술 습득과 이행	예를 들어 방사선 촬영 방법을 학습 후 이를 수행할 수 있는지의 여부를 관찰을 통해 점검
환경적 특성	환경과 인간 활동 사이의 관계를 탐색

2) 관찰법의 장·단점(표 4-8)

(1) 장점

① 정보의 깊이와 폭이 다양하다.

면접법이나 질문지법은 조사대상자의 구두 표현이나 기호에 의존하여 측정하는 간접적인 자료수집방법인 데 비해 관찰법은 직접 현장에서 관찰을 통해 현장을 기록할 수 있다.

② 피관찰자의 언어구사력이 부족할 때 유용하다.

피관찰자가 영유아, 실어증, 무의식, 정신병, 벙어리, 귀머거리 혹은 동물일 경우 다른 자료수집 방법보다 관찰법이 우월하다.

③ 피조사자가 자신의 행동을 인식하거나 보고하기 어려울 때 즉 적개심이나 공격심의 빌로 또는 불안이 심한 상태에 있을 때에는 자가 보고법보다 관찰법이 더 유용하다.

④ 피조사자가 조사에 응하기를 꺼려하는 상황에서도 자료수집이 가능하다. 즉 관찰자가 참여 관찰을 통해서 관찰한다면 피관찰자는 관찰 당하는 사실을 잘 모르고 지나칠 수도 있으며, 설사 관찰 당하는 사실을 의식하고 있다 하더라도 터무니없이 엉뚱하게 자신의 행동을 조작하기는 어려우므로 신뢰성의 문제가 그리 심각하지는 않다.

(2) 단점

① 관찰의 대상이 되는 현상을 현장에서 포착해야 하는데 그러한 현상이 자주 발생하지 않을 때에는 나타날 때까지 기다려야 한다. 예를 들어 딸꾹질하는 환자의 원인을 발견하고 얼굴 표정을 관찰하기 위해서는 환자가 딸꾹질을 할 때까지 기다려야 한다.

② 관찰 현상의 성격상 관찰자의 체력이나 인내가 필요할 때가 있다. 예를 들어 탄광이나 감옥 또는 전쟁터에서 인간 행태를 관찰하고 싶다면 그러한 현장에 자신이 뛰어들지 않으면 안 되는 어려움이 있다.

③ 어떤 숨겨진 사실의 관찰은 더욱 어렵다. 예를 들어 부부싸움, 도둑질, 성행위 등의 노출되지 않는 행위를 관찰하는 것은 거의 불가능하다.

④ 관찰자의 주관이 많이 개입되는 방법이다. 이로 인해 자료의 신뢰성과 타당성에 위협을 줄 가능성이 있다.

표 4-8 관찰법의 장·단점

장 점	단 점
• 사전 준비 절차가 간편하다. • 면접 등을 통해 계량화된 자료를 보완할 수 있다. • 가설의 작성이 가능한 정보 제공 • 조사표, 면접 등에 의한 자료의 해석에 도움	• 장시간 추적 관찰해야 하므로 오랜 시간이 소요 • 관찰자의 체력과 인내가 필요 • 숨겨진 사실의 관찰이 어렵다. • 관찰자의 주관이 많이 개입 • 관찰 사실의 해석에서 차이가 발생할 수 있다.

인간의 시각이나 청각은 극히 선택적이어서 발생하는 현상을 전부 관찰하는 것이 불가능하고 그중 관찰자에게 관심이 있는 것만을 선택적으로 관찰하게 된다. 때로는 중요한 현상을 관찰하지 못하는 경우도 있다. 조직적 관찰에서는 관찰 절차가 통제되기 때문에 주관성의 개입이 어느 정도 제한된다. 그러나 비조직적 관찰에서는 오로지 관찰자의 능력, 성실성 및 정직성에 의존할 수밖에 없다. 이에 따라 관찰자를 잘 선택하는 길만이 신뢰성을 높일 수 있는 방법이 된다.

관찰자는 사전훈련을 통하여 관찰기술을 미리 습득하여야 하고 늘 신중하게 세밀히 관찰하는 습관을 길러야 하며 자신이 객관적인 입장에 있는지를 수시로 확인해야 한다.

8.3 관찰법의 절차 및 절차상의 고려요인

관찰법에 의거하여 자료를 수집한다고 전제할 때 연구설계 시 고려해야 할 사항은 아래와 같이 요약할 수 있다.

① 연구문제의 설정: 왜 관찰하나?
② 관찰 내용의 특정화(변수의 선정): 무엇을 관찰할 것인가?
③ 관찰 대상 집단의 선정: 어떤 사람을 관찰할 것인가?
④ 관찰 및 기록방법의 선택: 어떤 방법으로 관찰하고 기록할 것인가?
⑤ 관찰도구 설계: 관찰 내용을 어떤 원칙에 따라 기록할 것인가?
⑥ 분석 원칙의 결정: 관찰기록의 자료를 어떻게 정리하여 분석할 것인가?

이를 위해 다음과 같은 단계를 거치게 된다.

첫째, 예비단계: 연구설계를 끝내고 관찰자 혹은 조사원 훈련을 실시한다.

둘째, 관찰현장 접근과 준비: 관찰 상황이 실험실이면 적절한 실험 환경과 집단을 배치하고 조사자를 준비시켜야 한다. 자연스러운 상황의 관찰이면 현장에 접근하여 허락을 받고 필요하면 친근한 관계를 정립하여 관찰 준비에 들어간다.

셋째, 관찰과 기록을 실시한다.

넷째, 도중에 일어나는 비상사태에 대처한다.

다섯째, 관찰을 끝내고 현장에서 철수한다.

여섯째, 기록을 정리·분석·해석한다.

일곱째, 보고서를 작성한다.

이상에서 언급한 내용 중에서 관찰을 수행할 때 중요하게 고려해야 할 요인은 다음과 같다.

1) 관찰의 내용

관찰을 실시해야 하는 조사대상자를 선택하는 것으로 조직적 관찰에서는 조사연구 문제만 설정하면 수집해야 할 자료도 명백해진다. 그러나 비조직적 관찰에서는 어떠한 자료가 타당한지를 사전에 알기가 어렵다. 따라서 연구목적에 부합하는 자료를 설정하는 것이 중요하다.

2) 관찰법의 표본추출

구조적 관찰법에서는 주어진 상황에서 일어나는 행위나 활동을 모두 관찰하는 일은 매우 드물다. 이때 주로 사용되는 표본추출방법은 시간표본추출(time sampling)과 사건표본추출(event sampling)이다.

(1) 시간표본추출

관찰법에서 시간표본추출은 관찰된 행동의 대표적인 시간을 추출하는 것이다. 즉 무엇을 관찰할 것이냐를 정하는 것도 중요하지만 언제 관찰하느냐의 문제도 매우 신중히 고려해야 한다. 시간표본추출은 1회에 관찰할 시간과 관찰간격을 정하고 몇 회 관찰할 것인가를 정하는 것이다.

이러한 시간들은 체계적으로 정하거나 무작위로 정하기도 한다.

(2) 사건표본추출

사건표본추출은 특정 유형의 행동이나 사건을 미리 선정하는 것이다. 사건표본추출은 연구자가 사건 발생에 대한 어떤 지식이 있거나 그것의 발생을 기다릴 위치에 있을 때 시행하는 방법이다. 이러한 표본추출방법은 주요 관심이 있는 사건이 하루를 통해 빈번히 일어나지 않고 간헐적으로 발생함으로 만일 시간표본추출법에 의해 관찰된다면 그 사건을 놓칠 위험이 있을 때 더 유용한 방법이다.

예를 들어 근로자가 작업장을 떠나는 근로자의 업무능률과 작업을 시작하는 근로자의 업무능률을 관찰하고자 할 때는 교대 전후를 표본추출하는 것이 유리하므로 시간표본추출보다 사건표본추출이 더 적절하다. 행위나 사건이 비교적 빈번히 일어날 때는 시간표본추출으로 관찰하는 것이 대표성을 높일 수 있다.

8.4 관찰 도구

관찰자는 어떤 근거가 되는 목록을 가지고 관찰과 기록을 하므로 이에 대한 이해가 필요하다. 관찰도구 개발의 중요한 조건은 관찰할 행위나 사건을 주의깊고 분명하게 정의 내리는 것이다. 관찰도구로 사용되는 목록은 관찰자가 문제시하는 현상의 발생 여부를 기록하기 위한 준비가 될 수 있도록 상세히 설명되어야 한다.

관찰도구는 다음과 같은 것이 많이 사용된다.

1) 체크리스트(check-list)

체크리스트를 개발할 때 연구자는 관찰할 현상을 총망라하여 기록할 수 있는지를 확인해야 한다. 연구자는 행동·사건·특징의 존재 여부를 관찰하고 기록하기 위해 체크리스트를 사용한다.

체크리스트에는 2개의 기본적 형식이 있다.

첫 번째 방법은 신호체계(sign system)라고 일컬어지는 것으로서 행동의 목록을 열거하고 각각의 존재 여부를 표시하는 것이다.

두 번째 방법은 행위에 대한 불연속적인 요소는 분리해서 분석하는 분류체계를 사용하는 것이다. 이러한 체계를 사용하는 관찰자의 업무는 각 요소에 대하여 하나의 목록에만 행위를 표시한다. 예를 들어 교수의 업적을 평가하고자 할 때 연구, 봉사, 강의의 세 요소 중 강의 요소만 관찰하여 교수의 능력을 분류할 수 있다. 이러한 두 번째 유형의 체크리스트는 관찰자에게 더 많은 것을 요구한다. 왜냐하면 기록 업무가 더 지속적이며 목록이 대개 포괄적이기 때문이다.

2) 평점척도(rating scale)

평점척도는 관찰자가 행동의 연속선상의 어떤 현상을 평가하는 도구이다. 평점척도에 의해 관찰된 자료는 수량화되어 분석에 사용된다. 평점척도는 다음 두 방법 중 하나를 사용한다.

첫째, 체크리스트가 사용되는 것과 동일한 방법으로 자료를 수집한다. 즉 관찰기간 동안 빈번하게 행위와 사건을 평가한다. 둘째, 관찰 완료 후 관찰자가 전체적 사건이나 상황을 요약하는 데 평점척도를 사용한다.

8.5 관찰법의 신뢰도 및 타당도

관찰법에 의해 얻어진 자료가 믿을 만한 것이며 보편성이 보장된다면 이는 만족스러운 결과이다. 이러한 결과를 얻기 위해 관찰내용의 신뢰도와 타당성을 생각하게 된다. 신뢰도를 높이기 위한 구체적인 방법으로는 관찰의 오차 감소를 위한 관찰자의 기술 습득, 관찰도구의 이용, 관찰결과에 대한 복수평가 등이 있다.

인간의 시각과 청각은 관찰도구로서의 한계가 있기 때문에 관찰내용을 완전히 관찰하기 위한 보조수단으로 녹음기, 사진기 또는 비디오 테이프(video tape) 등을 사용한다. 뿐만 아니라 관찰법과 함께 면접법이나 질문지법도 병행하여 사용하는 경우가 있다.

관찰법을 이용할 때는 여러 명의 관찰자가 필요한 경우가 있다. 이 경우에는 관찰 결과가 동일하도록 관찰자에 대한 훈련을 시켜서 오차를 최소화시켜야 한다. 즉 이들에게 같은 대상자를 동시에 관찰하고 기록하게 한 후에 그 결과를 서로 비교하여 서로 일치하는 점과 상이한 점을 연구자와 함께 토의하여 의견의 일치를 보아야 한다. 이러한 과정 후에 관찰자들은 한 예비대상자를 관찰하고 그 결과에 대한 관찰자 간의 신뢰도(inter-rater reliability)를 측정해야 한다. 관찰자 간의 신뢰도계수를 연구보고서에 제시해 주는 것이 독자에게 도움을 준다.

한편 타당도를 높이기 위해서는 관찰결과의 해석이나 추리의 정도를 줄일 수 있는 방법을 모색해야 하지만 이는 모든 경우에 적용되는 것은 아니다. 그러므로 관찰자를 능력이 있고 성실한 사람으로 선택함과 동시에 다른 자료수집방법을 병행함으로써 타당도를 높일 수 있다.

8.6 관찰조사법의 사례

관찰은 가장 기본적인 방법으로 조사원의 직접적인 관찰에 의해서 필요한 정보를 얻기도 하고 계측기 및 그 이외의 기계장치에 의한 자동적 관찰이나 측정에 의해서 자료를 수집하기도 한다.

현재 시장조사는 관찰조사에 의해서만 정보를 얻고 있는 분야인데 대표적인 예로 다음을 예시할 수 있다.

1) 소매점 감사(예)

여러 상품에 대한 소매점의 월말 재고, 월간 판매량의 총계, 판매 단가 등을 상품 종류마다 조사하는 것을 목적으로 한 조사로서 표본에 뽑힌 각각의 소매점에 대해서 조사원(또는 감사원)의 직접 관찰을 통해 자료를 얻는 방법이다.

조사원이 매월 상점 및 창고의 재고량과 과거 한 달 동안의 구입량을 구입 전표로 조사해서 (월간 매상량) = (전월 재고) + (월간 구입량) - (이번 달의 재고)의 공식으로 추정치를 구할 수 있다.

2) 적정진료보장(QA)에서의 수술(검사)과정 평가

수술(검사) 내용을 평가하기 위하여 의료진(의료기사)이 수술하거나 검사하는 장면을 직접 관찰하여 수술(검사) 내역을 체크하는 데 이용할 수 있다.

9 검사(Examination)

조사대상자에게 여러 가지 검사도구를 이용하여 조사를 시행한 후 자료를 수집하는 방법이다. 측정 도구는 기계적인 것과 척도 구성에 의한 것이 있다. 흔히 사용하는 측정 도구는 신체계측, 생화학적 검사, 방사선(X-ray), 전산화단층촬영기 등의 방사선촬영 및 진단장비,

초침시계 등이 있다.

검사를 통한 자료수집방법의 장·단점은 표 4-9와 같다.

표 4-9 검사에 의한 자료수집방법의 장·단점

장 점	단 점
• 건상상태의 정확한 파악 가능 • 조사 변수에 대한 검사 가능 • 역학적 검사와 동시 수행 가능	• 비용, 인력 소요 • 시간 소요 • 조사방법의 제한 • 대상자의 인식 • 특수 집단의 경우 결과의 일반화가 어려움

TIP

재미있는 통계 이야기 - 여론조사에서의 사례

여론조사는 흔히 우편조사, 면접조사, 전화조사를 통해서 이루어지며 최근에는 컴퓨터를 활용한 조사가 활발히 진행되고 있다.

본 사례는 이 과정에서 발생한 오차에 관한 예제이다.

사례 1:

1936년 미국의 대통령 선거는 공화당의 랜던 후보와 민주당의 루즈벨트 후보의 대결이었다. 당시에 한 잡지사에서 1000만 명의 유권자에게 설문지를 우송한 뒤 회수된 230만 건의 응답을 분석하였다. 이 결과에 따라 이 잡지사는 랜던 후보가 여유있게 당선될 것이라 예측하였다.

그러나 실제 선거결과는 민주당의 루즈벨트 후보가 압도적인 지지로 당선되었다. 이 잡지사는 당시 잡지의 정기 구독자와 전화번호부를 근거로 1000만 명을 선정하여 설문을 발송하였는데 그 당시 미국의 경제상황을 고려할 때 잡지의 정기구독자나 전화보유자는 고소득층이었다.

따라서 비교적 소득이 높은 사람들이 많이 지지하던 공화당 후보가 당선될거라는 예측을 하게 된 것이다. 그 결과 이 잡지사는 폐간되었다.

사례 2:

1992년 영국 총선에서 우수한 여론조사 기관들이 모두 노동당이 근소한 표차로 우세할 것이라는 예측을 했으나 불행히도 이 결과는 영국의 여론조사 역사상 가장 큰 오보가 되었다.

(계속)

영국의 여론조사 방법은 주로 가구방문 조사를 통해서 이루어지는데 응답 거부율이 45% 쯤 된다고 한다. 응답을 거부한 사람이 조사에 협조적인 사람에 비해서 보수당 지지율이 높았다.

따라서 응답 거부자를 제외한 표본에서 노동당의 승리를 예측한다는 것은 당연한 결과일 것이다.

사례 3:

우리나라의 예를 들자. 1995년 서울시장 선거에서 모 금융회사의 보험 판매원을 동원해서 수만 명을 조사한 결과 민자당의 J모 후보가 당선되리라고 예측하였다.

그러나 이 사례는 당시 이 회사에서 이 자료를 정치적으로 이용하기 위한 도구로 이용하였다고 한다. 즉 이런 결과를 유도했다던가 어쨌다던가…

(출처: 통계청 통계연수부 연구자료 은행)

10 기타 방법

10.1 델파이 기법(Delphi Technique)

델파이 기법은 전문가를 통해 미래를 예측하고 이를 통해 사업기획이나 정책결정을 하는데 사용되는 예측 기법이다(그림 4-1). 미국의 유명한 랜드연구소에서 개발한 의사결정기법으로 특정 문제에 관해 몇 명의 전문가들에게 독립적인 의견을 수집하고 그 의견을 요약하여 전문가들에게 다시 배부한 다음 일반적인 합의가 이루어질 때까지 서로의 아이디어에 관해 논평하도록 하는 방법이다. 보통 전문가들 사이에 합의점을 찾을 때까지 적어도 3~4회 시도하며 최종 결과를 보고한다.

델파이 기법은 문제를 해결하기 위하여 특정 주제에 관한 전문가들을 한 장소에 모이게 할 필요 없이 그들의 경험을 끄집어낼 수 있다. 그리고 명목집단법과 마찬가지로 타인들의 영향력을 배제할 수 있다. 하지만 막대한 시간이 소요되고 전문가가 제한되어 있는 경우 회답의 기피로 인한 대상자의 편중을 제거하기 어려운 단점이 있다.

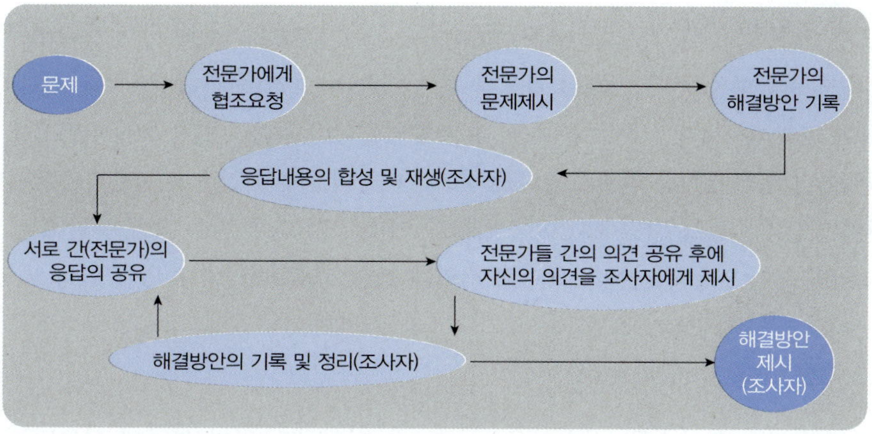

▲ 그림 4-1 **델파이 기법의 전개 과정**

연습문제 2030년까지 우리나라에서 가장 우선적으로 관심을 가져야 하는 보건의료문제 다섯 가지를 제시하시오(여러분의 친구 5명을 선정하여 이들이 전문가로서 문제해결에 참여하는 방식 즉 델파이기법을 적용하시오).

10.2 명목집단법

1968년 델베크와 반 드 밴(Delbecq and Van De Van)이 개발하였다. 이름만 집단이지 구성원들 상호간의 대화나 토론은 이루어지지 않는 방법이다. 즉 구성원들은 제시되는 문제에 대한 의견을 서면으로 제시하고 누구의 의견인지를 알 수 없도록 하여 이에 대한 건전한 비판과 토론을 유도한다.

타인의 영향력을 배제하여 독립적으로 문제를 해결할 수 있는 반면 리더가 고도의 능력과 자질을 갖추고 있어야 하는 것이 단점이다.

10.3 투사법(Projective Techniques)

투사법은 사람에게 필요한 최소한의 협조 의지만 있으면 가능한 심리 측정 기법이다. 대상자에게 직접적인 질문을 하는 경우 그들의 솔직한 태도나 의견을 얻기가 쉽지 않다. 이 경우 투사법을 통해 간접적인 자극을 가하고 조사대상자의 감정·태도를 노출시켜 자료를 수집한다.

10.4 Q분류법(Q Sorts)

여러 가지 자극의 이름이 기록된 카드를 특정한 기준(호감이 간다, 가치가 있다, 매력적이다 등)에 따라 몇 가지 범주로 분류해 가는 방법을 일컫는다. 예를 들어 피험자에게 여러 가지 직업을 기입한 100장의 카드를 제공하고 '해당 직업에 취업하고 싶은가? 아니면 취업하고 싶지 않은가?' 하는 관점에서 이들 카드를 여러 가지 다른 범주 속에 분류해 넣도록 요구한다. 이와 같이 얻은 결과는 피험자의 직업에 관한 선호도를 알 수 있게 한다.

10.5 소시오그램(Sociogram)

사회구성원 간의 의사소통, 상호작용, 선호도를 파악하기 위한 연구에 사용되는 방법이다. 예를 들어 피험자에게 자신이 가장 좋아하는 상대를 지목할 것을 요구한다. 이와 같이 많은 피실험자를 대상으로 이들이 선호하는 대상을 선정하게 하면 집단 구성원 간의 상호작용에 의한 선호도가 나타나게 된다.

그림 4-2는 구성원 간의 선호도의 예를 제시하고 있다. 우리는 이를 통해 집단의 응집성 정도 및 구성원의 선호도를 분석할 수 있다. 그림에서는 성진이가 모든 사람에게 선호되고 있으며 (3명과 상호작용) 가현이는 두 사람이 선호하고 있음을 알 수 있다.

이처럼 소시오그램은 구성원 간의 의사소통 정도를 파악하고 상호관계를 원활히 유지하는 데 긴요하다. 병원조직에서는 특정 부서 직원의 상관에 대한 태도조사 및 비공식조직의 리더를 파악하는 데 유용하게 도입할 수 있다.

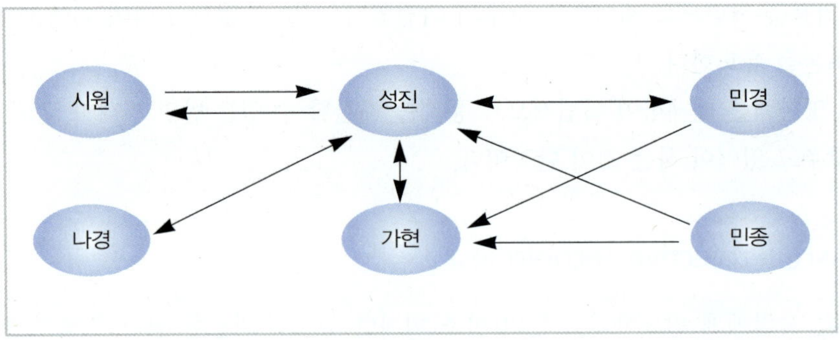

▲ 그림 4-2 소시오그램에 의한 동료간의 선호도(예)

Excel을 활용한 통계분석 –코딩작업(예제)

설문지(일부) #1

안녕하십니까?

본 설문지는 청소년들을 대상으로 청소년의 정신건강을 알아보고자 하는 내용으로 구성되었습니다. 그리고 조사 내용은 연구자료로만 사용되며 무기명으로 통계처리되므로 개인의 비밀은 절대로 보장됩니다. 아래의 질문에 성심성의껏 답변해 주시기 바랍니다.

2017년 9월

연구자 ○○○

1. 귀하의 성별은?

① 남 (　　)　　② 여 (○)

2. 귀하의 연령은?

만 (15) 세

3. 귀하의 직업은?

① 중학교 재학중 (○)　　② 고등학교 재학중 (　　)

③ 직장 근무중 (　　)　　④ 기타 (　　)

4. 부모님의 직장 재직 여부

① 부모 모두 취업 (　　)　　② 한 분만 취업 (○)

③ 부모 모두 안 계심 (　　)　　④ 두 분 중 한 분이 안 계심 (　　)

⑤ 해당사항 없음 (　　)

정신 건강 항목	전혀 그렇지않다	그렇지 않다	보통이다	그렇다	매우 그렇다
1. 신경이 예민하고 마음의 안정이 안 된다.				○	
2. 쓸데없는 생각이 머리에서 떠나지 않는다.					○
3. 다른 사람이 나를 비난하는 것 같다.	○				

▶ Excel에서의 설문지 코딩 요령

- 설문지를 엑셀에 코딩하는 경우 모든 문항은 가능하면 숫자로 표시하는 것이 좋다.
  설문 문항에서 '전혀 그렇지 않다'~'매우 그렇다' 까지 5개의 선택 사항이 있을 경우 코딩하는 사람이 임의로 숫자를 배정할 수 있다.
  '전혀 그렇지 않다'를 '1'로, '그렇지 않다'를 '2'로 놓고 코딩을 하자. 즉 '매우 그렇다'는 '5'라고 코딩을 하면 된다.
- 코딩을 하는 경우 모든 문항을 가로로 코딩을 하는 것이 좋다.
- 각 문항은 약자로 분석자가 알기 쉽게 표시하도록 한다. 예를 들어
  성별 → gender
  연령 → age
  직업 → work
  양친의 취업 여부 → pa_work

정신건강 항목에서

1. 신경이 예민하고 마음의 안정이 안 된다. → A1
2. 쓸데없는 생각이 머리에서 떠나지 않는다. → A2
3. 다른 사람이 나를 비난하는 것 같다. → A3

으로 표시하도록 하자.

• 엑셀에 코딩을 하기 전에 각 설문지마다 번호를 붙여 혹시 잘못되었을 경우에 대비하여야 한다.

▶ 설문지 코딩 예

	A	B	C	D	E	F	G	H
1	number	gender	age	work	pa_work	A1	A2	A3
2	1	2	15	1	2	4	5	1
3	2	1	16	1	3	3	2	5
4	3							
5	4							
6	5							
7	6							

연습문제 1 앞에서 소개한 방법에 의거하여 설문을 완성하고 설문지를 코딩하여라(엑셀 활용).

정신 건강 항목	전혀 그렇지 않다	그렇지 않다	보통이다	그렇다	매우 그렇다
1. 신경이 예민하고 마음의 안정이 안 된다.					
2. 쓸데 없는 생각이 머리에서 떠나지 않는다.					
3. 다른 사람이 나를 비난하는 것 같다.					
4. 사소한 일에도 짜증이 난다.					
5. 넓은 장소나 거리에 나가면 두렵다.					
6. 죽고 싶은 생각이 든다.					
7. 이성을 대하면 어색하거나 부끄럽다.					
8. 자신도 걷잡을 수 없게 울화가 터진다.					
9. 혼자서 집을 나서기가 두렵다.					
10. 기분이 울적하다.					
11. 다른 사람이 나를 이해 못하는 것 같다.					
12. 내가 남보다 못한 것 같다.					
13. 잠들기가 어렵다.					
14. 매사를 확인하고 또 확인해야만 마음이 놓인다.					
15. 결단력이 부족하다.					
16. 마음속이 텅 빈 것 같다.					
17. 장래가 희망이 없는 것 같다.					
18. 주의집중이 잘 안 되는 것 같다.					
19. 긴장이 된다.					
20. 무엇을 때려 부수고 싶은 충동이 생긴다.					

연습문제 2 Excel을 활용한 설문지 코딩 (사례1) #1

■ 성명 ______________

■ 주민등록번호 □□□□□□-□□□□□□□

일반사항

1. 현재 당신은?

① 미혼 □ ② 기혼 □ ③ 재혼 □ ④ 별거 □

⑤ 이혼 □ ⑥ 사별 □ ⑦ 기타 □

결혼 당시의 연령은? _____세

2. 현재 본인의 건강상태는?

① 건강하다 □ ② 병은 없지만 건강한 편은 아니다 □

③ 무슨 병이 있는 것 같다 □ ④ 질병이 있다 □

3. 지금까지 수혈(혈액)을 받은 적이 있습니까?

① 없다 □ ② 있다 □

수혈을 받은 적이 있다면 가장 최근에는?

( )년도에 ( )ml(cc)

현재의 질병 유·무

4. 현재 치료 중인 질병이 있습니까?

① 예 □, 병명 ____________ ② 아니오 □

5. 현재 치료를 위해 복용중인 약이 있습니까?

① 예 □, 약명 ____________ ② 아니오 □

6. 과거에 입원 또는 3개월 이상 같은 질병으로 통원치료를 받은 적이 있습니까?

① 없다 □ ② 있다 □

연습문제 2 Excel을 활용한 설문지 코딩 (사례1-계속) #2

과거의 질병 유·무

7. 치료를 받은 적이 있다면, 질환의 발생 시기와 치료 상태는?

질환명	발병년도	현재 치료상태	
		완치	치료 중
(　　　　)	201×년	1	2
(　　　　)	201×년	1	2
(　　　　)	201×년	1	2

흡연에 관한 사항

8. 담배를 피우십니까?

① 매일 피운다 □　② 피우긴 하지만 안피우는 날도 있다 □

③ 과거에는 피웠으나 지금은 끊었다 □　④ 피워본 경험이 없다 □

〈9~11번까지는 현재 담배를 피우거나 과거에 피운 경우 해당되는 질문입니다.〉

9. 하루 평균 흡연량은? 하루 ___________개피

10. 담배를 피우기 시작한 연령은? ___________세

11. 금연자의 경우 : ___________년도에 끊었고, 끊은 지 ___________년 되었다.

〈12~19번까지는 흡연자에 해당되는 질문입니다.〉

12. 현재까지 담배피운 기간 ___________년

13. 아침에 일어난 후 언제 첫 담배를 피우십니까?

① 기상후 30분 이후 □　② 기상후 30분 이내 □

14. 어느 담배가 더 맛있게 느껴집니까?

① 기상 후 처음으로 피우는 담배 □　② 기상 후 처음으로 피우는 담배가 아닐 때 □

15. 담배 연기를 들이마십니까?

① 전혀 마시지 않는다 □　② 때때로 마신다 □　③ 항상 마신다 □

연습문제 2 Excel을 활용한 설문지 코딩 (사례1-계속) #3

16. 아파서 누워 있을 때도 담배를 피우십니까?

① 피우지 않는다 □ ② 피운다 □

17. 하루 중 언제 담배를 많이 피우십니까?

① 오전 □ ② 오후 □

18. 어떤 종류의 담배를 좋아하십니까?

① 순한 담배 □ ② 보통 □ ③ 독한 담배 □

19. 금연장소에서 담배를 피우고 싶어질 때는?

① 참는다 □ ② 참기 어렵다 □

음주에 관한 사항

20. 술을 마십니까?

① 마신다 □ ② 마시다 끊었다 □ ③ 안 마신다 □

〈21~26번까지는 현재 술을 마시거나 과거에 마신 경우 해당되는 질문입니다〉

21. 귀하의 음주(술) 습관은 어떠하십니까?

① 거의 마시지 않는다 □ ② 가끔 마시나 취할 정도는 아니다 □
③ 가끔 마시며 잘 취한다 □ ④ 자주 마시나 취할 정도는 아니다 □
⑤ 자주 마시며 잘 취한다 □

22. 얼마나 자주 마십니까?

① 매일 □ ② 거의 매일 □ ③ 일주일에 2~3번 □
④ 한 달에 1~4번 □ ⑤ 1년에 4~12번 □

23. 주로 마시는 술은 무엇입니까?

① 소주 □ ② 막걸리□ ③ 맥주 □ ④ 양주 □ ⑤ 기타

연습문제 2 Excel을 활용한 설문지 코딩 (사례1-계속) #4

24. 술을 한번 마실 때 평균 얼마나 마십니까?

소주 2홉 __병, 막걸리 __병, 맥주 3홉 __병, 양주 __잔, 포도주 __잔, 기타 ___

25. 언제부터 술을 마시기 시작했습니까? ______세부터

26. 현재 끊었다면? ______년도에 끊었고, 끊은 지 ______년 되었다.

운동에 관한 사항

27. 평소에 건강을 위해 규칙적으로 운동을 하고 있습니까?

① 있다 □ ② 안 한다 □

28. 운동을 하고 있다면 주로 어떤 운동을 하십니까? (하나만 표시하시오)

① 조깅 □ ② 줄넘기 □ ③ 산책 □ ④ 등산 □ ⑤ 맨손체조 □
⑥ 수영 □ ⑦ 테니스 □ ⑧ 에어로빅 □ ⑨ 골프 □ ⑩ 기타 □

29. 하고 있는 운동은 일주일에 몇 회 정도 하십니까? ______회/주

30. 매번 몇분 정도 운동을 하십니까? ______분/회

가족력에 관한 사항

31. 부모, 형제, 자매가 다음 질환 중 어느 것을 앓았거나 해당 질환으로 사망한 경우가 있었습니까?

질환명	간질환	고혈압 뇌졸증 심장병	당뇨병	암	비만증	기타( )
없다	①	①	①	①	①	①
있다	②	②	②	②	②	②

연습문제 3 Excel을 활용한 설문지 코딩 (사례2) - 방문 민원인에 대한 친절과 만족 향상을 위한 설문지 #1

본 설문지는 주민 여러분이 보건소 이용에 불편하거나 만족스럽지 못한 점 또는 고쳐야 할 점과 직원의 친절도 등을 조사하여 앞으로 개선하고 보다 나은 서비스를 제공하고자 느끼신 대로 답변하여 주시기 바랍니다.

※ 각 항목 앞 □에 ∨ 또는 ○표를 하여 주시기 바랍니다.

1. 보건소를 어떻게 알게 되었습니까?

□ 주위 사람 □ 소식지 □ 리플릿, 홍보물 등 □ 신문, 방송, TV
□ 구청 및 동직원에게 □ 기타 ( )

2. 보건소를 방문한 주된 이유는(방문 목적)?

□ 1차 진료 □ 치과 진료 □ 물리치료 □ 모자보건상담
□ 영유아예방접종 □ 보건증 및 진단서발급 □ 예방접종 □ 보건교육
□ 결핵진료 및 상담 □ 성병진료 및 상담 □ 한방진료 □ 영양상담
□ 건강증진센타(요통치료 포함)

3. 보건소를 몇 번이나 이용하셨습니까?

□ 처음 □ 2회 □ 3회 □ 4회
□ 5회 □ 6~10회 □ 11~20회 □ 20회 이상

4. 보건소 방문시 교통수단과 걸린 시간은?

□ 걸어서 □ 마을버스 □ 시내버스 □ 지하철 □ 택시 □ 자가용
※ 걸린시간 : ( ) 시간 ( )분

5. 설문에 응답하신 분의 연령은?

□ 10대 □ 20대 □ 30대 □ 40대 □ 50대 □ 60대 □ 70대 이상
※ 성별 : □ 남자 □ 여자

연습문제 3 Excel을 활용한 설문지 코딩 (사례2) 방문 민원인에 대한 친절과 만족 향상을 위한 설문지 #2

6. 응답하신 분의 직업은?
   □ 직장인 □ 자영업 □ 무직 □ 주부 □ 학생 □ 기타

7. 응답하신 분이 현재 거주하고 있는 곳은?
   ( ) 시 ( ) 동(읍, 면)

8. 보건소 이용의 좋은 점은?(복수로 표시하셔도 됩니다)
   □ 가격이 싸다 □ 시설이 좋다 □ 직원이 친절하다 □ 검사결과가 정확하다
   □ 약의 질이 좋다 □ 절차가 간편하다 □ 장비가 우수하다 □ 기타 ( )

9-1. 보건소 이용에 불편한 점이 있습니까?
   □ 있다 □ 없다 □ 모른다

9-2. 있으시다면 무엇입니까?
   □ 교통이 불편하다 □ 보건소 안내표지가 없다 □ 대기시간이 길다
   □ 직원이 불친절하다 □ 이용절차가 복잡하다 □ 대기실이 편의시설이 없다
   □ 기타( )

10. 담당 직원의 인사를 받으셨습니까?
   □ 인사 받음 □ 인사 못받음

11. 업무를 보시는 동안 담당 직원이 친절했습니까?
   □ 친절했음 □ 그저 그랬음 □ 불친절했음 □ 모름

12. 친절 또는 불친절한 직원이 있다면 이름을 적어주십시오.
   □ 친절 직원( ) □ 불친절 직원( )

13. 보건소의 담당직원과 전화 통화 시 신속하고 친절했습니까?
   □ 신속하고 친절했음 □ 신속히 받았으나 보통이었음
   □ 늦고 불친절 했음 □ 모른다.

14. 보건소에 바라고 싶은 것은? (건의사항 또는 시정사항 등)

CHAPTER 5

자료의 조직화 및 표현

수집된 자료(원 자료) 그 자체만으로는 유용한 정보를 얻는 것이 쉽지 않다. 따라서 조사자 본인은 물론 해당 분야에 관심 있는 사람들이 쉽게 파악하고 이해할 수 있도록 자료를 분류하고 조직화하는 것이 필요하다. 동시에 자료는 명쾌하고 전체의 윤곽을 인식할 수 있는 형태로 표현되어야 한다.

본 장에서는 자료를 조직화하고 시각적으로 표현하는 방법으로 표와 도표를 이용하는 방법을 제시하고 이에 관해 자세하게 서술하고자 한다.

1 크기순서표

1.1 크기순서표의 개념

크기순서표는 통계 자료에서 생성된 측정값을 크기의 순서대로 정리한 표이다. 이것은 일명 배열(array)이라고 한다. 크기의 순서는 가장 작은 값에서 큰 값의 순서로 정리하는 표와 큰 값에서 작은 값의 순서로 정리하는 표가 있다.

보통 작은 값에서 큰 값의 순서로 정리한다.

1.2 크기순서표의 적용

실제적으로 크기순서표가 어떻게 사용되는가를 숙지하기 위하여 아래와 같은 예를 제시한다. 토요일날 외국인 회사에서 아르바이트를 하고 있는 20명의 대학생이 있다고 하자. 이들 20명의 대학생들은 외국인 회사에서 각각 다음과 같이 급료(단위: $)를 받고 있다.

30	11	4	28	30	18	25	25	17	30
29	21	23	25	15	35	26	13	21	36

위의 20명의 급료는 적절하게 자료를 조직하지 않으면 의미가 없다. 우리는 크기순서표를 통해서 위와 같은 자료를 순서대로 배열할 수 있다.

위의 자료를 측정값이 작은 순서에서 큰 순서대로 정리하여 크기순서표를 제시하면 표 5-1과 같다.

표 5-1 20명의 대학생의 급료의 순서(단위: $)

8	18	25	30
11	21	25	30
13	21	26	35
15	23	29	36
17	25	30	42

위의 크기순서표를 통하여 우리는 무엇을 알 수 있는가?

크기순서표를 통해 우리는 세 가지 내용을 이해할 수 있다.

(1) 가장 작은 값 - 8$ → 최소값

(2) 가장 큰 값 - 42$ → 최대값

(3) 가장 큰 값 - 가장 작은 값 = 42 - 8 = 34$ → 범위

크기순서표는 자료를 요약하고 조직화하기 위한 가장 기본적이고 단순한 형태로서 누구든지 쉽게 접근할 수 있다. 그러나 자료가 상당히 많을 때에는 크기순서표를 작성하는 것이 성가시고 귀찮기 때문에 실제적이지 못한 점이 있다.

그러므로 자료가 많을 때는 도수분포표를 사용하는 것이 좋다.

2 도수분포표

앞에서 설명한 크기순서표를 통해서 최대값, 최소값 및 범위를 알 수 있다. 그러나 이 정도만 가지고는 통계 자료가 지니고 있는 뜻을 숙지하는데 여러 가지로 부족하다. 환언하면 자료의 의미와 자료가 지니고 있는 속성을 좀 더 자세히 이해할 필요가 있다. 이를 위해 도수분포표를 작성한다. 즉 자료 중에서 어떤 값이 얼마나 많이 나타나는가(빈도)를 파악하고 빈도의 규칙성(빈도분포)을 이해하기 위하여 도수분포표를 작성한다.

2.1 정의

도수분포표는 각 급(구간)에서의 발생 빈도를 표현하기 위한 자료의 배열을 의미한다. 이때 변수가 취할 수 있는 각각의 값이 나타난 횟수를 도수(frequency)라고 하며 관찰한 총수에 대해 개개의 변수값의 도수가 차지하는 구성비를 상대도수(relative frequency)라고 한다.

2.2 종류

도수분포표는 급의 간격과 변수의 수에 따라 아래와 같이 구별할 수 있다.

1) 급의 간격에 따른 분류

(1) 등간격 도수분포표

도수분포표에서 급의 간격을 일정하게 유지하고 작성하는 도수분포표

(2) 부등간격 도수분포표

급의 간격이 일정하지 않고 다양하게 설정된 도수분포표

2) 변수의 수에 따른 분류

(1) 일차원적 도수분포표

하나의 변수로 작성된 도수분포표

(2) 이차원적 도수분포표

2개 이상의 변수로 구성된 도수분포표로서 변수가 2개인 경우 이원도수분포표라고 한다. 도수분포표의 장·단점을 나열하면 다음과 같다(표 5-2).

표 5-2 도수분포표의 장·단점

	장 점	단 점
등간격 도수분포표	• 급의 빈도를 비교하기 좋다. • 통계량 계산이 쉽다.	• 빈도가 한 두급에 집중되는 경우 분포의 구체적 모양을 알기 어렵다.
부등간격 도수분포표	• 측정값이 한 두 급에 집중하면 구체적인 분포의 모양을 파악할 수 있다.	• 통계량 계산이 복잡하다.

2.3 도수분포표의 작성 원칙과 순서

1) 작성 원칙

정확한 자료를 수집하여도 도수분포표를 잘못 작성하는 경우 통계학적 분석은 잘못되거나 오해를 불러일으킬 수 있다.

도수분포표를 작성하기 위한 일반적인 원칙은 다음과 같다.

가. 급의 수를 많이 하면(급의 간격을 좁히면) 오차가 작아지는 좋은 점이 있으나 계산이 많아지는 나쁜 점이 있다.

나. 급의 수를 줄이면(급의 간격을 넓히면) 오차가 커지는 나쁜 점이 있으나 계산이 용이하다.

다. 그러므로 가, 나를 고려하여 계산의 오차를 줄이려면 급의 수를 늘려야 하고, 계산의 용이성을 생각하면 급의 수를 줄이는 것을 선택하는 것이 좋다.

대체적으로 도수분포표의 급의 수를 결정하는 데에는 도수분포표의 작성 원칙을 고려하며 스터지스(Sturges)의 방법을 적용한다.

$$K = 1 + 3.3 \times \log_{10}N$$

K: 계급의 개수, N: 자료의 총수

관찰수가 30 이하일 때에는 도수분포표를 만들 필요가 없다. 일반적으로 사례수가 30 이상일 때에는 급의 개수를 5~6개로 정하고 사례수가 많아짐에 따라 급의 개수도 조금씩 증가시키되 가급적 15개보다는 적은 것이 편리하다. 또한 급의 개수가 사전에 정해지는 경우도 있다.

2) 작성 순서

도수분포표의 작성 순서는 아래와 같다.

(1) 크기순서표를 작성하고 빈도를 표시한다. (2) 급의 개수를 산정한다. (3) 급의 간격을 계산한다. (4) 첫 번째 급의 하한값을 설정한다. (5) 나머지 급의 간격을 계산한다. (6) 측정값을 빈도에 표시한다. (7) 제목, 측정단위 및 합계 등을 표시한다.

2.4 범주형 자료에서의 도수분포표 작성

자료를 요약, 정리하여 제시하는 과정에서 우선적으로 고려해야 하는 사항은 변수의 성격을 규명하는 것이다. 자료는 크게 이산변수(범주형 자료)와 연속변수(양적자료)로 분류할 수 있다. 범주형 자료에서 도수분포표를 작성하는 과정을 사례를 통해 설명하고자 한다.

예 각각 20명의 실험집단과 대조집단을 대상으로 새로 개발한 수술기법의 효과를 증명하고자 한다. 각각 20명의 표본을 선정하여 수술 후 5시간이 지난 시점에서의 통증의 정도를 측정하였는 바 다음과 같은 결과가 제시되었다.

- 실험집단

  3, 4, 5, 3, 3, 3, 4, 2, 1, 3, 2, 1, 3, 4, 5, 2, 3, 3, 3, 3

- 대조집단

  5, 4, 4, 4, 5, 3, 4, 3, 2, 4, 4, 2, 4, 5, 3, 4, 4, 4, 5, 5

여기에서 5 - 아주 격심한 통증
4 - 통증이 심함
3 - 보통수준의 통증
2 - 가벼운 통증
1 - 통증이 없음

위의 자료를 이용하여 도수분포표를 제시하면 표 5-3과 같다. 실험집단에서의 통증이 대조집단에서의 통증 보다 훨씬 심각하지 않음을 알 수 있다.

표 5-3 통증의 비교에 관한 도수분포표

(단위: 명)

통증의 경중도	실험집단	대조집단
1	2	0
2	3	2
3	10	3
4	3	10
5	2	5
계	20	20

※실험집단과 대조집단에서의 숫자는 빈도를 표시한 것임.

이와 같이 명목척도와 순서척도에 의해 측정된 자료의 경우에는 각각의 변수의 도수를 계산하여 비교적 쉽게 도수분포표를 만들 수 있다.

한편 자료의 수(관찰지)가 많은 경우에는 크기순서표를 계산하여 일일이 도수를 환산할 수 없으므로 도수를 계산하기 전에 빈도표시를 하고 이후 도수를 환산하는 것이 효율적이다.

이와 같은 예는 표 5-4와 표 5-5에 예시되어 있다.

표 5-4 공중보건학 성적에 관한 도수분포표(빈도 표시)

(단위: 명)

등 급	빈도의 표현	도 수
A^+	/////	5
A^-	///	3
B^+	//////////	10
B^-	/////	5
C^+	/////	5
C^-	///////	7
D^+	//	2
D^-	/	1
F	//	2
계		40

※ 빈도의 표현은 정(正)자로 나타낼 수도 있으며 다른 방법도 가능하다.

표 5-5 공중보건학 성적에 관한 도수분포표

(단위: 명)

등 급	도 수
A+	5
A−	3
B+	10
B-	5
C+	5
C−	7
D+	2
D−	1
F	2
계	40

2.5 연속형 자료에서의 도수분포표 작성

지금부터는 간격척도와 비척도에서의 도수분포표 작성 과정을 사례를 통해 설명한다.

병원에 입원 중인 환자 50명을 대상으로 입원 당시의 체중을 측정하였는데 아래와 같은 결과가 나왔다.

75, 67, 76, 71, 73, 86, 72, 77, 80, 75, 80, 96, 93 ,75 ,73 ,83 ,81 ,82 ,73, 92, 81, 87, 76, 84, 78, 79, 99, 100, 88, 77, 71, 76, 75, 83, 66, 79, 95, 85, 77, 87, 90, 73, 72, 68, 84, 69, 78, 77, 84, 94

도수분포표를 작성하는 단계를 구체적으로 표현하면 다음과 같다.

첫째, 크기순서표를 작성하며 각 측정값의 빈도를 제시한다.

몸무게	도수	몸무게	도수	몸무게	도수	몸무게	도수
66	1	76	3	87	2	99	1
67	1	77	4	88	1	100	1
68	1	78	2	89	0		
69	1	79	2	90	1		
70	0	80	2	91	0		
71	2	81	2	92	1		
72	2	82	1	93	1		
73	4	83	2	94	1		
74	0	84	3	95	1		
75	4	85	1	96	1		
		86	1	97	0		
				98	0		

둘째, 급의 개수를 산정한다.

스터지스의 공식을 이용하면

$$K = 1 + 3.3 \times \log_{10} 50 = 1 + 3.3 \times 1.6989 = 1 + 5.6064 = 6.6064$$

이 공식에 의거하여 산출된 숫자는 하나의 지침으로 사용하는 것이 편리하다.

즉 계산결과가 소수점으로 나오는 경우 소수점 이하를 올리거나, 소수점 이하를 버린다.

이에 따르면 급의 개수는 6개 또는 7개를 선택한다. 여기에서는 7개를 선택하기로 하였다.

셋째, 급의 간격을 계산한다. 급의 간격은 급의 폭이라고도 하는데 계산공식은 다음과 같다.

$$\frac{\text{최대값} - \text{최소값}}{\text{급의 수}}$$

앞에서 급의 수는 7개이고 최대값은 100kg, 최소값은 66kg이므로 이를 공식에 적용하면 급의 간격은

$\frac{34}{7} \fallingdotseq 4.68$이 된다.

사용하기에 편리하도록 급의 간격은 5로 설정하였다.

넷째, 급의 하한값을 지정한다.

앞에서 급의 간격이 5로 결정되었으므로 측정값의 최소값이 내포되도록 첫 번째 급의 하한값을 선택한다. 때에 따라서는 측정값의 최소값이 해당 급의 중간값이 되도록 한다. 이어서 급의 상한 값을 지정하며 나머지 급의 간격을 계산한다.

다섯째, 측정값을 빈도에 표시한다.

크기순서표에서 급의 간격에 해당되는 측정값을 찾아내어 /, 正 등의 기호를 사용하여 빈도에 나타낸다. 이후 이를 집계하여 숫자로 환산하고 기록한다.

여섯째, 제목, 측정단위, 합계 등의 형식을 갖추어 도수분포표를 완성한다.

이와같은 절차에 의거하여 앞의 사례를 도수분포표로 표현하면 표 5-6과 같다.

표 5-6 입원환자 50명의 입원 시의 체중에 관한 도수분포표

(단위: kg)

체중	도수
66~70	4
71~75	12
76~80	13
81~85	9
86~90	5
91~95	4
96~100	3
계	50

참고

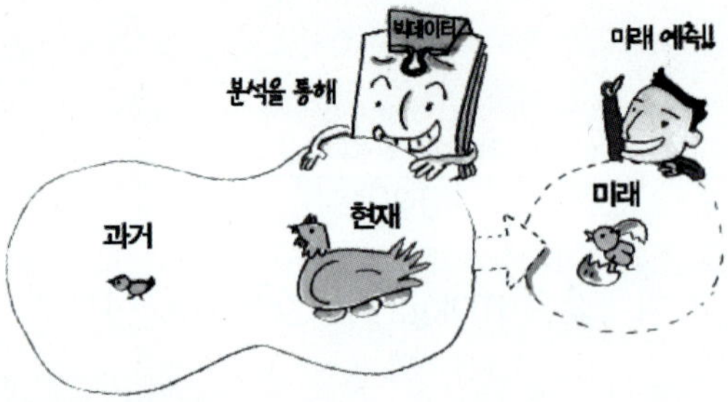

▲그림 통계는 마법의 지팡이

(자료－통계청, 「통계와 함께해요 빅 데이터」 중 '통계를 알아야 세상이 보인다.'에서 인용)

연습문제

△△병원에서는 내원하는 환자들이 의료서비스에 관하여 얼마나 만족하는가를 평가하고자 한다. 내원환자 중 80명의 표본을 추출하여 이들의 연령분포를 파악하였다. 그 결과는 다음과 같다.

1	7	17	38	49	57	64	68
1	8	17	39	50	59	65	69
1	10	17	40	52	62	65	69
1	14	18	41	52	62	65	69
1	14	19	42	52	62	65	70
2	16	21	44	53	63	67	71
3	16	25	44	53	63	67	72
4	16	26	49	54	63	67	84
5	16	34	49	55	64	68	84
6	16	35	49	56	64	68	99

위의 자료를 이용하여 도수분포표를 작성하시오

(급의 간격은 1~15, 16~30, ……… 로 하시오).

도수분포표를 작성하는 단계에 의거하여 도수분포표를 제시하면 다음과 같다.

첫째, 크기순서표를 작성하며 빈도를 나타낸다. 크기순서표는 문제에서 이미 제시되어 있다. 그러므로 문제의 자료를 이용하여 빈도를 표현한다.

연령	빈도	연령	빈도	연령	빈도
1	5	21	1	56	1
2	1	25	1	57	1
3	1	26	1	59	1
4	1	34	1	62	3
5	1	35	1	63	3
6	1	38	1	64	3
7	1	39	1	65	4
8	1	40	1	67	3
10	1	41	1	68	3
14	2	42	1	69	3
16	5	44	2	70	1
17	3	49	4	71	1
18	1	50	1	72	1
19	1	52	3	84	2
		56	2	99	1
		54	1		
		55	1		

둘째, 급의 개수를 결정한다. 그런데 급의 간격이 사전에 정해져 있으므로 예시된 급의 간격에 의존하여 급의 개수와 간격을 구성한다. 또한 네 번째 단계인 급의 하한값 설정도 결정되어 있는 대로 따른다.

셋째, 측정값을 빈도에 표시한다. 예에서 지정한 급의 간격에 의거하여 각각의 급의 간격에 해당되는 도수를 기입한다(표 5-7).

표 5-7 △△병원 내원환자의 연령 분포

(단위: 명)

연령	빈도의 표현	도수
1~15세	正 正 正	15
16~30세	正 正 丅	12
31~45세	正 正	9
46~60세	正 正 正	15
61~75세	正 正 正 正 正	25
76~80세	丅	2
81~95세	—	1
96세 이상	—	1
계		80

넷째, 도수분포표에 제목, 측정단위 및 합계 등의 형식을 갖추고 빈도의 표현은 삭제한다(표 5-8).

표 5-8 내원환자의 연령 분포에 관한 도수분포표

(단위: 명)

연령	도수
1~15세	15
16~30세	12
31~45세	9
46~60세	15
61~75세	25
76~80세	2
81~95세	1
96세 이상	1
계	80

2.6 상대도수분포표와 누적도수분포표

상대도수분포표는 관찰자 전체를 100%로 환산하여 이중에서 특정 급의 구간에 해당되는 도수의 상대적 비중을 계산한다. 한편 누적도수분포표는 빈도를 누적하여 나타내는 도수분포표이다. 상황에 따라서는 특정 급의 구간에 해당되는 빈도가 전체 관찰자 중에서 차지하는 비중을 파악할 필요가 있으며 특정 급의 구간 이하 또는 이상에 해당되는 도수가 얼마나 되는가를 숙지할 필요가 있다.

△△병원 내원환자의 연령분포를 상대도수분포표와 누적도수분포표로 제시하면 표 5-9 및 표 5-10과 같다.

표 5-9 내원환자의 연령분포에 관한 상대도수분포표

연령	도수	상대도수
1~15세	15	18.8
16~30세	12	15.0
31~45세	9	11.2
46~60세	15	18.8
61~75세	25	31.3
76~80세	2	2.5
81~95세	1	1.2
96세 이상	1	1.2
계	80	100.0

표 5-10 내원환자의 연령분포에 관한 누적도수분포표

연령	도수	누적도수
1~5세	15	15
16~30세	12	27
31~45세	9	36
46~60세	15	51
61~75세	25	76
76~80세	2	78
81~95세	1	79
96세 이상	1	80
계	80	-

2.7 도수분포표의 표현 원칙

도수분포표를 작성하는 경우 아래 6가지의 원칙을 준수하는 것이 바람직하다.

가. 가능한 간단한 차원의 도수분포표를 작성한다.
나. 무엇을 표현하려는지, 무엇을 설명하려고 하는지를 분명히 표현한다.
다. 스스로 모든 것을 설명할 수 있도록 표현한다.
라. 가능한 불필요한 선은 긋지 않는다.
마. 제목은 잘 붙여야 한다.
바. 설명변수와 피설명변수의 내용을 잘 이해할 수 있도록 위치를 정하여야 한다.

연습문제 출생 후 30일이 지난 돼지 100마리의 몸무게를 측정하였더니 아래와 같았다.

11	14	16	18	19	20	22	24	26	29
11	14	17	18	20	20	22	24	27	29
11	14	17	18	20	21	22	24	27	29
12	15	17	18	20	21	22	25	27	30
12	15	17	18	20	21	22	25	27	30
13	15	17	19	20	21	22	25	28	31
13	15	17	19	20	21	22	25	28	32
13	16	17	19	20	21	23	26	28	33
13	16	18	19	20	21	23	26	28	33
14	16	18	19	20	22	23	26	28	34

(1) 도수분포표와 상대도수분포 및 누적도수분포표, 상대누적도수분포표를 작성하시오.
(급의 간격은 10.5~13.5, 13.5~16.5…를 사용)

2.8 교차표

2개 이상의 변수를 통해 수집된 자료를 요약, 제시할 경우 여러 가지 방안을 고려할 수 있다. 가장 기본적이고 손쉬운 방법은 변수 하나하나를 독립적으로 선정하여 각각 별개의 표를 작성하는 것이다(표 5-11 및 표 5-12). 또한 개별적으로 도수분포표를 작성하지 않고 전체를 하나의 도수 분포표로 조합하여 하나의 표를 생성할 수 있다(표 5-13).

표 5-11 일 병원 입원환자의 재원기간별 분포

(단위: 명)

재원기간	빈도
0~2일	14
3~5일	17
6~15일	8
16~25일	10
26일 이상	7
계	56

표 5-12 일 병원 입원환자의 연령별 분포

(단위: 세)

연령	빈도
0~29세	4
30~49세	11
50~69세	13
70~79세	13
80세 이상	15
계	56

표 5-11과 표 5-12는 특정 병원에 내원한 입원환자 56명을 대상으로 그들의 재원기간 및 연령 분포를 조사한 자료이다. 표에서 살펴보는 바와 같이 입원기간이 3~5일인 입원환자가 가장 많았으며 연령별로는 80세 이상의 노인층이 많이 분포하고 있음을 알 수 있다.

표 5-13 일 병원 입원환자의 연령 및 재원기간 분포

(단위: 명)

재원기간	환자수	연령	환자수
0~2일	14	0~29세	4
3~5일	17	30~49세	11
6~15일	8	50~69세	13
16~25일	10	70~79세	13
26일 이상	7	80세 이상	15
계	56	계	56

그러나 표 5-11, 표 5-12 및 표 5-13으로는 연령과 재원기간의 두 가지 변수 모두를 동시에 고려한 입원환자의 특성을 파악하는 데는 무리가 따른다. 이에 따라 다른 방안을 강구할 필요가 있다. 두 번째 대안은 표 5-11과 표 5-12를 동시에 하나의 표에 기록하는 방법을 고려할 수 있다. 즉 하나의 변수는 횡축에, 다른 변수는 종축에 교차시켜 변수들을 분할시키는 방법이 있다. 환언하면 하나의 변수의 측정값을 다른 변수의 측정값과 대응시킴으로써 변수간의 관계를 비교, 고찰할 수 있다. 이와 같은 방법을 교차표(cross table) 또는 분할표(contingency table)라고 한다.

표 5-14는 교차표의 한 예를 보여주고 있다.

표 5-14 일 병원 입원환자의 연령별 재원기간별 분포

연 령	재원기간					계
	0~2일	3~5일	6~15일	16~25일	26일 이상	
0~29세	2	2	0	0	0	04
30~49세	6	3	2	0	0	11
50~69세	3	4	1	1	4	13
70~79세	1	5	3	2	2	13
80세 이상	2	3	2	7	1	15
계	14	17	8	10	7	56

표 5-14를 통해 우리는 연령이 증가할수록 재원기간이 길어짐을 쉽게 인지할 수 있다.

조사대상 변수가 3개일 때에는 표 5-14와 같은 분할표를 작성할 수 없다. 따라서 별도의 방법을 고려해야 하는 바 두 가지 방안을 생각할 수 있다.

첫 번째 방법은 3개의 변수 중 2개의 변수를 선정하여 2개의 변수를 각각 종축과 횡축에 분할시키는 방안이다(표 5-15).

표 5-15 일 병원 입원환자의 연령 및 성별 분포

(단위: 명)

남성 / 연령	재원기간			계
	10일 이하	10~19일	20일 이상	
40세 미만	1	0	0	1
40~59세	0	0	0	0
60세 이상	2	1	1	4
계	3	1	1	5

여성 / 연령	재원기간			계
	10일 이하	10~19일	20일 이상	
40세 미만	11	0	0	11
40~59세	9	0	1	10
60세 이상	19	10	1	30
계	39	10	2	51

인원(계) / 연령(계)	재원기간			계
	10일 이하	10~19일	20일 이상	
40세 미만	12	0	0	12
40~59세	9	0	1	10
60세 이상	21	11	2	34
계	42	11	3	56

두 번째 방안은 3개의 변수 중 2개의 변수가 교차할 수 있도록 종축이나 횡축 중의 하나의 축을 분할하는 방법이다. 표 5-16에 언급한 바와 같이 이것은 공간을 별로 차지하지 않으므로 더욱 보편적으로 사용된다.

표 5-16 일 병원 입원환자의 연령 및 성별 재원기간 분포

연령	성별	재원기간			계
		10일 미만	10~19일	20일 이상	
40세 미만	남자	1	0	0	1
	여자	11	0	0	11
	계	12	0	0	12
40~59세	남자	0	0	0	0
	여자	9	0	1	10
	계	9	0	1	10
60세 이상	남자	2	1	1	4
	여자	19	10	1	30
	계	21	11	2	34
계	남자	3	1	1	5
	여자	39	10	2	51
	계	42	11	3	56

3개의 변수 이상에서도 교차표를 작성하는 것이 가능하나 표를 이해하는 데 어려움이 수반됨으로 이 경우 교차표를 구성하지 않는 것이 바람직하다.

3 도표

앞에서 거론한 도수분포표, 분할표 등의 표는 조사자가 측정한 원 자료를 쉽게 이해할 수 있게 해준다. 하지만 여전히 자료를 보다 더 면밀하게 숙지할 수 있는 방안으로는 미흡하다. 또한 표는 외관상으로 단조롭고 하나의 보고서에 지나치게 많은 표를 게재하는 경우 표의 난립으로 인하여 표에서 얻고자 하는 결과를 획득할 수 없으며 독자의 주의력을 산만시키는 결과를 초래한다.

도표는 이와 같은 단점을 해결하기 위한 하나의 해결방안을 제공해준다. 왜냐하면 인간의 뇌는 수적인 자료보다 시각적 표현에 더욱더 민감하게 반응하므로 정보가 더욱 신속하게 전달되고 오랫동안 회상될 수 있다.

그러므로 자료를 보다 더 시각적으로 인지할 수 있도록 하고 전체의 윤곽이 장기간 기억되기 위해서는 도표의 작성이 유익하다.

3.1 도표의 의미 및 종류

1) 도표의 의미

도표는 통계 자료가 지니고 있는 의미를 시각적으로 숙지하고 이해할 수 있는 자료의 요약화 방법 중의 하나이다.

2) 도표의 종류

도표는 조사하고자 하는 변수의 측정 척도에 따라 표현 방법이 달라진다. 통상적으로 수량적 자료(간격척도 및 비척도)에서는 선그래프, 히스토그램, 일차원 점도표 및 산점도가 많이 이용되며 질적 자료(명목척도 및 순위척도)에서는 막대그래프, 원그래프 및 그림그래프가 보다 많이 사용된다.

표 5-17 그래프의 종류

자료의 유형	도표의 종류
질적 자료	• 막대그래프 • 원그래프 • 그림그래프
양적 자료	• 선그래프 • 히스토그램 • 점도표 • 산점도

3.2 막대그래프

1) 개념

평면의 직교좌표를 이용하여 변수의 측정값을 x축에 표시하고 y축에 막대 또는 선으로 측정값의 빈도의 크기를 표시하여 빈도의 크기를 이루는 모양을 쉽게 이해할 수 있게 한 도표이다. 막대그래프는 비연속적 성질의 측정값을 가진 자료를 그래프로 표현할 때 많이 쓰인다. 또한 막대그래프를 그릴 때에는 기둥과 기둥 사이의 공간을 기둥폭의 1/2의 공간 만큼 남겨 둔다.

그림 5-1과 5-2는 막대그래프의 한 예이다. 그림 5-1은 1인 가구수의 변화 양상을 보여주

고 있다. 그림에서 제시한 바와 같이 저출산 현상의 지속으로 1인 가구가 증가하고 있다. 2015년 인구주택총조사결과 1인 가구(일반 가구 중 1인으로 구성된 가구)의 수는 1995년의 164만 가구에서 2015년 520만 가구로 약 3.2배 증가하였으며 2035년에는 약 7백63만 가구에 도달할 것으로 예측된다. 한편 그림 5-2는 최근 장애인실태조사 결과로 장애인의 교육수준을 막대그래프로 표현하였다.

(단위: 천 가구)

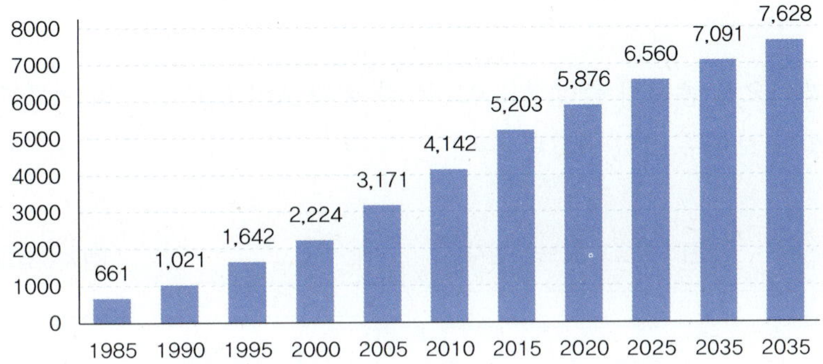

주: 1985~2015년은 인구주택총조사 결과이며 2020~2035년은 장래가구추계에서 발표된 1인가구 추계임.
자료: 통계청, 인구주택총조사, 각 연도, 통계청, 장래가구추계, 2012.

▲ 그림 5-1 **연도별 1인가구 수 및 추계(1985~2035)**

(단위: %)

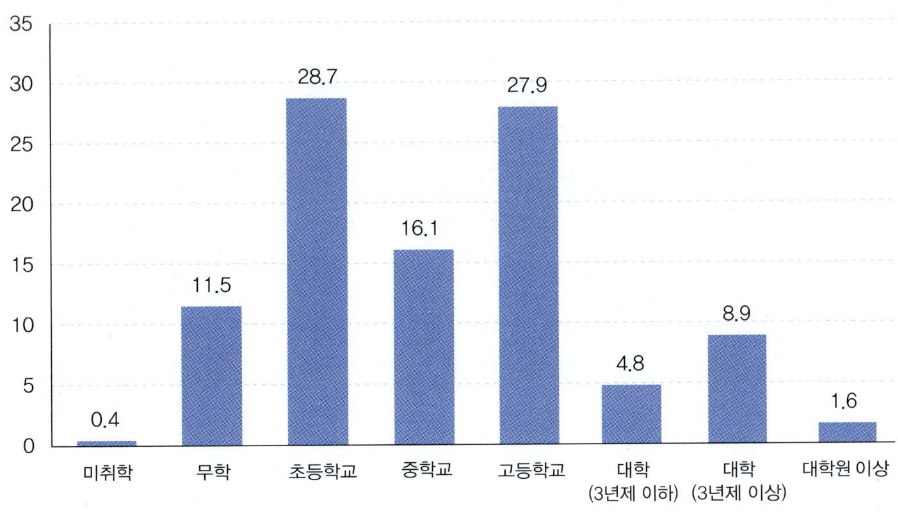

자료: 보건복지부, 2014년 장애인실태조사, 2015

▲ 그림 5-2 **학령별 장애인 교육수준**

2) 작성 시 유의 사항

막대그래프는 가장 쉬운 표현방법이므로 간단하게 생각하는 경향이 있으나 다음의 사항을 주의하여야 한다.

첫째, 모든 막대의 폭을 동일하게 하여야 한다. 막대의 폭을 달리하는 경우 그래프가 주는 인상이 상당히 달라질 수 있다. 동시에 막대가 구부러지거나 반대로 꺾여서는 안 된다.

둘째, 종축(세로축)에 표시한 단위 눈금은 반드시 0부터 출발하여야 한다. 그림 5-3은 막대의 시작점이 50명에서 시작된 경우를 예시하고 있는데 A약이 훨씬 더 치료효과가 낮음을 알 수 있다.

그러나 실제적으로 종축의 출발점을 0으로 한 결과 A약과 B약 간의 치료효과의 차이는 상당히 미약함을 보여주고 있다(그림 5-4).

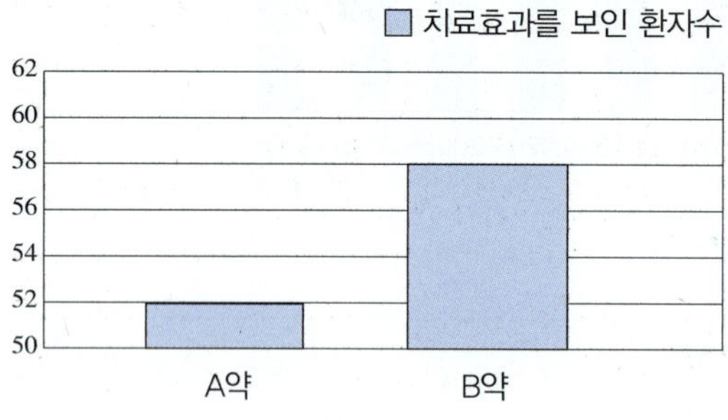

▲ 그림 5-3 잘못 그려진 그래프 (눈금의 시작이 50에서 출발)

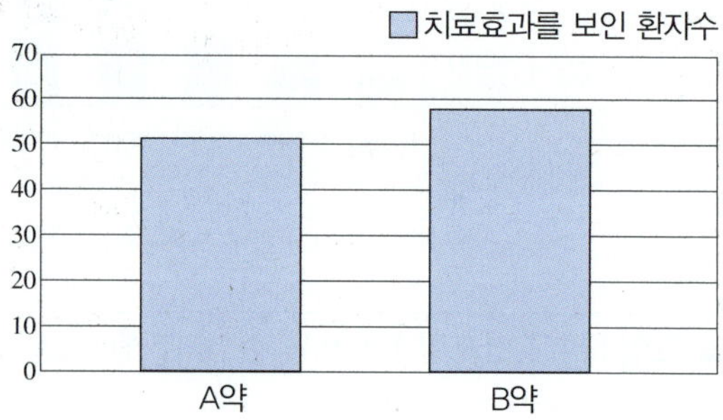

▲ 그림 5-4 올바르게 그려진 그래프

셋째, 눈금은 산술눈금으로 설정하고 동일한 간격을 유지해야 한다.

막대그래프는 막대의 길이를 비교하여 측정값의 우열 및 높낮이, 많고 적음 등을 판단함으로 표준눈금이 정확해야 한다. 또 쓸모없이 대수눈금을 이용해서는 안 된다. 또한 숫자가 너무 커서 곤란한 경우에는 막대 중간에 틈을 표시하고 중간부분을 생략해도 좋다.

또 전체 길이의 막대를 나열하는 것이 불필요하다고 느껴질 때는 막대의 하단부를 잘라도 무방하다. 이 경우 생략 여부를 숙지할 수 있도록 별도의 표시를 하거나 눈금을 그려 기준선이 하단부에 있음을 상기시켜야 한다.

넷째, 막대의 간격은 밀착시키지 말고 적당한 간격을 유지한다. 간격은 막대의 폭보다 좁은 절반 정도가 적당하다. 막대는 너무 크거나 너무 좁으면 좋지 않다.

다섯째, 막대도표는 질적 자료나 장소적 속성(국가, 지역 등)을 내포하고 있는 자료에서 유용하게 사용된다.

여섯째, 막대의 배열에는 특별한 순서가 없다. 그러나 시각적으로 보기 좋게 하기 위하여 대소의 순에 따르는 것이 좋다. 세로 위치에서는 좌에서 우로, 가로 위치에서는 위에서 아래의 대소순으로 배열한다. 그리고 특별히 강조하고 싶은 것은 특별한 색이나 모양으로 처리한다(그림 5-5, 그림 5-6).

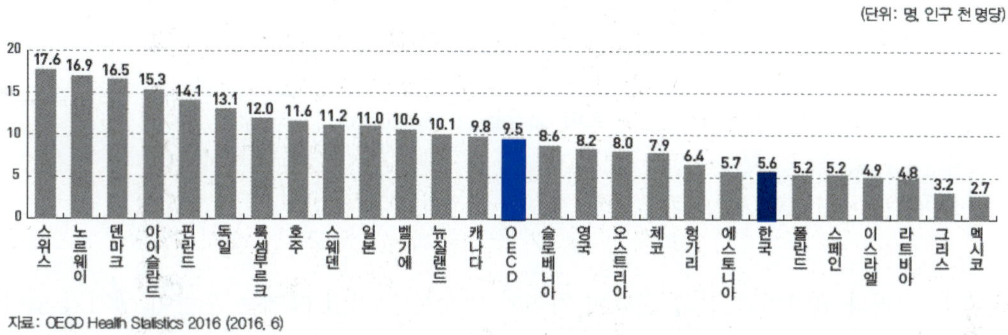

▲ 그림 5-5 **OECE 국가의 인구 천 명당 활동 간호사 수(2014년 또는 최근 연도)**

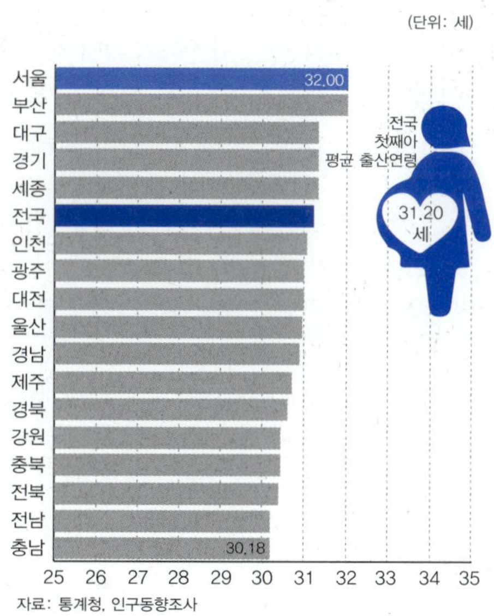

▲ 그림 5-6 **시도별 모(母)의 첫째아 평균출산연령(2015)**

일곱째, 두 가지 이상의 변수를 동일 막대그래프에 표현하고 싶을 때에는 구분을 명확히 해야 한다. 예를 들어 그림 5-7과 같이 요양기관(의료기관, 보건기관, 약국)별 진료비 증감률을 비교하고자 하는 경우, 기관 간의 진료비 차이가 현저하면 같은 눈금이라도 확실히 구

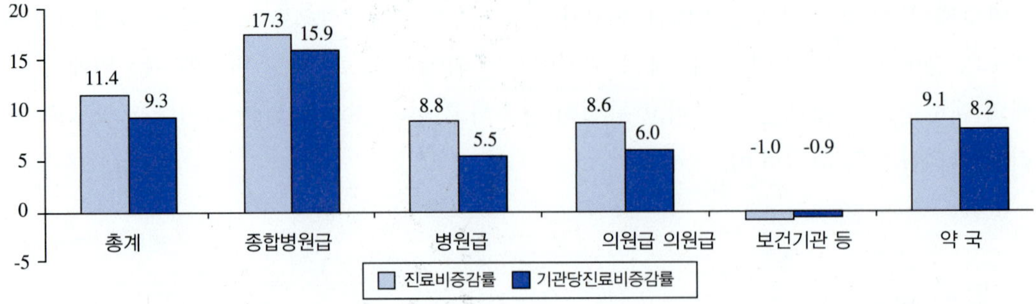

▲ 그림 5-7 **요양기관 유형에 따른 진료비 증감률(2015~2016)**

주 1) 국민건강보험공단, 지급기준
2) 기관당 진료비 = 진료비/요양기관 수

분된다. 그러나 요양기관 간의 진료비 차이가 비슷한 크기일 때에는 혼란이 생기기 쉽다. 이때는 눈금의 주가 되는 것을 왼쪽에, 종이 되는 것은 오른쪽에 나타낸다.

3) 종류

막대그래프의 유형을 살펴보기 위하여 하나의 예를 고려해 보기로 한다. 표 5-18은 우리나라 건강보험 가입자를 그 유형별로 나타낸 것이다. 이를 시각적으로 좀 더 효과적으로 표현하기 위하여 막대그래프를 그릴 수 있는바 크게 세 개의 형태로 작성할 수 있다.

표 5-18 **연도별 우리나라 건강보험가입자 유형별 적용인구**

유형	2006	2010	2014	2017
근로자	23,724,134	27,746,938	31,433,781	32,746,881
공무원·사립 학교교직원	4,720,899	4,636,588	4,168,021	4,093,372
지역	18,964,567	16,523,269	14,714,582	13,951,292
계	47,409,600	48,906,795	50,316,384	50,791,545

첫 번째는 그림 5-8과 같이 복합 막대그래프를 그릴 수 있다. 이것은 건강보험가입자의 유형을 크게 세 가지로 나누고 이를 도표로 제시하는 방법으로 연도별 건강보험가입자의 유형과 그에 따른 적용인구의 크기를 쉽게 비교할 수 있다. 그러나 연도별로 가입자와 가입자 유형별 총수를 확인하는 데는 어려움이 따른다.

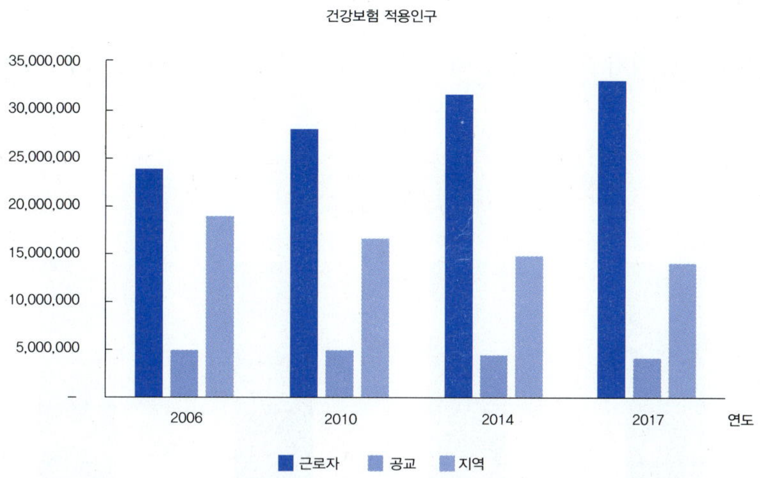

▲ 그림 5-8 **건강보험 가입자 유형별 적용인구 현황(복합 막대그래프, '06. '10, '14. '17)**

두 번째는 구성 막대도표를 이용하는 것이다(그림 5-9). 첫 번째 방법은 복합 막대그래프가 지니고 있는 한계를 극복하기 위하여 하나의 막대에 건강보험 가입자 유형 전체를 제시하는 것으로 연도별 변화는 물론 가입자 유형별 비중을 구별하기가 용이하다는 장점이 있다. 그러나 막대그래프의 제일 하단부에 제시되어 있는 사망원인을 제외한 나머지 요소는 시작점이 제로(0)이 아니기 때문에 다른 건강보험 가입자 유형과의 비교가 쉽지 않다.

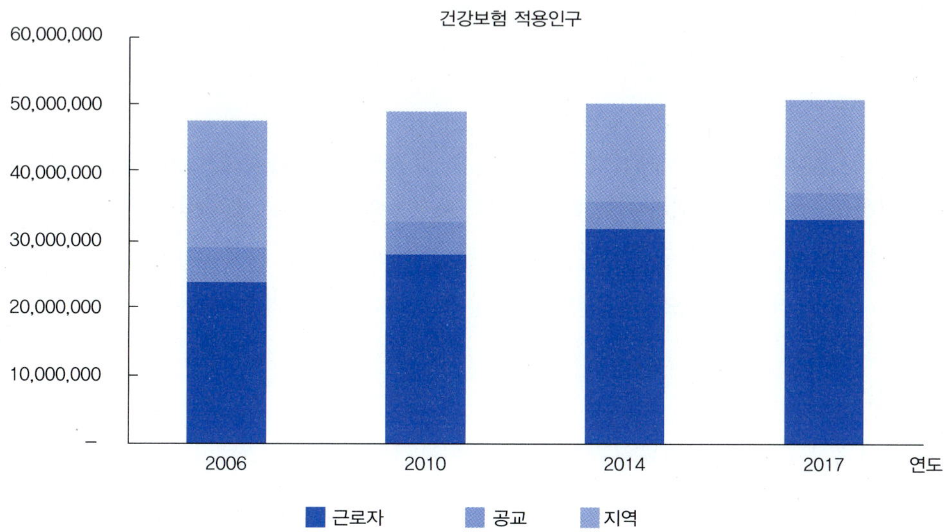

▲ 그림 5-9 **건강보험 가입자 유형별 적용인구 현황(구성막대표, '06. '10, '14. '17)**

세 번째는 그림 5-10과 같이 백분율 막대도표를 이용하는 것이다. 이것은 절대적인 크기를 표현하는 데에는 한계가 있으나, 상대적인 크기의 변화를 나타내는 데는 유용하게 사용할 수 있다.

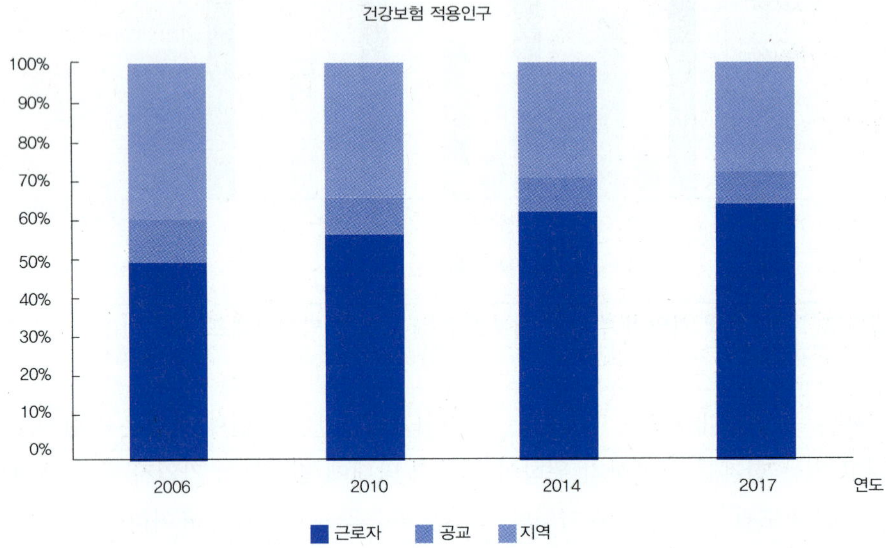

▲ 그림 5-10 **건강보험 가입자 유형별 적용인구 현황(백분율 막대도표, '06. '10, '14. '17)**

3.3 원도표

1) 의미

원그래프는 원의 중심으로부터 일정한 각도 속에 포함되는 면적을 이용하여 측정값의 크기를 표시한다. 따라서 전체를 구성하는 개별 요소들의 상대도수를 하나의 그림으로 나타낼 때 적절한 방법이다. 한 원을 많은 부분으로 분할하면 작은 부분은 면적의 표시가 어렵거나 확실하게 드러나지 않으므로 원도표는 범주의 수가 작은 범주자료에 적합하다.

2) 작성 방법

그림 5-11은 우리나라의 의료기관에 종사하는 보건의료인력을 원도표를 사용하여 제시하고 있다.

원도표를 작성할 때는 시계의 12시 시점에서 출발하여 시계침의 방향으로 그린다.

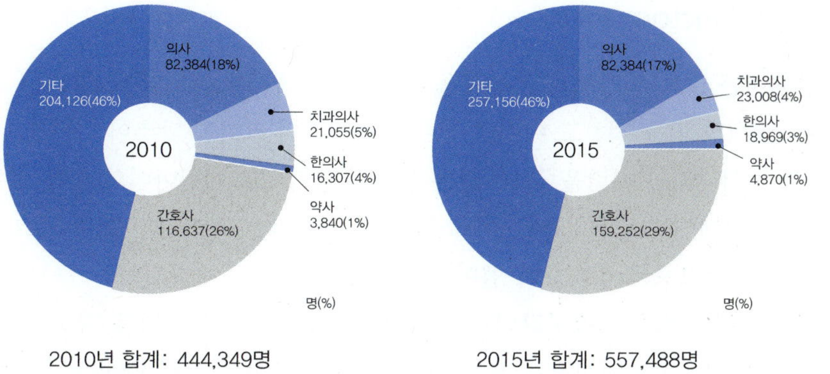

▲ 그림 5-11 **의료기관 종사자수(2010, 2015)**

원도표를 작성하는 방법을 이해하기 위하여 다음과 같은 사례를 소개한다. 우리나라의 성인남성(20세 이상)의 흡연 실태를 측정하였더니 아래와 같은 결과가 나왔다.

표 5-19 **우리나라 남성의 흡연 실태**

단위: 퍼센트(%)

흡연 정도	상대빈도
흡연하지 않음	27.0
반 갑 이하	19.9
한 갑	42.1
한 갑 반	9.1
두 갑 이상	1.9
계	100.0

이 자료를 원도표로 제시하기 위해서는 먼저 중심각의 크기를 계산해야 한다.

흡연하지 않음: 360°× 0.27 = 97°, 반갑 이하: 360°× 0.20 = 72°

한 갑: 360°× 0.42 = 151°, 한갑반: 360°× 0.09 = 32°

두 갑 이상: 360°× 0.02 = 7°(중심각의 크기를 계산하여 반올림하였음)

위의 예를 원도표로 나타내면 그림 5-12와 같다.

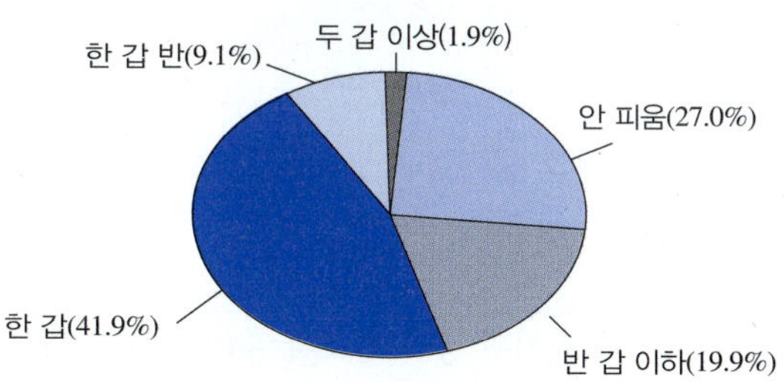

▲ 그림 5-12 **성인남자의 흡연실태**

3.4 그림그래프(Pictograms)

많이 사용되지는 않으나 전체적인 윤곽을 전달하고자 할 때 사용된다. 일정한 크기나 양을 나타내는 심벌(상징)을 정하고 이것을 변수의 측정값의 크기에 맞추어 나타낸다.

그림그래프는 시각적인 매력을 끌 수 있는 이점이 있으므로 어린아이의 교육 또는 홍보에 많이 활용된다. 반면에 그림을 그리는데 소질이 없는 사람은 그리기가 쉽지 않으며 정확한 숫자를 측정할 수 없으므로 정확도가 떨어진다.

일반적으로 그림그래프는 측정값의 크기에 비례하여 그림의 크기를 달리하는 방법(그림 5-13)과 그림의 크기는 일정하게 하고 양적인(숫자) 변화를 통해 양상을 표현하는 방법(그림 5-14)의 두 가지가 있다.

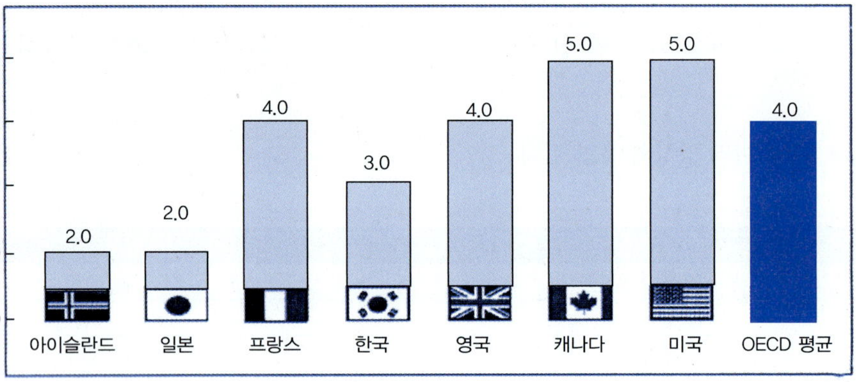

▲ 그림 5-13 **OECD회원국 영아사망률 비교**(OECD Health Statistics 2016)

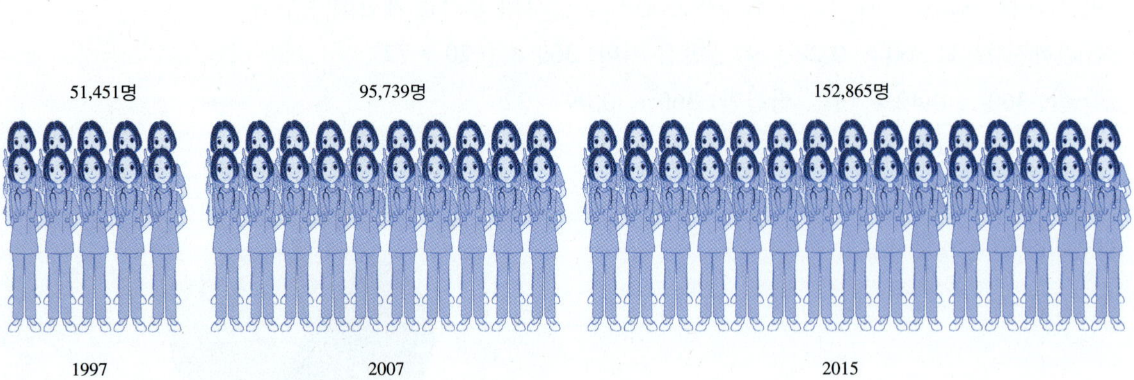

▲ 그림 5-14 **의료기관 종사 간호사 수**('97, '07, '15)

3.5 히스토그램(Histogram)

1) 정의

히스토그램은 간격척도와 비척도 자료의 도수(상대도수)를 그림으로 나타내주는 그래프이다. 히스토그램의 가로축에는 측정된 변수가 취하는 값을 작은 값에서 큰 순서대로, 왼쪽에서 오른쪽 순으로 나열하며 눈금의 간격은 동일하게 할당되어야 한다.

2) 특성

히스토그램은 막대그래프와 같이 막대(bar)를 사용하여 측정값의 형태를 표현하는 도표이다.

그러나 막대그래프에 비해 히스토그램은 몇 가지 다른 특성을 지니고 있다. 첫째, 막대그래프는 기둥과 기둥 사이에 빈 공간이 확보되어 있는 반면에, 히스토그램은 기둥이 서로 인접해서 연결되어 있다. 둘째, 히스토그램의 가로축에는 일정한 눈금이 있으나 막대그래프에는 눈금이 없다. 셋째, 히스토그램에서의 막대의 폭은 계급의 간격을 표시한다. 이에 따라 계급의 간격이 동일하지 않은 자료를 히스토그램으로 제시할 때에는 계급의 간격을 일정하게 처리한 후 히스토그램을 그려야 한다.

3) 작성 과정

히스토그램 작성에 관해 이해를 돕기 위해 입원환자 50명을 대상으로 혈청 알부민 수치를 측정한 자료를 인용하고자 한다.

표 5-20 혈청 알부민 수치의 분포

(단위: 명)

알부민값(g/l)	빈 도
30~34 미만	3
34~38 미만	7
38~42 미만	14
42~46 미만	17
46~50 미만	7
50~54 미만	2
계	50

표 5-20에 의거한 히스토그램은 그림 5-15와 같다.

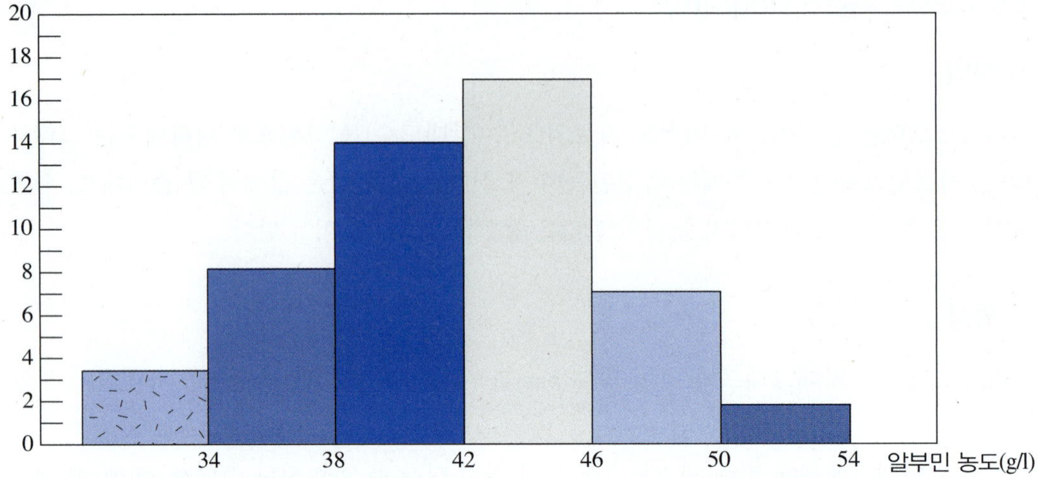

▲ 그림 5-15 **혈청 알부민 농도(g/ℓ)**

연습문제

• 병원에 내원하는 환자 중에서 80명을 추출하여 이들의 연령을 확인한 결과 다음과 같았다.

1	7	17	38	49	57	64	68
1	8	17	39	50	59	65	69
1	10	17	40	52	62	65	69
1	14	18	41	52	62	65	69
1	14	19	42	52	62	65	70
2	16	21	44	53	63	63	71
3	16	25	44	53	63	63	72
4	16	26	49	54	63	63	84
5	16	34	49	55	64	64	84
6	16	35	49	56	64	64	99

1. 급의 간격을 0.5 - 15.5, 15.5 - 30.5, ... 등으로 하여 상대도수분포표를 작성하시오.
2. 상대도수분포표를 이용하여 히스토그램을 그리시오.

3.6 꺾은선그래프(Line Graph)

1) 의미

꺾은선그래프는 측정값의 시간에 따른 변화를 표시하는 데 유익한 도표이다. 특별히 횡축(가로 축)에 표시된 변수가 '시간'인 선그래프를 시계열그래프라고 한다. 선그래프는 평면의 직교좌표를 이용하여 x축에 변수의 측정값을 표시하고 y축에 측정값의 빈도를 점으로 표시한 후 이점들로 이루어지는 곡선 모양의 도표이다.

꺾은선그래프는 점선의 양끝이 x축에 닿게 그리는 닫힌 꺾은선그래프와 양끝이 닿지 않는 열린 꺾은선그래프로 구분된다.

2) 특성 및 유의사항

다음과 같은 경우에 유용하게 사용된다.

가. 측정값이 시계열적으로 변화할 경우

나. 순서에 따라 변하는 값을 측정하였을 경우

다. 시간, 순서에 따른 측정값의 변화와 경향을 파악하고자 하는 경우

표 5-20의 자료를 꺾은선그래프로 제시하면 그림 5-16과 같다.

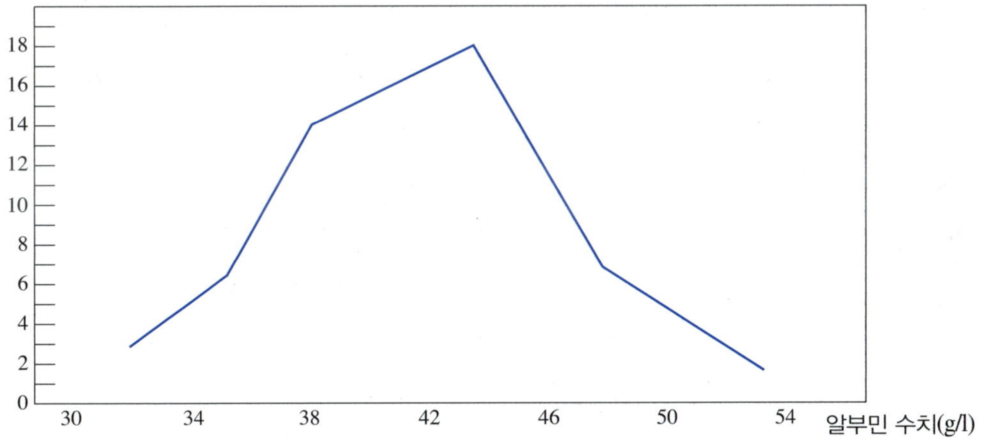

▲ 그림 5-16 **혈청 알부민 수치의 분포**

꺾은선그래프는 히스토그램과 함께 간격척도와 비척도로 측정된 자료를 도표화하는 데 많이 사용된다. 하지만 주의하여 사용하지 않으면 의미가 전혀 다른 그래프가 제시될 수 있으며 해석의 잘못을 초래할 수 있다.

자료의 특성상 꺾은선그래프를 사용하지 않아야 함에도 불구하고 이를 사용함으로 인해 표현이 부적절하게 된 경우도 있다. 그림 5-17의 꺾은선그래프는 국가별 영아사망률을 제시한 것인데 '국가'라는 변수가 특성상 명목척도이므로 막대그래프로 표현하는 것이 바람직하다.

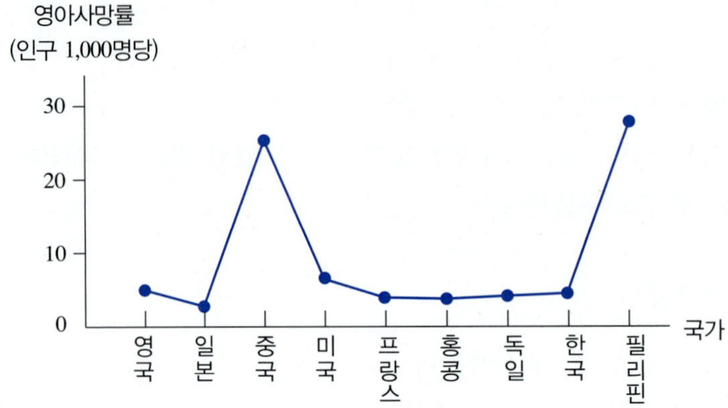

▲ 그림 5-17 **잘못 그려진 그래프: 선그래프가 아닌 막대그래프로 표시해야 함**

이처럼 꺾은선그래프는 변량의 변화에 따른 도수의 변화과정을 잘 나타내는 특징을 가지고 있다. 특히, 2개 이상의 자료에 대한 분포 형태를 동일한 평면 위에서 비교할 수 있는 이점을 지니고 있다.

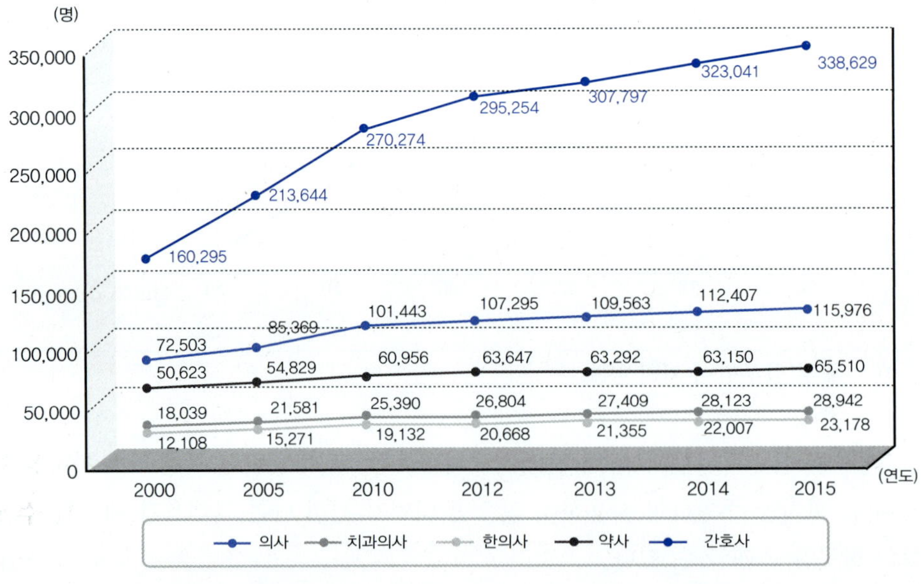

▲ 그림 5-18 **면허 의료인 추이**(2000~2015)

3.7 점도표(Dot Diagram)

점도표는 변수가 하나일 때 사용하는 일차원 점도표와 변수가 둘일 때 사용하는 이차원 점도표로 분류한다.

일차원 점도표는 수평 또는 수직선 위에 각 변수값에 대응하는 점을 찍은 것으로 그림 5-19가 해당된다. 먼저 수평선(수직선)을 긋고 선(line) 위에 모든 자료값이 표시될 수 있도록 눈금을 정한 후 해당 측정값을 눈금 위에 점으로 표시하면 된다.

점도표는 동일 관찰치가 수회 겹치는 경우 이를 수평 또는 수직선에 표현하기 어려운 단점이 있다. 이차원 점도표는 측정 변수가 2개인 경우 한 변수가 취할 수 있는 값을 가로축에, 다른 한 변수가 취할 수 있는 값을 세로축에 눈금으로 나타낸 뒤 해당 변수값이 교차하는 지점(좌표)에 측정값을 점으로 표시한다. 일명 산점도(scatter plot) 또는 상관도표라고 한다.

예를 들어 사람의 키와 몸무게, 연령과 혈압, 영양과 체중의 관계와 같이 두 변수 간의 연관성을 시각적으로 이해하는 데 이차원 점도표를 이용한다. 이와 같은 두 변수 간의 관계는 그림 5-20과 같이 다양한 형태를 내포한다.

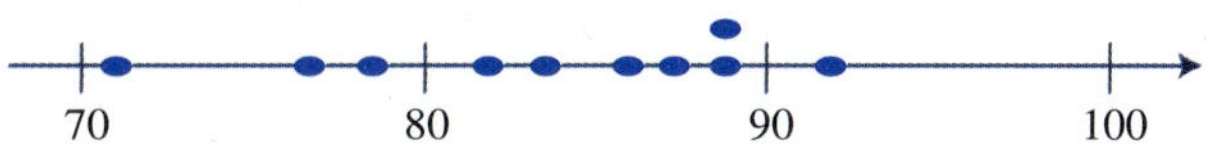

▲ 그림 5-19　**10명의 이완기 혈압**

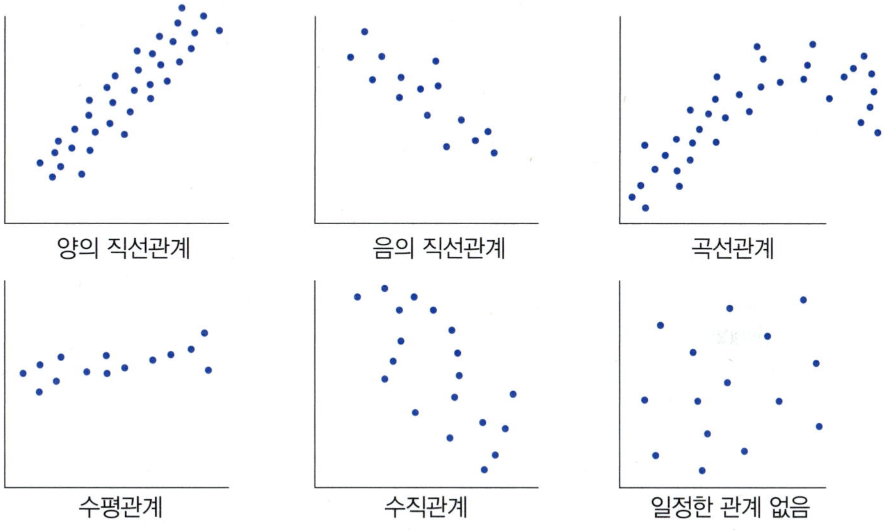

▲ 그림 5-20　**두 변수 간의 관계**

3.8 줄기-잎그림(Stem and Leaf Plot)

줄기-잎그림은 자료를 크기순으로 나열하여 줄기와 잎으로 표시한 그림이다. 줄기잎그림은 히스토그램의 변형으로 이것을 작성하기 위해서는 줄기 부분과 잎 부분을 결정해야 하는데 줄기를 먼저 정하면 나머지 부분은 자동적으로 잎이 된다.

먼저 줄기잎그림의 작성에는 자료의 수값에 관한 자릿수 설정이 필요하다. 예를 들어 십의 자리 이상의 수를 줄기로 하면 일의 자릿수는 잎이 되며 백의 자리 이상의 수를 줄기로 하면 아래 두 자릿수는 잎이 된다. 그러므로 먼저 줄기를 정하여 크기순으로 세로로 배열하고 줄기의 행의 우측에 순서대로 잎을 기록한다. 이후 줄기와 잎을 구별하기 위하여 사이에 수직선을 연결하면 줄기-잎그림은 완성된다. 대체적으로 줄기의 개수는 5개에서 20개 정도가 적합하다.

아래의 자료를 이용하여 줄기-잎그림을 그려보기로 한다.

96	40	64	61	47	49	61	77	63	72
59	77	92	73	46	58	62	50	61	79
58	38	62	48	60	78	98	78	76	69
78	31	82	89	50	74	84	89	50	70
58	77	64	88	83	71	56	52	78	71

위의 자료는 50명의 통계학 성적을 산출한 것이다. 이를 토대로 줄기-잎그림을 제시하면 그림 5-21과 같다. 여기에서는 십의 자리를 줄기로 일의 자리를 잎으로 구성하였다.

구체적으로 설명하면 50명의 학생들의 성적분포를 토대로 십의 단위의 점수를 줄기 부분에 표시한다. 이후 일의 단위에 해당하는 점수를 잎의 부분에 표현하면 그림 5-21의 왼쪽과 같이 제시할 수 있다.

이것을 최종적으로 정리하면 그림 5-21의 오른쪽 그림과 같이 표현된다.

처음 줄기-잎 그림

줄기	잎
3	81
4	07968
5	90800862
6	4113212094
7	727398868407181
8	529498
9	628

최종 줄기-잎 그림

줄기	잎
3	18
4	06789
5	00026889
6	0111223449
7	011234677788889
8	2345899
9	268

▲ 그림 5-21 **줄기-잎그림(처음~최종)**

그림 5-21에서 관찰하는 것처럼 줄기-잎그림은 원 자료값을 확인할 수 있으므로 히스토그램 보다 더 많은 정보를 포함하고 있다. 또한 크기순서로 나열되어 있으므로 특정 자료의 상대적 위치를 쉽게 구별할 수 있다.

반면 자료의 개수가 많은 경우에는 제한된 공간에 모든 자료를 표시할 수 없는 단점이 있으며 특정 자료의 측정값이 지나치게 큰 경우 표현하기가 어려운 점이 있다.

3.9 누적도수 점선도표(Ogive)

누적도수 점선도표는 도수를 누적한 누적도수를 y축에 표시하는 점선도표이다. 여기에는 도수의 크기를 누적하는 방법과 각 도수를 전체의 백분율로 표시후 비율을 누적하는 방법의 두 가지 유형이 있다. 비율의 누적도수를 표시할 때는 y축은 100%의 범위 내에서 표시한다(0~1).

이해를 돕기 위하여 하나의 예를 들어보자. 외국인 회사에서 아르바이트를 하고 있는 20명의 대학생들의 주당 급여를 계산하였더니 다음과 같았다(표 5-21 참조).

이 자료를 통해 누적도수 점선도표를 도시하면 그림 5-22 및 그림 5-23과 같다.

표 5-21 대학생의 주당 급여 실태

(단위: $, 명)

주당 급여	중간값	도수	누적도수
7.5~12.5 미만	10	2	2
12.5~17.5 미만	15	3	5
17.5~22.5 미만	20	3	8
22.5~27.5 미만	25	5	13
27.5~32.5 미만	30	4	17
32.5~37.5 미만	35	2	19
37.5~42.5 미만	40	1	20
계		20	

참고 **보건의료정보관리자의 역할**

보건의료정보관리자는 다음의 역할을 수행할 수 있는 충분한 지식과 기술을 갖추고 있어야 한다.

1. 양질의 건강데이터 수집 및 제시
2. 적절한 연구디자인의 개발
3. 연구결과의 분석
4. 보건의료통계 보고서의 개발·생성 및 해석

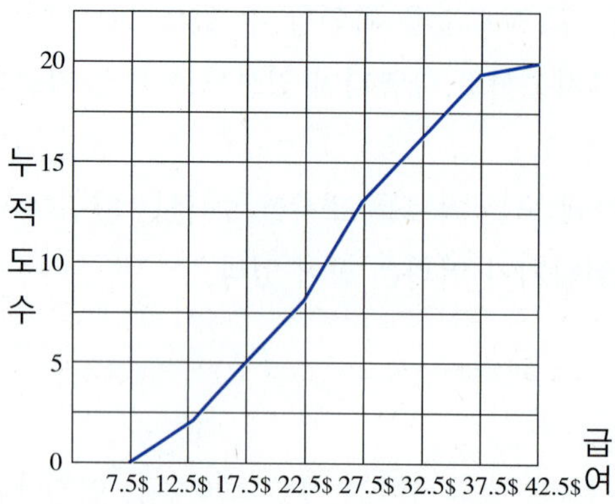

▲ 그림 5-22 **누적도수 점선도표(누적빈도)**

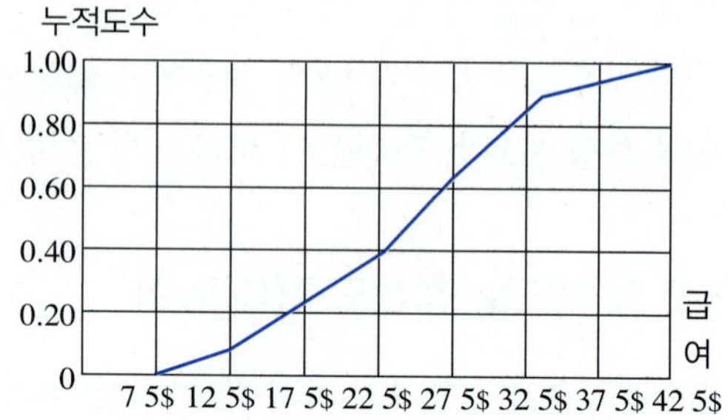

▲ 그림 5-23 **누적도수 점선도표(백분율)**

3.10 대수눈금그래프

대수눈금그래프는 등간격 눈금에 의한 그래프가 아니고 직교좌표 중 한 축을 대수눈금으로 표시하거나 두 축 모두를 대수눈금으로 나타낸 그래프로서 그림 5-24와 같다.

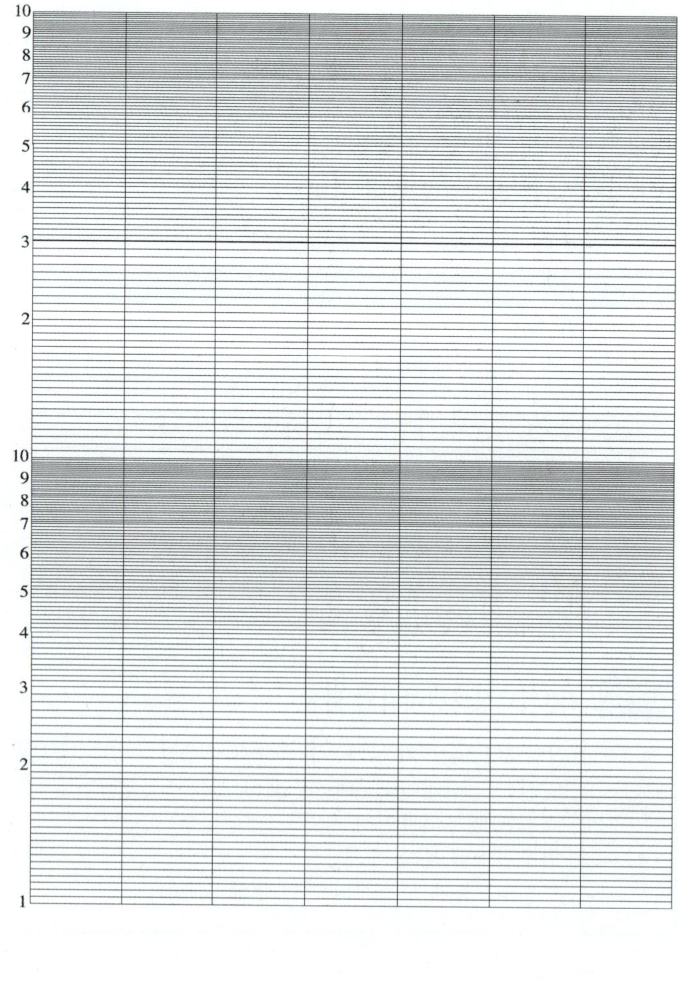

▲ 그림 5-24 **대수눈금그래프(예)**

3.11 띠그래프

그림 5-25는 우리나라 국민이 거주하는 주택의 유형을 연도별로 제시한 것이다. 그림에서와 같이 우리나라 국민들은 과거(2000년)에 비해 최근(2016년)으로 올수록 단독주택 보다는 아파트에 기거하고 있는 사람들의 비율이 증가하고 있음을 알 수 있다.

이처럼 띠그래프는 전체에 대한 각 항목(부분)의 비율을 띠의 길이로 표현하는 그래프이다.

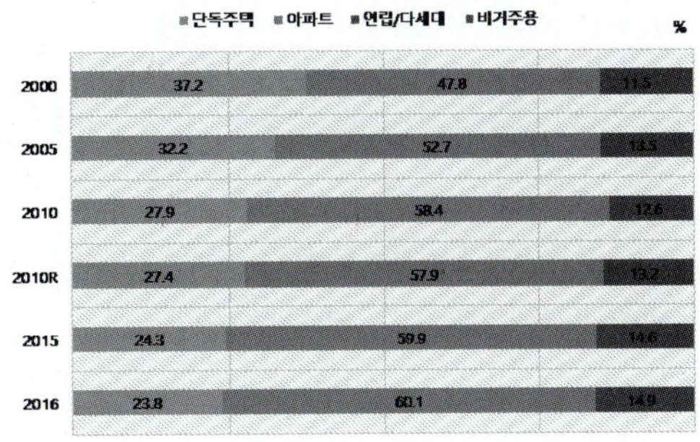

▲ 그림 5-25 **연도별 주택의 유형 추이**
(2000~2016)

3.12 지역분포도

지역분포도는 지도 위에 한 변수의 측정값 크기를 표시한 도표이다. 막대그래프를 통해 변수의 측정값의 크기를 측정할 수도 있으나, 지도 위에 변수의 측정값을 표현함으로써 지역적 특성에 따른 분포 및 차이를 쉽게 이해할 수 있다(그림 5-26).

통계사용자에게 통계정보와 지리정보를 융·복합하여 새로운 서비스를 만들 수 있는 기반을 지원하는 시스템의 등장으로 지역분포도의 사용은 점차 증가하리라 예상된다.

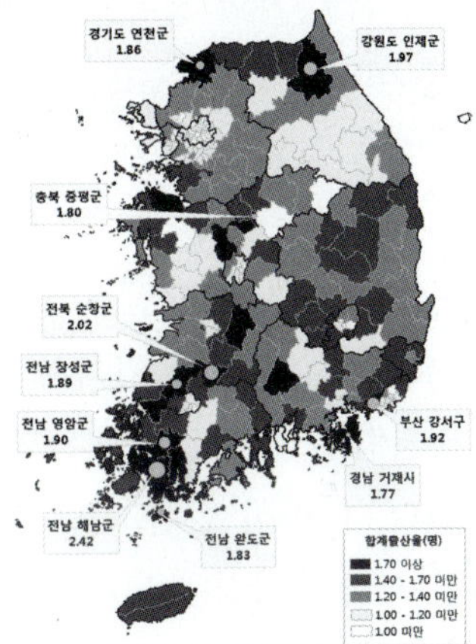

▲ 그림 5-26 **시군구별 합계출산율 상위 10순위(2016)**

3.13 레이더 차트(Rader Chart)

평가항목이 여러 개인 경우 항목 수에 따라 원을 같은 항목으로 나누고, 그 선 위에 점을 찍고, 그 점을 이어 항목별 균형을 한 눈에 볼 수 있도록 해주는 도표이다(그림 5-27).

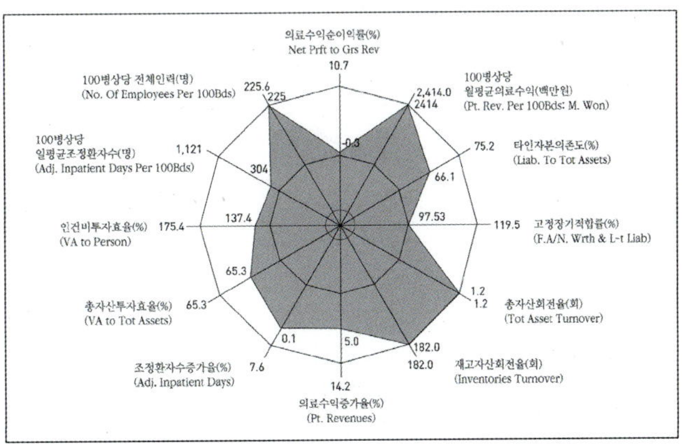

▶ 그림 5-27 **레이더 차트(rader chart)**

3.14 도표 작성 시 유의사항

도표는 조사자나 관찰자가 조사 내용을 시각적으로 쉽게 인지할 수 있도록 표현되어야 한다. 이를 위해 도표를 작성할 때는 몇 가지 표현 원칙을 준수하여야 한다.

연구자는 간단한 차원의 도표를 그려야 하며 도표에 제시하고자 하는 것을 분명하게 표현해야 한다. 또 도표 자체가 모든 것을 설명할 수 있어야 하며 제목을 정확하게 붙여 조사내용을 제목 만으로 쉽게 인지할 수 있어야 한다. 그리고 불필요한 선은 긋지 않는 것이 좋다.

일반적으로 연구자는 도표를 작성할 때 다음의 몇 가지 내용을 준수하여야 한다.

1) 눈금의 크기

그림 5-28과 그림 5-29의 두 점선도표는 같은 통계 자료로부터 그린 도표이다. 그런데 한 도표는 점진적 증가의 경향을 보이고 다른 도표는 급진적 증가의 경향을 보이고 있다. 이 두 도표 중 어떤 도표가 옳고 그른 것은 없다.

점진적 또는 급진적 증가의 인상을 주게 하는 이유는 y축에 표시된 사망률의 눈금(scale)의 크기이다. 이 눈금의 크기를 작게 표시한 그림 5-28은 점진적 증가의 인상을 주고, 눈금의 크기를 크게 표시한 그림 5-29는 급진적 증가의 인상을 남긴다.

점선도표나 막대도표에 있어서 눈금의 크기를 크게 하면 측정값의 빈도는 급진적으로 변화하는 것처럼 보이며 눈금의 크기를 작게 하면 측정값의 빈도는 점진적인 변화를 하는 것으로 보인다. 따라서 점선도표나 막대도표에 있어서 눈금의 크기는 합리적으로 정하여야 하며 다른 사람이 작성한 도표를 볼 때에는 먼저 눈금의 크기를 보아야 측정값의 빈도의 변화를 올바르게 이해할 수 있다.

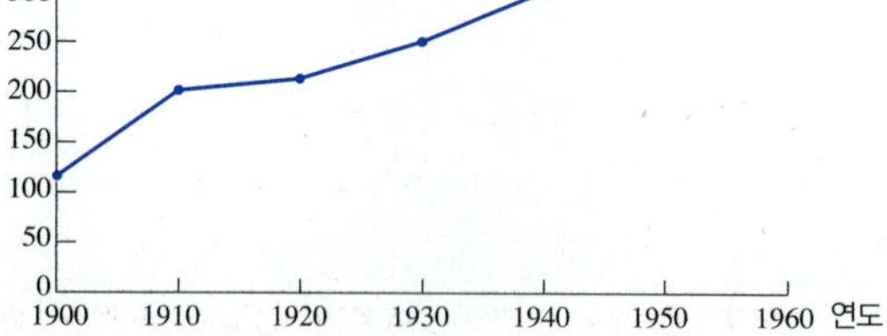

▲ 그림 5-28 연도별 사망률의 크기 변화

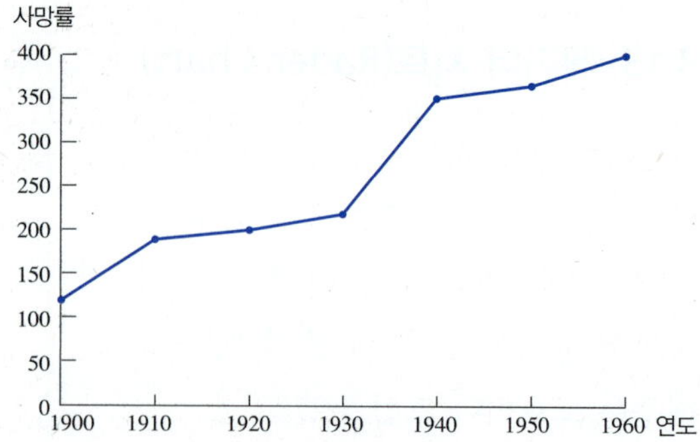

▲ 그림 5-29 연도별 사망률의 크기 변화

2) 눈금의 시작점

막대도표나 점선도표를 그릴 때 y축의 측정값의 빈도를 표시하는 눈금은 반드시 0부터 시작하여야 한다.

그림 5-30에서 나타난 바와 같이 눈금의 시작점을 50에서 출발함으로 인해 '가' 와 '나' 두 가지의 약 치료수 차이가 엄청나게 크게 제시되고 결국은 두 약의 약효의 효과에서 상당한 차이가 있음을 보여주고 있다. 그러나 실제적으로는 그림 5-31에 제시된 바와 같이 가와 나의 약효의 차이는 미약함을 알 수 있다.

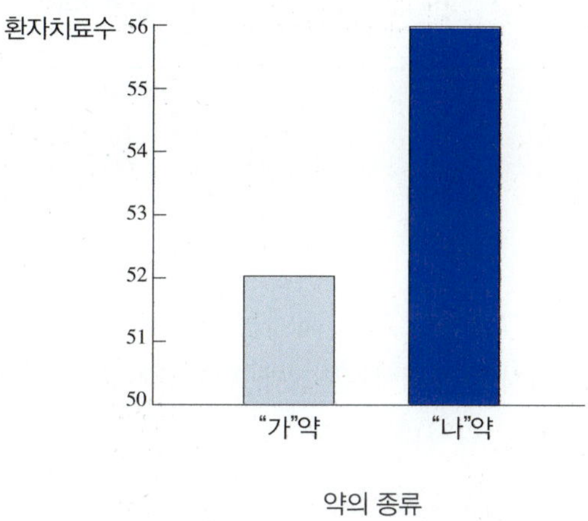

▲ 그림 5-30 "가"약 및 "나"약에 의한 치료수

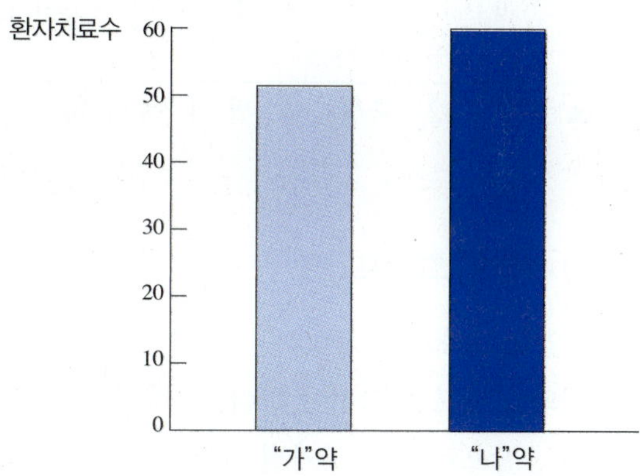

▲ 그림 5-31 "가"약 및 "나"약에 의한 치료수

3) 막대 또는 선의 표시 위치

막대도표를 그릴 때 측정값의 빈도를 표시하는 막대 또는 선의 위치는 명확히 표시하여야 한다. 예를 들어 자녀수와 가구수는 소수점으로 표현되지 않으며 양의 정수값, 즉 1, 2, 3, ……만을 취할 수 있으므로 그림 5-32의 (a)와 같이 연속적인 수치의 개념으로 해석해서는 안 된다.

이처럼 자녀수와 가구수는 연속적인 성격을 가지는 비척도의 특성을 지니고 있지 않으므로 막대와 막대 사이의 간격을 띄워서 표현하는 것이 바람직한 작성방법이다.

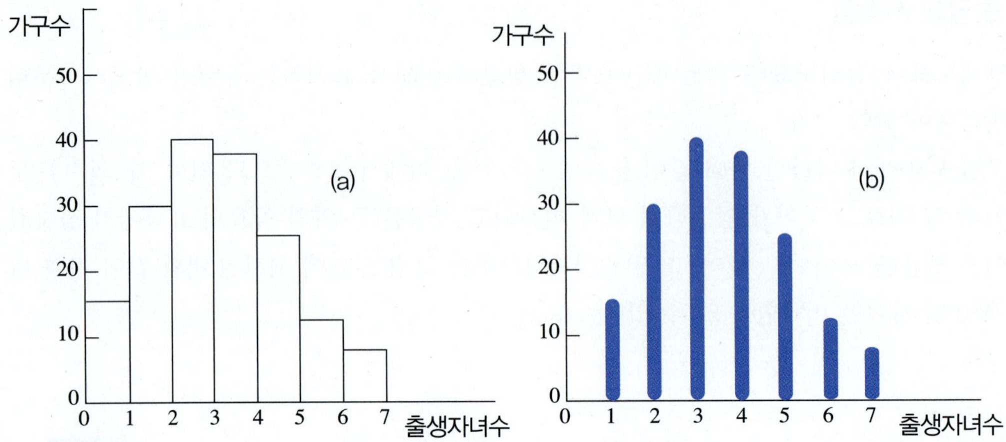

▲ 그림 5-32 **출생자녀수별 가구수(a, b)**

4) 복잡한 그래프

앞의 그래프를 작성하는 원칙에서 서술한 것처럼 그래프를 그릴 때에는 비교적 간단한 차원의 그래프를 그려야 한다. 따라서 그림 5-33에 제시한 것과 같은 그래프를 가지고는 점선의 혼잡으로 인해 국가별 유병률을 쉽게 비교하기가 곤란하다.

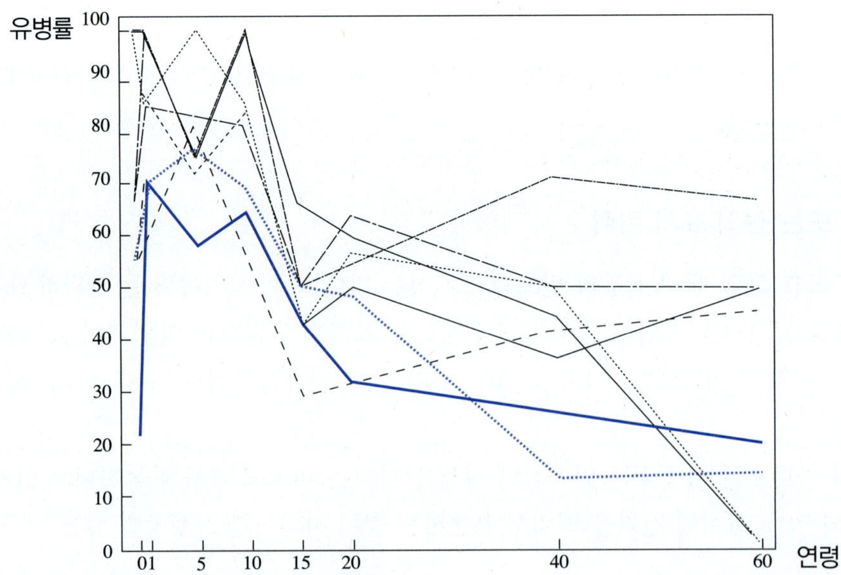

▲ 그림 5-33 **전 세계 8개 국가의 유병율 비교**

5) 부등간격의 도수분포표로부터 그리는 히스토그램

표 5-22의 자료를 이용하여 히스토그램을 그리고자 할 때 그림 5-34와 같이 그려서는 안 된다. 표에 제시된 자료는 연령구간의 간격이 서로 일치하지 않기 때문에 급의 간격을 일정하게 변화시킨 후 도표를 제시하여야 한다.

표 5-22 부인의 연령 구간별 자궁암 환자의 치료 부인수

연령 구간	치료수
22~29	18
30~34	45
34~39	79
40~54	225
55~59	63
60~69	45
70~89	13
합 계	488

이처럼 부등간격의 자료에서 도표를 표현하고자 하는 경우에는 급의 간격별 단위 빈도를 새롭게 계산한 후 도표를 그리는 것이 순서이다.

표 5-22의 구간별 단위빈도를 계산하면

22~29세의 간격은 8세이므로 18/8 = 2.25

30~34세의 간격은 5세이므로 45/5 = 9.00

35~39세의 간격은 5세이므로 79/5 = 15.80

40~54세의 간격은 15세이므로 225/15 = 15.00

55~59세의 간격은 5세이므로 63/5 = 12.60

60~69세의 간격은 10세이므로 45/10 = 4.50 (빈도수/간격으로 계산)

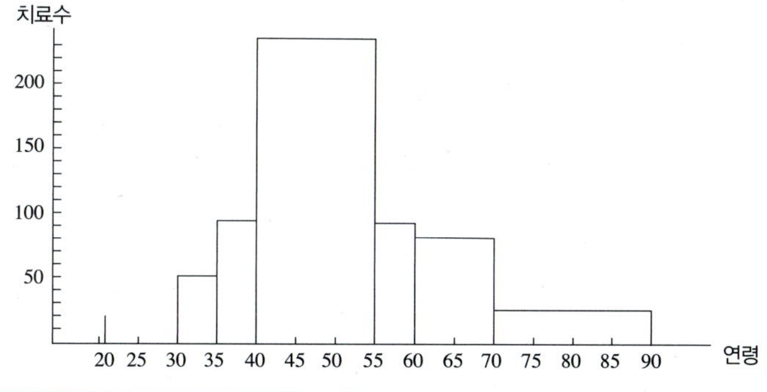

▲ 그림 5-34 연령 구간별 자궁암환자의 치료부인수

따라서 그림 5-34는 그림 5-35와 같이 표현하는 것이 바람직하다.

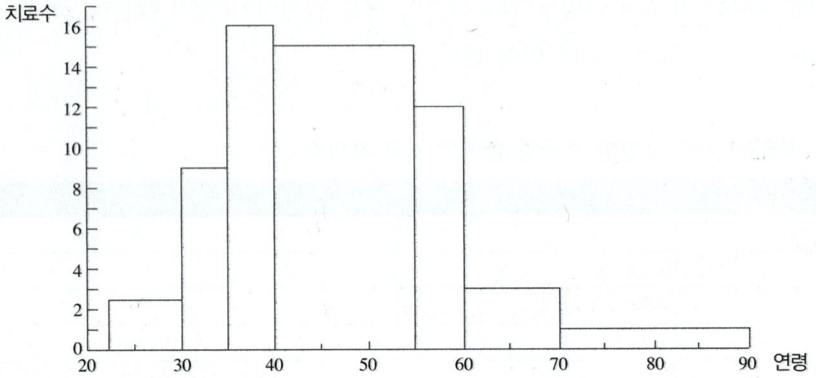

▲ 그림 5-35 **연령구간별 자궁암환자의 치료부인수**

지금까지 도표의 종류와 작성시의 유의사항을 설명하였다. 도표를 작성할 때는 무엇보다도 측정변수의 성격을 규명하고 이에 의거하여 적합한 도표를 제시하여야 함을 명심하여야 한다.

보편적으로 사용되는 상황에 따른 자료제시 방법을 요약하면 다음과 같다(표 5-23).

표 5-23 상황별 자료제시 방법

자료의 특성	도표의 유형
• 20개 미만의 적은 자료	크기순서표
• 하나의 변수를 지닌 2개 이상의 변수를 조사 관찰	도수분포표
• 많은 자료의 개별적 관찰	교차표
• 수량적·단일자료의 도수분포표	히스토그램, 꺾은선그래프
• 수량적·복수자료의 도수분포표	꺾은선그래프
• 범주형 자료의 도수분포표	막대그래프, 원도표

연습문제

1. 다음 도수분포표로부터 꺾은선그래프를 그리시오.

사망시 연령	사망수
0 ~	18명
1 ~	43명
2 ~	50명
3 ~	60명
4 ~	36명
5 ~	24명
6 ~	22명
7 ~	21명
8 ~	6명
9 ~	5명
10 ~	14명
15 ~ 19	3명
계	302명

2. 출생 시 어머니 연령과 출생아 체중을 측정한 결과 다음과 같다. 이 자료를 이용하여 상관도표를 그리고 그 의미를 해석하시오.

어머니 연령	출생아 체중
15	2,000g
21	2,400g
26	4,600g
18	2,100g
31	5,100g
19	2,200g
22	2,700g
24	3,200g
20	2,300g
29	3,000g
25	4,000g
27	4,500g
23	2,400g
32	2,200g
24	3,500g
26	3,100g
20	1,900g
17	2,100g
28	5,000g
22	2,300g

Excel을 활용한 통계분석

5장에서 사용된 데이터를 사용하여 여러 가지 표와 그림을 그려보자.

▶ 사용된 데이터: 병원에 입원 중인 환자 50명을 대상으로 입원 당시의 체중을 측정하였는바 아래와 같은 결과가 나왔다.

75, 67, 76, 71, 73, 86, 72, 77, 80, 75, 80, 96, 93, 75, 73, 83, 81, 82, 73, 92, 81, 87, 76, 84, 78, 79, 99, 100, 88, 77, 71, 76, 75, 83, 66, 79, 95, 85, 77, 87, 90, 73, 72, 68, 84, 69, 78, 77, 84, 94

1. 데이터를 엑셀 워크시트에 입력하기

데이터는 직접 각 셀에 입력할 수 있다.

입력 예:

cf. 여기에는 도수분포표를 직접 넣었으나 '히스토그램'에서 만들 수도 있다. 즉, 자료값과 계급 구간(G열)만 입력하여 주어도 된다.

	A	B	C	D	E	F	G	H	I	J
1	체중			체중	도수					
2	75			66~70	4		70			
3	67			71~75	12		75			
4	76			76~80	13		80			
5	71			81~85	9		85			
6	73			86~90	5		90			
7	86			91~95	4		95			
8	72			96~100	3		100			
9	77									
10	80									
11	75									
12	80									
13	96									
14	93									
15	75									
16	73									
17	83									
18	81									
19	82									
20	73									
21	92									

2. 도수분포표 구하기

도수분포표, 누적도수분포표, 상대도수분포표, 누적상대도수분포표는 히스토그램 그리기를 참조.

> ※ 도수분포표
> 많은 관측값들이 있을 때 그것을 일정한 구간(계급 구간)으로 나누어 각 구간에 속한 자료의 수를 표로 요약한 것을 말한다.

3. 막대그래프 그리기

① 마우스를 이용하여 원하는 셀 영역을 클릭-드래그하여 선택한다.
여기서는 D열과 E열을 선택하자. D2와 E2를 선택하고 D8과 E8까지 드래그 한다.

② 「리본」 메뉴에서 「삽입」을 누른 후 「차트」에서 모든 차트보기 버튼 을 누른다.
cf. 리본 메뉴:

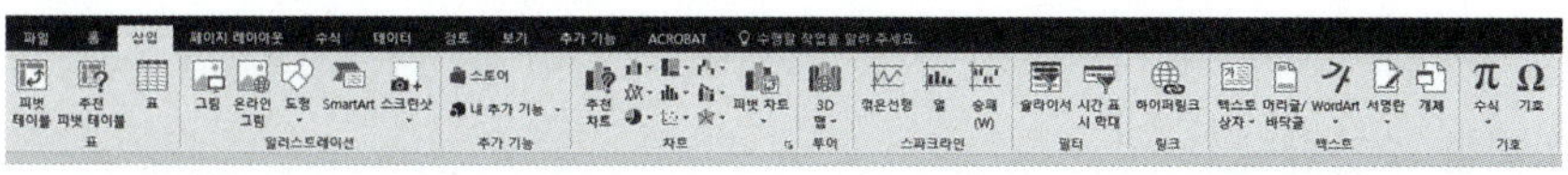

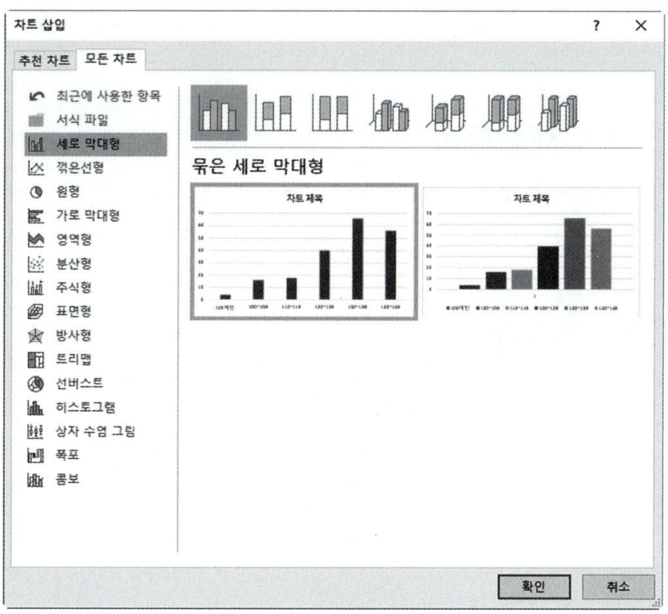

위와 같은 대화 상자가 나타난다. 이때 막대그래프를 그리기 위하여 '세로 막대형'을 선택한다. 하위 종류는 묶은 세로 막대형을 선택한다. 그리고 〈확인〉을 누른다.

③ 〈확인〉을 누르면 다음과 같이 차트가 나타난다.

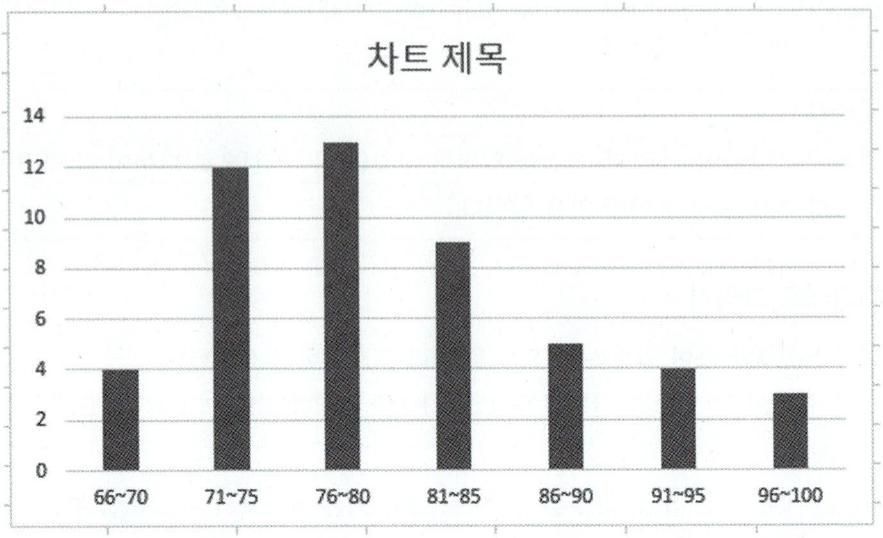

④ x축, y축 제목, 범례를 나타내기 위해 차트를 클릭한 후 차트요소 단추를 누르고 축 목, 범례를 추가한다.

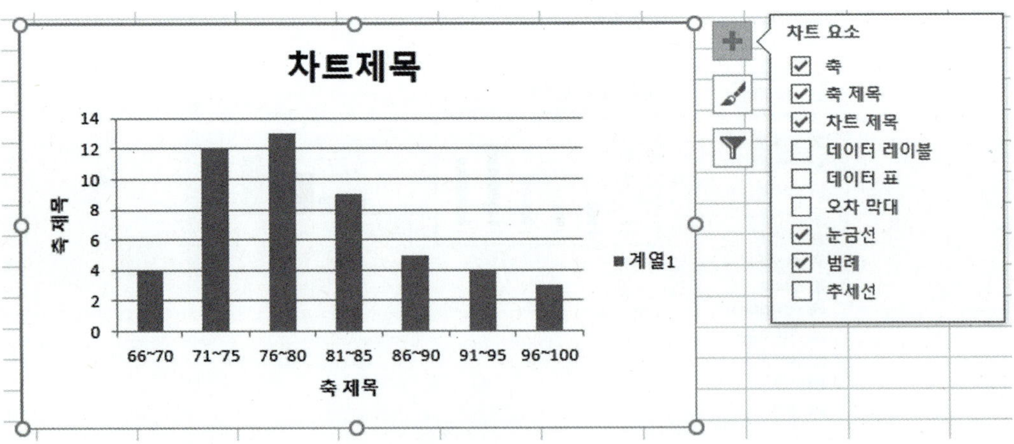

차트 제목, 축 제목, 범례를 각각 더블클릭 한 후 제목을 수정한다.

⑤ 막대그래프 완성

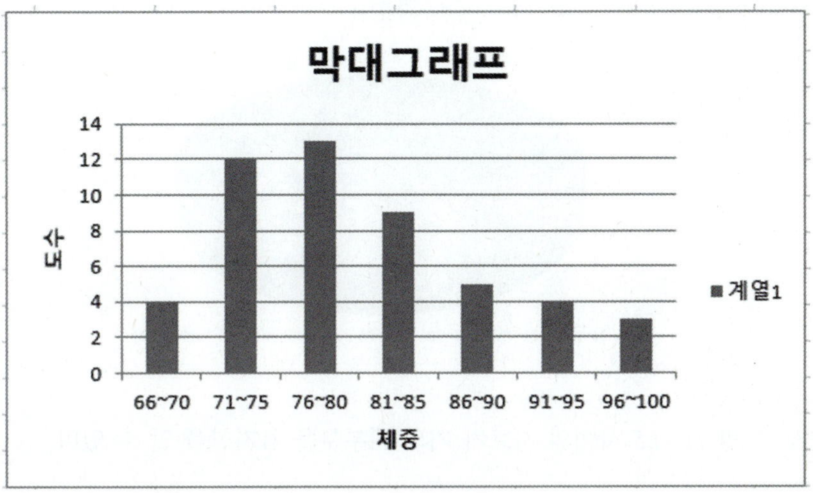

그림을 보면 71~85 사이에 가장 많은 사람들이 분포함을 알 수 있다.

4. 원도표 그리기

① 막대그래프 그리기에서의 단계 ①과 같이 데이터를 선택 후 모든 차트보기 단추를 누른 후 차트 종류에서 '원형'을 선택한다. 하위 종류는 3차원 원형을 선택한다. 그리고 〈확인〉을 누른다.

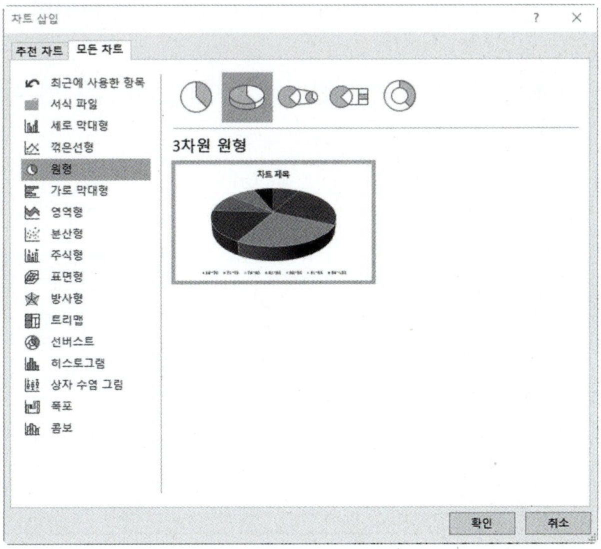

② 원도표 완성

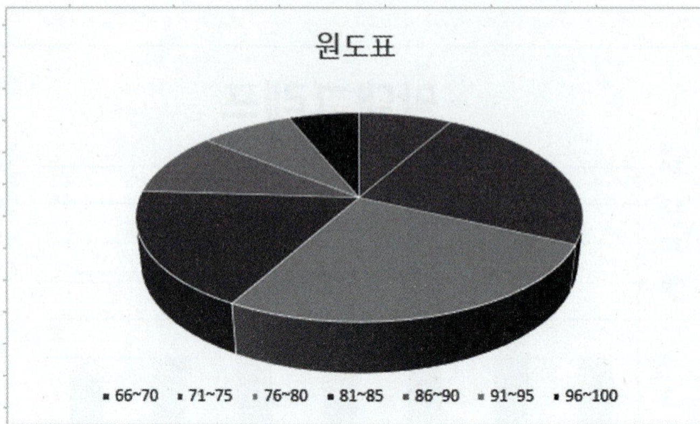

그림을 보면 71~85 사이의 자료가 거의 대부분을 차지함을 알 수 있다.

5. 히스토그램 그리기

①「리본」 메뉴에서「데이터」를 누른 후「분석」에서 '데이터 분석'을 클릭한다.

※ 데이터 분석이 나타나지 않을 경우 설치를 해야 한다.

A.「리본」 메뉴에서 **파일**을 클릭한 후 **옵션**을 클릭한다

B. 추가 기능을 클릭한 후 [이동(G)...] 을 누른다.

C. 추가 기능 대화상자가 나타나면 〈사용가능한 추가 기능〉 사용에서「분석도구」를선택하고 〈확인〉을 누른다. '데이터 분석'이 생겨져 있는 것을 확인할 수 있다.

② 데이터 분석 상자에서 히스토그램을 선택하고 〈확인〉을 누르면 히스토그램 대화 상자가 나타난다.

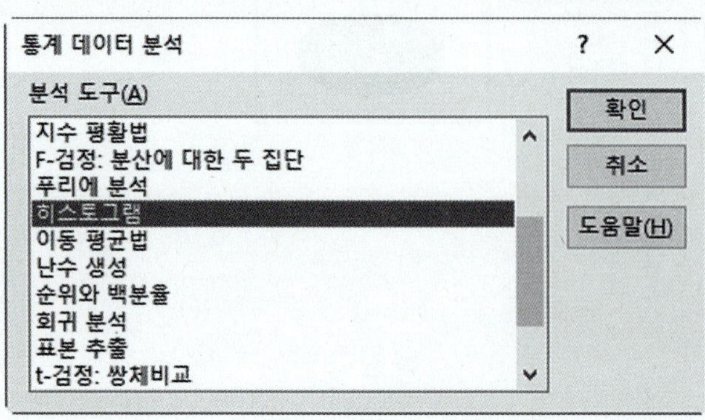

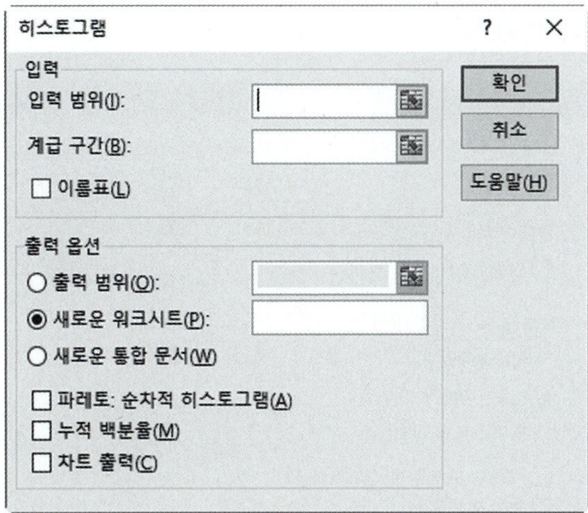

히스토그램 상자가 나타나면 입력범위와 계급구간, 출력 옵션을 선택한다.

'입력 범위'의 오른쪽 버튼을 클릭하면 다음과 같은 창이 생기게 된다.

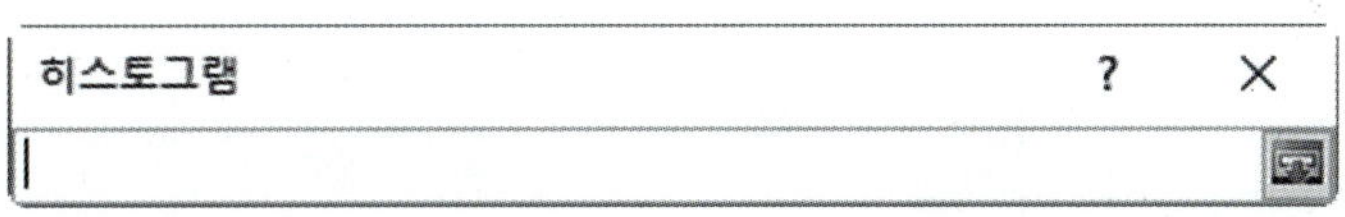

아래 그림과 같이 원하는 영역을클릭-드래그 하여 선택한 후위 창의 오른쪽 버튼을 클릭한다. 여기서는 A열을 선택한다. 마우스로 A2를 선택하고 A51까지 드래그하여 영역을 선택한다.

2	75
3	67
4	76
5	71
6	73
7	86
8	72
9	77
10	80

• '계급구간'(data 입력에서 G열)도 입력 범위와 같은 방법으로 영역을 지정하여 준다. 이 값은 오름차순으로 정리되어 있어야 한다.

③ 「출력옵션」으로 새로운 워크시트를 선택하면 결과를 새시트에 출력한다. 새시트의 이름은 "히스토 그램"이라고 하자.

④ 누적상대도수를 알기 위하여 누적백분율을 선택한다.

⑤ 히스토그램을 그리기 위해서 차트 출력을 선택한다. 다 끝나면 〈확인〉 버튼을 누른다.

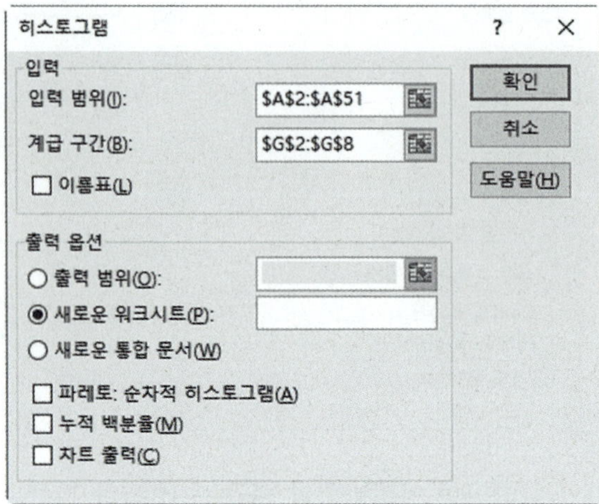

⑥ 이제 히스토그램이라는 새로운 시트에 다음과 같은 결과가 출력된다.

	A	B	C
1	계급	빈도수	누적 %
2	70	4	8.00%
3	75	12	32.00%
4	80	13	58.00%
5	85	9	76.00%
6	90	5	86.00%
7	95	4	94.00%
8	100	3	100.00%
9	기타	0	100.00%

도수분포표와 상대누적도수분포표를 얻을 수 있다.

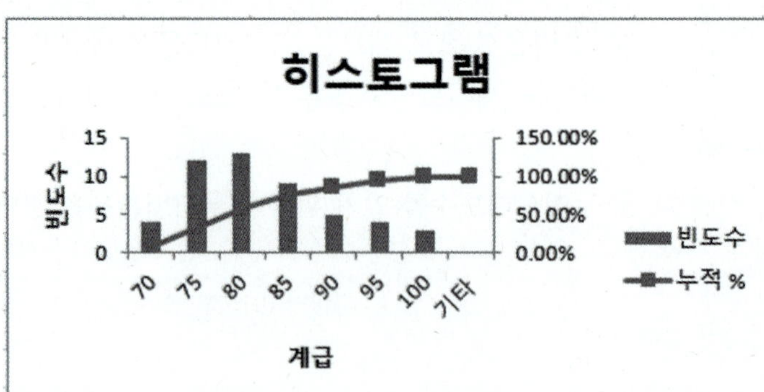

6. 꺾은선그래프 그리기

① 막대그래프 그리기에서의 단계 ①과 같이 데이터를 선택 후 모든 차트보기 단추를 누른 후 차트 종류에서 '꺾은선형'을 선택한다. 하위 종류는 '표식이 있는 꺾은선형'을 선택한다. 그리고 〈확인〉을 누른다.

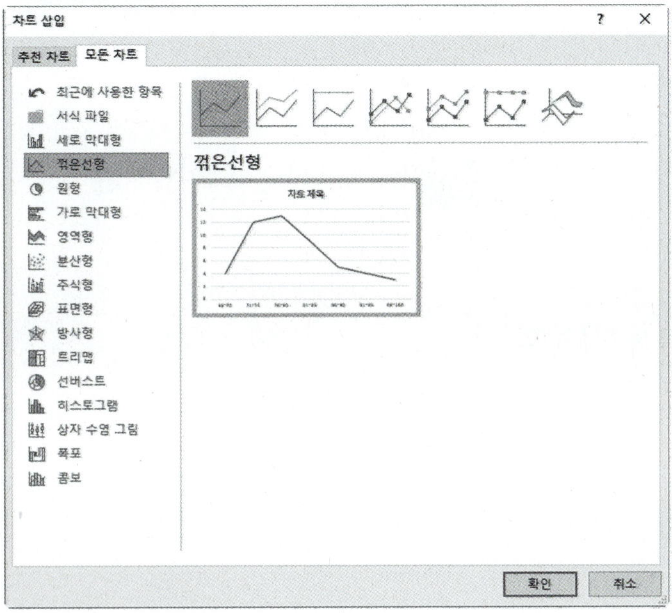

② 꺾은선형 완성

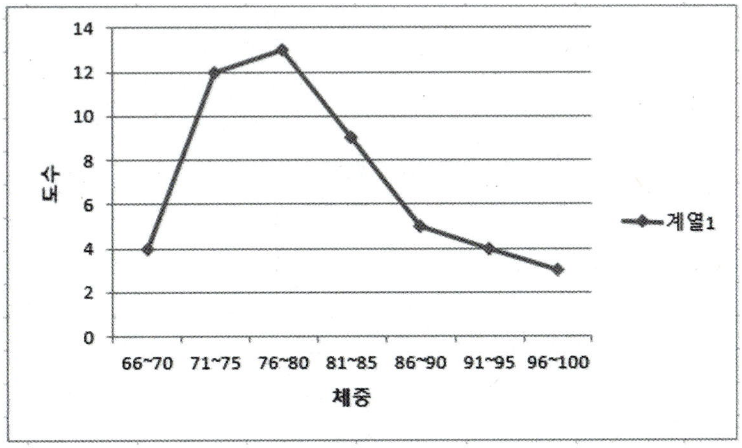

그림을 보면 체중이 71~85 사이에 가장 많은 사람들이 분포함을 알 수 있다.

7. 점도표 그리기

① 막대그래프 그리기에서의 단계 ①과 같이 데이터를 선택 후 모든 차트보기 단추를 누른 후 차트 종류에서 '분산형'을 선택한다. 하위 종류는 '분산형'을 선택한다. 그리고 〈확인〉 버튼을 누른다.

♣ 데이터 선택 시 도수분포표의 자료보다는 원 자료(A열)를 선택하는 것이 더 좋다.

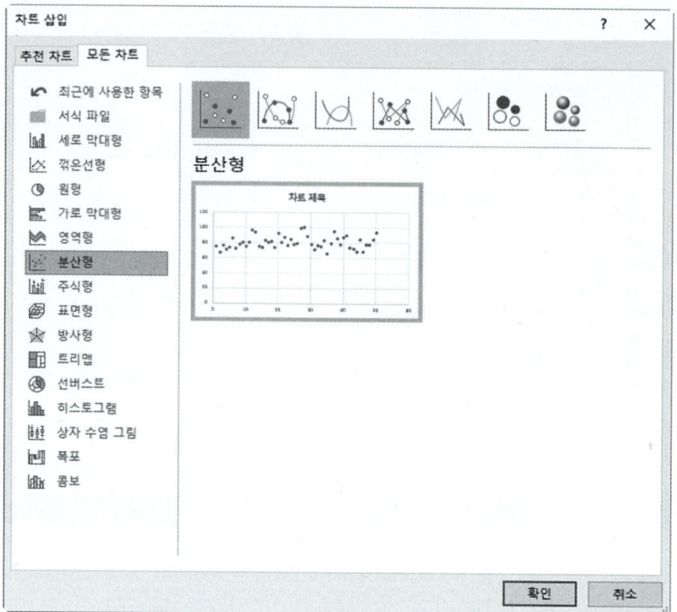

② 분산형 완성

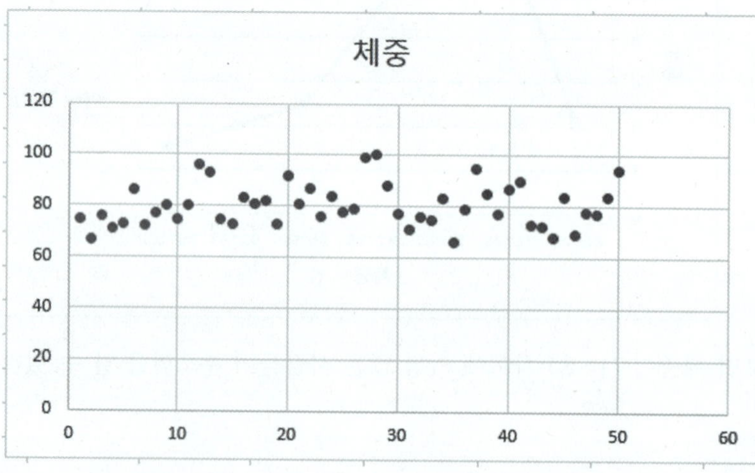

막대그래프나 꺾은선 그래프와는 달리 자료가 가장 집중되어 있는 부분을 파악하기에는 무리가 있다. 전체적으로 자료는 체중 60~100kg 사이에 분포하고 있음을 알 수 있다.

8. 누적도수점선도표 그리기

① 누적도수점선도표를 그리기 위해서 우선 누적도수를 구해야 한다. 히스토그램 시트에서 D열에 누적도수를 구한다.

	A	B	C	D
1	계급	빈도수	누적 %	누적도수
2	70	4	8.00%	4
3	75	12	32.00%	16
4	80	13	58.00%	29
5	85	9	76.00%	38
6	90	5	86.00%	43
7	95	4	94.00%	47
8	100	3	100.00%	50
9	기타	0	100.00%	
10		50		

② 막대그래프 그리기에서의 단계 ①과 같이 데이터를 선택 후 모든 차트보기 단추를 누른 후 차트 종류에서 '꺾은선형'을 선택한다. 하위 종류는 '표식이 있는 누적 꺾은선형'을 선택한다. 그리고 〈확인〉을 누른다.

♣ 데이터 범위는 누적도수가 있는 열을 선택하여 준다. 즉 히스토그램 시트에서 누적도수(D2~D8)를 선택한다.

③ 데이터 범위 수정을 위해 완성된 꺾은선그래프를 클릭한 후 마우스 오른쪽 버튼을 이용하여 〈데이터 선택〉을 클릭한다.

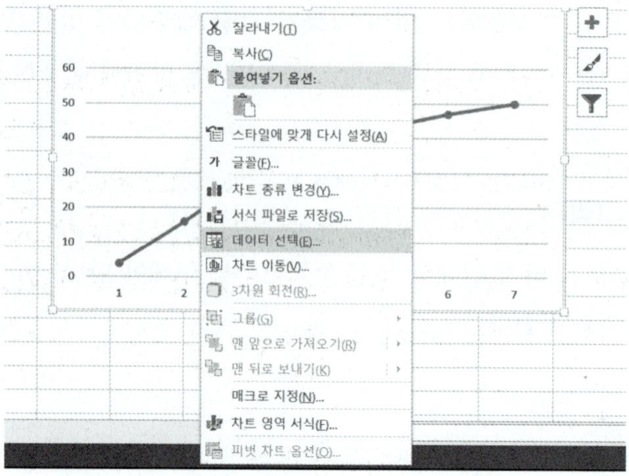

④ 가로(항목)축 레이블에 있는 편집 버튼을 누른 후 레이블 범위에 Sheet1의 계급구간 (G2~G8)을 선택한 후 확인 버튼을 누른다.

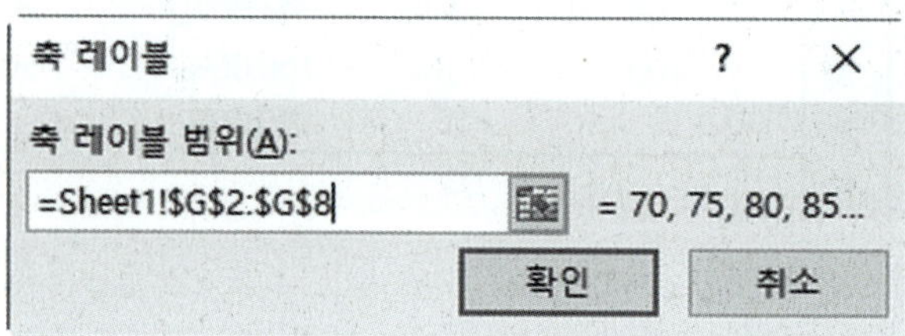

⑤ 축 제목에 누적도수점선도표라고 입력하면 다음과 같은 누적 도수 점선도표가 완성된다.

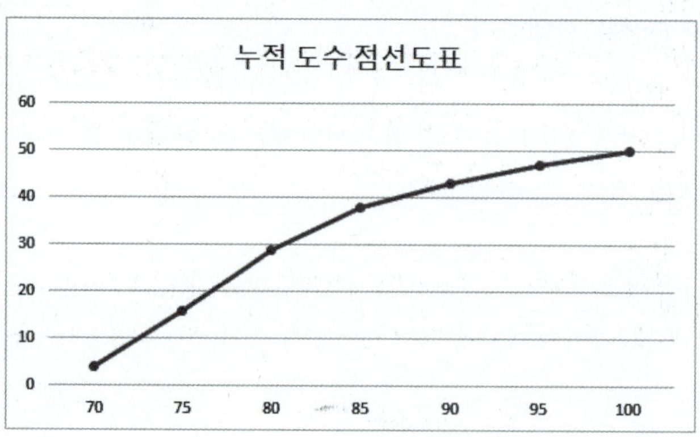

CHAPTER 6

대표값과 산포성

수집한 자료를 통해 통계 자료가 지니고 있는 뜻을 이해하기 위하여 5장에서는 도수분포표, 분할표 및 도표에 의한 방법을 설명하였다.

그런데 모집단의 특성을 설명하는 데는 때에 따라서 표나 그림에 의한 해석 만으로는 분석의 한계를 느끼게 된다. 자료를 시각적으로 표현하기가 곤란한 상황이 발생할 수 있으며 도표 자체만으로는 통계학적 분석을 위한 중요한 수단이 될 수 없다. 요컨대 표와 그래프는 자료에 대한 많은 정보를 제공해 줄 수 있지만 그것만으로 완벽한 것은 아니다.

따라서 수량적인 정보를 통해 전체 자료를 하나의 값, 몇 개의 값으로 표현하여 자료가 지니고 있는 특성을 비교해야 할 필요가 있다. 대표적인 방법으로 대표값과 산포성이 있다. 여기에서 대표값은 관찰된 자료가 어느 위치에 집중되어 있는가를 나타내는 측정값이며 산포성은 자료들이 어느 정도 흩어져 있는가를 측정하는 데 사용한다.

또한 분포의 모양을 설명해 주는 비대칭성과 첨도에 관해 서술한다.

1 대표값

1.1 정의

대표값은 객관적인 값으로써 측정값을 대표하는 값이다. 이것은 세 가지 특성을 지니고 있다.

가. 하나의 값 - 측정치가 한 개이다.

나. 객관적인 값 - 정해진 수식 또는 계산법칙에 의거하여 계산

다. 측정값을 대표하는 값

1.2 대표값의 종류

대표값에는 평균값, 중앙값, 최빈값 및 중간값이 있다. 그리고 평균값은 산술평균, 기하평균, 조화평균으로 세분된다.

이를 요약하면 다음과 같다(그림 6-1).

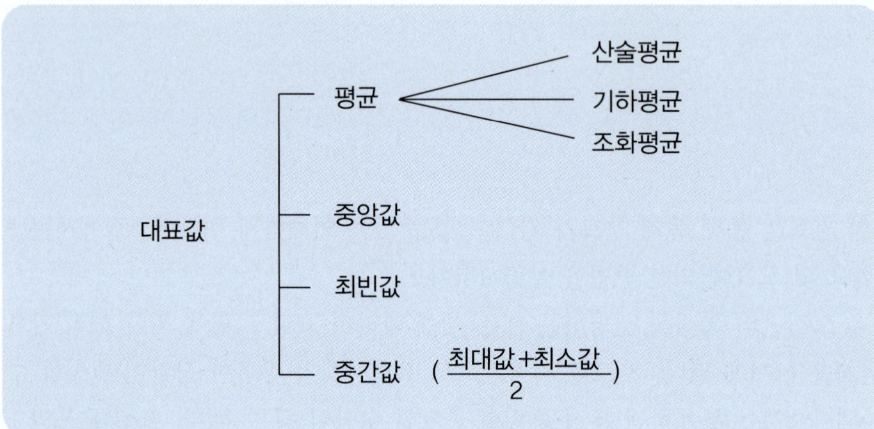

▲ 그림 6-1 **대표값의 분류**

1.3 대표값의 개념과 측정

1) 산술평균

산술평균은 단순히 평균으로 명칭되기도 하며 기호로는 $\overline{X}$ 또는 μ로 표시된다.

(1) 분류되지 않은 자료의 산술평균

전체의 측정값을 합한 후 측정수로 나눈 값으로 공식은

$$\overline{X} = \frac{\sum_{i=1}^{n} X_i}{n} = \frac{X_1+X_2+X_3+\cdots+X_n}{n}$$

예 한 마을에 거주하고 있는 가구의 크기를 조사한 결과 가구별 구성원은 다음과 같다.

[5, 3, 9, 7, 1, 3, 6, 8, 2, 6, 6]

산술평균을 계산하면

$$\frac{5+3+9+7+1+3+6+8+2+6+6}{11} = \frac{56}{11} \fallingdotseq 5.1\text{명}$$

(2) 분류된 자료의 산술평균

산술평균은 개별 관찰치를 관찰총수로 나누면 쉽게 계산할 수 있다. 그러나 도수분포표를 통해 평균을 계산할 때에는 각 구간에서의 급의 빈도와 중간점을 파악한 후 평균을 환산하여야 한다. 이에 따라 평균을 계산하는 공식은

$$\overline{X} = \frac{\Sigma f_i x_i}{\Sigma f_i} = \frac{\Sigma f_i x_i}{n}$$

예

표 6-1 입원환자의 수술건수

(단위: 명)

수술횟수	빈도
0	47
1	8
2	0
3	1
계	56

표 6-2 입원환자별 재원기간

수술횟수	빈도
0	4
1~2	10
3~5	17
6~15	8
16~25	10
26~35	4
35일 이상	3
계	56

표 6-1과 표 6-2의 자료를 통해 산술평균을 계산하여 보자. 먼저 표 6-1에서는 산술평균이 다음과 같이 환산된다.

$$\overline{X} = \frac{47\times0+8\times1+0\times2+1\times3}{56} = \frac{11}{56} = 0.2$$

한편 표 6-2에서는 중간값이 먼저 결정되어야 한다. 계급별 중간값과 빈도를 서술하면 다음과 같다.

중간값	빈도
0	4
1.5	10
4	17
10.5	8
20.5	10
30.5	4
43	3
계	56

따라서 평균은

$$\frac{4\times0+10\times1.5+17\times4+8\times10.5+10\times20.5+4\times30.5+3\times43}{56} =$$

$$\frac{15+68+84+205+122+129}{56} = \frac{623}{56} = 11.1\text{일}$$

(3) 가중평균

측정값의 합계를 계산할 때 각 측정값의 상대적 비중을 고려하여야 하는 경우가 있다. 이를 가중치(weight)라고 하며 가중치를 고려한 산술평균을 가중평균으로 정의한다.

예 1 5개 마을을 조사하여 미취학 아동의 평균 연령(개월수)을 계산한 결과는 표 6-3과 같다.

표 6-3 미취학 아동의 평균 연령

(단위: 명, 개월)

마을	어린이 수	평균 연령(개월)
A	54	58.6
B	52	59.5
C	49	61.2
D	48	62.5
E	48	64.5

위의 예를 이용하여 평균을 계산하고자 할 때는 가중치 평균을 사용해야 한다. 즉,

$$\frac{(54\times58.6)+(52\times59.5)+(49\times61.2)+(48\times62.5)+(48\times64.5)}{54+52+49+48+48}=\frac{15353.2}{251}(\text{개월})=61.2(\text{개월})$$

예 2 A 도시의 심장질환에 대한 연령별 사망률 추이는 아래와 같다.

연령(세)	0~4	5~9	10~14	15~19	20~24	25~29	30~34	35~39
사망률 (인구 10만당)	6.1	1.6	1.1	2.9	5.5	7.6	7.1	21.9
40-44	45~49	50~54	55~59	60~64	65~69	70~74	75~79	80~
25.7	38.3	58.5	102.2	190.2	375.4	619.9	1,099.9	2,570.4

B 도시의 연령계급별 인구수는 다음과 같다.

연령(세)	0~4	5~9	10~14	15~19	20~24	25~29	30~34	35~39
인구	56,326	53,177	58,163	53,186	42,548	56,810	47,159	46,857
40~44	45~49	50~54	55~59	60~64	65~69	70~74	75~79	80~
60,419	60,210	51,633	42,972	39,190	33,060	27,134	19,320	16,193

A도시의 연령별 사망률을 가지고 B도시의 연령별 인구수를 가중한 가중평균을 구하시오.

$$W=\frac{6.1\times56{,}326+1.6\times53{,}177+\cdots\cdots\cdots\cdots+2{,}570.4\times16{,}193}{56{,}326+53{,}177+\cdots\cdots\cdots\cdots+16{,}193}=148.5$$

일반적으로 심장질환과 연령의 관계는 고령자일수록 심장질환으로 인한 사망이 많아지므로 인구구성이 상이한 지역 간의 비교에서는 연령별 인구구성을 고려하여 사망률을 측정해야 한다.

예제 방사선과에 재학중인 한 학생의 지난 학기 성적은 다음과 같다(표 6-4). 이 학생의 평균점수는?

표 6-4 한 학생의 성적(점수) 분포

(단위: 점)

교과목	학점	점수
방사선촬영학	3	85
방사선관리학	3	95
방사선생물학	2	90
보건통계학	2	80

(4) 산술평균의 특성

산술평균은 가장 광범위하게 보편적으로 사용되며 유용한 대표값이다. 그러나 극단적으로 벗어난 한 두 개의 아주 크거나 매우 작은 측정값의 영향을 많이 받는다.

예를 들어 5명의 학생들의 용돈(월)을 조사하였는바 각각 매월 300,000, 100,000, 150,000, 150,000, 130,000원을 지출하였다. 이들 5명의 평균 용돈은 166,000원이 된다. 이처럼 특정인(특정 측정값)의 영향으로 인해 평균이 한쪽으로 치우치는 결과를 가져온다. 300,000원을 용돈으로 지출하는 한 학생을 제외한 4명의 평균은 132,500원이다.

2) 기하평균(geometric mean)

기하평균은 측정값이 모두 양의 값을 가지면서 오른쪽으로 치우치는 측정값을 갖는 비대칭 분포에서 주로 사용된다. 또한 기하평균은 측정값의 증가 또는 감소의 평균 변화값이 필요한 경우에 이용한다.

예 일반 세균수가 3,000마리 있는데 10분 후에 12,000마리로 증가하였고 이후에 10분이 또 경과한 후에는 48,000마리로 늘어났다. 이 경우 10분 간격의 평균 변화율은?

$$\sqrt{4X4} = \sqrt{16} = 4$$

여기에서 기하평균이 4.0이라고 하는 것은 4 × (3,000) = 12,000이 되고 4 × (12,000) = 48,000이 된다는 뜻이다.

한 변수의 측정값이 n개 있을 때 기하평균은 n개의 측정값을 곱한 후 n제곱근을 구하여 계산한다.

$$g = \sqrt[n]{X_1 \cdot X_2 \cdot X_3 \cdot\cdots\cdot + X_n}, \quad G = \sqrt[n]{X_1 \cdot X_2 \cdot X_3 \cdot\cdots\cdot + X_n},$$

측정값이 많을 때 기하평균은 $\log_{10} g = \dfrac{\Sigma \log_{10} Xi}{n}$

예제 우리나라의 병원에 근무하는 의료기사의 수는 2015년에는 총 90,866명이었다. 1년이 지나자 98,649명으로 증가하였으며 또 1년이 경과한 2017년에는 106,570명이 되었다. 2015년에서 2017년 까지의 의료기사의 증가율은?

$$\frac{98,649}{90,866} \fallingdotseq 1.09$$

$$\frac{106,570}{98,649} \fallingdotseq 1.08$$

따라서 기하평균 $G = \sqrt{1.09 X 1.08} = 1.08$, 연간 1.08배의 증가를 가져왔음을 알 수 있다.

3) 조화평균(harmounic mean)

자동차의 속도, 작업능률 및 의료비의 변화 등에 대한 대표값으로 적용된다.

한 변수에 n개의 측정값이 있을 때 조화평균은 측정값의 개수를 각 측정값의 역수의 합으로 나누어 계산한다.

$$h = \frac{\frac{1}{X_1} + \frac{1}{X_2} + \frac{1}{X_3} + \cdots\cdots + \frac{1}{X_n}}{n}$$

$$= \frac{n}{\frac{1}{X_1} + \frac{1}{X_2} + \frac{1}{X_3} + \cdots\cdots + \frac{1}{X_n}}$$

예 1 한 운전자가 서울에서 부산을 왕복 운행하는데 서울에서 부산까지는(420km) 시속 100km로 부산에서 서울까지는(430km) 시속 80km로 주행하였다. 서울에서 부산까지의 왕복구간에서의 평균속력을 구하여라.

$$H = \frac{420+430}{\frac{420}{100} + \frac{430}{80}} = \frac{850}{4.2+5.4} = \frac{850}{9.6} = 88.5(\text{km/h})$$

예 2 어떤 시약을 사는데 A회사로 부터는 병당 40원씩 모두 2,400원 어치를 사고 다른 회사에서는 병당 60원씩 모두 2,400원 어치를 샀을 때 병당 평균 지불 가격은?

$$h = \frac{2}{\frac{1}{40} + \frac{1}{60}} = 48(\text{원})$$

$$\therefore 100\text{병} \times 48\text{원} = 4{,}800(\text{원})$$

예 3 환자의 체온을 1시간 간격으로 측정하여 다음의 결과를 얻었다. 6시간 동안 체온의 조화평균을 구하시오.

시간	1	2	3	4	5	6
체온	38.4°	39.2°	38.8°	39.3°	39.1°	39.2°

$$\frac{1}{h} = \frac{1}{6}\left(\frac{1}{38.4} + \frac{1}{39.2} + \frac{1}{38.8} + \frac{1}{39.3} + \frac{1}{39.1} + \frac{1}{39.2}\right) = 0.02564$$

$$\therefore\ h = \frac{1}{0.02564} = 39.0(\text{도})$$

4) 중앙값(median)

중앙값은 측정값을 가장 작은 순서에서 가장 큰 순서대로 나열하였을 때 한가운데에 위치하는 측정값을 말한다. 중앙값은 측정값 중에서 지나치게 극단적으로 치우치는 값이 존재하는 경우에 대표값으로 적용된다.

(1) 분류되지 않은 자료의 중앙값

중앙값은 측정값의 개수에 따라 계산공식이 달라진다.

n이 홀수이면 중앙값은 $\frac{(n+1)}{2}$번째 측정값으로 지정되고 n이 짝수일 때는 $\frac{n}{2}$번째, $\frac{n}{2}+1$번째를 계산하여 이를 평균하여 얻는다.

예제를 통해 중앙값의 계산방법을 숙지하여 보자.

예 임상병리실에서 혈액검사를 받고 있는 11명의 환자를 대상으로 그들의 전자제품(TV, 냉장고, 전화기, 선풍기, 에어콘 등) 보유대수를 조사하였는바 다음과 같은 결과가 나왔다.

5, 3, 9, 7, 1, 3, 6, 8, 2, 6, 6

위의 자료에서 중앙값을 계산하는 순서는 아래와 같다. 첫째, 크기순서표를 작성한다.

1, 2, 3, 3, 5, 6, 6, 6, 7, 8, 9

둘째, 측정값의 홀수·짝수 여부를 체크한다. 여기에서는 11개 이므로 홀수
셋째, 계산공식에 의거하여 중앙값을 지정한다. 11개의 측정값 중에서 중앙값은 6번째이므 로 6번째이다. 그러므로 측정값 6이 중앙값

예 신생아 6명의 체중은 다음과 같다. 중앙값을 계산하시오.

2.4kg, 2.7kg, 3.2kg, 3.5kg, 4.3kg, 4.5kg
2.4kg, 2.7kg, 3.2kg, 3.5kg, 4.3kg, 4.5kg로 나열하고 이중에서 3번째와 4번째 측정값, 즉 3.2kg과 3.5kg을 더한 후 2로 나눈값 3.35kg이 된다.

(2) 분류된 자료의 중앙값

예 표 6-5를 이용하여 중앙값을 계산하여라.

표 6-5　누적도수분포표

계급	도수	누적도수
30~40	5	5
40~50	7	12
50~60	8	20
60~70	6	26
70~80	5	31
계	31	

도수분포표가 주어진 경우의 중앙값을 계산하는 공식은 아래와 같다.

$$\text{중앙값} = l + \frac{N-2K}{2f}\, i$$

ℓ: 중앙값이 존재하는 계급의 하한값
N: 측정값의 총수
K: 중앙값이 존재하는 계급 이전까지의 누적도수
f: 중앙값이 포함되어 있는 계급의 도수
i: 계급 간격

그러므로 위의 공식을 적용하여 중앙값을 계산하면

$$50+\frac{31-2\times12}{2\times8}\times10 = 50+\frac{70}{16} ≒ 54.4(\text{점})$$

(3) 중앙값의 특성

중앙값은 크기순서표에 의거하여 정중앙에 위치한 통계량이다. 이처럼 측정값의 위치를 설명해 주므로 위치 측정(position measure)으로 명칭되기도 한다. 또한 중앙값은 도수분포 곡선에서 면적을 이등분하는 측정값으로 자료의 분포가 비대칭일때의 대표값으로 적합하다.

5) 최빈값(mode)

특정 변수의 측정값 중에서 가장 많이 나타나는 값이나 측정값이 가장 많이 나타나는 급의 중앙값을 의미한다. 통상적으로 명목척도와 같이 질적 자료로 구성된 경우에는 최빈값을 대표값으로 많이 사용한다.

예　병원에 내원한 환자를 대상으로 혈액형을 측정하였더니 표 6-6과 같았다. 이 자료를 가지고 최빈값을 구하시오.

표 6-6 **내원환자의 혈액형 분포**

혈액형	빈도
A	10
B	15
AB	5
O	20
계	50

여기에서는 O형 환자가 20명으로 가장 많으므로 최빈값은 O형이 채택된다.

예제 20명의 외국인을 대상으로 눈의 색깔을 조사하였더니 다음과 같았다. 막대그래프를 제시하고 이 경우 가장 이상적인 대표값을 산출하시오.

눈의 색깔	청색	갈색	검정	녹색
대상자	6명	8명	4명	2명

1.4 산술평균, 중앙값, 최빈값의 비교

이미 언급한 바와 같이, 동일한 자료에 의해서도 산술평균, 중앙값, 최빈값은 달라짐을 숙지하였다. 그러므로 주어진 자료의 속성을 이해하고 세 가지 대표값의 장·단점을 분석하여 상황에 따라 최적의 대표값을 사용하는 것이 필요하다.

1) 최빈값

최빈값은 모든 측정 척도에 적용할 수 있는 대표값이다. 하지만 가장 빈도가 높은 값만을 고려하기 때문에 대표값으로 선정하는 데에는 한계가 있다. 예를 들어 아래의 A, B 두 그룹에서의 측정값의 분포를 고려해 보자.

변수(X)	A	빈도	변수(X)	B	빈도
1		16	1		8
2		1	2		7
3		1	3		6
4		7	4		4
계		25			25

표에서 알 수 있는 바와같이 A와 B 두 그룹의 분포는 매우 상이하다. 그럼에도 불구하고 최빈값은 동일하다.

2) 중앙값

중앙값은 하나의 분포를 2개로 양분하는 것으로 순서, 간격, 비척도의 자료에 유용하다.

3) 산술평균

간격척도 또는 비척도 자료에서는 산술평균이 대표값으로 가장 적당하다. 그러나 명목척도에서는 산술평균의 사용은 바람직하지 않다. 평균(Average)의 개념을 이산변수(discrete)에 사용하는 것은 현명하지 못하다.

가령 10명의 여성과 20명의 남성의 평균은 무엇인가? 라고 질문할 때 여러분은 어떻게 대답하겠는가?

4) 산술평균과 중앙값, 최빈값의 특성 및 용도

(1) 특성

통상적으로 변수가 연속성을 지니고 있을 때는 대표값으로 산술평균을 고려하는 것이 당연시된다. 하지만 이것은 논쟁을 야기할 수 있으며 때에 따라서는 중앙값이 선호되기도 한다. 즉 연속변수라 할지라도 분포의 모양이 한쪽으로 상당히 치우쳐 있는 경우에는 중앙값이 산술평균보다 우선적으로 선정되어야 한다.

아래의 예를 생각해보자.

2, 2, 2, 5, 7, 8, 9

위와 같이 7개의 측정값으로 이루어지는 분포에서는 최빈값은 2, 중앙값 5, 산술평균은 5로 결정된다. 여기에서 측정값 9를 44로 교체하면 최빈값은 2, 중앙값은 5로 앞의 측정값과 동일하지만 산술평균은 10으로 두 배가 증가한다. 이처럼 산술평균은 극단적인 측정값에 상당히 민감하다. 이것이 산술평균의 단점이다. 반면에 중앙값과 최빈값은 산술평균에 비해 상대적으로 민감성이 떨어진다(표 6-7).

예 소규모 공장에서 일하고 있는 7명의 임금을 조사하였더니 다음과 같았다.

520,000, 1,040,000, 1,040,000, 1,560,000, 2,080,000, 2,080,000, 9,880,000

여기에서 중앙값은 1,560,000
평균은 2,600,000

임금의 분포는 한 사람의 월급이 극단적으로 높음으로 인해 상당히 치우친 상태이므로 이에 따라 계산되는 평균은 1명을 제외한 나머지 6명의 임금보다 높다. 이 경우 중앙값이 분포를 설명하는 데 보다 더 유익하다.

표 6-7 산술평균, 중앙값, 최빈값의 장·단점

대표값	장 점	단 점
산술 평균	• 대다수의 사람들이 평균으로 인식 • 조사하기가 쉽다. • 측정값 전부를 고려한다. • 통계 분석에 유용한 수학적 대표값을 가짐	• 실제 자료의 측정값과 일치하지 않는다. • 한 개 또는 일부 측정값에 크게 영향을 받음 • 도수분포표에서 처음 시작하는 급의 하한값과 마지막급의 상한값을 모르는 경우에는 산술평균을 측정하는 데 어려움이 있다.
중앙값	• 자료의 측정값과 정확히 일치한다. • 극단치의 영향을 받지 않는다. • 50%의 자료로 전체 자료의 평가가 가능	• 대다수의 사람이 평균으로 간주하지 않음 • 정 중앙의 값, 가치가 있는 특정의 값 만을 사용 • 유용한 수학적 공식을 가지고 있지 않다.
최빈값	• 분류되지 않은 자료의 측정이 가능 • 극단치의 영향을 받지 않는다. • 분류되지 않은 자료의 구별이 가능	• 분류된 자료의 정확한 측정이 어려움 • 수집된 자료에 상당히 민감하게 반응한다. • 최빈값이 여러 개 있을 경우 해석의 어려움

(2) 용도

세 가지 대표값의 용도는 표 6-8에 제시되어 있다.

표 6-8 산술평균, 중앙값 및 최빈값의 용도

	산술평균	중앙값	최빈값
용도	• 가장 신뢰성이 있는 대표값	• 평균을 계산할 만한 충분한 시간적 여유가 없을 때	• 집중경향값을 가장 빨리 추정하고 싶을 때
	• 산포도, 상관도, 기타 통계적 계산이 계속될 때	• 분포가 심하게 한쪽으로 치우쳐 있을 때	• 집중경향의 대략의 짐작으로 만족할 때
	• 분포가 좌우대칭적일 때	• 분포의 상반부, 하반부에 관심이 있을 뿐 중앙에서의 거리에는 관심이 없는 경우	• 가장 흔히 일어나는 경우를 알고 싶을 때
	• 한 분포의 움직임의 중심을 알고 싶을 때	• 특정 척도의 등간성이 의심될 때	• 비대칭이거나 쌍고봉 분포일 때
	• 다른 통계값을 산출할 필요가 있을 때	• 대표적 경향을 간단하게 알고 싶을 때	• 중심적 경향을 신속히 알고 싶을 때
	• 간격, 비율척도의 측정값을 이용할 때	• 극단적인 측정치의 영향을 피하고 싶을 때	• 분포 중 가장 전형적인 수치를 알고 싶을 때

5) 평균, 중앙값, 산술평균의 크기

평균값, 중앙값 및 산술평균은 자료가 지니고 있는 분포의 모양에 따라서 값의 크기와 위치가 달라진다. 일반적으로 최빈값은 가장 높은 정점에 위치하고 있으며 중앙값은 분포를 이등분하고 산술평균은 분포상의 모든 측정값의 평균을 의미한다. 또한 분포의 치우침이 크면 클수록 집중경향값의 크기는 달라짐을 알 수 있다.

그림 6-2의 (A)에서 처럼 대칭분포에서 평균값, 중앙값 및 최빈값의 크기는 동일하다. 그러나 (B)와 (C)처럼 왼쪽과 오른쪽으로 각각 치우친 분포에서는 3개의 대표값 간의 크기는 차이가 난다. 동시에 (D)와 같이 최빈값이 2개(쌍고봉)인 분포의 모양을 나타낼 수도 있다.

봉우리가 한 개인 비대칭분포에서 3개의 대표값 간에는 다음과 같은 관계가 성립되는 바 이를 피어슨의 실험식이라고 정의한다.

1. 왼쪽으로 치우친 비대칭 분포: 평균 < 중앙값 < 최빈값
2. 오른쪽으로 치우친 비대칭 분포: 최빈값 < 중앙값 < 평균

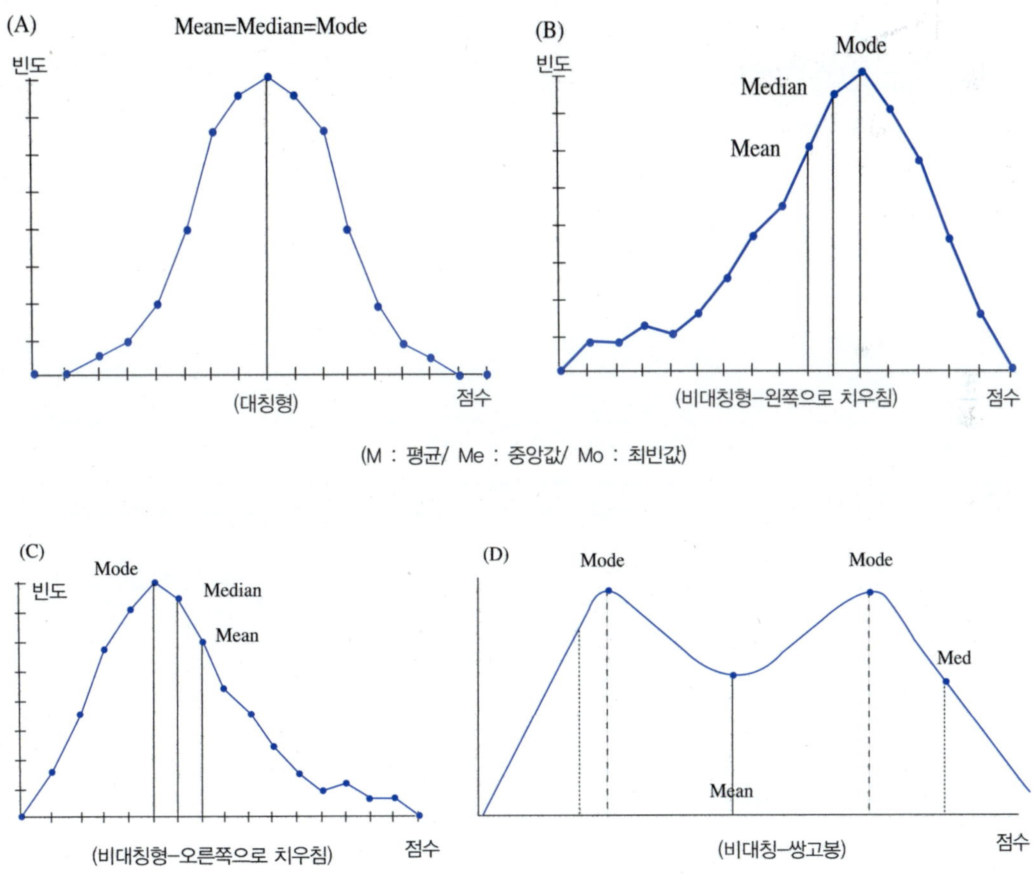

▲ 그림 6-2 **평균값, 중앙값 및 최빈값의 관계**

예 표 6-9의 분류된 자료를 이용하여 평균값과 중앙값을 계산하시오.

표 6-9 240명 남자들의 수축기 혈압

수축기 혈압	빈도(f)	급의 중간값(x)	f·x	누적빈도
100 미만	4	95[a]	380	4
100~109	16	105	1,680	20
110~119	18	115	2,070	38
120~129	40	125	5,000	78
130~139	66	135	8,910	144
140~149	56	145	8,120	200
150~159	34	155	5,270	234
160 이상	6	165[a]	990	240
계	240	-	32,420	-

[a]: 중간값으로 가정

1) 평균: $\frac{32,420}{240}$ = 135.1 mmHg

2) 중앙값: 중앙값은 130~139mmHg 사이에 놓여 있다. 즉, 120번째와 121번째 관찰치의 평균이다.
130 + (120-78) × 10/66
그리고 130 + (121-78) × 10/66
중앙값은 136.4 mmHg

(다함께 풀어보기)

표 6-10 2017년 9월의 보건소 방문환자수

날짜	방문환자수	날짜	방문환자수	날짜	방문환자수
1	60	11	80	21	72
2	77	12	71	22	89
4	65	13	108	23	75
5	90	14	68	25	80
6	80	15	102	26	88
7	105	16	85	27	90
8	80	18	79	28	77
9	85	19	97	29	99
		20	87	30	80

1. 9월 한 달 동안의 방문환자수의 평균값, 중앙값, 최빈값을 계산하여라.
2. 여기에서 알맞은 대표값을 선정하고 그 이유를 서술하시오.

TIP

재미있는 통계 이야기 2 - 평균이 사람 잡는다

현재 성인이라면 누구나 초등학교 때부터 평균이라는 개념에 익숙해 있다. 시험성적이 발표되면 누구나 자신의 평균을 계산하고 그 점수로 자신의 석차를 찾으려고 많은 노력을 해 왔다. 그래서인지 통계하면 누구나 첫 마디가 평균이라는 개념이 연상되는가 보다.

여기에 평균의 개념을 잘못 사용한 재미있는 예가 있기에 소개하고자 한다.

"평균은 전체적인 모양을 나타내는 좋은 방법이다. 그러나 평균 만으로는 전체를 나타낼 수 없는 경우가 많다. 집단의 평균은 집단 내의 구성원들이 서로 어떻게 다른 지를 보여주지 못한다. 또 서로 어느정도 흩어져 있는 지를 말해주지 못한다(중략 이유: 다소 지겨운 얘기가 될 수 있으니까).

다소 과장되지만 우스운 예가 있다.

"한 사람이 왼손은 −30도의 냉동실에 넣고 오른손은 70도나 되는 뜨거운 오븐 속에 집어 넣었다고 상상해 보자. 평균은 20도이니까 이 사람은 아주 편안한 기분을 유지하고 있다고 생각할 수 있을까?"

또 다른 예는 평균이 생사람을 잡은 경우이다. 1920년대 중국은 내전으로 전운이 감돌고 있었다. 이때 병사를 이끌고 적진을 향해 진격하고자 한 장수가 눈앞에 큰 강을 만나게 된다. 평균 수심이 얼마냐고 묻는 질문에 참모가 평균 수심이 1m 40cm라고 한다. 장수는 병사들의 평균키가 1m 65cm이므로 걸어서 행군이 가능하다고 판단하여 진격을 명한다.

결론은 어떠했을까. 모든 병사들이 수장되었단다."

이상은 고려대학교 이재창 교수님이 "알고보면 재미있는 통계 이야기"라는 책에서 언급한 내용의 일부분이다.

일전에 통계연수부의 전임 연수부장님이 하신 말씀이 생각난다.

"어떤 포수가 호랑이를 향해 네 발의 총알을 발사하였다. 한 발은 호랑이의 오른쪽 귀 끝을, 또 한발은 왼쪽 귀 끝을, 한 발은 왼쪽 발가락 끝을, 나머지 한 발은 오른쪽 발가락 끝을 스치고 지나갔단다. 평균을 내면 총알이 심장 부근을 관통하였겠는가?

그렇다면 호랑이는 피를 흘리며 쓰러져 포수의 욕심을 채워 주었는가?"

(출처: 통계청 통계연수부 연구자료 은행)

2 산포도(산포성)

앞에서 서술한 대표값은 한 도수분포표의 집중경향을 묘사하는 데 이용되고 있다. 이처럼 대표값은 전체 자료의 집중화 정도를 제시하여 주므로 자료를 요약하는 데 매우 유익하다. 그러나 이것 자체만으로 자료의 중요한 특성 전부를 설명하는 데에는 한계가 있다.

일단 대표값을 파악한 후에는 자료가 평균 주위에 어떻게 퍼져 있는가를 파악할 필요가 있다. 즉 자료가 밀접하게 몰려 있느냐 또는 분산되어 있느냐를 분석하여야 한다. 이를 통해 측정값을 대표하는 관찰치가 무엇인가를 알 수 있으며 자료 자체가 지니는 유사성 여부를 비교할 수 있다.

산포성을 설명하기 전에 아래의 내용을 통해 산포성의 개념과 중요성을 이해해 보기로 하자. 예를 들어 다음 3개의 그룹 데이터를 살펴보자.

7, 7, 7, 7, 7, (a 그룹)
5, 6, 7, 8, 9 (b 그룹)
1, 4, 7, 10, 13 (c 그룹)

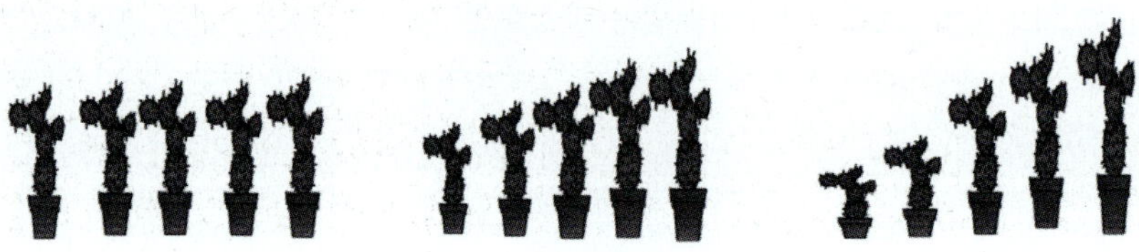

(a 그룹) (b 그룹) (c 그룹)

이 3개의 그룹에 대한 산술평균과 중앙값을 계산해 보면
(a 그룹) 산술평균 7, 중앙값 7
(b 그룹) 산술평균 7, 중앙값 7
(c 그룹) 산술평균 7, 중앙값 7
평균과 중앙값이 모두 동일하다.

따라서 산술평균과 중앙값으로 대표가 되는 수를 비교하고 있는 한, 3개의 그룹 간에는 차이가 없다. 그러나 이 3개의 그룹은 언뜻 보기에도 분명히 차이가 있다.

어디가 다를까? 그렇다. 숫자가 흩어져 있는 상태가 다르다.

그룹의 성질을 나타내기 위해서는 대표가 되는 수도 중요하지만 그것만으로는 충분하지 않고 숫자가 흩어져 있는 상태에도 주목을 하지 않으면 안 된다. 이를 위해서는 우선 산술평균을 구하거나 중앙값 등 대표가 되는 수를 선택해야 하는 순서가 필요하다.

부연 설명하면 한 변수의 측정값에 관하여 측정값의 크기의 변화를 설명할 수 있는 통계량이 있으면 대표값이 크기의 변화가 많은 측정값에서 계산되었는지 또는 변화가 적은 측정값에서 계산되었는지를 알 수 있을 뿐만 아니라 2개 이상의 표본에서 측정값을 비교할 때 각 표본의 변화도 설명할 수 있다.

2.1 산포성의 개념 및 필요성

1) 개념

다음과 같이 7명의 정신박약아로 구성되는 2개의 그룹을 선택하여 그들의 지능지수(IQ)를 측정하였다.

A그룹: 45, 50, 55, 60, 60, 70, 80

B그룹: 57, 58, 59, 60, 61, 62, 63

두 그룹의 평균을 측정한 결과 모두 산술평균은 60이었다. 그러나 A그룹의 지능지수는 B그룹에 비해 구성원 간의 점수의 차이가 컸다. 만약 지능지수가 정신박약아의 활동과 밀접하게 연관되어 있다면, A그룹은 물리치료사들이 더욱 더 신경을 써야 할 대상임을 암시하고 있다(그림 6-3).

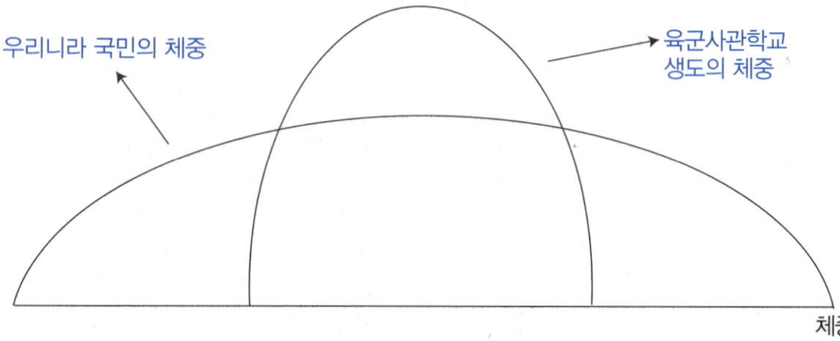

※ 우리나라 국민의 체중이 육군사관학교 학생의 체중에 비해 산포도(분포의 퍼짐 상태)가 상대적으로 넓다.

◀ 그림 6-3 두 그룹의 산포성 비교

이처럼 산포성은 하나의 객관적인 값으로서 한 변수의 측정값의 분포 상태를 설명해주고 있다.

2) 필요성

산포성은 두 그룹에서 분포의 질적인 차이를 나타내는 데 사용된다. 즉 의학에서 산포성은 많은 사람을 대상으로 혈압이나 맥박을 측정하여 이들의 분포를 파악하고 이를 정상범위와 비교하는 데 이용되고 있다. 또한 자료의 동질성이나 이질성 여부를 체크하는 지표로 활용되고 있다.

아울러 산포성은 원래 단위와 동일한 절대수로 표시하는 절대적 산포성과 평균에 대한 비로 표현하는 상대적 산포성으로 분류된다.

이 중에서 가장 대표적으로 사용하는 산포성에는 범위, 분산 및 표준편차가 있다.

2.2 산포성의 측정 및 계산

1) 범위(range)

(1) 개념

범위는 측정값 중에서 최대값과 최소값을 뺀 차이다. 즉 2개의 극단의 값만을 이용하여 계산한다.

$$범위 = 최대값 - 최소값$$

앞의 지능지수 자료를 이용하여 범위를 계산하면

A그룹: 80 − 45 = 35

B그룹: 63 − 57 = 6

(2) 특성

비록 범위는 쉽게 계산할 수 있는 잇점이 있으나 단지 2개의 극단치에 의존하므로 측정값의 분포를 설명하는 이상적인 지표가 될 수 없다. 즉 측정값이 많은 통계 자료에서 범위는 최대값과 최소값 사이의 측정값이 어떻게 분포하고 있는지를 설명할 수 없기 때문에 만족스러운 산포도가 되지 못한다.

일반적으로 범위의 값이 클수록 더 광범위하게 분포하고 있음을 의미한다.

예 자동차 타이어의 수명을 조사하기 위하여 50개를 추출하여 수명을 측정하였더니 최저 60,000km, 최대 100,000km를 기록하였다. 타이어의 수명의 범위는?

$$R = 100{,}000 - 60{,}000 = 40{,}000\text{km}$$

2) 사분편차와 상자모양 그림

(1) 사분편차

자료의 양이 많을 때에는 범위를 이용하여 산포도를 측정하기가 어렵다. 범위의 한계점을 보완하기 위하여 중앙값의 개념을 적용하여 산포도로 활용하는 것이 범위 보다는 효과적이다. 측정값 중에서 예외에 해당되는 최대값과 최소값을 제외하고 나머지 측정값을 가지고 분포의 모양을 해석하므로 범위보다 훨씬 양호한 산포상태를 보여준다.

먼저 백분위수(percentile)에 관해 정의하기로 한다. 조사자료를 크기순서대로 정리하였을 때 각 경계치에 해당되는 측정값으로 십분위수(decile)는 10등분, 사분위수(quartile)는 4등분했을 때 각각의 경계에 해당되는 측정값이다.

따라서 중앙값은 제50백분위수이며 제2사분위수이다. 특히 제1사분위수는 Q_1, 제2사분위수인 중앙값은 Q_2, 제3사분위수는 Q_3으로 표시하는데 제75백분위수를 나타낸다(그림 6-4).

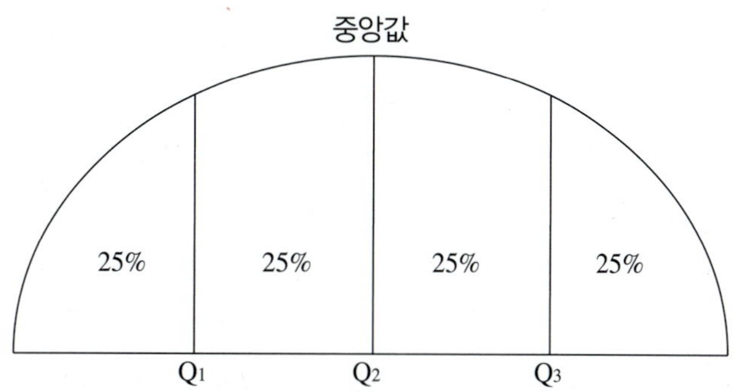

▲ 그림 6-4 **제1사분위수, 중앙값 및 제3사분위수의 위치**

이와 같이 정의할 때 사분편차는 다음과 같이 해석된다.

$$\text{사분편차 } Q = \frac{Q_3 - Q_1}{2}$$

사분위범위는 극단적인 측정값의 영향을 배제하여 중앙값을 중심으로 중앙에 모여 있는 50%의 자료 분포의 퍼짐 정도를 확인할 수 있는 산포도이다.

예 다음 통계학 시험 성적 자료의 제75백분위수를 구하시오.

통계학 시험성적

53	57	59	61	62
63	65	66	67	68
70	71	73	74	74
75	75	77	87	81
84	85	86	87	87
89	91	93	94	98

(2) 상자모양 그림(box phot)

때에 따라서는 최대값, 최소값, 제1, 제2 및 제3사분위수를 함께 제시하여 전체 자료의 분포를 합리적으로 요약할 수도 있는 바 이를 다섯 숫자 요약이라고 명칭한다.

이와 같이 다섯 개의 수치(최소값, Q_1, 중앙값, Q_3, 최대값)을 연결하여 그림으로 표현한 것을 상자모양 그림이라고 부른다. 여기에서 최소값과 최대값을 상자와 연결시켜 주는 선을 수염이라고 하므로 상자그림을 일명 상자와 수염모양 그림으로 통칭하기도 한다(그림 6-5).

상자모양 그림은 대표값을 제시하고 박스안에 '+' 표시를 하고 Q_1과 Q_3 영역에서 각각 왼쪽 및 오른쪽으로 향하는 화살표를 그려서 이루어지는 도표이다.

만약 자료가 한쪽으로 치우친 분포를 하고 있지 않다면 '+' 표시는 박스(BOX)의 정 중앙에 위치할 것이며 화살표(수염, whisker)의 길이는 동일하게 된다. 그림 6-5에서는 왼쪽 수염의 길이가 오른쪽보다 크므로 약간 왼쪽으로 기울어진 분포의 모양을 하고 있음을 확인할 수 있다.

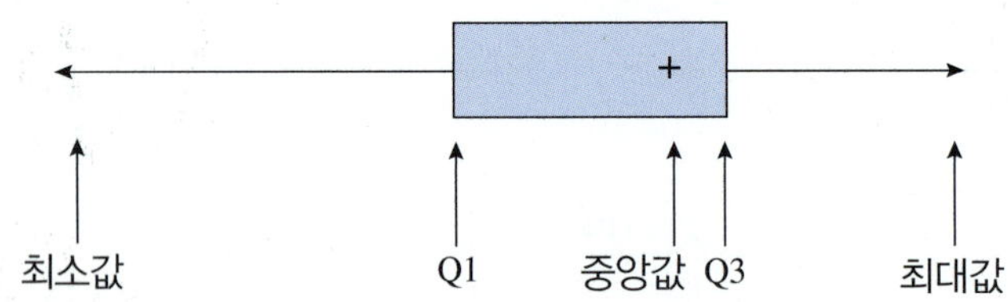

▲ 그림 6-5 **상자모양 그림**

상자모양 그림은 동일한 척도를 가지고 수집한 2개의 자료를 비교하는데 사용된다. '+' 표시의 위치는 대표값의 차이를 뜻하며 박스의 넓이는 산포성의 차이를 의미한다. 또한 그림의 크기의 차이는 범위의 차이를 내포한다.

예를 들어 동일한 척도로 측정한 두 표본자료를 통해 그림 6-6과 같은 상자모양 그림을 도시하였다. 이 자료에서 우리는 표본1의 자료가 훨씬 더 넓게 분포되어 있으며 왼쪽으로 치우쳐 있는 분포를 이루고 있음을 알 수 있다. 동시에 표본1은 표본2에 비해 대표값이 작음을 암시하고 있다.

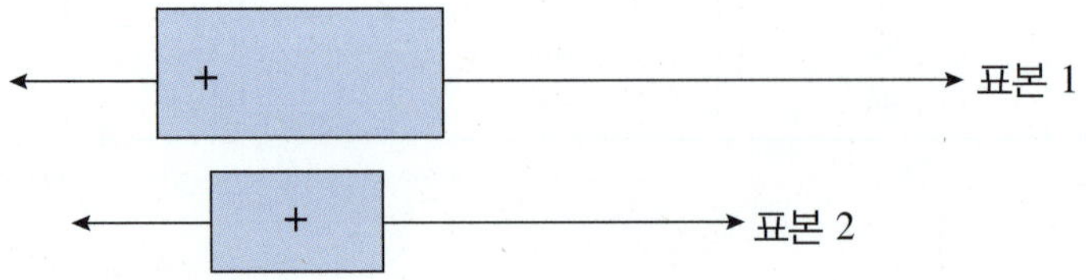

▲ 그림 6-6 **상자모양 그림의 비교**

3) 평균편차

범위나 사분편차보다 상세한 산포상태를 표현하는 방법으로 평균을 고려한 편차를 계산한다. 편차는 산술평균과 개개의 측정값의 차이를 의미한다. 예를 들어 29, 30, 31의 세 가지 자료가 있을 때 산술평균은 30이 되며 각각의 편차는 -1, 0, +1이 된다. 이를 통해 산포성을 측정할 수도 있으나 편차의 합은 항상 0이므로(앞의 예에서 -1, 0, +1을 더하면 0이 됨) 0이 되지 않는 다른 방법을 생각해 보아야 한다.

즉, 편차의 평균을 산포도로 사용할 수 없으므로 그 절대값의 평균을 산포도로 사용한다. 평균편차는 편차들의 절대값을 모두 합하여 측정값의 개수로 나눈 것을 말한다.

$$MD = \frac{\Sigma|X_i - \bar{X}|}{n}$$

예 보건통계학을 수강하는 5명의 학생들의 중간고사 성적이 각각 75, 70, 80, 85, 90이다. 이들의 평균편차는?

학생	점수(x_i)	편차($x_i-\bar{X}$)	$\lvert x_i-\bar{X} \rvert$
1	75	-5	5
2	70	-10	10
3	80	0	0
4	85	5	5
5	90	10	10
계	400	0	30

평균 $= \frac{400}{5} = 80$, 평균편차 $= \frac{30}{5} = 6$

평균편차는 각 자료가 평균으로부터 얼만큼 떨어져 있는가를 알려 주므로 나름대로 의미가 있으나 계산이 어렵기 때문에 많이 활용되고 있지는 않다.

4) 분산 및 표준편차

분산은 한 변수의 측정값이 산술평균 주위에서 평균 얼마나 떨어져 있는가를 표시하는 측정값으로 모분산은 σ^2, 표본분산은 s^2으로 표현한다. 그리고 표준편차는 σ, s로 나타낸다.

분산과 표준편차는 가장 많이 사용되는 산포도로서 계산공식은 다음과 같다.

$$\sigma = \frac{\Sigma(X_i-\bar{X})^2}{n} \qquad s^2 = \frac{\Sigma(X_i-\bar{X})^2}{n-1}$$

여기에서 n-1로 나눈 것은 불편추정통계량이 되게 하기 위해서이다.

예 1 다음 A, B, C, D, E 그룹의 데이터를 가지고 산술평균과 표준편차를 계산해 보시오.

A 그룹 : 1, 2, 3

B 그룹 : 11, 12, 13

C 그룹 : 0, 1, 2

D 그룹 : 2, 4, 6

E 그룹 : 0.5, 1, 1.5

예 2 7명의 정신박약아 어린이의 지능지수(IQ)는 아래와 같다. 표준편차 및 분산을 계산하여라.

57, 58, 59, 60, 61, 62, 63

X_i	$X_i - \overline{x}$	$(X_i - \overline{x})^2$
57	-3	9
58	-2	4
59	-1	1
60	0	0
61	1	1
62	2	4
63	3	9
$\overline{X}_i = 60$		$\Sigma(X_i - \overline{X}_i)^2 = 28$

그러므로 $S^2 = \frac{\Sigma(X_i - \overline{X})^2}{n\text{-}1} = \frac{28}{6} = 4.67$

분모를 n−1로 나누는 것에 주의해야 한다.

따라서 $S = \sqrt{S^2} = \sqrt{4.67} = 2.16$

분산과 표준편차는 그 값이 크면 클수록 분포가 넓게 산포하고 있다.

예 3 11개의 측정값이 각각 1, 1, 2, 2, 2, 3, 4, 5, 5, 9, 10인 자료에서 분산과 표준편차는?

평균 $= \frac{1+1+2+2+2+3+4+5+5+9+10}{11} = \frac{44}{11} = 4$

그러므로 분산

$$S^2 = \frac{1}{11\text{-}1}[(1\text{-}4)^2+(1\text{-}4)^2+(2\text{-}4)^2+(2\text{-}4)^2+(2\text{-}4)^2+(3\text{-}4)^2+(4\text{-}4)^2+(5\text{-}4)^2+(5\text{-}4)^2+(9\text{-}4)^2+(10\text{-}4)^2]$$

$$= \frac{9+9+4+4+4+1+0+1+1+25+36}{10} = \frac{94}{10} = 9.4$$

따라서 표준편차 $= \sqrt{9.4} = 3.066$

5) 도수분포표에서의 분산(표준편차)의 측정

한 변수의 측정값이 도수분포표로 작성되었을 때 도수분포표에서 분산(표준편차)을 계산하는 공식은 아래와 같다.

분류된 자료의 분산과 표준편차의 계산

$$S^2 = \frac{1}{n-1} \sum_{i=1}^{m} (x_i - \bar{x})^2 f_i$$

$$S = \sqrt{\frac{1}{n-1} \sum_{i=1}^{m} (x_i - \bar{x})^2 f_i}$$

예 2 다음은 20명의 학생들을 대상으로 몸무게를 측정한 도수분포표이다.
분산(표준편차)을 계산하시오.

계급값(X_i)	도수(f_i)
40	1
50	3
60	8
70	3
80	3
90	2
계	20

도수분포표에서 분산과 표준편차의 계산

계급값(X_i)	도수(f_i)	$X_i f_i$	$(X_i-\bar{X})^2$	$(X_i-\bar{X})^2 f_i$
40	1	40	625	625
50	3	150	225	675
60	8	480	25	200
70	3	210	25	75
80	3	240	225	675
90	2	180	625	1250
계	20	1,300		3,500

$$\bar{x} = \frac{1300}{20} = 65$$

$$S^2 = \frac{3500}{19} = 184.2 \qquad \therefore\ S = \sqrt{184.2}$$

6) 변이계수

측정단위가 서로 다른 두 집단이나 성격이 다른 두 집단의 자료에서는 분산이나 표준편차와 같은 절대적 산포성으로는 그 크기의 차이를 정확하게 인지할 수 없다.

예를 들어 남학생과 여학생의 키를 측정하였더니 다음과 같은 결과를 얻었다.

성별	조사대상(명)	평균	표준편차
남학생	70	171.0	7.0
여학생	50	165.0	6.8

위의 예에서 남학생과 여학생의 키의 분포를 비교하면 남학생이 여학생보다 표준편차가 크므로 남학생의 산포도가 크다고 판단할 수 있다. 그러나 이것은 엄청난 오류를 범할 수 있다.

변이계수의 공식에 의거하여 변이계수 $CV = \frac{S}{X}$를 계산하면

$$\text{남학생} = \frac{7.0}{171.0} \times 100 = 4.09(\%)$$

$$\text{여학생} = \frac{6.8}{165.0} \times 100 = 4.12(\%)$$

이와 같이 여학생의 키의 산포도가 남학생보다 큼을 알 수 있다. 즉 앞의 결과와는 정반대의 결과를 보여준다.

이와 같이 변이계수는 측정의 단위나 평균이 달라도 서로를 비교할 수 있는 이점 때문에 검사실에서 검사기계의 신뢰성을 평가하거나 품질관리를 평가하는 지표로 많이 이용된다.

예 1 성인 여성 5명과 초등학교 3학년 여자 어린이 5명의 체중을 측정하여 다음과 같은 결과를 얻었다. 이와 같은 결과로부터 성인 여성의 산포성이 훨씬 크다고 말할 수 있는가?

성인 여성: 48, 50, 46, 54, 52, 초등학교 여학생: 27, 25, 23, 25, 24

초등학교 여학생에 비해 성인 여성의 평균(초등학생 평균: 24.8, 성인여성: 50)과 표준편차가 크기 때문에 산포성이 크다라고 말할 수 있으나 그것은 잘못된 지적이다.
상대적 산포도인 변이계수를 구하면

$\text{성인 여자} = \frac{2.82}{50} \times 100 = 5.7\%$

$\text{초등학교 어린이} = \frac{1.41}{25} \times 100 = 5.7\%$ (24.8을 반올림하여 25로 산정)

두 집단에서의 산포성은 동일하므로 앞의 결론은 잘못된 것이다.

예 2 성인 여자 500명의 적혈구수와 혈색소량을 조사한 결과, 다음과 같은 결과를 얻었다. 적혈구가 혈색소에 비하여 산포도가 크다고 말할 수 있는가?

	평균	표준편차
적혈구수($1mm^3$)	4,520,000	530,000
혈색소량(g/dl)	14.7	1.2

변이계수를 구하면 적혈구수 = $\frac{530,000}{4,520,000}$ = 0.117(11.7%)

혈색소량 = $\frac{1.2}{14}$ = 0.082(8.2%)

그러므로 적혈구수의 산포도가 크다.

7) 산포성 측정값의 장·단점

앞에서 설명한 산포성 측정값의 장·단점을 열거하면 표 6-11과 같다.

표 6-11 산포성 측정치의 장·단점

	장점	단점
범위	• 측정하기가 간단하다. • 이해하기 쉽다.	• 모든 관찰치에 의존하지 않고 2개의 극단치에 좌우되므로 표본의 크기가 큰 경우에는 만족스럽지 못함. • 다른 산포성 측정치와 결합해서 사용
평균편차	• 모든 관찰치를 고려한다. • 이해하기 쉽다. • 계산이 간단하다.	• 통계학적 추정을 위한 계산공식이 존재하지 않는다.
표준편차(분산)	• 모든 관찰치에 의존한다. • 통계학적 수식이 있으므로 분석에 유리 • 정규분포에 관한 해석이 가능하다. • 가장 광범위하게 이용된다. • 모든 제곱편차는 양의 값을 갖는다.	• 1개의 극단치에 의해 상당한 영향을 받음. • 급의 구간이 설정되지 않은 경우 중간값의 산정이 애매모호해질 수 있음
변이계수	• 두 분포의 상대적 분산을 비교하는 데 이용 • 측정단위가 다르게 표현되는 변수가 있는 두 분포에서의 분산의 비교가 용이 • 평균값에 따른 자료의 분산 수준을 측정	• 분산과 평균값을 알아야 측정 가능

결론적으로 표준편차는 자료가 극단치를 내포하고 있거나 급의 간격이 정해져 있지 않은 경우를 제외한 모든 관찰치에 적용 가능하며 범위가 바람직한 산포도는 아니지만 수집된 자료를 통해 쉽게 산포성을 측정할 때 도입할 수 있다.

만약 다른 목적으로 산포성을 대략적으로 조사하는 경우에는 상당히 주의하여야 한다.

연습문제

1. 다음 자료는 22명의 폐렴환자의 재원기간을 나타낸 것이다.

   a) 범위, 사분범위, 평균편차, 분산, 표준편차 및 변이계수를 구하여라.

   6, 7, 8, 10, 11, 11, 11, 8, 10, 10, 10, 12, 12, 14, 14, 15, 15, 17, 18, 6, 5, 4

   b) 분산, 표준편차 그리고 변이계수의 장·단점을 설명하여라.

2. 표 6-12는 외국인 회사에 근무하는 300명의 직원의 월수입을 도수분포표로 제시한 것이다.

   a) 사분범위, 평균편차, 표준편차 및 변이계수를 구하시오.

   b) 직원의 수입 분포를 설명하시오.

표 6-12 직원의 월수입 분포

월수입	빈도
2,500,000 미만	2
2,500,000 ~ 2,600,000 미만	4
2,600,000 ~ 2,700,000 미만	9
2,700,000 ~ 2,800,000 미만	10
2,800,000 ~ 2,900,000 미만	22
2,900,000 ~ 3,000,000 미만	68
3,000,000 ~ 3,100,000 미만	85
3,100,000 ~ 3,200,000 미만	58
3,200,000 ~ 3,300,000 미만	25
3,300,000 ~ 3,400,000 미만	8
3,400,000 ~ 3,500,000 미만	6
3,500,000 ~ 3,600,000 미만	2
3,600,000 이상	1
계	300

3 비대칭성과 첨도(Skewness and Kurtosis)

대표값과 산포성의 측정을 통해 우리는 자료의 집중성과 산포 정도를 해석할 수 있다. 하지만 이들은 자료의 모양을 객관적으로 명확하게 구별하여 주지 못한다. 예를 들어 자료에서 극단치가 존재한다는 것은 분포의 모양이 왜곡 또는 기울어 있음을 의미한다.

수량적 자료의 형상을 표현하는 방법에는 대표값, 산포성, 비대칭성 및 첨도의 네 가지가 있다. 이 중에서 비대칭성과 첨도는 보고서에는 자주 사용되지 않는다. 대다수의 경우에 대략적인 형태만을 제시하는 것으로 충분하며 히스토그램을 통해 분포의 모양을 설명한다.

3.1 비대칭성

그림 6-7은 세 가지 유형의 점선 그래프를 도시화한 것이다. (a)는 대칭분포곡선 (b)는 오른쪽으로 기울어진 곡선 (c)는 왼쪽으로 기울어진 곡선을 보여주고 있다.

(a)곡선에서는 정점인 최빈값을 중심으로 정확하게 이등분된다. 그러나 (b)와 (c)곡선은 그렇지 않다. 또한 (a)곡선에서는 최빈값 = 중앙값 = 평균의 관계가 성립한다. 반면에 (b)는 중앙값이 평균을 초과하며 (c)에서는 산술평균의 값이 나머지 대표값보다 더 크다.

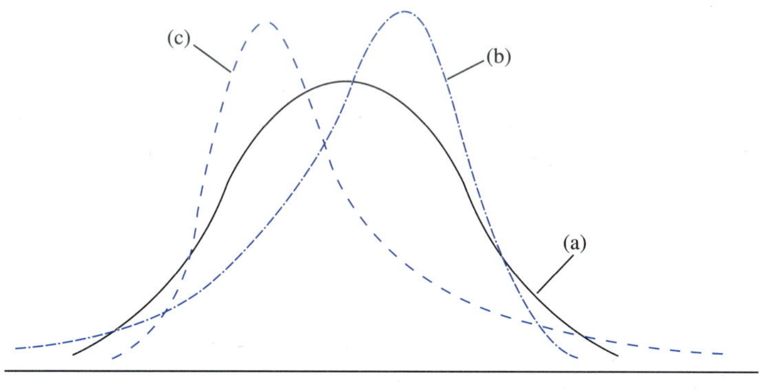

▲ 그림 6-7 **비대칭성**

비대칭성 계수를 계산하는 공식은 다음과 같다.

$$\frac{\Sigma (x_i - \bar{x})^3}{S^3}$$

만약 계산한 값이 마이너스(-)값을 가지면 분포는 왼쪽으로 치우치고, 플러스(+)값인 경우에는 오른쪽으로 기울어진 분포를 띠게 된다. 이등분되는 경우에는 그 값은 제로(0)이다.

3.2 첨도(Kurtosis)

첨도는 분포의 모양이 뾰족한 형태인가 아니면 양 극단에 퍼져 있는 완만한 형태인가를 기술한다. 그림 6-8에서 (a)는 정규분포의 모양 (b)는 정규분포보다 완만한 형태 (c)는 뾰족한 형태를 보여주고 있다.

첨도는 다음 공식으로 산출하며 계산한 결과가 0보다 크면 오른쪽으로 긴 꼬리를 갖는 분포이고 0보다 작으면 왼쪽으로 긴 꼬리를 갖는다.

8장에서 언급하는 정규분포의 경우 첨도는 0이다.

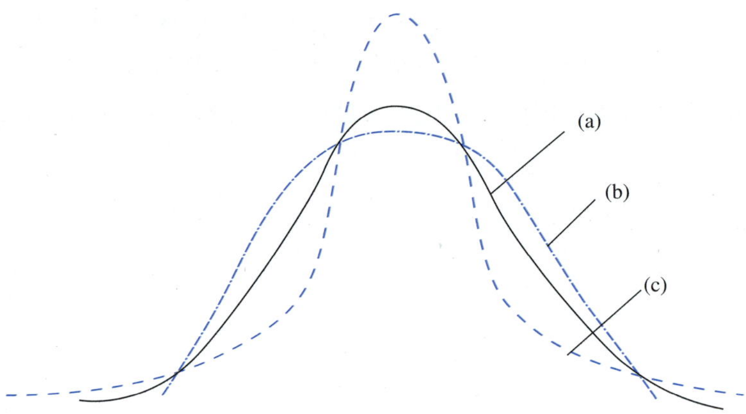

▲ **그림 6-8 첨도**

> **TIP 왜도와 첨도에 대하여...**
>
> 왜도와 첨도는 데이터의 분포 모양에 대한 정보를 주는 통계량이다.
>
> 왜도는 데이터의 분포 형태가 기울어진 정도를 나타낸다. 분포의 형태가 좌우 대칭이면 왜도는 0이 되며, +값을 가지면 오른쪽으로 긴 꼬리를 갖는 형태를 갖고, -값을 가지면 왼쪽으로 긴 꼬리를 갖는 형태를 나타낸다.
>
> 첨도는 분포 형태의 뾰족한 정도를 의미한다.
>
> 표준정규분포의 첨도는 3이며 3보다 크면 이 보다 더 뾰족한 형태이고 3보다 작으면 이보다 넓게 퍼져 있는 형태이다.

Excel을 활용한 통계분석

1. 5장 2절에서 사용한 데이터를 사용하여 여러 가지 대표값과 산포성을 구해 보자.

▶ 입원 중인 환자 50명을 대상으로 체중을 측정하였는바 아래의 결과가 나왔다.

75, 67, 76, 71, 73, 86, 72, 77, 80, 75, 80, 96, 93, 75, 73, 83, 81, 82, 73, 92, 81, 87, 76, 84, 78, 79, 99, 100, 88, 77, 71, 76, 75, 83, 66, 79, 95, 85, 77, 87, 90, 73, 72, 68, 84, 69, 78, 77, 84, 94

1) 데이터를 엑셀 워크시트에 입력하기

데이터는 5장에서와 같은 방법으로 시트에 입력하도록 한다.

	A	B	C	D	E	F	G	H	I	J
1	체중			체중	도수					
2	75			66~70	4		70			
3	67			71~75	12		75			
4	76			76~80	13		80			
5	71			81~85	9		85			
6	73			86~90	5		90			
7	86			91~95	4		95			
8	72			96~100	3		100			
9	77									
10	80									
11	75									
12	80									
13	96									
14	93									
15	75									
16	73									
17	83									
18	81									
19	82									
20	73									
21	92									

2) 기술 통계량 구하기

① 「리본」 메뉴에서 「데이터」를 누른 후 '분석'을 선택한다.
「데이터 분석」에서 「기술 통계법」을 선택하고 확인을 누른다.

② '입력 범위'에 5장에서와 같은 방법으로 데이터의 범위를 선택한다.
(입력 범위의 오른쪽 빨간색 화살표를 누른 후 작은 창이 나오면 마우스를 이용하여 데이터(A열)를 선택한다. 즉 A2를 클릭하고 A51까지 드래그하여 영역을 선택한다. 범위가 입력되었으면 다시 빨간 화살표 부분을 눌러 대화 상자로 되돌아온다. → 5장의 히스토그램 그리기 참조)

③ 나머지 옵션을 아래 그림과 같이 선택한다.
예) K번째 큰 값과 작은 값: 데이터 중에서 K번째 큰 값과 K번째 작은 값을 출력한다. 상자에 원하는 K값을 입력하면 된다.

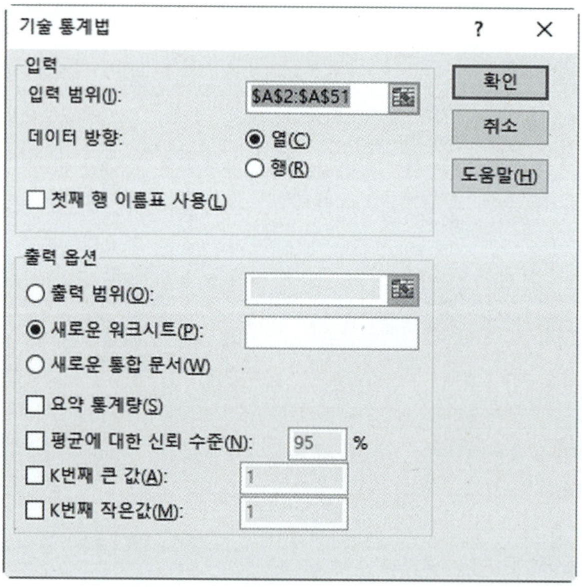

④ 〈확인〉을 누르면 '기술통계'라는 새로운 워크시트에 다음과 같은 요약 통계량이 출력된다. 위 결과를 이용하여 중간값, 변이계수 등을 계산할 수 있다.

	A	B
1	Column1	
2		
3	평균	80.24
4	표준 오차	1.187197
5	중앙값	78.5
6	최빈값	75
7	표준 편차	8.394751
8	분산	70.47184
9	첨도	-0.24009
10	왜도	0.597769
11	범위	34
12	최소값	66
13	최대값	100
14	합	4012
15	관측수	50
16	가장 큰 값(1)	100
17	가장 작은 값(1)	66
18	신뢰 수준(95.0%)	2.385762

3) 엑셀을 이용하여 순위와 백분율계산

① 「리본」 메뉴에서 「데이터」를 누른 후 '분석'을 선택한다. '데이터 분석'에서 '순위와 백분율'을 선택하고 〈확인〉을 누른다.

② '입력 범위'에서 위와 같은 방법으로 데이터의 범위(A2~A51)를 선택한다.

③ 나머지 옵션을 아래 그림과 같이 선택한다.

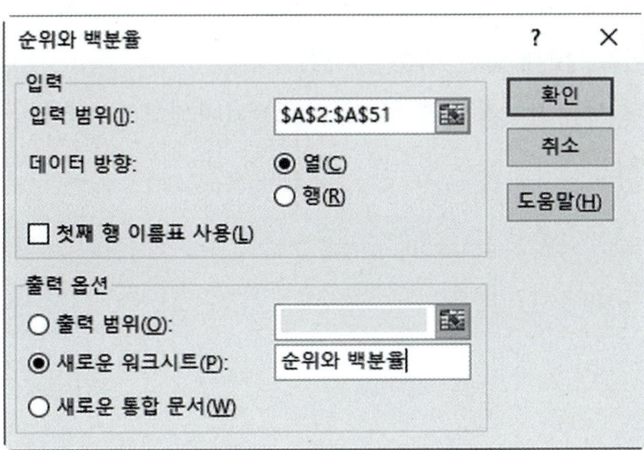

④ 〈확인〉을 누르면 '순위와 백분율'이라는 새로운 워크시트에 다음과 같은 요약 통계량이 출력된다.

A	B	C	D
포인트	Column1	순위	퍼센트
28	100	1	100.00%
27	99	2	97.90%
12	96	3	95.90%
37	95	4	93.80%
50	94	5	91.80%
13	93	6	89.70%
20	92	7	87.70%
41	90	8	85.70%
29	88	9	83.60%
22	87	10	79.50%
40	87	10	79.50%
6	86	12	77.50%
38	85	13	75.50%
24	84	14	69.30%
45	84	14	69.30%
49	84	14	69.30%
16	83	17	65.30%
34	83	17	65.30%
18	82	19	63.20%
17	81	20	59.10%
21	81	20	59.10%
9	80	22	55.10%
11	80	22	55.10%
26	79	24	51.00%
36	79	24	51.00%

첫째 열은 입력된 행 번호이고 둘째 열은 데이터 값들이 내림차순으로 정렬된 것이다. 셋째 열은 순위이고, 넷째 열은 백분율이다.

위 결과를 가지고 사분편차를 구할 수 있다. D열(퍼센트)을 사용하여 25%, 50%, 75% 값을 찾을 수 있다.

2. 도수분포표가 주어졌을 때 기초 통계량 구하기

6.1.4의 예를 가지고 살펴보자.

예 아래의 분류된 자료를 이용하여 평균값과 중앙값을 계산하시오.

240명 남자들의 수축기 혈압

수축기 혈압	빈도(f)	급의 중간값(X)	f·X	누적빈도
100 미만	4	95 a	380	4
100~109	16	105	1,680	20
110~119	18	115	2,070	38
120~129	40	125	5,000	78
130~139	66	135	8,910	144
140149	56	145	8,120	200
150~159	34	155	5,270	234
160 이상	6	165 a	990	240
계	240	-	32,420	-

1) 데이터를 엑셀 워크시트에 입력하기

	A	B	C	D	E
1	수축기 혈압	빈도	급의 중간값	f*x	누적빈도
2	100미만	4	95	380	4
3	100~109	16	105	1680	20
4	110~119	18	115	2070	38
5	120~129	40	125	5000	78
6	130~139	66	135	8910	144
7	140~149	56	145	8120	200
8	150~159	34	155	5270	234
9	160이상	6	165	990	240
10	계	240		32420	

※ 누적 빈도는 5장에서 설명된 방법으로 입력하여도 된다.

2) 통계량 계산

▶ 평균값

시트의 빈 곳에 다음과 같이 입력하고 enter키를 누르면 평균값이 구해진다.

12	
13	평균
14	=D10/B10

여기서 D10=32420, B10=240을 나타낸다.

평균값은 약 135.1이다.

▶ 사분범위 구하기

데이터가 정확한 값이 아닌 도수분포표의 형태이므로 정확한 사분범위를 구하는 것이 어렵기 때문에 대략적인 위치만을 알 수 있다. 즉 25%와 75%가 도수분포표의 어느 범위에 있을 것이라는 것만 대략적으로 알 수 있다.

① 사분범위를 구하기 위하여 누적 상대도수를 구하여야 한다.
F열에 '누적 상대도수'라 쓰고 다음과 같이 입력하여 준다.

E	F
누적빈도	누적 상대도수
4	=E2/240
20	
38	
78	
144	
200	
234	
240	

여기서 E2는 누적 빈도를 의미하며, 240은 도수의 합이다.
이 상태에서 enter키를 누르면 누적 상대도수가 나타난다.

② 이제 마우스를 가지고 드래그 하면 모든 도수의 누적 상대도수를 구할 수 있다.

	A	B	C	D	E	F	
1	수축기 혈압	빈도	급의 중간값	f*x	누적빈도	누적 상대도수	편차
2	100미만	4	95	380	4	0.016666667	
3	100~109	16	105	1680	20	0.083333333	
4	110~119	18	115	2070	38	0.158333333	
5	120~129	40	125	5000	78	0.325	
6	130~139	66	135	8910	144	0.6	
7	140~149	56	145	8120	200	0.833333333	
8	150~159	34	155	5270	234	0.975	
9	160이상	6	165	990	240	1	
10	계	240		32420			

③ 위 누적 상대도수를 보면 25%는 120~129 사이에 위치함을 알 수 있다. 또 75%는 140~149 사이에 위치함을 알 수 있다.

▶ 평균편차 구하기

① 평균편차를 구하기 위해 우선 편차(data-평균)를 구해야 한다.
※계급 값으로 급의 중간값을 사용하기로 한다.

G열에 '편차'라 쓰고 다음과 같이 입력하여 준다.

F	G
누적 상대도수	편차
0.016666667	=C2-135.1

C2는 급의 중간값을 나타낸다. 이 상태에서 enter키를 누르면 해당 급의 편차가 나타난다.

② 위와 같은 방법으로 마우스를 셀에 놓고 드래그하면 나머지 셀에도 편차가 자동적으로 구해진다.

	A	B	C	D	E	F	G
1	수축기 혈압	빈도	급의 중간값	f*x	누적빈도	누적 상대도수	편차
2	100미만	4	95	380	4	0.016666667	-40.1
3	100~109	16	105	1680	20	0.083333333	-30.1
4	110~119	18	115	2070	38	0.158333333	-20.1
5	120~129	40	125	5000	78	0.325	-10.1
6	130~139	66	135	8910	144	0.6	-0.1
7	140~149	56	145	8120	200	0.833333333	9.9
8	150~159	34	155	5270	234	0.975	19.9
9	160이상	6	165	990	240	1	29.9
10	계	240		32420			

③ 이제 H열에 G열 값의 절대값을 넣어 주자.

④ I열에는 절대값과 빈도의 곱을 구하여 기입한다.

F	G	H	I
누적 상대도수	편차	절대값	절대값*빈도
0.016666667	-40.1	40.1	=H2*B2
0.083333333	-30.1	30.1	
0.158333333	-20.1	20.1	
0.325	-10.1	10.1	
0.6	-0.1	0.1	
0.833333333	9.9	9.9	
0.975	19.9	19.9	
1	29.9	29.9	

첫 열에 '=H2*B2'라 입력하고 enter 키를 누르면 계급에 해당하는 값을 얻을 수 있으며, 위와 같은 방법으로 마우스를 놓고 드래그하면 모든 계급에 해당하는 값을 자동적으로 얻을 수 있다.

F	G	H	I
누적 상대도수	편차	절대값	절대값*빈도
0.016666667	-40.1	40.1	160.4
0.083333333	-30.1	30.1	481.6
0.158333333	-20.1	20.1	361.8
0.325	-10.1	10.1	404
0.6	-0.1	0.1	6.6
0.833333333	9.9	9.9	554.4
0.975	19.9	19.9	676.6
1	29.9	29.9	179.4

⑤ 위와 같은 상태에서 아이콘 모음줄의 「홈」-「편집」 Σ 자동합계 키를 누르면 선택된 셀들의 합을 구할 수 있다.

H	I
절대값	절대값*빈도
40.1	160.4
30.1	481.6
20.1	361.8
10.1	404
0.1	6.6
9.9	554.4
19.9	676.6
29.9	179.4
	2824.8

⑥ 이제 2824.8을 도수의 합 240으로 나누어주면 평균편차를 구할 수 있다.
빈 셀에 다음과 같이 입력하고 enter키를 누르면 평균편차를 구할 수 있다.

=2824.8/240

값은 11.77이다.

▶ 분산과 표준편차 구하기

① $(X_i-\overline{X})^2$를 계산하여야 한다. X_i-$\overline{X}$ 값 (편차)은 위에서 구하였으므로 이 값의 제곱값만 구하여 주면 된다.

② 제곱값을 구한 후 빈도를 곱한다.
빈 셀(J열)에 '편차제곱*빈도'라 입력하자.
그 다음 셀에 다음과 같이 입력한 후 enter키를 누르면 그 계급에 해당하는 값이 계산된다.
여기서 G2는 −40.1을 B2는 빈도 4를 나타낸다.

	A	B	C	D	E	F	G	H	I	J
1	수축기 혈압	빈도	급의 중간값	f*x	누적빈도	누적 상대도수	편차	절대값	절대값*빈도	평균편차*빈도
2	100미만	4	95	380	4	0.016666667	-40.1	40.1	160.4	=G2*G2*B2
3	100~109	16	105	1680	20	0.083333333	-30.1	30.1	481.6	
4	110~119	18	115	2070	38	0.158333333	-20.1	20.1	361.8	
5	120~129	40	125	5000	78	0.325	-10.1	10.1	404	
6	130~139	66	135	8910	144	0.6	-0.1	0.1	6.6	
7	140~149	56	145	8120	200	0.833333333	9.9	9.9	554.4	
8	150~159	34	155	5270	234	0.975	19.9	19.9	676.6	
9	160이상	6	165	990	240	1	29.9	29.9	179.4	
10	계	240		32420					2824.8	

③ 값이 나오면 마우스로 드래그하여 나머지 셀에도 값을 계산해 준다.

J
평균편차*빈도
6432.04
14496.16
7272.18
4080.4
0.66
5488.56
13464.34
5364.06

위와 같은 상태에서 Σ 키를 눌러 선택된 영역의 합을 구해 주자.

J
평균편차*빈도
6432.04
14496.16
7272.18
4080.4
0.66
5488.56
13464.34
5364.06
56598.4

이제 56598.4를 n-1(여기서 n은 240이다.)로 나누어주면 분산을 구할 수 있다. 약 236.81이 된다.

④ 지금부터는 분산값을 가지고 표준편차를 구해 보자.
빈 셀에 다음과 같이 입력하고 enter키를 누르면 된다.

236.8133891
=SQRT(236.81)

계산된 값은 약 15.4이다.

▶ 변이계수 구하기

변이계수는 분산을 평균값으로 나누어 주면 된다.
표준편차와 평균값은 위에서 모두 구하였으므로 변이계수는 쉽게 구할 수 있다.
즉 빈 셀에 다음과 같이 입력한 후 enter키를 누르면 된다.

변이계수
=15.39/135.08

그 값은 약 0.11정도이다.

| 최종 엑셀 시트의 모양 |

	A	B	C	D	E	F	G	H	I	J	K
1	수축기 혈압	빈도	급의 중간값	f*x	누적빈도	누적 상대도수	편차	절대값	절대값*빈도	평균편차*빈도	
2	100미만	4	95	380	4	0.016666667	-40.1	40.1	160.4	6432.04	
3	100~109	16	105	1680	20	0.083333333	-30.1	30.1	481.6	14496.16	
4	110~119	18	115	2070	38	0.158333333	-20.1	20.1	361.8	7272.18	
5	120~129	40	125	5000	78	0.325	-10.1	10.1	404	4080.4	
6	130~139	66	135	8910	144	0.6	-0.1	0.1	6.6	0.66	
7	140~149	56	145	8120	200	0.833333333	9.9	9.9	554.4	5488.56	
8	150~159	34	155	5270	234	0.975	19.9	19.9	676.6	13464.34	
9	160이상	6	165	990	240	1	29.9	29.9	179.4	5364.06	
10	계	240		32420					2824.8	56598.4	
11								평균편차	11.77	236.8133891	분산
12										15.38863217	표준편차
13	평균	변이계수				11.77					
14	135.0833333	0.113932									

연습문제 아래 문제를 엑셀(Excel)을 활용하여 계산해 보세요.

예 1 다음 자료는 23명의 폐렴 환자의 재원기간을 나타낸 것이다.

a) 범위, 사분위수, 평균편차, 분산, 표준편차 및 변이계수를 구하여라.

6, 7, 8, 8, 10, 11, 11, 11, 8, 10, 10, 10, 12, 12, 14, 14, 15, 15, 17, 18, 6, 5, 4

b) 분산, 표준편차 그리고 변이계수의 장·단점을 설명하여라.

예 2 외국인 회사에 근무하는 300명의 직원의 월수입을 도수분포표로 제시한 것이다.

a) 사분위수, 평균편차, 표준편차 및 변이계수를 구하시오.

b) 직원의 수입 분포를 설명하시오.

직원의 월 수입 분포

월수입	빈도
2,500,000 미만	2
2,500,000~2,600,000 미만	4
2,600,000~2,700,000 미만	9
2,700,000~2,800,000 미만	10
2,800,000~2,900,000 미만	22
2,900,000~3,000,000 미만	68
3,000,000~3,100,000 미만	85
3,100,000~3,200,000 미만	58
3,200,000~3,300,000 미만	25
3,300,000~3,400,000 미만	8
3,400,000~3,500,000 미만	6
3,500,000~3,600,000 미만	2
3,600,000 이상	1
계	300

참고로 앞의 사례(자료)를 SAS 프로그램을 이용하여 분석한 결과는 다음과 같다.

◎ 기술통계량

The UNIVARIATE Procedure
Variable: area
Moments

N	50	Sum Wights	50
Mean	80.24	Sum Observations	4012
Std Deviation	8.39475055	Variance	70.4718367
Skewness	0.59776948	Kurtosis	-0.2400885
Uncorrected SS	325376	Corrected SS	3453.12
Coeff Variation	10.462052	Std Error Mean	1.18719701

→ 평균(mean)과 분산(variance), 표준편차(stdandard deviation), 왜도(skewness), 첨도(kurtosis) 등이 계산된다.

Basic Statistical Measures

Location		Variability	
Mean	80.24000	Std Deviation	8.39475
Median	78.50000	Variance	70.47184
Mode	73.00000	Range	34.00000
		Interquartile Range	10.00000

Tests for Location: Mu0=0

Test		-Statistic-	----- p Value -----	
Student's t	t	67.58777	Pr 〉 |t|	〈.0001
Sign	M	25	Pr 〉 = |M|	〈.0001
Signed Randk	S	637.5	Pr 〉 = |S|	〈.0001

→ 평균이 0인지에 대한 검정통계량이 주어져 있다.
통계량 값이 매우 크고 p-value가 아주 작은 것으로 보아 평균이 0이라는 가설을 기각할 수 있다. 즉 평균이 0이라고 말할 수 없다.

Quantiles (Definition 5)

Quantile	Estimate
100 % Max	100.0
99 %	100.0
95 %	96.0
90 %	93.5
75 % Q3	85.0
50% Median	78.5
25% Q1	75.0
10 %	71.0
5 %	68.0
1 %	66.0
0% Min	66.0

→ 자료에 대한 분위수가 나와 있다. 사분위수의 위치가 표시되어 있다.

CHAPTER 7

확률 및 확률분포

지금까지 우리는 기술통계학과 관련된 내용을 다루었다. 즉 관찰과 실험을 위한 표본을 추출하고 자료를 수집하며 이를 통해 표와 그래프를 제시하는 방법, 자료의 특성을 나타내는 지표 및 통계 자료의 분포 경향을 설명하였다.

그런데 통계학의 주요 목적은 표본의 특성을 통해 얻은 결과를 토대로 모집단의 특성을 유추하는 것이다. 이와 같은 목적으로 표본통계량으로부터 모수를 추측하는 근거를 마련하기 위해서는 확률에 관한 전제가 이루어져야 한다. 즉 확률이론은 통계적 추론의 기초가 된다.

특히 보건학(의학)은 결정론적이기보다는 비결정론적 학문이므로 확률적 개념에 많이 의존하게 된다. 다시 말하면 결과의 예측이 극소수를 제외하고는 매우 어려우며 확률이나 가능성의 정도에 따라 다양한 결과가 예상된다. 그러므로 확률이론은 보건학 분야에서의 통계적 추론을 연구 하는데 기초가 된다.

본 장에서는 통계적 추론의 기초가 되는 확률의 기본 개념, 원칙 및 적용에 관한 기본 지식을 취급한다. 그리고 확률분포의 몇가지 내용을 언급하고자 한다. 한편 통계적 추론, 즉 추정 및 가설검정 부분은 별도의 장을 할애하여 자세하게 서술한다.

1 확률의 개념 및 적용

1.1 확률의 개념

1) 확률의 의미

우리의 일상생활에서 확률과 관련된 몇 가지 예를 찾아보자.

① 의료기사 시험에 우리 학과 학생들이 합격할 가능성은 얼마인가?

② 일기 예보에서 내일 비가 올 확률이 40%라고 예보했다면 정말 비가 올 것인가?

③ 위암 환자가 수술을 받았을 때 치유될 가능성은 얼마인가?

④ 한국의 프로야구에서 올해는 작년의 홈런기록이 깨어지고 새로운 기록이 수립될 수 있을까? 등 확률의 개념은 우리가 일상생활에서 쉽게 접하는 것으로 '오늘 눈이 내릴 확률이 얼마이다', '시험문제의 적중률이 얼마이다', 'A환자의 회복률은 얼마이다.'와 같이 확실한 이야기는 아니지만 경험적 또는 이론적 근거를 바탕으로 예측하는 것이 모두 확률의 개념에서 파생되는 것이라 할 수 있다.

확률의 기원은 도박에서 찾을 수 있으며 최초의 확률서적은 이탈리아의 수학자 지롤라모 카르다노(Gerolamo Cardano, 1501~1576)가 펴냈다. 이후 학문으로서 체계화된 것은 19세기의 포아송(Simeon Denis Poisson)을 통해서이다. 현재 확률은 교통수단의 선택에 이르기까지 일상생활에 폭넓고 깊게 이용되고 있다.

확률의 개념에 대한 이해를 돕기 위해 여섯 면이 동일한 주사위를 1회 던지는 시행을 생각해 보자. 이때 주사위의 어느 면이 나올지는 아무도 알지 못한다. 그러나 주사위 던지기를 무한히 반복해보면 여섯 면이 나오는 비율은 어느 일정한 값에 도달함을 알 수 있다.

이렇게 시행횟수를 무한히 반복했을 때 나타날 비율이 동일한 값에 접근하는 경우의 일정한 값을 특정 시행의 확률이라 말한다. 즉, 확률은 어떤 사상이 발생할 가능성의 정도를 수량적으로 표현한 것이다. 이때 발생가능한 모든 결과 중 특정 형태의 결과로 나타난 것을 사건(사상)이라 하며 사건을 일으키는 행위를 시행이라 한다. 또한 발생 가능한 모든 결과를 통틀어 표본공간이라고 명칭한다. 예를 들어 주사위를 던졌을 때 표본공간은 1, 2, 3, 4, 5, 6이다. 만일 N번의 시행이 이루어졌을 때 특정 사건(사상) A가 나타나는 횟수가 m번일 경우의 확률은 $P = P(A) = m/N$로 표시된다.

우리가 확률을 정의할 때 '어떤 사건은 전혀 일어날 가능성이 없다' 혹은 '어떤 사건이 일어날 가능성은 70%이다.' 혹은 '어떤 사건이 일어날 가능성은 100%이다.'라고 말한다. 즉 특정 사건이 전혀 일어날 것 같지 않으면 해당 확률은 0이 되고 특정 사건이 확실히 일어난다면 확률은 1이다. 위의 공식으로 설명한다면 N번의 시행에서 사건 A가 한번도 일어나지 않으면 확률 $P = 0/N = 0$이 되고 반면에 사건 A가 N번 모두 일어난다면 확률은 1이 된다. 그러므로 확률은 0보다 작을 수 없고 1보다 클 수 없다. 그리고 사건 A가 일어나지 않을 사건을 A의 여사건 $\overline{A}$라고 하면 $P(\overline{A}) = 1 - P(A)$. 즉, 일어날 수 있는 모든 확률에서 사건 A가 일어날 확률을 제거한 값이 된다.

2개의 사상 A, B가 동시에 일어날 수 없을 때 2개의 사상은 상호배반적이라고 말한다. 이때 다음의 관계가 성립되는 바 이를 가법정리라고 칭한다.

둘 또는 둘 이상의 결과가 일어날 가능성이 서로 배반적일 때, 이 중 한 결과 또는 다른 결과가 일어날 확률은 이들 각각이 일어날 확률의 합과 같다.

$$P(A \cup B) = P(A) + P(B)$$

가법정리는 3개 이상의 배반사상에 관해서도 적용된다.

예 1 의무기록사 시험 및 보건교육사 시험은 동시에 시행(시험일자가 동일하다고 가정)된다. 이 경우 80명의 학생 중 의무기록사 시험 응시자가 30명, 보건교육사 응시자가 30명이라고 한다면 의무기록사 또는 보건교육사 시험을 선택할 확률은 ?

$$\frac{30}{80} + \frac{30}{80} = \frac{60}{80} = 0.75$$

예 2 혈압기를 생산하는 한 업체에서 A부품의 불량품 생산확률이 P(A) = 0.30이고, B부품의 불량품 생산확률은 P(B) = 0.25이다. A와 B부품을 동시에 불량하게 생산할 확률이 0.15인 경우 A부품 또는 B부품의 불량품 생산 확률은?

$P(A \text{ 또는 } B) = 0.30 + 0.25 - 0.15 = 0.40$

예 3 주사위를 던졌을 때 5 또는 6의 눈이 나올 확률은?

$P(A \cup B) = P(A) + P(B)$

따라서 $\frac{1}{6} + \frac{1}{6} = \frac{2}{6} = \frac{1}{3}$

(2) 승법정리

어떤 결과 A가 일어날 확률 P(A)와 다른 결과 B가 일어날 P(B)가 서로 독립적일 때 A와 B 결과가 동시 또는 계속해서 일어날 확률은 두 확률의 곱과 같다.

$$P(A \text{ 및 } B) = P(A) \times P(B)$$

승법정리는 3개 이상의 확률사상의 경우에도 적용된다.

$$P(A \cap B \cap C \cdot \cdot \cdot \cdot \cdot \cdot \cdot \cdot \cdot) = P(A) \cdot P(B) \cdot P(C) \cdot \cdot \cdot \cdot \cdot \cdot$$

예 1 학기말 시험에서 보건통계학에 합격할 확률이 P(통계학) = 0.20이고 공중보건학에 합격할 확률이 P(공중보건학) = 0.60이라면 위 학생이 보건통계학 및 공중보건학 시험 모두에 합격할

확률은 P(통계학 및 공중보건학) = 0.2 × 0.6 = 0.12

예 2 하나의 주사위를 두 번 던졌을 때 5의 눈과 6의 눈이 나올 확률은?

5의 눈이 나올 확률 P(A)는 1/6, 6의 눈이 나올 확률 P(B)는 1/6로 상호독립적이므로

$$P(A \cap B) = P(A) \times P(B) = \frac{1}{6} \times \frac{1}{6} = \frac{1}{36}$$

이 된다.

1.2 순열과 조합(Permutations and Combinations)

확률은 많은 항목 중에서 특정 항목을 선택하는 것을 내포하고 있다. 특정 항목의 선택이 편견없이 확률적으로 이루어질 때 그 결과의 발생 가능성은 동일하다.

이와 같은 원리를 적용하여 특정 결과의 발생 빈도를 측정하기 위해서는 순열과 조합의 개념을 이해하여야 한다. 순열은 순서를 고려한 결합이며 조합은 순서를 고려하지 않고 항목을 묶은 것이다.

예를 들어 설명하기로 한다.

예 5개의 알파벳 A, B, C, D, E가 있다. 이 중에서 2개를 선택한다면 가능한 순열은?

(1) AB (2) AC (3) AD (4) AE (5) BA (6) BC (7) BO (8) BE
(9) CA (10) CB (11) CD (12) CE (13) DA (14) DB (15) DC (16) DE
(17) EA (18) EB (19) EC (20) ED

순열에서는 순서가 중요하므로 AB와 BA는 다른 결과이다. 반면에 조합에서는 순서를 고려하지 않으므로 AB와 BA는 동일한 항목이다. 그러므로 5개 중 2개를 선택하는 경우 가능한 항목의 수는 위에 언급한 순열의 수준이다.

이처럼 순열과 조합의 가능한 항목은 모든 가능성을 나열함으로써 정리할 수 있다. 앞의 사례에서 보는 바와 같이 항목을 찾아내기 위해서는 오랜 시간을 투자해야 하며 때로는 실수로 항목을 찾아내지 못하는 경우도 있다.

대신에 공식을 활용하면 순열과 조합에서의 항목수(가짓수)를 쉽게 찾아낼 수 있다.

1) n개 중 r개를 선택하는 순열의 수

$$nPr = n \times (n-1) \times (n-2) \times \cdots\cdots\cdots \times (n-r+1) = \frac{n!}{(n-r)!}$$

n! : n의 계승(factorial)

예 1 상품 7개 중에서 3개를 꺼내어 배열하는 방법의 수는?

nPr이므로 $_7P_3 = \frac{n!}{(n-r)!} = \frac{7!}{(7-3)!} = \frac{7!}{4!} = 7 \times 6 \times 5 = 210$

2) n개 중에서 r개를 끄집어내는 조합의 수

$$nCr(n>r) = \frac{n(n-1)(n-2) \cdots\cdots (n-r+1)}{1\ 2\ 3\ 4 \cdots\cdots r} = \frac{n!}{(n-r)!r!}$$

때로는 $\binom{n}{r}$으로 표현

예 2 8명의 학생 중에서 3명을 선발하는 조합의 수는?

nCr이므로 $_8C_3 = \frac{n!}{(n-r)!(r!)} = \frac{8!}{(8-3!)3!} = \frac{8\times7\times6}{3!} = 56$

예 3 항아리에 50개의 공이 있는데 여기에는 빨간 구슬이 20개, 푸른 구슬이 30개가 들어 있다. 이 중 2개의 구슬을 끄집어낼 때 2개 모두가 빨간 구슬일 확률은?

순서의 의미가 없으므로 조합의 개념을 적용하면 $\binom{20}{2}={}_{20}C_2$를 선택하는 것이 된다. 동시에 공이 50개가 있으므로 $\binom{50}{2}={}_{50}C_2$를 고려해야 한다.

따라서 2개 모두가 빨간 구슬일 확률 P(2개 모두 빨간 구슬)

$$= \frac{\text{2개 모두 빨간 구슬일 경우의 수}}{\text{50개 중에서 2개의 공 선택 방법의 수}}$$

$$= \frac{\binom{20}{2}}{\binom{50}{2}} = \frac{\left(\frac{20!}{18!2!}\right)}{\left(\frac{50!}{48!2!}\right)} = \frac{\frac{20\times19}{2}}{\frac{50\times49}{2}} = \frac{20\times19}{50\times49} = 0.16$$

1.3 조건부 확률

한 결과가 주어졌을 때 다른 결과가 일어날 확률을 의미하며, A라는 결과가 주어졌을 때 B라는 결과가 일어날 확률은 P(B | A)로 표시한다.

$$P(B \mid A) = \frac{P(A \text{ 및 } B)}{P(A)}$$

위의 공식을 변형하면 $P(A\cap B)=P(A) \cdot P(B \mid A)$가 되는 바 이것을 확률의 승법정리라 하였다. 승법정리에 의한 확률을 계산하는 경우 확률나무(decision tree)를 활용하면 확률계산을 보다 손쉽게 할 수 있다.

표 7-2 성별 안경착용 여부

(단위: 명)

	남자	여자	계
안경 낀 사람	40	30	70
안경 안낀 사람	20	10	30
계	60	40	100

또한 베이스의 정리(Bayes theory)를 통해 새로운 확률공식을 얻을 수 있다.

$$\text{베이스의 정리: } P(B \mid A) = \frac{P(B) \cdot P(A \mid B)}{P(B) \cdot P(A \mid B) + P(\bar{B}) \cdot P(A \mid \bar{B})}$$

표 7-2를 이용하여 확률나무를 도시하면 그림 7-2와 같이 표현할 수 있다.

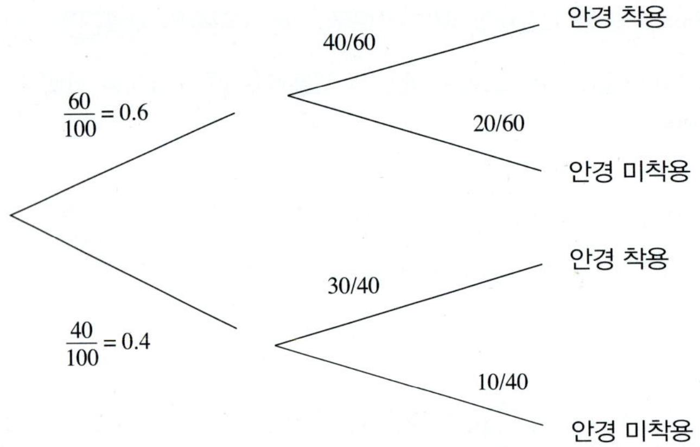

▲ 그림 7-2 **확률나무**

예 1 100명의 학생들이 저녁을 같이 먹은 후 이 중 30명에게 식중독 현상이 있었다.
한 학생을 선택할 때 고기요리를 먹은 학생의 선택 확률은 P(고기요리) = 70/100 = 0.7
고기요리를 먹었을 때 식중독일 조건부 확률은

$$P(\text{식중독} \mid \text{고기요리 먹음}) = \frac{P(\text{고기요리 먹음 및 식중독})}{P(\text{고기요리 먹음})} = \frac{\frac{28}{100}}{\frac{70}{100}} = 0.4$$

예 2 40세 이상의 부인들을 관찰한 결과 어떤 부위의 암이 발생할 확률은 P(암) = 0.01,
암이 발생할 경우 그 부위에 출혈이 있는 조건부 확률은 $P(\text{출혈} \mid \overline{\text{암}}) = 0.95$

암이 없는데도 출혈이 있었던 조건부 확률은 P(출혈 | $\overline{암}$) = 0.03이었다.
출혈이 있을 때 암일 조건부 확률은?(베이스의 정리를 이용하여라.)

$$P(암 \mid 출혈) = \frac{P(암) \times P(출혈 \mid 암)}{P(암) \times P(출혈 \mid 암) + P(\overline{암}) \times P(출혈 \mid \overline{암})}$$

$$= \frac{0.01 \times 0.95}{0.01 \times 0.95 + (1-0.01) \times 0.03} = 0.24$$

〈참고: $\overline{암}$ = 암이 아닐 확률〉

예 3 항아리에 유리구슬과 상아구슬이 들어 있다. 20개의 빨간 구슬 중 15개, 30개의 푸른구슬 중 25개는 유리구슬이며 나머지 구슬은 상아구슬이다. 하나의 구슬을 선택하였을 때 유리구슬이 뽑혔다면 해당 구슬이 빨간색일 확률은?

표 7-3 항아리 속 구슬의 재료와 색깔

재료	색깔		계
	빨강	파랑	
유리	15	25	40
상아	5	5	10
계	20	30	50

표 7-3에서 유리구슬은 모두 40개이며 이중 15개가 빨간색이다. 모든 구슬이 똑같이 뽑힐 가능성이 있다는 확률의 정의를 이용하면 확률 P(빨강/유리) = 15/40 = 0.375이다.

또한 조건부 확률의 개념을 통해 유리일 확률 = 40/50, 빨간색이면서 유리일 확률 = 15/50

그러므로 $P(빨강 \mid 유리) = \frac{P(빨간색이면서\ 유리)}{P(유리)} = \frac{15/50}{40/50} = \frac{15}{40} = \frac{3}{8}$

2 확률분포

확률과 관련된 의미를 되새길 때 확률사상(사건)을 연상할 수 있다. 우리는 사건을 통해 특정 표본공간에 속해 있는 모든 사건의 확률을 조사하게 된다. 사건(사상) 전체가 모두 수량적 속성을 지니고 있을 때 특정 확률을 나타내는 사건의 집합을 확률분포라고 한다.

동전을 3회 던지는 경우를 가정해 보자. 여기에서 앞면의 수에 관한 확률분포는?

동전을 연속적으로 3회 던진 경우 가능한 결과(H=앞면, T=뒷면)는 다음과 같다.

HHH, HHT, HTH, HTT, THH, THT, TTH, TTT 그리고 앞면과 뒷면이 동등하기 때문에 각각의 결과는 발생 가능성이 동일하다. 따라서 앞의 결과가 개별적으로 나타날 확률은 1/8이다. 또한 표본공간에서의 사건에서는 앞면이 제시되며 1개의 앞면이 나타나는 경우도 3개의 사상에서 관찰된다. 동시에 모든 사건은 상호배반적이다.

가법정리에 의거하여 결과를 제시하면 다음과 같다.

$$P(3개\ 앞면) = \frac{1}{8}$$

$$P(2개\ 앞면) = \frac{1}{8} + \frac{1}{8} + \frac{1}{8} = \frac{3}{8}$$

$$P(1개\ 앞면) = \frac{1}{8} + \frac{1}{8} + \frac{1}{8} = \frac{3}{8}$$

$$P(앞면이\ 하나도\ 없음) = \frac{1}{8}$$

표 7-4는 앞의 예에 관한 확률분포이다.

표 7-4 확률분포: 동전을 3회 던지는 경우 앞면의 수

X	P(X=x)
0	1/8
1	3/8
2	3/8
3	1/8
계	1

상대도수분포표에서 각각의 변수값에 상대도수를 1:1로 대응시키는 것과 같이 확률을 1:1로 대비시켜 얻은 분포를 확률분포라고 한다.

확률분포는 수학방정식이나 표 및 도표의 형태로 예시할 수 있다(표 7-4 및 그림 7-3). 확률분포 형태로 분포를 기술할 때 변수를 확률변수라고 하며 보통 X로 표시한다. 예를 들어 주사위의 눈은 확률변수가 되며 이것을 χ(X로 표시하는 경우도 있다)라고 하면

P(X=1)=P(X=2)=P(X=3)P(X=4)=P(X=5)=P(X=6)=이 된다.

확률변수는 개수를 셀 수 있느냐 없느냐에 따라 이산확률변수와 연속확률변수로 구분한다. 이산확률변수는 변수의 개수가 유한하거나 무한하더라도 그 개수를 셀 수 있는 경우의 확률변수를 의미하며 동전을 던져 나오는 앞면의 개수, 주사위를 던져 나오는 눈 또는 그의 합, 통계학 성적의 평점, 연중 비가 온 날의 수, 병원의 환자수 또는 사망자수가 이에 해당

된다. 반면에 연속확률 변수의 예로는 키, 체온, 체중, 성적의 점수 등을 열거할 수 있다.

이산확률변수에 의한 분포를 이산확률분포라고 하며 이항분포, 포아송분포가 대표적이다. 한편 연속적 확률변수에 따른 연속확률분포에는 정규분포, T분포, F분포, χ^2분포 등이 있다.

지금까지 설명한 이산 및 연속 확률변수의 특성은 표 7-5와 같다.

표 7-5 확률변수의 특성

특성	이산확률변수	연속확률변수
· 변수값	1, 2, 3과 같이 서로 떨어져 있다.	일정한 구간내의 모든 값을 가짐
· 함수	확률함수	확률밀도함수
· 함수의 의미	X=x일 때의 확률	적분을 통해 구간확률로 산출
· 그래프	확률히스토그램	확률곡선
· 예	이항분포, 포아송분포, 기하분포	정규분포, t분포, x^2분포, F분포

3 이산확률분포

이산확률분포는 유한개의 값, 즉 양의 정수의 값을 갖는 이산변수로 구성된다. 이와 같이 대다수의 이산확률분포는 이항분포이다.

우선 이항분포에 관해 설명하기 전에 이항분포의 기본적 형태인 베르누이 확률에 관해 검토하고 이어서 이항분포, 기하분포 및 포아송분포에 관해 서술한다.

3.1 베르누이 모델(Bernoulli's Model)

새로 태어나는 아이의 성별이나 동전을 던졌을 때의 결과는 가능한 사건의 결과가 두 가지 뿐인 경우이다. 이처럼 우리 주위에는 어떤 시행의 결과가 단 두 가지 사건으로만 구성되는 사례가 무수히 많은 바 이를 베르누이 시행이라고 한다.

일반적으로 베르누이 시행은 성공(S)과 실패(F) 두 가지의 상호배반적인 사건으로 구성되며 1회의 시행을 통해 '성공'이라는 사건이 일어날 가능성(성공율)은 p, 여사건은 1-p로 표시한다.

베루누이 시행은 다음 조건을 만족하여야 한다.

① 각 시행의 결과는 성공과 실패 중 하나이다.

② 성공 확률을 p로 표시하면 실패의 확률은 1-p로서 q라고 표현한다. 그리고 P와 q의 합은 p+q=1이다.

③ 모든 시행은 서로 독립이다. 즉 특정한 시행의 결과는 다른 시행의 결과에 전혀 영향을 받지 않는다.

이와 같은 베르누이 시행에서 얻어지는 분포를 베르누이 분포라고 한다. 이것은 이산확률분포 중에서 가장 기본적인 형태로 모든 확률분포 중 가장 단순한 유형이다(표 7-6).

표 7-6 베르누이 분포표

X	0(실패)	1(성공)
p	1-p	p

여기에서 평균과 분산은 다음과 같이 계산된다.

평균 E(X) = p
분산 V(X) = p(1-p) = pq

예 한 회사의 종업원의 90%가 자기 집을 소유하고 있다. W는 확률변수로서 종업원 중 표본을 추출하여 이 사람이 집을 소유하고 있는 경우에는 1, 반대는 0의 값을 부여한다. W의 평균과 분산을 산출하여라.

평균 E(W) = 0.9 / 분산 V(W) = 0.9 × 0.1 = 0.09

3.2 이항분포(Binomial Distribution)

1) 개념

이항분포는 베르누이 시행을 n회 독립적으로 반복하여 얻은 이산확률분포이다. 예를 들어 설명하기로 한다.

4개의 동전을 동시에 던지는 실험을 하였는바 동전의 결과는 독립적이다. 각각의 동전은 앞면과 뒷면 중 하나가 나타나며 4개의 동전을 사용하기 때문에 표 7-7의 왼쪽편에 나열되어 있는 것과 같은 2^4=16개의 가능한 결과가 예상된다.

표 7-7 확률분포: 4개의 동전을 던졌을 때의 앞면의 수

결과	X	확률분포 P(X)
TTTT		
HTTT	0	$(1-p)^4=(\frac{1}{2})^4=\frac{1}{16}$
THTT		
TTHT	1	$4(p)(1-p)^3=4(\frac{1}{2})(\frac{1}{2})^3=\frac{4}{16}$
TTTH		
HHTT		
HTHT		
HTTH		
THTH	2	$6(p)^2(1-p)^2=6(\frac{1}{2})(\frac{1}{2})^2=\frac{6}{16}$
THHT		
TTHH		
HHHT		
HHTH		
HTHH	3	$4(p)^2(1-p)=4(\frac{1}{2})^3(\frac{1}{2})=\frac{4}{16}$
THHH	4	$p^4=(\frac{1}{2})^4=\frac{1}{16}$
HHHH		
계		$\frac{16}{16}=1$

또한 그래프는 그림 7-3에 예시되어 있다.

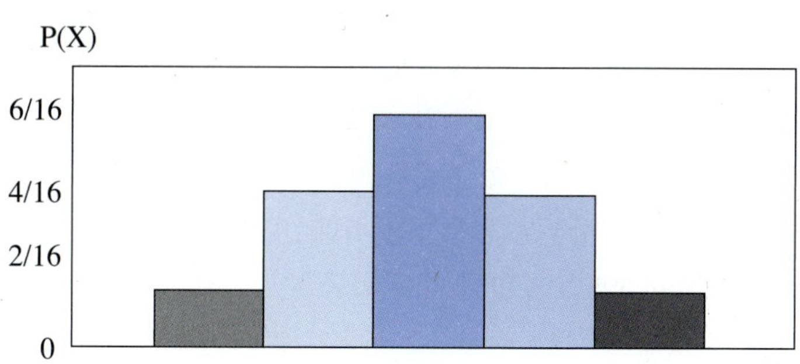

▲ 그림 7-3 **확률분포: 4개의 동전을 던진 경우 앞면이 나올 가능성의 수**

이항확률분포는 파스칼의 삼각형의 원리(그림 7-4)와 부록에 수록된 이항분포표를 이용하여 확률을 손쉽게 계산할 수 있다.

1
1 1
1 2 1
1 3 3 1
1 4 6 4 1
1 5 10 10 5 1
1 6 15 20 15 6 1
1 7 21 35 35 21 7 1
1 8 28 56 70 56 28 8 1
1 9 36 84 126 126 84 36 9 1
1 10 45 120 210 252 210 120 45 10 1

▲ 그림 7-4 **파스칼의 삼각형**

2) 특성

한편 이항분포의 특성은 세 가지로 정리된다.

> (1) 확률은 항상 0과 1 사이에 있다.
>
> $0 \leq f(x) \leq 1$
>
> (2) 모든 확률 $P(x_i)$의 합은 1이다.
>
> 즉, $\sum_{i=1}^{K} f(x) = 1$
>
> (3) 이항분포 $i=1$의 평균은 $\mu=np$이며, 분산은 $np(1-p)=npq$이다.

이상을 요약하면

① n개의 독립적인 베르누이 확률변수(X_1, X_2, · · · , X_n)가 전부 π라는 동일한 모수를 가지고 있을 때 만약 $Y=\sum_{i=1}^{n} X_i$의 관계가 성립되는 경우에는 Y는 하나의 이항분포를 소유한다.

② 베르누이 분포는 n=1인 이항분포의 특별한 사례이다.

(예) 동전 9개를 던져서 3개의 앞면이 나올 확률은?

$$P(X) = {}_9C_3\left(\frac{1}{2}\right)^3\left(\frac{1}{2}\right)^6 = 84\left(\frac{1}{2}\right)^3\left(\frac{1}{2}\right)^6 = \frac{84}{512} = \frac{21}{128}$$

③ 특정 약을 복용하는 모든 환자의 70%는 치유될 수 있다고 가정하자. 이 약을 복용한 30명의 환자를 추출하여 이들 중 20명이 치유될 수 있는 확률은?

부록의 이항분포표에서 X=20, P=0.7, n=30이므로 $P(X=20 \mid n=30, P=0.7) = 0.14156$

이항분포표는 2개의 모수 n과 P가 있다. p와 q가 모두 0.5인 확률의 경우 n의 값과 상관없이 이항분포는 대칭분포를 보여주며 p와 q의 값이 동일하지 않으면 분포는 대칭을 이루지 않는다. n이 주어진 상황에서 확률 p와 q의 차이가 크면 클수록 분포는 점점 더 비대칭화된다. 그러나 n이 증가함에 따라 분포의 비대칭성은 감소하며 n이 무한대이면(∞) 분포는 거의 대칭에 육박한다.

표 7-8 **이항분포표(발췌)**

n=5

X \ P	0.1	0.2	0.3	0.4	0.5
0					
1					
2					
3					0.31250
4					0.15625
5					0.03125

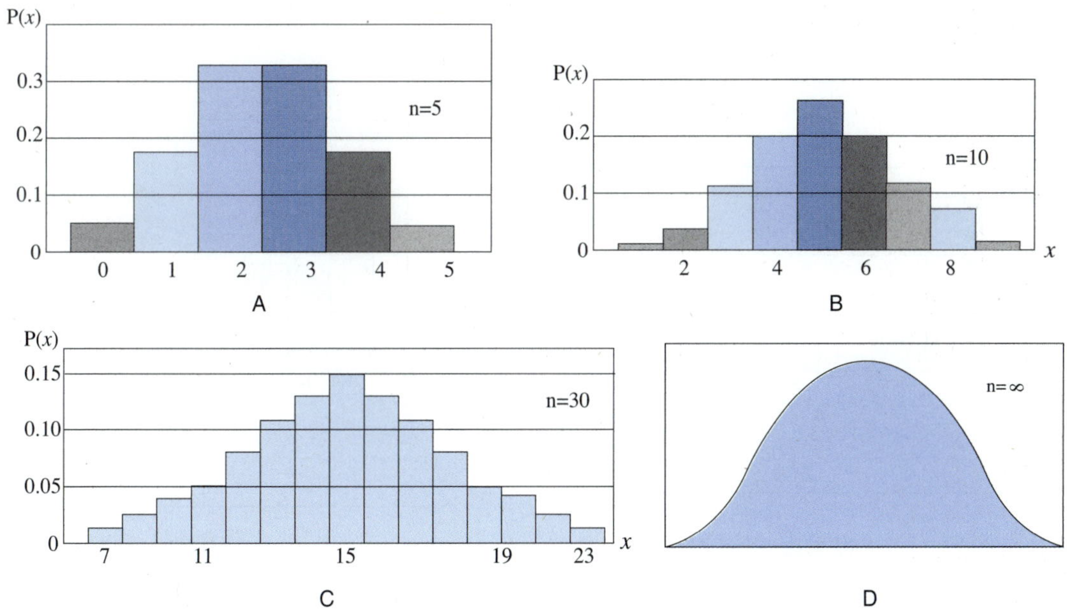

▲ 그림 7-5 **이항분포(P=0.5, n은 변동)**

그림 7-5부터 그림 7-7에서 표현된 막대는 X의 다양한 값에 관한 확률을 의미한다. n의 값이 증가함에 따라 막대는 폭이 좁아지고 많아진다. n이 증가함에 따라 종 모양의 분포가 형성된다.

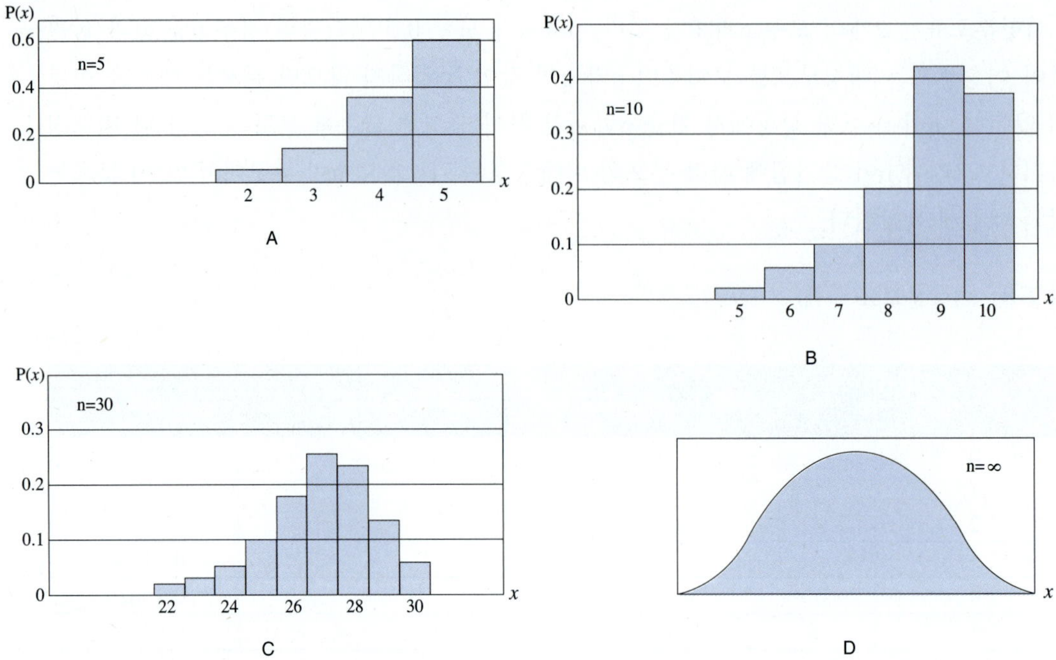

▲ 그림 7-6 **이항분포(P=0.9, n은 변동)**

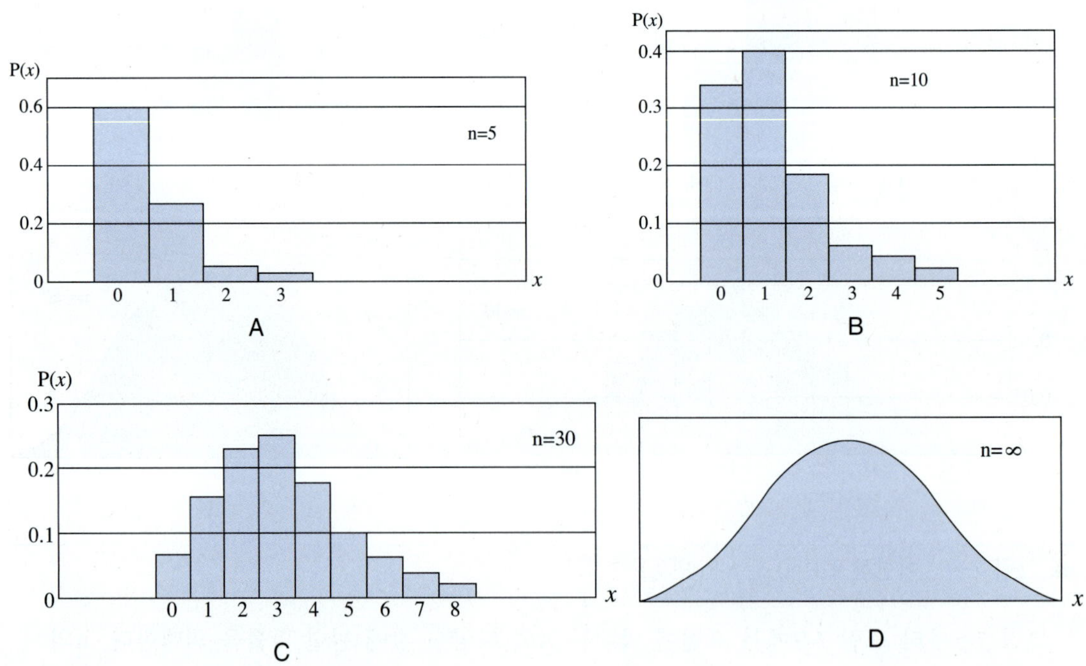

▲ 그림 7-7 **이항분포(P=0.1, n은 변동)**

때때로 우리는 누적 확률분포를 이용하여 원하는 확률을 계산하기도 하는데 요구하는 값이 도달할 때까지 해당 확률을 추가하여 누적 확률을 계산한다. 이와 같은 사례는 표 7-9에 소개하였다.

표 7-9 누적 확률분포(n=5, P=0.5)

가능한 값(X)	확률P(X=x)	누적 확률P(X≤x)
0	1/32	1/32
1	5/32	6/32
2	10/32	16/32
3	10/32	26/32
4	5/32	31/32
5	1/32	32/32

일반적으로 n개의 시행을 통해 X 또는 약간의 성공을 얻을 확률은 아래와 같다.

$$P(X \le K \mid n, P) = \sum_{X=0}^{K} C_X^n P^x q^{n-x}$$

3.3 기하분포(Geometric Distribution)

이항분포에서는 n회의 시행 즉 독립 시행에서의 성공 여부에 초점을 두었다. 이와는 달리 n회 째에 처음으로 성공할 사건에 관심을 둘 수 있는데 이를 기하분포라고 한다. 예로서 시험에서 합격하는 경우와 여자아이가 태어나기까지의 신생아의 수를 열거할 수 있다.

예 하나의 동전을 던져 앞면이 나오면 성공이라고 가정하는 경우 P(성공) = π = 1/2은 시행할 때마다 일정하며 모든 시행은 상호독립적이다. 이때

$$P(X=x) = \frac{1}{2}^{x-1} \cdot \left(\frac{1}{2}\right) = \left(\frac{1}{2}\right)^{x} \quad X = 1, 2, 3, \ldots\ldots$$

특정한 값 X는 주어진 확률에 의거하여 아래와 같이 대체된다.

$$P(X=1) = \left(\frac{1}{2}\right)^{0}\left(\frac{1}{2}\right) = \frac{1}{2} \qquad P(X=2) = \left(\frac{1}{2}\right)^{1}\left(\frac{1}{2}\right) = \frac{1}{4}$$

즉, 첫 번째 시행에서 앞면이 나올 확률은 1/2이지만 두번째 시행까지 앞면을 얻지 못하는 확률은 1/4이다.

3.4 포아송분포(Poisson Distribution)

19세기의 프랑스 수학자 포아송은 희귀 현상에 관한 분포를 연구하여 희귀 현상 출현횟수의 확률분포로 포아송분포를 제시하였다. 예를 들어 주어진 시간 간격, 공간 범위 내에서 발생하는 특정 형태의 사건의 총수(예: 연간 결혼한 종업원의 수, 한 배지 내의 박테리아 수)에 관심을 둘 필요가 있다.

근복적으로 포아송분포를 활용하기 위해서는 세 가지의 전제조건이 성립되어야 한다.

첫째, 독립성이 전제되어야 한다. 한 단위시간(공간)에서 출현횟수와 다른 단위시간(공간)의 출현횟수는 서로 독립이다. 둘째, 비례성. 단위시간(공간)에서의 평균 출현횟수는 일정하며 시간에 따라 변하지 않는다. 셋째, 비집락성. 극히 작은 시간(공간)에서 둘 또는 그 이상의 사건이 출현할 확률은 극히 작으므로 0으로 간주한다.

$$P(X=x) = \frac{e^{-\lambda}\lambda^{x}}{X!} \quad X=0, 1, 2, \ldots\ldots$$

포아송분포는 평균 $\mu=nP$이고 분산은 $nP(1-P)$인데 분산에서 P가 0에 접근하면 분산은 nP가 된다. 또한 μ라는 단 하나의 모수를 가지고 있다. 동시에 약간은 오른쪽으로 치우친 형태로서 P와 np의 값은 n의 증가와 비례한다. 그리고 μ 또는 nP가 증가하는 만큼 포아송분포는 종형에 근접한다.

그림 7-8은 포아송분포의 한 예인데 $\mu=1$을 중심으로 분포는 기울어져 있다. 평균 μ가 11으로 증가함에 따라 분포는 거의 대칭을 유지하며 2개의 인접점간의 거리가 점차 좁혀지고 있다.

예 1 A병원은 시간당 0.1명을 기준으로 환자가 응급실에 도착하고 있다. 포아송분포라는 전제 하에 내일 하루 동안(24시간) 응급실에 내원할 환자의 확률분포는?

24시간 동안에 내원객의 평균 $\lambda = 24 \times 0.1 = 2.4$

그러므로 내일의 환자수 X의 확률분포는 $P(X=x) = \frac{e^{-2.4}2.4^{x}}{X!} \quad X=0, 1, 2, \ldots\ldots$

만약 내일 4명의 환자가 올 것으로 예상되는 확률 $P(X=4) = \frac{e^{-2.4}2.4^{4}}{4!} = 0.125$

예 2 어느 지방에 교통사고로 사망하는 사람이 하루 평균 0.8명이라고 한다. 하루에 2명의 사망자가 발생할 확률은?

$\frac{e^{-0.8}0.8^{2}}{2!} = 0.14379$

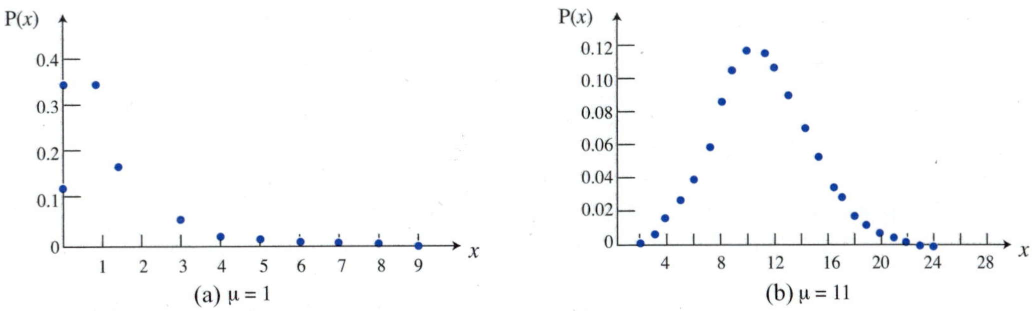

▲ 그림 7-8 **포아송분포(μ = 1, μ = 11)**

3.5 이산확률분포의 모델화(modeling) 및 유의사항

앞에서 이산확률분포의 유용성에 관해 설명한 바와 같이 이것은 상대도수분포에 대응하는 개념으로 활용된다. 도수분포표로 자료를 제시하는 것이 훨씬 더 쉬운 일임에도 불구하고 확률분포를 도입하는 이유는 무엇인가?

그 이유는 한 병원에 입원한 경험이 있는 모든 환자의 재원일수를 조사하는 것과 같이 특정 주제와 관련된 모든 자료를 수집하는 것이 현실적으로 어려운 경우가 있기 때문이다. 이처럼 자료가 제한되어 있는 특정한 사례를 일반화하고자 할 때 확률분포를 통해 쉽게 접근할 수 있다. 또한 확률분포는 수학적으로 표현가능한 공식으로 나타낼 수 있다.

이와 같은 이점을 지니고 있음에도 불구하고 확률분포는 단지 하나의 모델에 불과할 뿐이다. 때로는 모델이 매우 적합할 수 있으며 역으로 모형 자체를 의심할 수밖에 없는 상황도 도래한다. 예를 들어 교통사고 환자의 사례를 포아송분포를 적용하는 것이 타당한가? 실제적으로 교통사고 환자는 별개의 독립된 사고에 의하여 병원 응급실에 내원한다. 그러나 예외적으로 환자는 자동차 충돌과 같은 특정의 사고를 통해 동시에 집단적으로 응급실을 찾을 수도 있는 바 이때는 포아송분포의 가정을 충족시키지 못한다. 또한 응급실에 온 환자 중 일부는 24시간 전에 병원에서 퇴원하기도 한다. 그러므로 몇몇 병상은 유휴병상으로 남게 된다.

따라서 확률분포는 주관적 판단에 의한 가정에 좌우되는 경향이 많다는 사실을 항상 염두해야 한다.

3.6 이산확률분포의 평균과 분산

평균과 분산은 도수분포표에서 자료를 요약하는 통계로 사용된다. 마찬가지로 확률분포에서도 평균과 분산을 계산하고 적용할 수 있다.

확률변수 X의 평균은 μ('뮤'라고 읽음)로 표시하며 때로는 기대값으로 명칭한다. 도수분포의 평균은 아래와 같이 수식화된다.

$$\overline{X} = \Sigma X_i \frac{f_i}{n}$$

여기에서 fi/n는 상대도수이다. 이산확률변수에서는 평균 μ는 다음의 공식으로 계산한다.

$$\mu = \Sigma X_i P(X = x_i)$$

이와 동일하게 확률변수의 분산은 σ^2로 나타내며 도수분포표에서는

$$S^2 = \frac{1}{n-1} \Sigma f_i (X_i - \overline{X})^2$$

따라서 이산확률변수에서는

$$\sigma^2 = \Sigma (X_i - \mu)^2 P(X = x_i)$$

예 동전을 세 번 던졌을 때 앞면의 수가 출현하는 과정을 생각해 보자.

$$\begin{aligned}\mu &= \Sigma X_i P(X = x_i) \\ &= 0 \times P(X=0) + 1 \times P(X=1) + 2 \times P(X=2) + 3 \times P(X=3) \\ &= 0 \times \frac{1}{8} + 1 \times \frac{3}{8} + 2 \times \frac{3}{8} + 3 \times \frac{1}{8} \\ &= \frac{12}{8} = 1.5\end{aligned}$$

즉, 하나의 동전을 세 번 던졌을 때 앞면이 나오는 수의 평균은 1.5이며 이것은 기대값으로 해석되기도 한다. 또한 분산은

$$\begin{aligned}\sigma^2 &= \Sigma (X_i - \mu)^2 P(X = x_i) \\ &= (1-1.5)^2 P(X=0) + (-0.5)^2 P(X=1) + (0.5)^2 P(X=2) + (1.5)^2 P(X=3) = 0.75\end{aligned}$$

여러 가지 유형의 이산확률분포의 평균과 분산은 표 7-10에 제시되어 있다.

표 7-10 이산분포에서의 평균과 분산

분포	모수	평균	분산
베르누이분포	π	π	$\pi(1-\pi)$
이항분포	n, π	$n\pi$	$n\pi(1-\pi)$
기하분포	π	$1/\pi$	$(1-\pi)/\pi^2$
포아송분포	λ	λ	λ

예 한 동전을 세 번 던졌을 때 기대되는 앞면의 수는?

3개의 동전을 던졌을 때의 결과는 이항분포를 하므로 n=3

$\pi = 1/2$, 앞면의 기대값은 $n\pi = 3 \times 1/2 = 1.5$

4 연속확률분포

확률변수 중에는 이산확률변수와는 다르게 일정한 범위 내의 모든 값을 가질 수 있는 변수가 있다. 즉 신장과 같은 확률변수는 170, 180, 185cm 등의 값 이외에 170.1, 170.4, 185.5, 180.7cm 등의 값을 취할 수 있다. 이 과정을 반복한다면 확률변수가 취하는 값은 무수히 많게 되며 일정 범위 또는 구간 내에 존재하는 모든 값을 가질 수 있는 바 이를 연속확률변수라고 부른다. 연속확률변수에서는 확률변수 X가 취할 수 있는 값을 일일이 계산할 수 없기 때문에 각각의 변수값에 대한 확률은 0이다.

$$P(X=x) = \frac{1}{\infty} = 0$$

따라서 확률변수 X가 일정구간[a, b] 사이의 값일 때의 확률을 나타내는 수식으로 확률함수를 표현한다. 환언하면 면적(밀도)계산을 통하여 확률변수 X의 확률을 결정한다.

그림 7-9는 0에서 15까지의 값을 지닌 확률분포에서의 $f(\chi)$와 $F(\chi)$간의 관계를 도시하고 있다. 그림에서 우리는 몇 가지 특성을 찾아낼 수 있다.

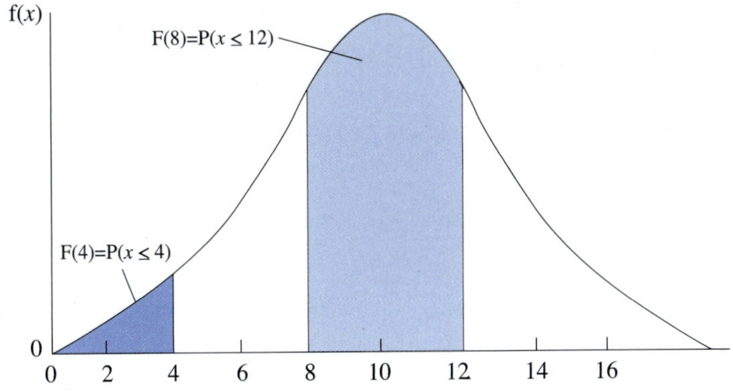

▲ 그림 7-9 **확률밀도함수(예)**

첫째, 확률밀도함수가 나타내는 곡선 밑부분의 면적을 모두 합하면 1이 된다.

둘째, 확률변수가 구간 [a, b]에 속하게 될 확률은 X=a, X=b라는 선이 f(x)와 만나 이루는 면적과 동일하다.

셋째, 연속확률변수 X가 무작위의 값 x일 때의 확률은 0이다.

이상의 내용을 토대로 이산확률변수와 연속확률변수의 특징을 열거하면 표 7-11과 같다.

표 7-11 이산확률변수와 연속확률변수의 특성

특 징	이산확률변수	연속확률변수
변수값	1, 2, 3과 같이 서로 떨어져 있음	일정한 구간 내의 모든 값
f(x)	확률함수	확률밀도함수
f(x)의 의미	X=x일 때의 확률	적분을 통해 구간확률로 산출
그래프	확률히스토그램	확률곡선
예	이항분포, 포아송분포, 기하분포	정규분포, t분포, F분포, χ^2 분포

이산확률변수와 마찬가지로 연속확률변수에는 많은 유형이 존재하며 이 중에서 가장 중요한 것은 정규분포이다. 정규분포에 관해서는 다음 장에서 별도로 언급하며 여기에서는 단일분포와 지수분포에 관해 설명하고자 한다.

4.1 단일분포(Uniform Distribution)

연속확률분포 중에서 가장 간단한 경우로 다음과 같은 확률밀도함수로 정의된다.

$$f(x) = \frac{1}{b\text{-}a}\ (a \le x \le b) = 0\ (x<a,\ b<x)$$

또한 누적분포함수는

$$F(x) = \frac{x\text{-}a}{b\text{-}a}\ (a \le x \le b) = 0\ (x<a)\ = 1\ (x>b)$$

이와 같은 분포는 모수가 a, b이며 평균과 분산은 각 $\frac{b+a}{2}$, $\frac{(b\text{-}a)^2}{2}$

분포의 모양은 그림 7-10과 같으며 도수곡선은 분리되어 있는 3개의 직선으로 구성된다.

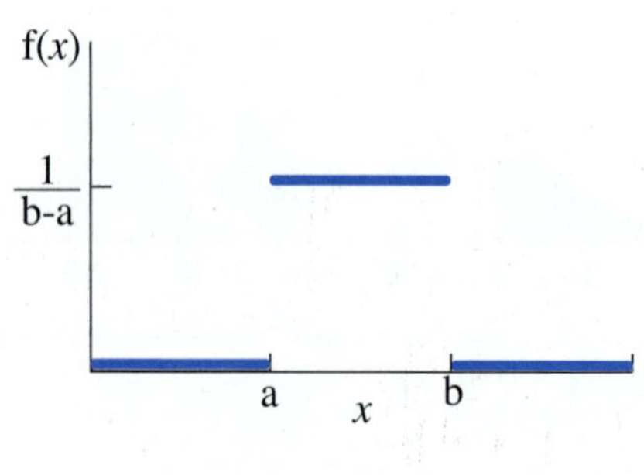

▶ 그림 7-10 연속적 단일분포

4.2 지수분포(Exponential Distribution)

지수분포는 포아송분포를 나타내는 사건에서의 생존기간 또는 시간을 모델링하는 데 유용한 분포이다. 즉 단위시간 평균 λ개의 사건이 포아송분포에 의하여 발생할 때 계속적으로 발생하는 사건의 확률밀도함수는 시간간격 또는 공간간격 X의 연속확률분포를 의미한다.

$$f(\chi) = \lambda e^{-\lambda x} (x \ge 0)$$
$$= 0 \text{ (otherwise)}$$

누적분포함수는

$$F(x) = 1 - e^{-\lambda x} (x \ge 0)$$
$$= 0 \text{ (otherwise)}$$

지수분포의 평균은 $1/\lambda$이며 분산은 $1/\lambda^2$이다(그림 7-11). 지수분포의 예로는 병원에서의 환자 대기시간, 전화의 통화시간, 서비스 창구의 대기시간, 병원에 찾아오는 환자의 수 등을 언급할 수 있다.

포아송분포는 특정 병원에 일정기간 동안 내원하는 환자의 수를 고려하는데 비하여 지수분포에서는 계속적으로 내원하는 환자의 시간 간격을 반영한다.

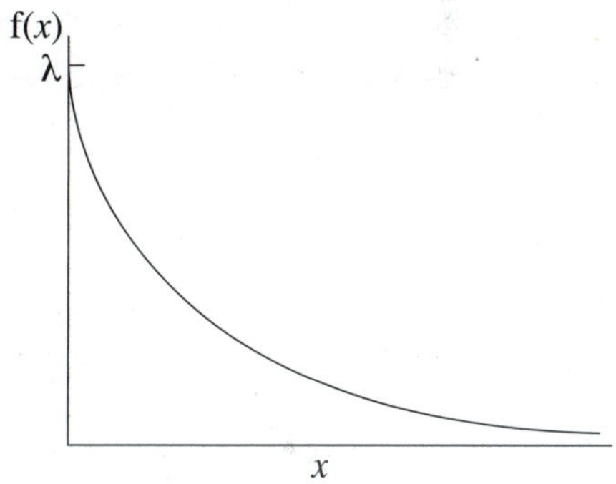

▲ 그림 7-11 지수분포

예 통일병원에 오전 10시부터 오전 11시까지 한 시간 동안 내원하는 환자의 내원시간의 간격은 지수분포를 따르며 5분 간격을 유지한다.

한 환자가 도착 후 다음 환자가 도착할 때까지의 시간 간격이 4분 이내일 확률을 구하여라.

도착시간의 간격을 X라고 하면 $E(X) = 5$

지수분포 $F(x) = \lambda e^{-\lambda x} (x \ge 0)$에서

평균 $E(x) = 1/\lambda = 5 \quad \therefore \lambda = 0.2$

따라서 $f(x) = 0.2e^{-0.2x} \ (x \ge 0)$

분포함수 $F(x) = P(0 \le X \le x) = 1 - e^{-0.2x}$

$\lambda x = 0.2 \times 4 = 0.8$인 $F(4)$의 값은 부록의 부표에서 찾아보면 0.551

그러므로 $F(4) = P(0 \le \times \le 4) = 0.551$

Excel을 활용한 통계분석

1. 순열과 조합(Permutation and Combination)

1.2절의 예제를 가지고 순열과 조합의 확률을 구하는 방법에 대하여 알아보자.

예 순열

상품 7개 중에서 3개를 꺼내어 배열하는 방법의 수?

이므로 ${}_7P_3$= n!/(n-!)을 엑셀을 이용하여 계산하여 보자.

① 「리본」 메뉴에서 「수식」을 누른 후 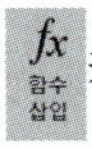

키를 누른다.

다음과 같은 함수 마법사 창이 나타난다.

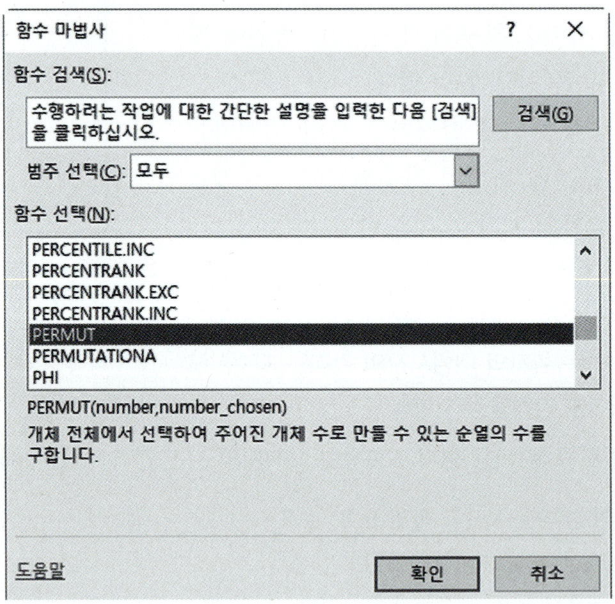

여기서 '함수 범주'에 '모두'를, 함수 이름에 'PERMUT'를 선택하자. 여기서 PERMUT는 permutation의 약자이다.

선택 후 〈확인〉을 누른다.

② 다음과 같은 창이 나타난다.

창에 다음과 같이 숫자를 입력한 후 〈확인〉버튼을 누른다.

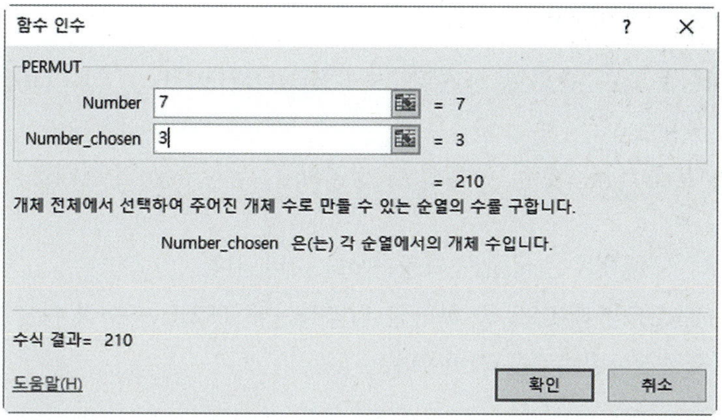

③ 엑셀 시트의 셀에 210이라는 결과가 나타난다.

예 조합

8명의 학생 중에서 3명을 선발하는 조합의 수는?

① 위 순열확률을 구하는 방법과 마찬가지로 함수 마법사 키를 누른다.
①번과 동일한 창이 나타나면 '함수 범주'에 '모두'를, 함수 이름에 'COMBIN'을 선택.
여기서 COMBIN은 combination의 약자이다.

② 〈확인〉 버튼을 누르면 다음과 같은 창이 나타난다.
창에 다음과 같이 숫자를 입력한 후 〈확인〉 버튼을 누르면 빈 셀에 결과가 나타난다.

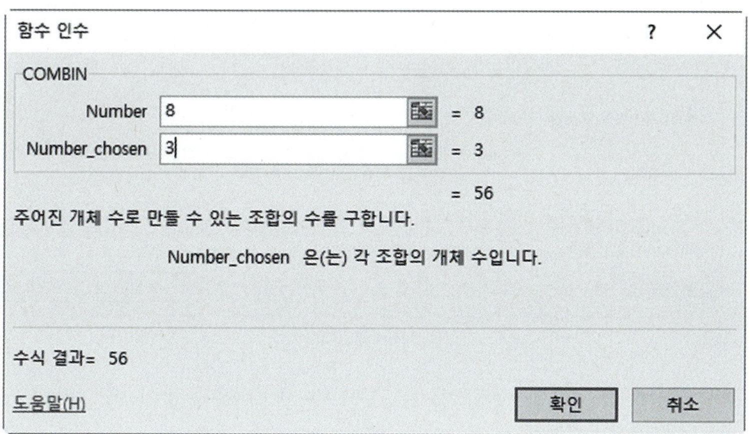

③ 빈 셀에 56이라는 결과가 나타난다.

2. 이항분포(Bionomial Distribution)

엑셀에서 이항분포와 관련된 통계함수는 "BINOMDIST", "CRITBINOM"이 있다. BINOMDIST 함수는

BINOMDIST(*성공횟수, 시행횟수, 성공확률, 누적구분*)의 형태를 갖고 있다.

성공횟수는 x, 시행 횟수는 n, 성공확률은 p를 나타낸다.

누적 구분은 TRUE와 FALSE 중 하나를 입력하는데 TRUE는 누적 확률분포값을 표현하고, FALSE는 확률질량함수값을 의미한다.

연습문제 다음 예제를 엑셀을 이용하여 구해 보자.

예) 동전 8개를 던져서 3개의 앞면이 나올 확률은?

① 위 순열확률을 구하는 방법과 마찬가지로 함수 마법사 키를 누른다.
①번에서와 같은 창이 나타나면 '함수 범주'에 '통계'를, 함수 이름에 'BINOM.DIST'을 선택하자.

② 〈확인〉 버튼을 누르면 다음과 같은 창이 나타난다.

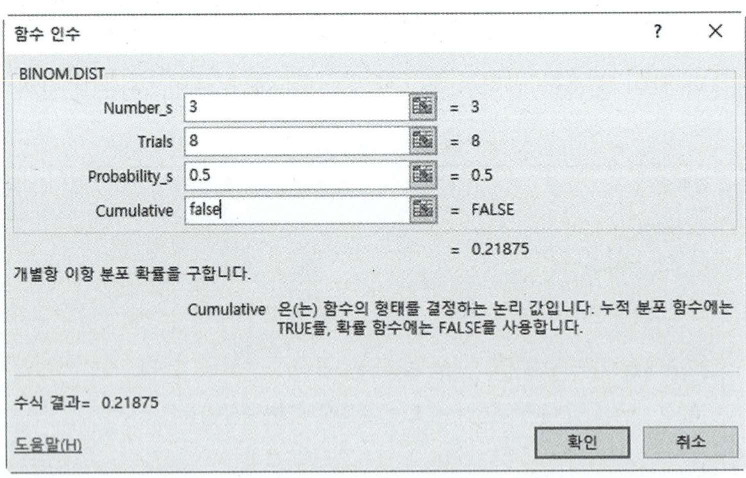

위와 같이 입력하고 〈확인〉 버튼을 누르면 빈 셀에 확률값이 계산된다.

결과는 0.21875

▶ 지금부터 앞의 예를 가지고 누적 확률을 계산해 보자.

즉, 동전을 던졌을 때 앞 면이 3면 이하로 나올 확률을 계산해 보자.

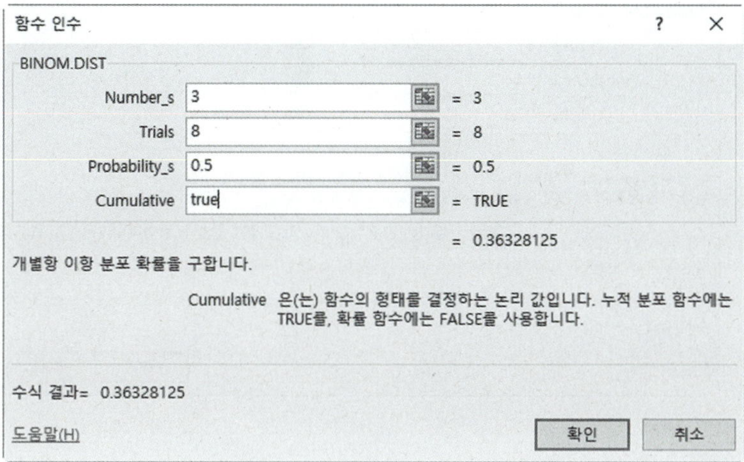

과정은 위와 같으며 false가 아닌 true를 입력하면 된다.

〈확인〉 버튼을 누르면 빈 셀에 0.36328125라는 결과가 나타난다.

※ CRITBINOM 함수는 누적 확률값이 주어졌을 때 주어진 값을 유지하는 최소 성공 횟수를 구하는 명령어이다.

CRITBINOM 함수는

CRITBINOM(시행횟수, 성공확률, 누적 확률값)

의 형태를 갖고 있다.

예를 들어보자(위의 예를 반대로 생각해 보자)

* 성공확률이 0.5인 동전을 8번 던졌을 때 누적 확률이 0.36이다. 몇 번이나 성공을 하였나?

① 위 순열확률을 구하는 방법과 마찬가지로 함수 마법사 키를 누른다.

①번에서와 같은 창이 나타나면 '함수 범주'에 '통계'를, 함수 이름에 'CRITBINOM'을 선택하자.

② 〈확인〉 버튼을 누르면 다음과 같은 창이 나타난다.

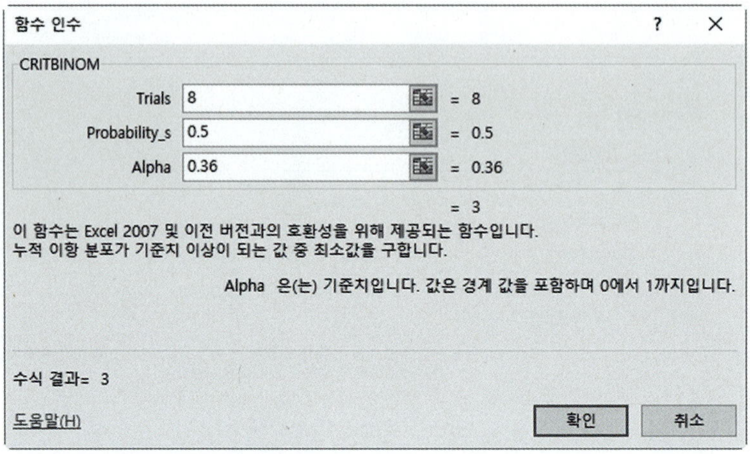

위와 같이 숫자를 입력하고 〈확인〉 버튼을 누르자.

③ 빈 셀에 결과가 나타난다. 즉 최소 성공 횟수는 3이다.

3. 포아송분포(Poisson Distribution)

엑셀에서 포아송분포와 관련된 통계함수는 "POISSON"이 있다.

POISSON 함수는

POISSON(사고건수, 평균, 누적 구분)의 형태를 갖고 있다.

사고 건수는 x, 평균은 λ를 나타낸다.

누적 구분은 TRUE와 FALSE 중 하나를 입력하는데 TRUE는 누적 확률분포값을 제시하며, FALSE는 확률질량함수값을 나타내어 준다.

예 어느 지방에서 교통사고로 사망하는 사람이 하루 평균 0.8명이라고 한다.
이 경우 하루에 2명의 사망자가 발생할 확률은?

① 위 순열확률을 구하는 방법과 마찬가지로 함수 마법사 키를 누른다.

①번에서와 같은 창이 나타나면 '함수 범주'에 '통계'를, 함수 이름에 'POISSON'을 선택하자.

② 〈확인〉 버튼을 누르면 다음과 같은 창이 나타난다. 위와 같이 입력하고 〈확인〉 버튼을 누르자.

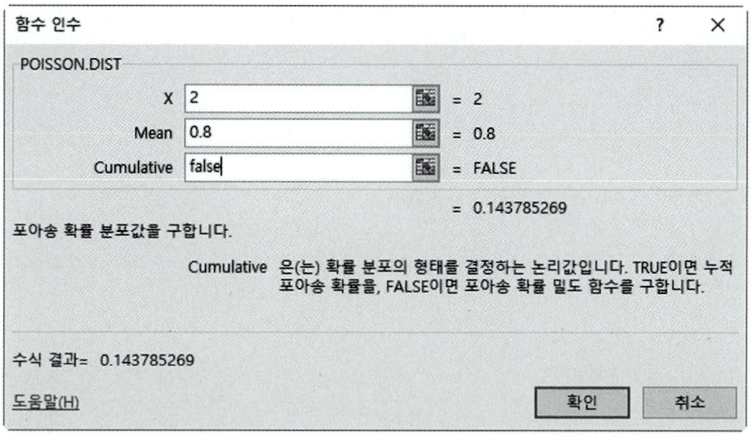

③ 빈 셀에 결과가 나타난다. 즉 확률 값은 0.14379이다.

연습문제 다음 문제를 위와 같은 방법으로 풀어보세요.

예 1 상품 10개 중에서 4개를 꺼내어 배열하는 방법의 수는?

예 2 10명의 학생 중에서 5명을 선발하는 조합의 수는?

예 3 ① 동전 10개를 던져서 4개의 앞면이 나올 확률은?

② 동전을 던졌을 때 4면 이하로 앞면이 나올 확률은?

예 4 어느 지방에서 교통 사고로 사망하는 사람이 하루 평균 0.6명이라고 한다.

하루에 3명의 사망자가 발생할 확률은?

CHAPTER 8

정규분포와 표본분포

연속확률분포 중에서 정규분포는 가장 중요하고 빈번하게 사용되는 분포이다. 정규분포는 1733년 가우스(Karl F.Gauss, 1777~1855)에 의해 처음으로 사용되었으므로 가우스분포라고도 한다. 정규(normal)라는 용어는 특정 분포에 관한 기술적 의미이며 일상적 또는 이상적인 의미를 내포하는 것은 아니다.

이 장에서는 첫 번째로 정규분포의 의미와 특성을 기술하며 표준정규분포를 적용하는 방법에 관해 설명한다. 그리고 확률분포의 유형 중의 하나인 표본분포에 관해 소개한다. 또한 정규분포와 표본분포에서 중요한 개념인 중심극한정리를 서술한다. 마지막으로 정규분포와 유사한 표본분포인 x^2분포, t분포에 관해 간략하게 언급한다.

1 정규분포의 특성

1.1 정규분포의 개념과 확률밀도함수

자연계에서 관찰되는 많은 현상은 그 분포를 조사해보면 평균값에 가까이 분포하는 것이 많다. 평균값보다 큰 것이나 작은 것은 평균으로부터 멀어짐에 따라 점점 작게 분포된다. 이것을 곡선으로 표시하면 좌우대칭의 종모양이 된다.

1) 정규분포의 개념

정규분포는 종의 모양을 한 좌우대칭적인 빈도곡선으로 산술평균, 중앙값 및 최대값이 동일한 특성을 지니고 있다. 우리가 일상생활에서 관찰할 수 있는 많은 물리적 현상, 즉 키, 온도, 측정오차의 분포 등은 정규분포에 근접하거나 정규분포의 형태를 지니게 된다. 또한 특정확률변수로 구성된 독립된 표본을 추출하여 표본의 평균을 관찰할 때 표본의 크기가 증가함에 따라 해당 표본은 정규분포에 근접하는 양상을 보인다.

이와 같은 이유로 정규분포는 처음 영국의 수학자 아브라함 드무아브르(Abraham De Movire, 1667~1754)가 도박에서 기회의 출현 확률을 설명하기 위하여 처음으로 제시하였다. 이후 프랑스의 수학자 피에르 시몽 라플라스(Pierre-Simon Laplace, 1749~1827)에 의해 천문학 등에 응용되었다. 또한 독일의 수학자 가우스(Gaus)는 오차의 분포를 연구한 끝에 종모양의 분포를 나타낸다는 사실을 발견하였으므로 그의 이름에서 유래하여 가우스분포라고도 한다.

2) 확률밀도함수

정규분포의 확률밀도함수는 아래와 같다.

$$f(x) = \frac{1}{\sqrt{2\pi\sigma}} e^{-\frac{1}{2}\left(\frac{X-\mu}{\sigma}\right)^{\frac{1}{2}}} \quad (-\infty < x < \infty)$$

여기에서 $\pi = 3.1415......$, $e = 2.71828......$의 상수이며 μ와 σ는 정규분포의 모수이다. 따라서 정규분포는 평균(μ)과 표준편차(σ)의 값이 변화함에 따라 정규곡선의 위치 및 형태가 달라진다(그림 8-1부터 그림 8-3).

평균이 달라지면 그림 8-2에서 보는 바와 같이 분포의 위치가 χ축을 중심으로 이동한다. 일반적으로 평균이 클수록 우측에 위치한다. 또한 분산(표준편차)이 다른 경우에는 분포의 모양이 평평하거나 솟아오르는 모양으로 나타난다.

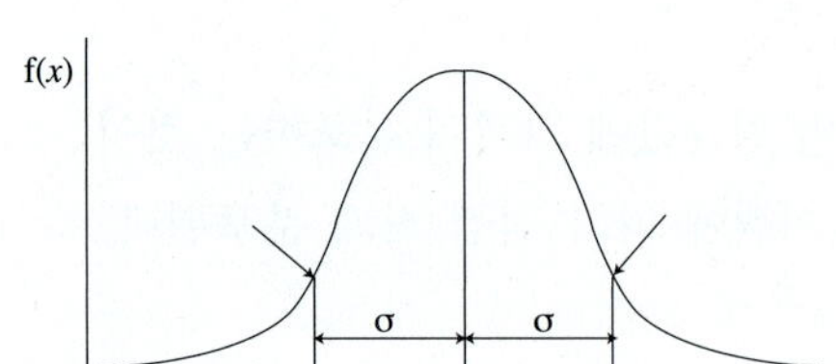

▲ 그림 8-1 **정규분포의 확률밀도함수**

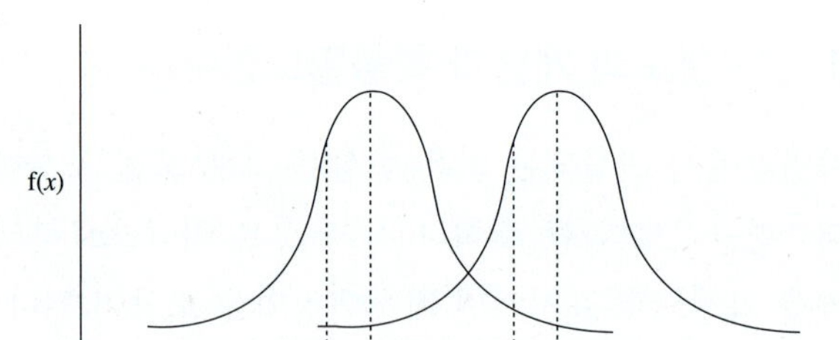

▲ 그림 8-2 **정규분포의 비교(분산은 같고 평균은 다름)**

평균값 μ, 분산 σ^2의 정규분포는 $N(\mu, \sigma^2)$으로 표시하며 N은 정규분포를 의미한다.

한편, 자연계의 현상에는 정규분포를 따르지 않는 경우도 있다. 이와 같은 경우에는 대수를 취하면 정규분포가 되는 경우도 있다. 이를 대수정규분포라고 칭한다.

1.2 정규분포의 특징

정규분포는 변수 x가 간격척도 또는 비척도로 측정되며 체중이나 신장과 같이 연속변수임을 전제로 하고 있다.

정규분포는 다음과 같은 특징을 가지고 있다.

① 평균을 중심으로 대칭이며 평균을 초과하거나 미달되는 사례의 수가 동일하다.
(산술평균 = 중앙값 = 최빈값)

② 대부분의 사례는 평균에 근접하여 위치하며 상대적으로 일부의 사례수 만이 x축을 중심으로 좌우로 무한히 뻗어 있다.

③ 수학자 가우스에 의해 방정식이 성립되었으므로 가우스분포라고도 한다.

모든 정규곡선은 동일한 형태를 지니고 있다. 지능지수(IQ) 또는 체중의 그래프에 관계없이 모든 정규분포는 종 모양(bell type)을 하고 있다. 곡선들 간의 차이점은 평균값과 변이의 크기뿐이다(그림 8-3). 중요한 사실은 조사대상 자료의 정규분포 여부에 있는 것이 아니다. 따라서 정규분포는 자료의 실제 분포를 유용하게 해주는 수학적 모델임을 인지하여야 한다.

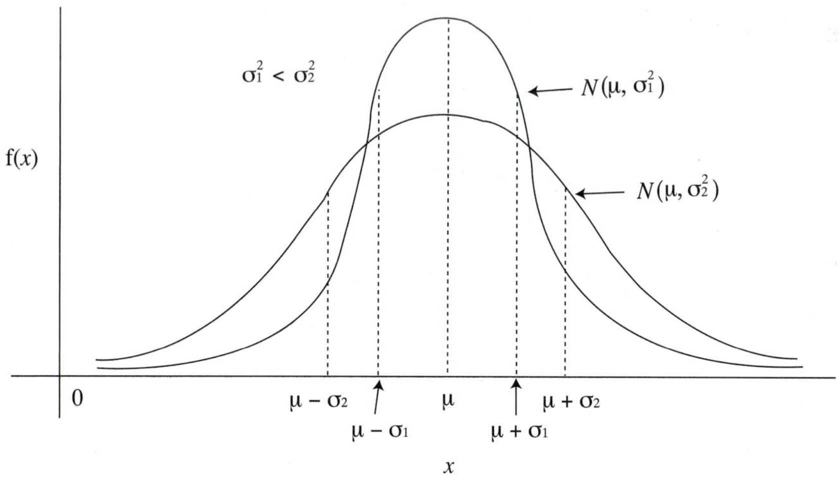

▲ 그림 8-3 **정규분포의 비교(평균은 같고 분산은 다름)**

2 표준정규분포

2.1 표준정규분포의 개념과 특성

확률변수 x가 정규분포를 이루는 경우에는 평균과 표준편차의 값에 따라 분포의 위치와 모양이 변화한다. 이에 따라 서로 다른 모양의 2개의 분포를 비교하거나 한 분포에서 면적의 크기를 계산하여 확률을 산정하기 위해서는 정규분포를 표준화(standard)할 필요가 있다.

표준정규분포로의 전환 과정은 두 가지 단계를 거친다.

① 원래의 측정값에서 산술평균을 공제(χ_i-μ)하고 ② 환산된 값을 표준편차 σ로 나눈다.

$Z = \frac{x_i - \mu}{\sigma}$로 공식화할 수 있으며 확률밀도함수로 나타내면 그림 8-4와 같다.

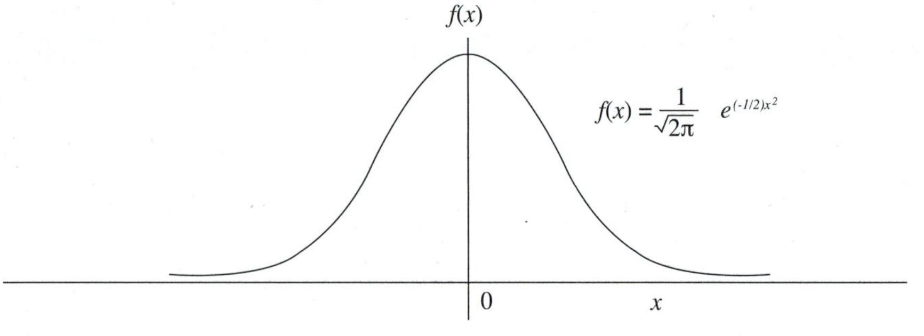

▲ 그림 8-4 **표준정규분포의 확률밀도함수**

표준정규분포는 산술평균이 0이고 표준편차가 1인 정규분포로서 부록에 제시된 표준정규분포표를 통해 면적을 쉽게 계산할 수 있다. 또한 표준정규분포는 정규분포의 특성 이외에 몇 가지 부수적 특징을 갖고 있다.

① 평균은 항상 0이다.

② 표준편차는 항상 1이다.

③ 곡선 아래의 총면적의 합은 1이다. 즉 전체 사례수의 50%는 평균보다 낮은 값을 가지고 나머지 50%는 높은 값을 갖는다.

④ 주어진 Z값의 표준정규곡선에서의 영역을 추정하기 위하여 부록에 제시된 표를 활용한다.

⑤ 특정 두 지점에서의 곡선의 영역은 두 지점 사이에 위치하는 사례의 퍼센트를 의미한다. 우리는 2개의 특정 점수 사이에 놓여 있는 점수의 퍼센트를 측정하기 위하여 표준정규곡선을 활용할 수 있다.

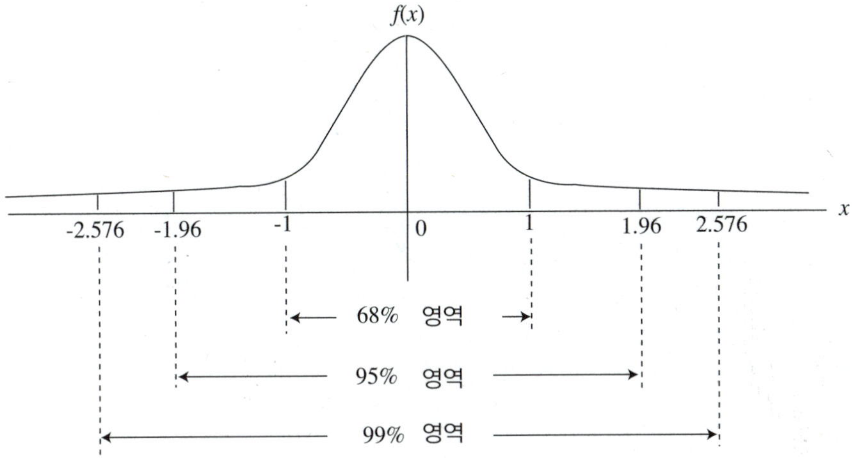

▲ 그림 8-5 **표준정규분포의 특성**

2.2 표준정규곡선을 활용한 백분율(확률)의 산정

정규곡선은 정규분포에서의 점수의 백분율을 평가하는 데 유용하다. 부록에서 제시한 표준정규분포표를 이용하여 표준정규분포에서의 특정 영역의 비율을 파악한다. 동시에 정규분포는 평균을 중심으로 좌우가 대칭인 점에 유의해야 한다.

우선 부록의 표를 해독하는 요령을 터득하자. 표준정규분포표에서 아래로 첫 열은 Z값의 소숫점 이하 첫째 자리를 나타내며 우측으로 첫 행은 각각의 소숫점 이하 둘째 자리를 설명한다.

표 8-1 **Z값의 발췌(예)**

Z값…	0.04	· · ·
·		
·		
·		
1.6	0.9495	
·		
·		
·		

만약 우리가 Z값 1.64를 부록에서 찾으면 이에 대응하는 확률은 0.8990(0.4495×2)이다. 이것은 Z값이 1.64 미만일 확률으로 $P(Z < 1.64)=0.8990$임을 예시한다. 환언하면 $-\infty$에서 1.64까지의 Z값의 누적확률이다(그림 8-6).

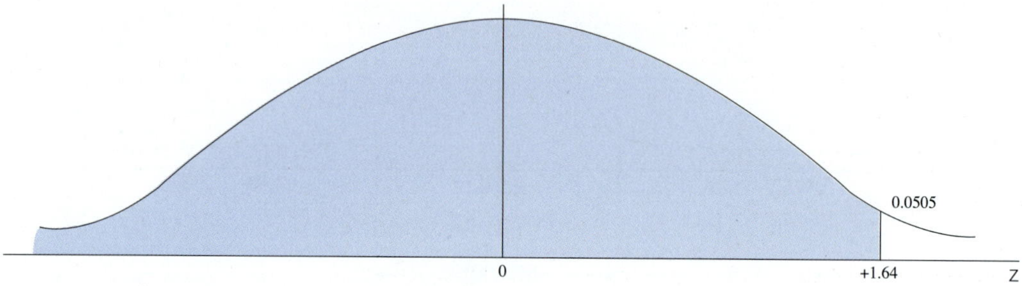

▲ 그림 8-6 Z=1.64 이하의 정규곡선의 영역

아래의 예를 통해 표준정규분포표를 사용하는 방법을 습득하고 정규곡선의 면적이 의미하는 바를 숙지하도록 한다.

예 1 성인남자 1,000명의 신장을 측정하여 평균 170cm, 표준편차 6cm의 정규분포를 하고 있음을 알았다. 신장이 176cm 이상은 몇 명 정도인가?

$$Z = \frac{x_i - \mu}{\sigma} = \frac{176\text{-}170}{6} = \frac{6}{6} = 1$$

표준정규분포표에서 Z = 1을 초과할 확률은 0.3174이므로 신장 176cm 이상은 1,000×0.3174 = 317.4

∴ 약 317명

예 2 표준정규분포의 Z값이 다음과 같을 때 각각의 퍼센트 또는 확률을 계산하시오.

(1) Z가 1.96 이하인 퍼센트

표준정규분포표에서 $P(Z < 1.96) = 0.950$이므로 95.0%가 1.96 이하에 있다.

(2) Z가 1.64보다 클 확률

$P(Z > 1.64) = 1-P(Z < 1.64) = 1-0.8990 = 0.1010$

(3) Z가 0과 1.96 사이에 위치할 확률 $P(0 \le Z \le 1.96) = P(Z \le 1.96)-P(Z < 0) = 0.950-0.5 = 0.450$

(4) Z가 −1.96과 1.96에 놓여 있을 확률

$P(-1.96 \le Z \le 1.96) = P(Z \le 1.96)-P(Z < -1.96) = 0.950-0.025 = 0.925$

정규분포의 대칭성에 의거하여 표준정규분포 Z의 값이 –1.96에서 0 사이에 놓일 확률은 0에서 1.96 사이에 위치할 확률과 동일하다. 이에 따라 (3)의 2배, 즉 0.450×2 = 0.90

예 3 한 병원의 혈액은행에서는 하루에 평균 144ℓ의 혈액이 필요하며 표준편차는 10ℓ이다. 하루에 필요한 혈액량이 160ℓ를 초과할 확률은?

$$Z = \frac{x_i - \mu}{\sigma} = \frac{160 - 144}{10} = \frac{16}{10} = 1.6 \quad \therefore P(Z > 1.6) = 1 - 0.8804 = 0.1196$$

따라서 필요한 혈액량이 160ℓ를 초과하는 일수는 약 12%

예 4 초등학교 학생의 지능지수(IQ)는 정규분포하며 평균은 100이고 분산은 225이다. 만약 한 명의 학생을 표본추출하였을 때 그 학생의 지능지수가

(1) 136보다 클 확률은?

(2) 73 이하일 확률은?

(3) 85에서 136 사이일 확률은?(그림 8-7)

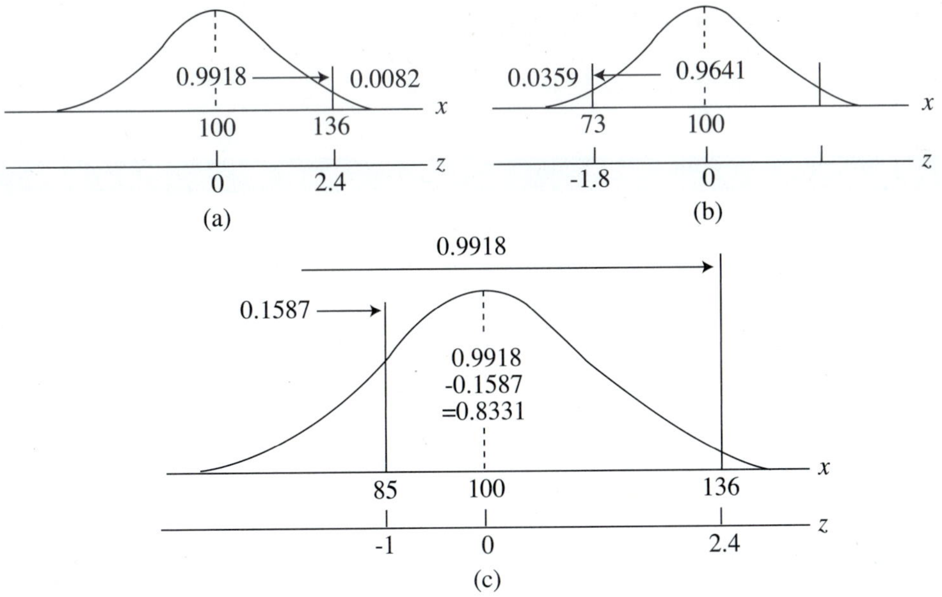

▲ 그림 8-7 **정규분포의 영역**

① $Z = \frac{x_i - \mu}{\sigma} = \frac{136-100}{\sqrt{225}} = \frac{36}{15} = 2.4$

$P(X > 136) = P(Z > 2.4)$

$P(Z > 2.4) = 1-P(Z < 2.4) = 1-0.9836 = 0.0164$

② $P(X < 73) = P(Z < -1.8) = 1-P(Z < 1.8) = 1-0.9282 = 0.0718$

③ $P(85 < X < 136) = P(-1 < Z < 2.4)$

$P(Z < 2.4) - P(Z < -1) = 0.9836 - (1-0.6826) = 0.9836 - 0.3174 = 0.6662$

(a) $P(Z > 2.4)$ (b) $P(Z < -1.8)$ (c) $P(-1 < Z < 2.4)$

2.3 표준정규분포의 응용

표준정규분포는 전적으로 다른 2개의 분포에서의 점수를 비교하는 데 유용하다. 예를 들어 만약 한 학생이 공중보건학을 63점, 해부학은 52점을 획득하였다면 어느 과목을 더 잘했다고 할 수 있는가? 여러분 중 대다수는 아무런 생각없이 점수가 높은 공중보건학 과목을 더 잘했다고 이야기할 것이다. 하지만 공중보건학 과목이 해부학보다 훨씬 더 쉽게 출제되었고 모든 응시생의 성적을 파악하여 아래의 결과를 얻었다.

공중보건학 : 평균 = 65, 표준편차 = 8

해부학 : 평균 = 40, 표준편차 = 8

이 경우 Z값을 산정하여 두 과목을 표준화해 보자.

측정값(점수)	평균점수	Z값	백분율(퍼센트)
X = 63	65	-0.25	40.1
X = 52	40	+1.50	93.3

Z값으로 환산한 결과 위 학생은 해부학 과목의 성적이 더 좋은 것으로 판명되었다. 또한 표준정규분포는 보건의료 분야에서 조사결과의 의미를 해석하는 데 응용할 수 있다.

어떤 연구자가 혈중 콜레스테롤의 농도를 측정하기 위하여 육식주의자 300명과 채식주의자 100명을 표본으로 추출하였을 때 조사결과는 다음과 같다.

	평균 혈중 콜레스테롤	표준편차
육식주의자	0.6	0.15
채식주의자	0.4	0.1

채식주의자들의 경우 혈중 콜레스테롤의 농도가 0.6보다 클 확률은 그림 8-8의 A_1 영역으

로 표현된다.

$$Z = \frac{0.6 - 0.4}{0.1} = \frac{0.2}{0.1} = 2 \qquad A_1 \text{ 영역} = 0.5000 - 0.4772 = 0.0228$$

따라서 채식주의자의 약 2.3%는 육식주의자의 평균인 0.6보다 높은 농도 수준을 유지하고 있다. 그림 8-9에서는 채식주의자의 평균 콜레스테롤의 농도보다 낮은 콜레스테롤을 유지하고 있는 육식주의자들의 영역을 A_1으로 표시하고 있다.

$$Z = \frac{0.4 - 0.6}{0.15} = \frac{0.20}{0.15} = -1.33 \qquad A_1\text{영역} = 0.5 - 0.4082 = 0.0918$$

그러므로 육식주의자의 약 9.2%는 채식주의자의 평균보다 낮은 콜레스테롤을 가지고 있다.

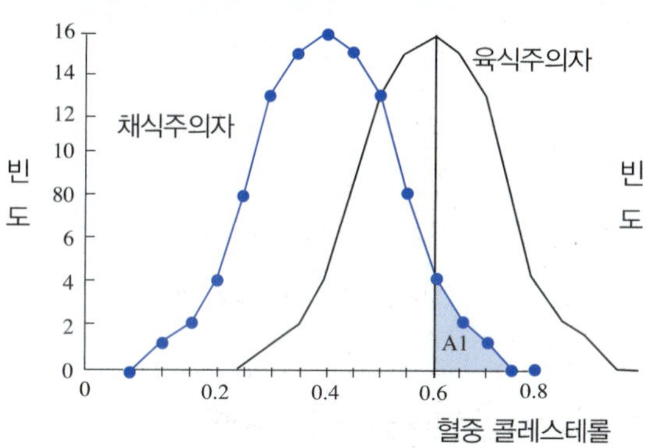

▲ 그림 8-8 **A_1: 혈중 콜레스테롤 농도가 0.6 보다 큰 채식주의자의 영역**

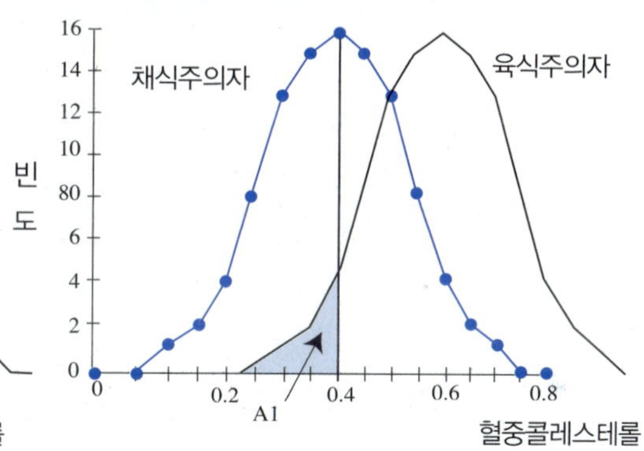

▲ 그림 8-9 **A_1: 채식주의자의 평균 콜레스테롤 수준 보다 낮은 육식주의자의 콜레스테롤 영역**

연습문제1 류마티스 관절염 환자들은 1분에 81회의 심장박동을 하며 분산은 9이다. 심장박동은 정규분포를 한다고 가정하고 다음 문제를 풀어보시오.

① 무작위로 선택된 한 명의 환자가 1분당 84회 이하의 맥박을 유지할 확률은?

② 1분당 72회에서 90회 사이의 심장박동을 하는 환자의 구성비는?

③ 임상실험을 위해 100명의 환자를 선택하였다면 분당 맥박이 85회 이상인 사람의 수는?

연습문제2 평균이 40이고 표준편차가 8인 정규분포의 경우를 가정해보자.

① 측정값 24와 일치하는 Z값은?

② Z값이 1.25일 때의 측정값은?

③ 측정값이 48이다. 이경우의 백분율은?

④ 측정값의 점수가 32에서 44에 위치할 퍼센트는?

⑤ 모집단의 최하위 5%에 위치하는 점수는?

정답 1) ① 0.841 ② 0.997 ③ 9.2명

2) ① -2.0 ② 50 ③ 84.13 ④ 53.28 ⑤ 27

3 표본분포

3.1 표본분포의 개념

확률이론은 모집단에서 추출한 특정 표본의 확률을 계산하는 데 응용할 수 있다.

예를 들어 대리석을 가득 싣고 운반하는 하나의 컨테이너를 상상해 보자. 현재 두 가지 종류의 대리석, 즉 흑색(B)과 백색(W)이 동일한 비율로 컨테이너에 실려 있다.

즉, P(B) = P(W) = 0.5

위의 모집단에서 무작위로 대리석을 추출하고자 할 때 백색과 흑색이 동일하게 유출되어야 모집단과 동일한 특성의 표본이 선정된다(B = W = 50%). 만약 모집단에서 표본의 크기가 4인 표본을 추출한다면 선험적으로 우리는 표 8-2와 같은 표본을 고려할 수 있다.

표 8-2 **표본의 크기가 4인 가능한 표본의 속성**

가능한 결과	흑색의 수	백색의 수	흑색의 구성비
●●●●	4	0	1.00
●●●○	3	1	0.75
●●○○	2	2	0.50
●○○○	1	3	0.25
○○○○	0	4	0.00

그러나 위의 5가지 유형의 표본 중 단지 하나의 표본(2B)만이 모수를 대표하고 있다. 다른 표본들은 모집단의 특성과 일치하지 않는 비정확한 추측을 야기한다. 일반적으로 모집단의 모수의 값을 알고 있거나 알고 있다고 가정한다면 표본의 확률분포를 쉽게 산출할 수 있다.

모집단에서 생성된 2개의 이산적 요소를 지닌 특정 표본의 확률을 예측하고자 할 때에는 이항분포의 이론을 적용할 수 있다. 이항분포의 일반적 방정식은

$$(P+Q) = P + \frac{n}{1}P^{n-1}Q + \frac{n(n-1)}{2}P^{n-2}Q^2 + \cdots Q^n$$

P: 첫 번째 결과의 확률
Q: 두 번째 결과의 확률
n: 시행 횟수(표본의 크기)

여기서는 P = 흑색의 구성비 = 0.5, Q = 백색의 구성비 = 0.5, n = 4

그러므로 위의 공식을 이항분포의 식으로 대체하면

$$(B+W)^4 = B^4 + 4B3W + 6B2W^2 + 4BW^3 + W^4$$

이에 의거하여 각 표본의 확률을 계산하면

표본 1: $P(4BOW) = B^4 = (0.5)^4 = 0.0625$
표본 2: $P(3B1W) = 4B3W = 4 \times (0.5)^3(0.5) = 0.2500$
표본 3: $P(2B2W) = 6B2W^2 = 6 \times (0.5)^2(0.5)^2 = 0.3750$
표본 4: $P(1B3W) = 4BW^3 = 4 \times (0.5)^3(0.5) = 0.2500$
표본 5: $P(4W) = W^4 = (0.5)^4 = 0.0625$

이것을 그림으로 표현하면 그림 8-10과 같다. 여기에서 중요한 사실은 표본의 크기(n)가 주어졌을 때는 알고 있는 모수로부터 한 모집단에서 추출 가능한 모든 가능한 표본을 산출할 수 있는 수학적 공식이 존재한다. 가능한 표본과 표본의 확률 사이의 관계는 그래프로 표시할 수 있다. 일반적으로 특정 통계량의 표본분포는 특정 통계량의 가능한 모든 값을 얻을 확률을 가리킨다. 환언하면 표본분포는 모집단에서 일정한 크기의 표본을 모두 뽑았을 때 각 표본의 통계량으로 이루어지는 확률분포이다. 표본분포에는 평균의 표본분포, 분산의 표본분포, 비율의 표본분포 등이 있다.

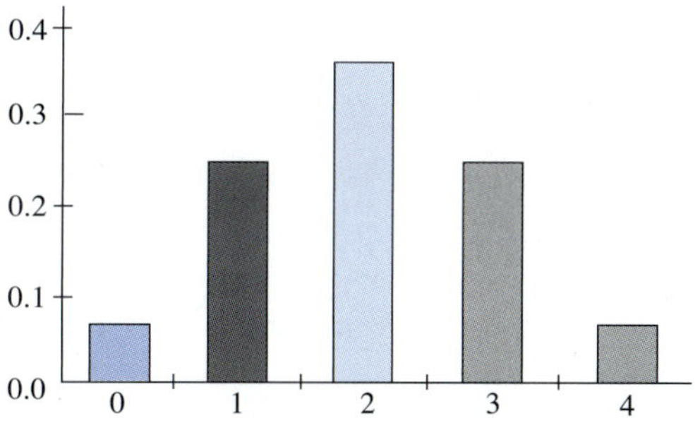

▲ 그림 8-10 **흑색 대리석의 표본분포(n=4)**

3.2 산술평균의 표본분포

이항분포 이론은 비연속적이고 명목적인 자료에서의 표본분포를 생성하는데 적합하다. 하지만 측정값이 연속적일 때에는 표본통계량으로 평균과 표준편차를 고려하는 것이 바람직하다. 따라서 간격척도 또는 비척도로 측정된 변수에서의 표본분포는 모집단에서 파생된 표본평균을 얻을 확률을 대변해준다.

평균의 표본분포는 확률표본에서 계산된 표본평균의 도수분포를 나타낸다. 평균의 표본분포를 산출하기 위해서는 중심극한정리의 개념을 도입해야 한다. 이와 같은 이론에 따르면 모집단에서 고정된 n개의 확률표본을 추출하였을 때 n이 크기만 하면 표본평균의 분포는 정규분포에 근접하며 표본평균의 평균은 모집단 평균과 동일하고 표준오차는 $\sigma/\sqrt{n}$로 표현할 수 있다.

중심극한정리에서 내포하고 있는 의미는 다음과 같다.

1. 연속적인 측정 척도를 지닌 한 모집단이 있는 바 평균은 μ, 표준편차는 σ이다. 이들 통계량(평균과 표준편차)은 한 모집단을 기술하는 데 필수적이다.
2. 상당히 큰 수의 확률표본을 선정한다(크기 = n).
3. 확률표본을 대상으로 각 표본의 평균을 계산한다.
4. 각각의 표본평균($\overline{X}$)은 물론 하나의 수(number)이다. 평균의 표본분포는 도수분포로서 표본평균으로부터 구해진다.
5. 중심극한정리는 이론적으로 형태, 표본평균의 평균 및 표준편차를 예측한다.

   이상의 내용을 요약하면 아래와 같다.

   ① 평균의 표본분포는 주어진 모집단에서 파생된 크기가 n인 표본평균의 도수분포이다.

   ② 표본평균의 평균은 표본평균의 분포의 평균이다.

   ③ 평균의 표준오차는 모집단에서 추출된 표본평균의 도수분포의 표준편차이다($\sigma/\sqrt{n}$).

예 μ = 50, σ = 10인 모집단에서 하나의 확률표본을 추출하였을 때 평균이 52 를 초과할 확률은? (즉 $\overline{x} \geq 52$) (단, n = 100)

위의 모집단에서 n = 100이므로 중심극한정리의 개념에 의거하여 평균의 표본분포는 아래와 같은 속성을 지니게 된다. 표본분포의 형태는 정규분포에 근접한다.

표본분포의 평균은 μ와 일치한다. 즉, $\mu_{\overline{X}} = \mu = 50$

추정 표준오차 $= \sigma_{\overline{X}} = \frac{\sigma}{\sqrt{n}} = \frac{10}{\sqrt{100}} = \frac{10}{10} = 1$

그러므로 $Z = \frac{52 - 50}{1} = 2$

$P(X \geq 52)$는 그림 8-11의 B에서의 A_1 영역이 해당된다.
즉 $P(X \geq 52) = 0.5000 - 0.4772 = 0.0228$, 약 2.3%(그림 8-11).

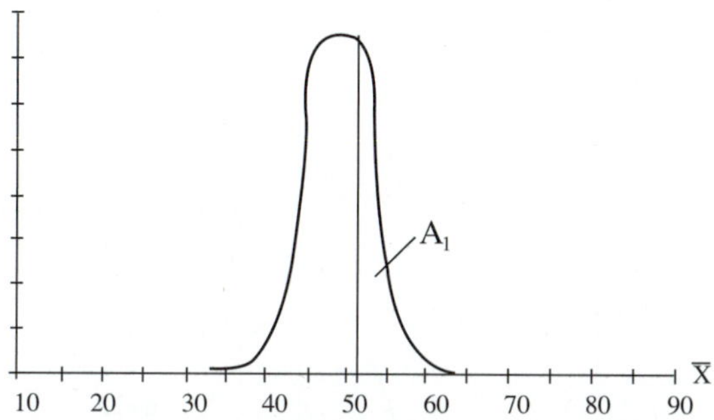

μ = 50, σ = 10, (A) 모집단 (B) 평균의 표본분포

▲ 그림 8-11 **모집단과 평균의 표본분포 사이의 관계**

4 통계학에서 자주 사용하는 표본분포

통계적 추론이 가능하기 위해서는 표본통계량의 분포, 즉 표본분포를 파악하는 것이 중요하다. 이들 표본평균의 분포는 중심극한정리에 의거하여 정규분포화하거나 정규분포에 근접하는 형태를 보임을 알 수 있으며 이를 통계적 추정이나 가설검정에 활용할 수 있다.

그러나 비록 정규분포가 아니더라도 통계적 추측의 가능성은 여전히 존재한다. 여기에서는 정규분포 이외의 분포 중 자주 거론되는 t분포와 카이제곱(χ^2) 분포를 소개한다.

4.1 t분포

표본의 크기가 30 이상인 경우에는 평균의 표본분포는 정규분포에 근접하다. 즉, 크기가 30 이상($n \geq 30$)일 때는 평균의 표본분포를 기술하기 위한 정규곡선의 이용이 가능하다.

하지만 크기가 30 미만($n < 30$)일 때에는 평균의 표본분포는 정규분포와는 다른 형태를 지니므로 t분포를 사용해야 한다.

t분포는 통계학에 처음으로 소개한 윌리엄 실리 고셋(William Sealy Gosset, 1876~1936)의 가명을 따서 student t분포로 명명되기도 하며 표본의 크기에 따라 분포의 형태가

다양하므로 곡선의 가족(a family & curve)으로 불린다(그림 8-12). 또한 분포는 통계량의 자유도에 따라 결정되고 자유도는 표본의 크기에서 1을 공제한 값(n-1)이다.

t분포의 몇 가지 특징을 열거하면 다음과 같다.

① t분포는 평균을 중심으로 대칭한다.

② 정규곡선과 마찬가지로 t값은 x축과 특정 영역내의 곡선이 차지하는 면적으로 환산된다.

③ t분포는 크기(n)가 증가함에 따라 정규분포에 가까워진다(n>30).

$$t = \frac{\overline{X} - \mu}{S/\sqrt{n}}$$

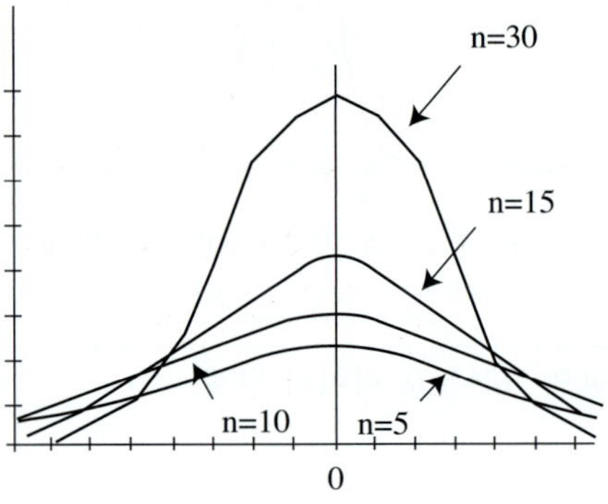

▶ 그림 8-12 t분포

4.2 카이제곱(χ^2)분포

만약 모분산에 관해 통계적 추측을 해야 하는 경우가 있을 때 표본분산(S^2)에 표본의 크기 n-1을 곱하고 이것을 모분산으로 나눈 통계량의 분포를 이용한다. 이와 같은 통계량을 카이제곱분포라고 한다.

$$V = \frac{(n-1)S^2}{\sigma^2}$$

카이제곱분포는 연속확률분포로 자유도가 작으면 오른쪽 긴 꼬리를 갖는 비대칭의 형태를 취하며 자유도가 커질수록 점점 대칭의 형태를 나타낸다(그림 8-13).

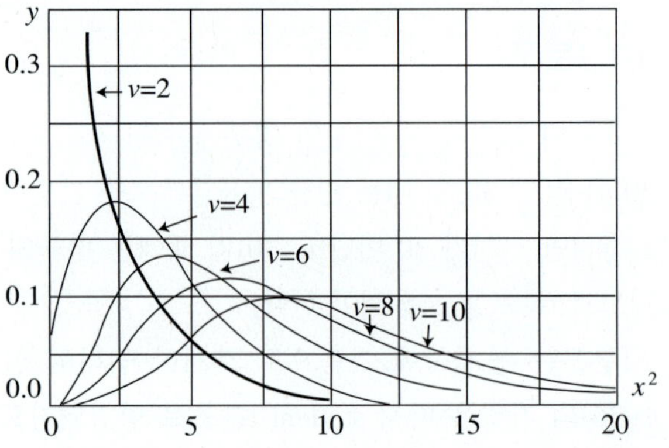

▲ 그림 8-13 카이제곱분포

Excel을 활용한 통계분석

▶ 정규분포

엑셀에서 정규분포와 관련되어 있는 함수로는 여러 가지가 있으나 여기서 주로 사용하는 것은 "NORMDIST", "NORMINV", "NORMSDIST", "NORMSINV"이다. NORMDIST는 정규분포의 확률밀도함수와 누적확률밀도함수를 구해준다.

그리고 NORMSDIST는 표준정규분포의 확률밀도함수와 누적확률밀도함수를 구해준다.

NORMINV는 정규분포의 확률밀도함수에 대한 역함수 값을 구해 주고, *NORMSINV* 함수는 표준정규분포의 확률밀도함수에 대한 역함수 값을 구해 준다.

함수 형태는

NORMDIST(변수값, 평균, 표준편차, 누적구분)
NORMINV(누적확률값, 평균, 표준편차)
NORMSDIST(변수값)
NORMSINV(누적확률값)

이다.

8장 2절의 연습문제를 엑셀을 이용하여 풀어보도록 하자.

연습문제 1. 류마티스 관절염을 앓고 있는 환자들은 1분에 81회의 심장박동을 하며 분산은 90이다. 심장박동은 정규분포를 한다고 가정하고 다음 문제를 풀어보시오.

1) 무작위로 선택된 한 명의 환자가 1분당 84회 이하의 맥박을 유지할 확률은?
: 환자의 수라고 하자.
이때 구해야 할 확률은 $P(X \le 84)$이다. 이를 엑셀을 이용하여 계산하여 보자.

① 빈 셀에 마우스를 놓고 함수 마법사 키인 *fx*를 누른다.

함수 마법사 창이 나오면 '함수 범주'에 '통계'를, 함수 이름에 'NORMDIST'를 선택한다.

선택 후 <확인>을 누른다.

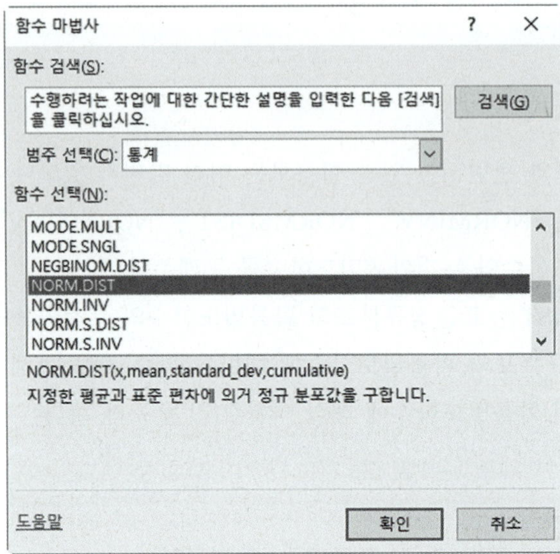

② 다음과 같은 창이 나타난다. 창에 다음과 같이 입력한 후 <확인> 버튼을 누른다.

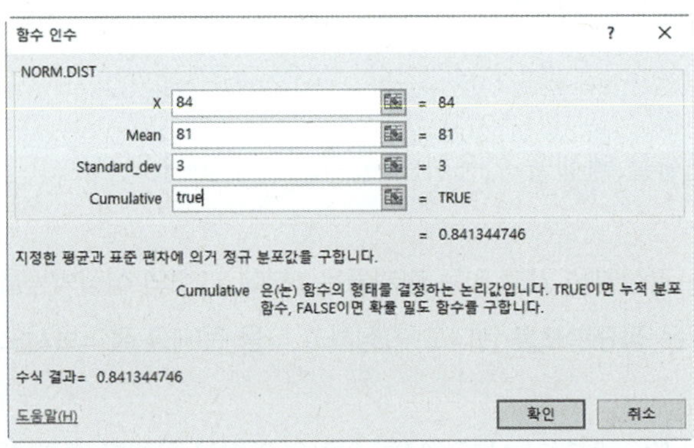

③ 빈 셀에 결과가 계산된다. 결과는 0.841345이다.

2) 1분당 72회에서 90회 사이의 심장박동을 하는 환자의 구성비는?

이때 구해야 할 확률은 $P(72 \le X \le 90) = P(X \le 90) - P(X \le 72)$이다.

이를 엑셀을 이용하여 계산해 보자.

우선 $P(X \le 90)$를 1)과 같은 방법으로 계산하고, 다시 같은 방법으로 값을 계산한다.
계산하면 $P(X \le 90)=0.99865$, $P(X \le 72)=0.00135$이다.

	A
1	연습1
2	1번-1
3	0.841345
4	1번-2
5	0.99865
6	0.00135

$P(72 \le X \le 90) = P(X \le 90) - P(X \le 72)$를 엑셀에서 계산해 보자.
빈 셀에 ="A5-A6"을 입력하고 enter키를 누르면 계산 결과가 나오게 된다. 결과는 0.997

3) 임상 실험을 위해 100명의 환자를 선택하였다면 이 중에서 분당 맥박이 85회 이상인 사람의 수는? 구해야 할 확률은 $P(X \ge 85)$이다.
이는 직접 계산하는 것이 어려우므로 $1 - P(X \le 85)$를 계산해 결과를 얻을 수 있다.

$P(X \le 85)$는 위와 같은 방법으로 구할 수 있다.
따라서 $1-P(X \le 85)$를 계산하고 100을 곱하면 원하는 결과를 얻을 수 있다.
엑셀로 이를 계산하기 위하여 "=(1-A8)*100"을 입력하고 enter키를 누르면 원하는 결과가 나오게 된다.
이와 같이 입력하고 enter키를 누르면 결과는 약 9명이다.

	A
1	연습1
2	1번-1
3	0.841345
4	1번-2
5	0.99865
6	0.00135
7	1번-3
8	0.908789
9	=(1-A8)*100

연습문제 2. 평균이 40이고 표준편차가 8인 정규분포의 경우를 가정해보자.

1) 측정값 24와 일치하는 Z값은?

$Z = \frac{X - \bar{X}}{\sigma}$이므로

빈 셀에 "=(24-40)/8"이라 입력하고 enter키를 누르면 결과가 계산된다.

C
연습2
2번-1
=(24-40)/8

결과는 −2이다.

2) Z값이 1.25일 때의 측정값은?

$X = Z \times \sigma + \bar{X}$이므로

빈 셀에 "=1.25*8+40"이라 입력하고 enter키를 누르면 결과가 계산된다.

연습2
2번-2
=1.25*8+40

결과는 50이다.

3) 측정값이 48이다. 이 경우의 백분율은?

$P(X \leq 48)$가 될 확률을 계산하면 결과를 얻을 수 있다.

연습문제 1-1번과 같이 계산한다.

결과를 구하면 0.841345이다. 백분율을 구하기 위해 100을 곱하면 약 84.13%이다.

4) 측정값의 점수가 32에서 44에 위치할 퍼센트는?

$P(32 \leq X \leq 44)$가 될 확률을 계산한다.

위와 같은 방법으로 계산하면 결과는 0.532807이다.

따라서 백분율은 53.28%이다.

5) 모집단의 최하위 5%에 위치하는 점수는?

① 빈 셀에 마우스를 놓고 함수 마법사 키인 *fx*를 누른다.
함수 마법사 창이 나오면 '함수 범주'에 '통계'를, '함수 이름'에 'NORM.INV'를 선택한다.

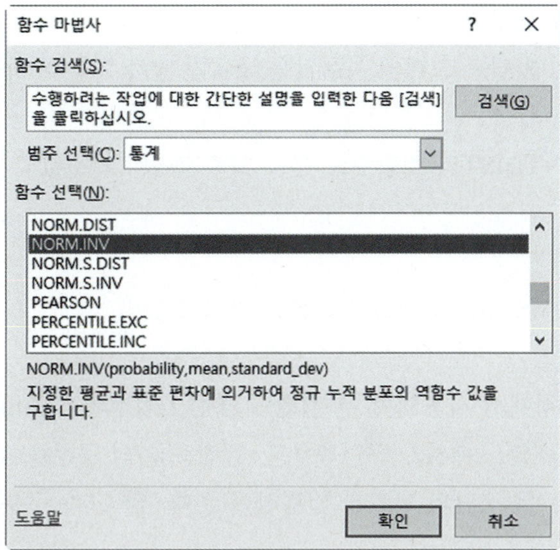

선택 후 <확인>을 누른다.

② 다음과 같은 창이 나타난다.

창에 다음과 같이 숫자를 입력한 후 <확인> 버튼을 누른다.

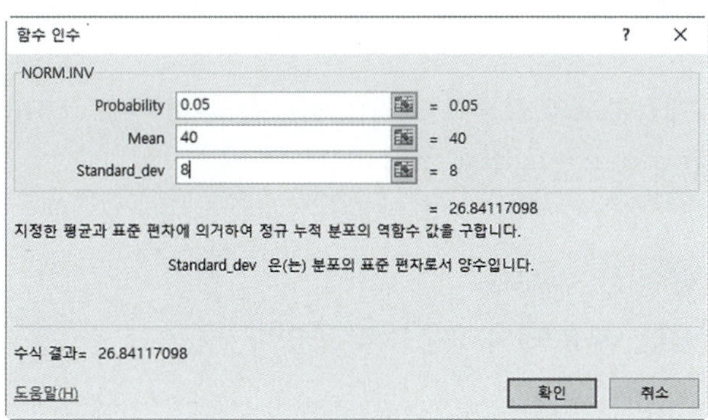

③ 빈 셀에 결과가 계산된다. 결과는 26.841170이다.

▶ t분포

엑셀에서 t분포와 관련이 있는 함수는 "TDIST", "TINV", "TTEST" 이다.

t분포의 누적확률밀도함수를 P(t) = P(T ≤ t)라 할 때 함수 TDIST는 1-F(a) = P(T ≥ a)의 값을 구하여 준다.

함수 형태는 *TDIST(변수값, 자유도, 양단측구분)*의 구문을 가지고 있다.
양 단측 구분이 1이면 단측 꼬리의 확률값을, 2이면 양측 꼬리의 확률을 구해 준다.

함수 TINV는 함수 TDIST의 역함수로 분포 양측꼬리의 확률값과 자유도를 입력하면 변수값을 출력해 준다.

함수 형태는 *TINV(확률값, 자유도)*의 구문을 가지고 있다.

함수 TTEST는 검정에서 사용되며 두 집단에 대한 t-검정의 p-value값을 제공하여 준다. 함수 형태는 *TTEST(배열1, 배열2, 양단측구분, 검정종류)*의 구문을 갖고 있다.
배열1과 배열2에는 두 집단의 자료를 입력하여 준다. 양 단측 구분은 1이면 단측, 2이면 양측을 나타낸다.
검정 종류에는 1이면 짝지은 검정, 2이면 등분산 가정 두 집단의 비교, 3이면 이분산 가정 두 집단의 비교를 나타낸다.

▶ 카이제곱분포

엑셀에서 카이제곱분포와 관련이 있는 함수는 “CHIDIST”, “CHINV”, “CHITEST”가 있다.
CHIDIST는 카이제곱분포의 오른쪽 꼬리의 확률을 구해 주고, CHINV는 역함수로 확률값이 주어지면 그 값의 변수값을 구해 준다.
함수 형태는

CHIDIST(변수값, 자유도)

*CHINV(확률값, 자유도)*의 구문을 갖고 있다.

함수 *CHITEST*는 카이제곱분포에서 p-value를 계산해 준다. 어떤 검정 통계량에 대해 분포의 오른쪽 꼬리의 확률을 계산해 준다.

연습문제 다음 문제를 위와 같은 방법으로 풀어보세요.

예 1 어느 마을의 성인남자 1,000명의 신장을 측정하여 평균 170cm, 표준편차 6cm의 정규분포를 하고 있음을 알았다. 신장이 176cm 이상은 몇 명 정도인가?

예 2 한 병원의 혈액은행에서는 하루에 평균 144ℓ의 혈액이 필요하며 표준편차는 10ℓ이다. 하루에 필요한 혈액량이 160ℓ를 초과할 확률은?

예 3 초등학교 학생의 지능지수(IQ)는 정규분포를 하며 평균은 100이고 분산은 225이다. 만약 한 명의 학생을 표본추출하였을 때 그 학생의 지능지수가

(1) 136보다 클 확률은?

(2) 73 이하일 확률은?

(3) 85에서 136 사이일 확률은?

CHAPTER 9

추정

예를 들어 기관지염에 이환된 환자에게 새롭게 개발한 약의 효과를 증명하고자 할 때 과거·현재 및 미래에 기관지염을 앓았거나 앓고 있을 모든 환자를 조사하는 것은 현실적으로 많은 제약이 수반된다. 그러므로 새로운 약의 효능을 확인하기 위해서는 환자 중 일부를 표본으로 선정하여 이 결과를 토대로 모든 기관지염 환자에게 적용하는 것이 필요하다. 이와 같이 추론은 표본의 결과를 토대로 모집단을 해석하는 것이다.

통계적 추론은 크게 추정과 가설검정으로 구분되며 표본으로부터 추론이 시행된다. 표본에서 얻은 경험적 사실인 통계량을 이용하여 통계량에 대응되는 모수를 짐작해내는 바 통계학에서는 이를 추정이라고 한다.

한편 모수에 대한 예상이나 주장을 가설이라고 하며 가설의 타당성을 평가하는 방법을 가설검정이라고 한다. 여기에서 모수 추정에 이용되는 표본통계량을 추정통계량이라고 하며 추정통계량의 평균이 모수가 될 때 이를 불편추정통계량이라고 한다.

9장과 10장에서는 추정과 가설검정에 대한 이해를 돕기 위하여 이들의 기본적인 개념을 설명하며 예제를 통해 그 응용과정을 서술하고자 한다.

1 추정(Estimation)

1.1 추정의 개념과 분류

추정은 모집단의 특정 현상을 설명하기 위하여 수집된 표본자료를 이용하여 모수를 근사적으로 계산하는 과정으로 모수의 값으로는 평균, 비율 또는 분산이 자주 이용된다.

추정은 크게 점 추정과 구간 추정으로 구분된다. 점 추정(point estimation)은 추정통계량으로부터 모수의 값 하나만을 추정하는 것으로 일반적으로 점 추정값 하나만으로는 모집단의 특성을 설명하는 데 상당한 오차가 발생한다.

예를 들어 한국인 6세 아동의 평균 신장을 추정하는 경우를 살펴보자.

1,000명의 6세 아동을 표본으로 선정한 후 산술평균을 계산하여 110cm라는 하나의 수치만으로 나타낸다는 것은 너무 극단적인 이야기가 될 수 있으며, 100cm나 130cm의 경우 평균 신장과의 차이를 어떻게 표현할지가 모호하게 된다. 이와 같은 점 추정의 불완전성에 관한 보완으로 구간 추정(interval estimation)이 사용된다.

구간 추정은 일정한 신뢰도, 즉 정의한 구간에 모수가 위치할 믿음의 정도를 제시하고 추정한 결과를 구간으로 표시하는 방법이다. 앞의 예제에서 95% 신뢰도로 계산한 한국인 6세의 평균 신장이 110cm에서 120cm이라면 점 추정의 값보다 훨씬 더 많은 정보를 제공해 주며 신뢰구간을 나타냄으로써 평균 신장 110cm가 아닌 다른 크기의 신장에 관한 설명도 쉽게 해석이 가능할 수 있다.

추정에는 모평균에 대한 추정, 모분산에 대한 추정 및 모비율에 대한 추정이 있다.

1.2 좋은 추정량의 조건

만약 하나의 표본통계량이 모수의 추정값으로 사용되는 경우에는 추정에서의 오차가 발생할 수 있다. 따라서 이를 해소하기 위하여 표본의 크기를 상당히 크게 하면 표본통계량이 모수의 값에 근접한다.

그러나 시간과 자원의 제약으로 우리는 적은 규모의 표본을 통해 의사결정을 해야 하는 상황에 직면한다. 이 경우 가장 효율적인 방법으로 좋은 추정량으로서의 표본통계량을 확인하는 것이 중요하다.

하나의 통계량이 좋은 추정통계량이 되기 위해서는 세 가지 기준을 충족해야 하는 바 이것은 표본분포의 개념과 밀접하게 관련되어 있다.

1) 일치성(consistency)

그림 9-1에서와 같이 표본의 크기를 크게 하면 할수록 추정량이 모수의 값에 더욱 더 가까워지는 경향을 일치 추정량(consistent estimator)이라고 한다.

2) 효율성(efficiency)

특정 추정량의 효율성은 상대적 의미로 해석된다. 만약 동일한 표본에서 2개의 통계량을 측정하여 모수의 추정량으로 사용하였을 때 표준편차가 작은 통계량이 큰 통계량에 비해 좋은 추정량이 된다.

그림 9-2와 같이 두 추정량 θ_1과 θ_2는 모두 모수 θ의 불편 추정량이다. 그러나 추정량 θ_1

이 θ_2보다 효율적이다. 효율적인 추정량은 더 좋은 추정량이다. 왜냐하면 더 작은 표준오차를 가질수록 모수에 근접한 추정이 될 가능성이 더 크기 때문이다.

한편 표본평균($\overline{X}$)의 표본분포에 표본중앙값보다 더 작은 표준오차가 있는 경우에는 표본평균이 중앙값보다 더욱 효율적인 추정량으로 선택된다.

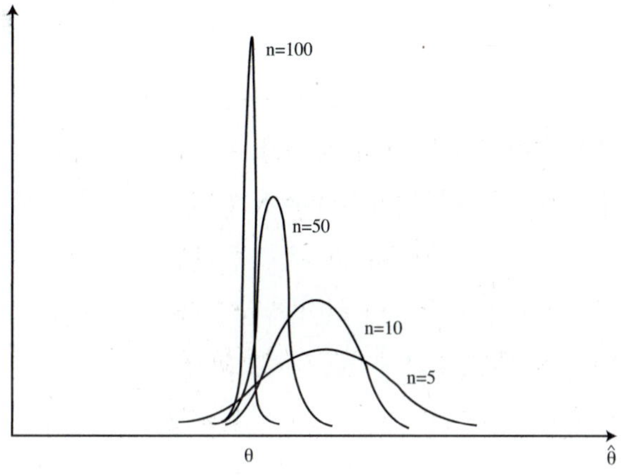

▲ 그림 9-1 **표본의 크기와 추정량과의 관계**

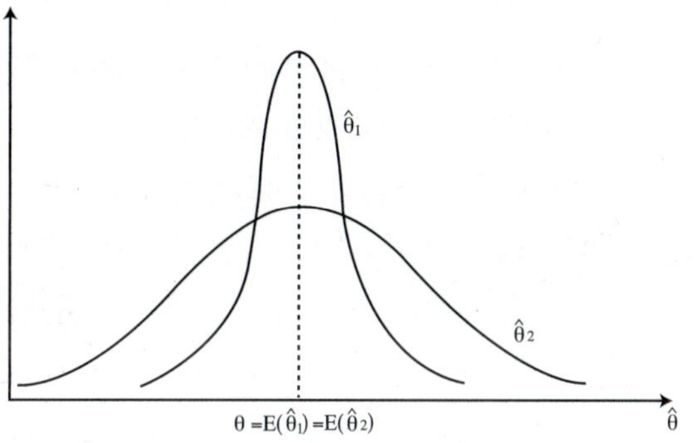

▲ 그림 9-2 **효율적 추정량과 비효율적 추정량**

3) 불편성(unbiasedness)

추정량은 모수 주위에 가깝게 밀접해 있을수록 좋은 추정량이 된다. 추정량의 기대값이 모평균과 같을때 좋은 추정량의 기본적 조건을 충족시키게 된다. 일반적으로 $E(\overline{X}) = E(X) = M$의 관계가 성립하면 표본평균 $\overline{X}$는 모집단 평균 M의 불편추정통계량이 된다.

그림 9-3에서와 같이 불편 추정량의 분포에서는 추정량의 기대값과 모수의 값이 일치하고 있으나 편의 추정량에서는 추정량의 기대값이 모수의 값과 일치하고 있지 않음을 알 수 있다.

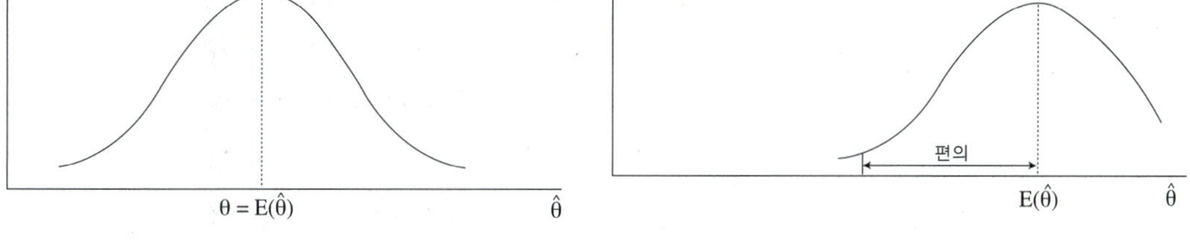

(a) 불편 추정량의 분포 (b) 편의 추정량의 분포

▲ 그림 9-3 **불편 추정량과 편의 추정량의 분포**

2 모수의 점 추정

점 추정 이론은 모수의 구간 추정 이론의 기초가 된다. 지금부터 모평균, 모분산(모표준편차) 및 모비율의 점 추정에 관해 간략히 언급하고자 한다.

2.1 모평균의 점 추정

모평균 μ를 점 추정하는 추정통계량으로 표본평균, 표본중앙값 및 표본최빈값을 사용하는데 이 중에서 가장 대표적인 통계량은 표본평균이다.

표본평균 $\overline{X}$는 모평균 μ의 불편추정통계량으로서 n개의 임의표본 X_1, X_2, ...에 관해 표본평균은 다음과 같이 정의된다.

$$\overline{X} = \frac{X_1+X_2+\cdots\cdots\cdots+X_n}{n} = \frac{1}{n}\sum_{k=1}^{n} X_k$$

2.2 모분산과 모표준편차의 점 추정

모평균이 μ이고 모분산이 σ^2인 모집단에서 추출한 n개의 임의표본 X_1, X_2, ...X_n의 표본평균이 $\overline{X}$일 때 표본분산은

$$S^2 = \frac{1}{n-1}\sum_{i=1}(Xi - \overline{X})^2$$

여기에서 분모는 n−1이 되는 것에 유의하여야 한다.

2.3 모비율의 점 추정

특정 속성에 대한 비율이 P인 모집단에서 n개의 표본을 임의 추출하여 특정한 속성을 갖는 것의 개수를 X라 할 때 표본비율 $\hat{P}$는 다음과 같이 정의한다.

$$\hat{P} = \frac{X}{n}$$

3 구간 추정

지금까지 우리는 평균, 분산 등을 통해 모수를 하나의 값으로 추정하는 것을 살펴보았다. 그러나 점 추정을 하는 경우 추정값이 모수와 정확히 일치한다는 것은 불가능하다. 또한 동일한 모집단에서 2개의 표본을 추출했을 때 이들 표본의 추정값이 정확히 일치하기가 어렵다.

점 추정은 다른 정보가 없을 때는 그 추정이 얼마나 좋은가를 알 수 없다. 그러므로 추정량이 모수로부터 벗어날 가능성에 관한 검토가 필요하다.

예를 들어, 표본통계량으로부터 특정 병원의 소아과 외래환자의 평균 체중을 계산하였더니 10.25kg이 산출되었다. 이를 μ의 점 추정치로 받아들였을 때 얼마나 믿을 만한 것인가?

가령 모집단의 표준편차가 4kg라는 것을 알고 있다면 소아과 환자의 체중 분포가 너무 넓게 펴져 있으므로 추정의 신뢰성은 의문시된다. 또 표본통계량이 소아과 외래환자 10명에 의한 통계량이라면 이 추정을 믿는 사람은 극히 드물 것이다.

따라서 점 추정치의 정확성을 인지하기 위해서는 모분산과 표본크기에 관한 정보를 알고 있어야 한다. 이를 통해 모수를 추정하는 방법을 구간 추정(interval estimation) 또는 신뢰구간(confidence interval) 추정이라고 한다.

이 방법은 신뢰구간이라는 영역을 설정하여 주어진 구간 내에 모수가 위치할 가능성을 계산하는 것이다. 일반적으로 구간 추정은 다음과 같이 나타낸다.

추정평균 ± (신뢰도 계수) × (표준오차)

3.1 모평균의 구간 추정

모분산을 알고 있는 정규모집단에서의 신뢰수준 100(1-α)%의 모평균의 신뢰구간은 $\mu = \overline{X} \pm Z_{\alpha/2}\frac{\alpha}{\sqrt{n}}$로 표현된다.

예를 들어, 신뢰수준이 90%일 때 표준정규분포표에서 $Z_{\alpha/2} = Z_{0.1}/2 = Z_{0.05} = 1.64$

그러므로 신뢰구간은 $\overline{X} - 1.64\frac{\alpha}{\sqrt{n}} < \mu < \overline{X} + 1.64\frac{\alpha}{\sqrt{n}}$이다.

이를 그림으로 표시하면 그림 9-4와 같다.

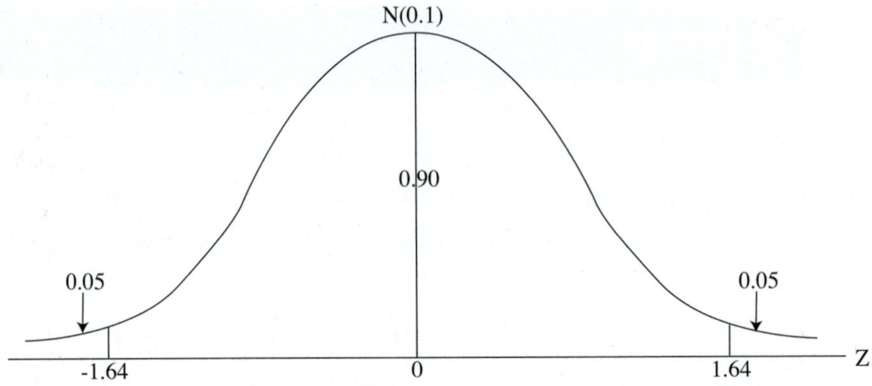

▲ 그림 9-4 **표준정규분포와 90% 신뢰수준**

신뢰수준은 자료의 성격에 따라 의사결정자가 주관적으로 결정하며 자주 사용하는 신뢰수준 1-α와 이에 따른 신뢰계수 $Z_{\alpha/2}$를 정리하면 표 9-1과 같다.

표 9-1 **신뢰수준과 신뢰계수**

1-α(신뢰수준)	Zα/2(신뢰계수)	Z=0~Z=Zα/2 의 면적
80%	1.28	0.400
85%	1.44	0.425
90%	1.64	0.450
95%	1.96	0.475
99%	2.57	0.495

한편, 정규모집단 N(μ, α^2)에서 표본의 크기가 n인 임의의 표본을 추출할 때 모분산을 알고 있지 않고 소표본인 경우에 $t = \frac{X-\mu}{s/\sqrt{n}}$는 표준정규분포를 하지 않으며 t분포를 이룬다. 따라서 t통계량을 이용하며 $P(-t_{\alpha/2} < t <_{\alpha/2}) = 1-\alpha$로 표시할 수 있다. 이를 그림으로 나타내면 그림 9-5와 같다.

이것은 $\overline{X} - t_{\alpha/2}\frac{s}{\sqrt{n}} < \mu < \overline{X} + t_{\alpha/2}\frac{s}{\sqrt{n}}$로 변형할 수 있다.

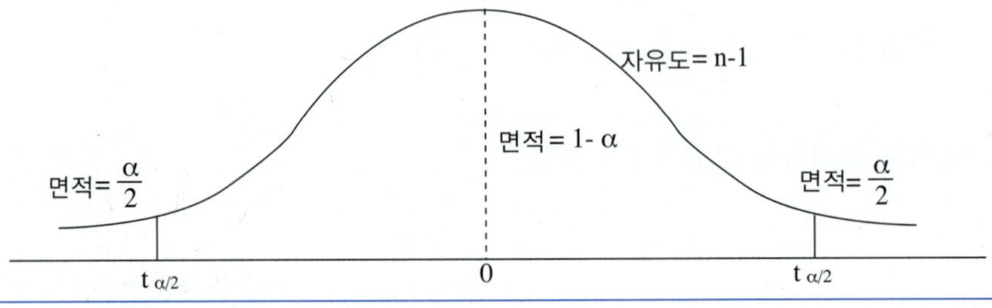

▲ 그림 9-5 **t분포와 신뢰수준**

예제 신생아 16명을 추출하여 체중을 측정하였더니 평균 체중이 3,100g 표준편차가 140g이었다. 모평균의 95% 신뢰구간을 구하여라.

표준오차: $\alpha \bar{x} = \frac{s}{\sqrt{n}} = \frac{140}{\sqrt{16}} = 35$

자유도: 16 - 1 = 15

신뢰구간 $\bar{X} - t_{\alpha/2} \frac{s}{\sqrt{n}} < \mu < \bar{X} + t_{\alpha/2} \frac{s}{\sqrt{n}}$에 의하여

$3100 - (2.131)(35) \leq \mu \leq 3,100 + (2.131)(35)$

$3100 - 74.60 \leq \mu \leq 3100 + 74.60$

$3,025.40 \leq \mu \leq 3174.60$

3.2 두 모수의 차이의 구간 추정

예를 들어, 두 가지 종류의 약품이 치료 효과에 있어 차이가 있는가를 비교하여야 하는 경우가 있다면 이 경우 평균의 차이 또는 비율의 차이의 분포를 이용한다.

1) 모평균의 차이의 구간 추정

2개의 모집단의 차이에 대한 추정을 위해서는 표본평균의 차이의 표본분포를 이용한다. 먼저 모분산을 알고 있는 경우에는

$\mu_1 - \mu_2 = (\bar{x}_1 - \bar{x}_2) \pm Z_{\alpha/2}\sqrt{\frac{\sigma_1^2}{n_1} + \frac{\sigma_2^2}{n_2}}$ 을 활용한다.

2) 모비율의 차이의 구간 추정

표본의 크기가 큰 경우 신뢰수준 100(1−α)%의 모평균의 차의 신뢰구간은

$$P_1 - P_2 = (\hat{P}_1 - \hat{P}_2) \pm Z_{\alpha/2}\sqrt{\frac{\hat{P}_1(1 - \hat{P}_1)}{n_1} + \frac{\hat{P}_2(1 - \hat{P}_2)}{n_2}}$$

Excel을 활용한 통계분석

모수의 점 추정

예제 1

5장 2절에서 사용된 데이터를 사용하여 여러 가지 모수에 대한 점 추정을 계산해 보자.

▶사용된 데이터: 병원에 입원중인 환자 50명을 대상으로 입원 당시의 체중을 측정하였는 바 아래와 같은 결과가 나왔다.

75, 67, 76, 71, 73, 86, 72, 77, 80, 75, 80, 96, 93, 75, 73, 83, 81, 82, 73, 92, 81, 87, 76, 84, 78, 79, 99, 100, 88, 77, 71, 76, 75, 83, 66, 79, 95, 85, 77, 87, 90, 73, 72, 68, 84, 69, 78, 77, 84, 94

점 추정에는 평균, 분산에 대한 것이 있으며 이를 구하는 방법은 6장에서 언급한 기술통계량을 구하는 방법과 동일하다.

1) 데이터를 엑셀 워크시트에 입력하기

데이터는 5장에서와 같은 방법으로 시트에 입력하도록 한다.

	A	B	C	D	E	F	G	H	I	J
1	체중			체중	도수					
2	75			66~70	4		70			
3	67			71~75	12		75			
4	76			76~80	13		80			
5	71			81~85	9		85			
6	73			86~90	5		90			
7	86			91~95	4		95			
8	72			96~100	3		100			
9	77									
10	80									
11	75									
12	80									
13	96									
14	93									
15	75									
16	73									
17	83									
18	81									
19	82									
20	73									
21	92									

2) 기술 통계량 구하기

① 「리본」 메뉴에서 「데이터」를 누른 후 '분석'을 선택한다.
「데이터 분석」에서 「기술 통계법」을 선택하고 확인을 누른다.

② '입력 범위'에 5장에서와 같은 방법으로 데이터의 범위(A2~A51)를 선택하고 옵션에서 요약 통계량을 선택한다.

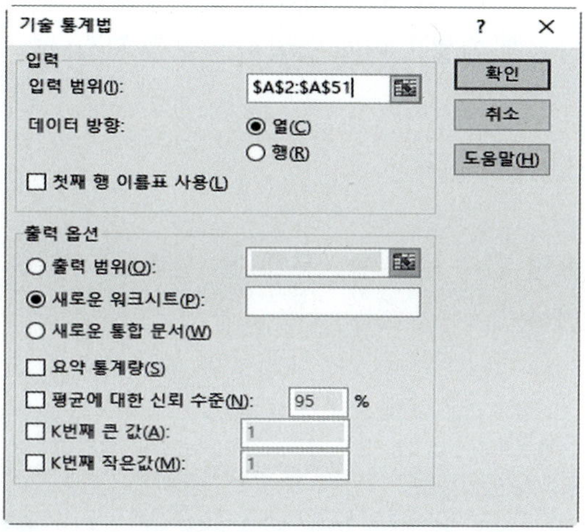

〈확인〉버튼을 누른다.

③ 새로운 시트에 평균, 분산, 표준편차에 대한 점 추정값들이 나타난다.

	A	B
1	Column1	
2		
3	평균	80.24
4	표준 오차	1.187197
5	중앙값	78.5
6	최빈값	75
7	표준 편차	8.394751
8	분산	70.47184
9	첨도	-0.24009
10	왜도	0.597769
11	범위	34
12	최소값	66
13	최대값	100
14	합	4012
15	관측수	50
16	가장 큰 값(1)	100
17	가장 작은 값(1)	66
18	신뢰 수준(95.0%)	2.385762

◑ 모평균의 구간 추정

이제 모평균의 신뢰구간을 구해 보자.

위 예제 1)을 이용하여 모평균의 95% 신뢰구간을 계산해 보자.

위 결과 표본평균은 약 80, 표준편차는 8.39였다.

엑셀을 이용하여 신뢰구간을 구하는 경우 모분산 σ^2이 알려진 경우에는 정규분포로부터 $Z\alpha_{/2}$ 값을 계산한다. 통계 함수 "CONFIDENCE"를 사용하여 신뢰구간을 계산하는 경우 표준편차를 입력하여야 하는데 엑셀은 이때 입력되는 값을 모집단의 표준편차로서 알고 있다고 가정한다.

① 함수 마법사 *fx* 단추를 누른다.

② 대화 상자가 나오면 함수 종류에 〈통계〉를 선택하고 함수 이름 중에서 "CONFIDENCE"를 선택한다.

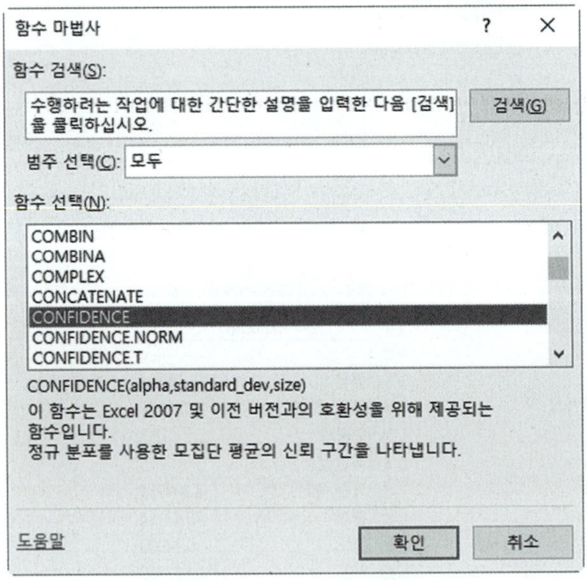

〈확인〉 버튼을 누른다.

③ 대화 상자에 다음과 같이 숫자를 입력한다.

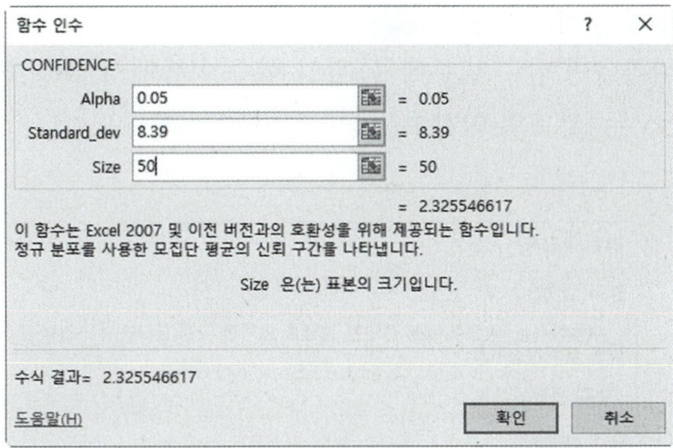

Alpha에는 유의 수준을, Standard_dev에는 표준편차를, Size에는 표본의 크기를 입력하여 준다. 입력한 후 〈확인〉 버튼을 누른다.

④ 빈 셀에 2.325543이라는 값이 나타난다.
이때 신뢰구간은 평균±2.325543이 된다. 이 예제의 경우 모평균의 95% 신뢰구간은 (77.67, 82.33)이 된다.

예제 2

9.3.1에 나와 있는 예제를 엑셀을 이용하여 풀어보자.
신생아 16명을 추출하여 체중을 측정하였더니 평균 체중이 3,100g이고, 표준편차가 140g이었다. 모평균의 95% 신뢰구간을 구하여라.
신뢰구간은 $\overline{X} \pm t_{\alpha/2} \frac{s}{\sqrt{n}}$이다.

여기서, 자유도: 16-1=15
표준오차를 구하기 위하여 빈 셀에 "=140/sqrt(16)"이라 입력하고 enter키를 누르면 계산 결과를 얻을 수 있다.

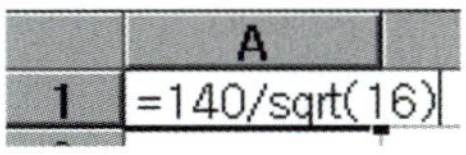

결과는 35가 나온다.

· 이제 $t_{\alpha/2}$를 구해 보자.

① 도구 모음에서 함수 마법사 키인 *fx* 를 누른다.

② 대화 상자가 나타나면 함수 범주에 '통계'를 함수 이름에 'T.INV.2T'를 선택한다.
여기에서 T.INV는 t분포의 역함수값을 구하여 주는 함수명이다.

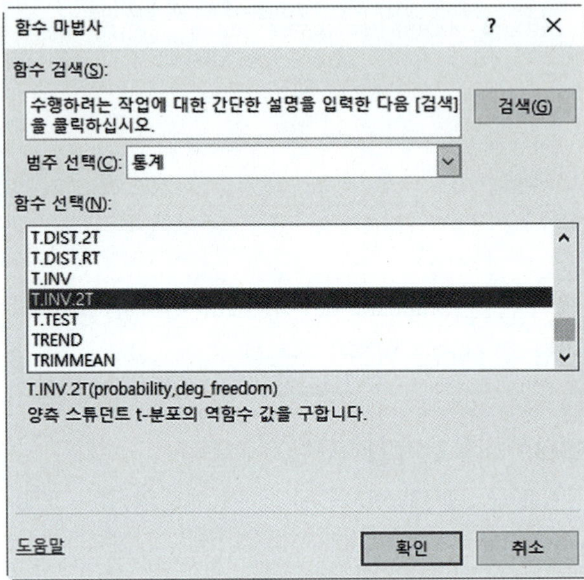

위와 같이 선택하고 〈확인〉 버튼을 누른다.

③ 대화 상자가 나타나면 다음과 같이 숫자를 입력한다.

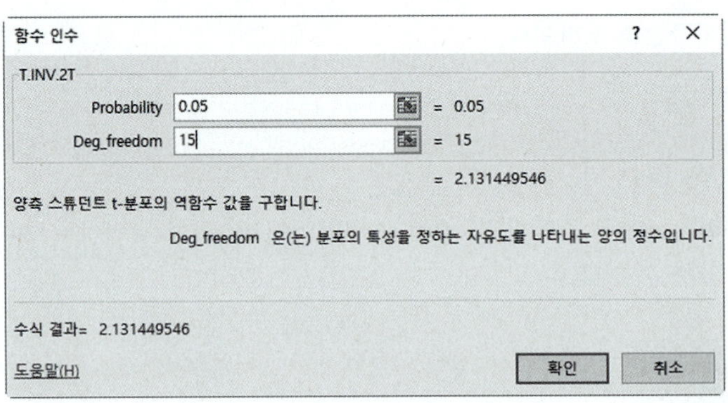

Probability는 유의확률값으로 95% 신뢰구간을 구하여야 하므로 0.05를 입력한다. Deg-freedom은 자유도 값을 입력한다.

위와 같이 입력하고 〈확인〉 버튼을 누르면 빈 셀에 t값이 구하여져 나타난다.

④ 결과는 2.131이다. 따라서 신뢰구간은

$$\overline{X} \pm t_{\alpha/2} \frac{s}{\sqrt{(n)}} = 3100 \pm 2.131X35 = 3100 \pm 74.60$$

∴ 구하는 신뢰구간은 (3025.40, 3174.60)이다.

SAS 결과 :

◎ 위 예제 1의 데이터를 SAS로 분석한 결과는 다음과 같다.

The SAS Sytem

The MEANS Procedure

Analysis Variable : area

Mean	Variance	Std Dev	Lower 95% Cl for Mean	Upper 95% CL for Mean
80.2400000	70.4718367	8.3947505	77.8542383	82.6257617

→ 평균과 분산, 표준편차, 95% 신뢰구간에 대한 추정값이 나타나 있다.

CHAPTER 10

가설검정

가설검정(hypothesis testing)은 앞에서 설명한 추정의 개념보다 상위의 개념으로 단순히 모수에 대한 추정에 국한되지 않고 모집단의 특성에 관해 기본적인 가설을 수립한 후 그 가설의 옳고 그름을 판정하는 분석기법이다. 자료조사와 같은 일부 비실험적 연구에서는 자료 분석 시에 모수를 추정하는 방법을 유용하게 활용할 수 있다. 그러나 두 가지 치료기법에 관해 각각의 효과가 상이한지를 판정하기 위해서는 가설검정을 분석기법으로 도입하는 것이 타당하다.

이 장에서는 수량적 연구와 임상의사결정에서의 가설검정의 논리적 과정을 예를 들어 설명한다. 먼저 가설과 가설검정의 개념을 소개하며 가설검정 시행에서의 의사결정의 오류에 관해 토론한다. 그리고 검정통계량에 따른 가설검정의 절차를 살펴본다.

1 가설검정의 개념

1.1 가설의 정의

가설검정에 대한 개념을 이해하기 위해서는 먼저 가설의 정의를 파악하고 있어야 한다. 가설은 정설에 반대되는 개념으로 특정 현상이나 원인이 일어날 수도 있고 또는 일어나지 않을 수도 있는 가정된 상황을 연구자의 입장에서 정리한 것이다. 이것은 통계학적인 전문용어이기도 하지만 우리의 일상생활에서 흔히 접하는 용어이기도 하다.

가령 약속의 개념으로 설명한다면 평소 약속을 잘 지키는 친구와 만나기로 하였다면 그 친구에 대한 정보 즉 약속을 잘지킨다는 사실로부터 오늘도 친구가 약속시간에 정확하게 도착할 것이라는 가설을 세울 수 있다. 반면 평소 약속을 잘 지키지 않는 친구와의 약속이라면 그 친구는 오늘 약속에서도 약속시간을 지키지 않을 것이라는 가설을 수립할 수 있다.

일반적으로 가설은 연구가설과 통계적 가설의 두 가지로 구분한다. 연구가설은 연구자가

장기 간의 관찰이나 경험을 통해 터득한 가설로 연구의 동기가 되는 가설이다. 이와 대조적으로 통계적 가설은 표본에서 수집한 자료를 토대로 해당 표본이 추출된 모집단에 관하여 해석할 수 있도록 하는 가설을 의미한다.

1.2 통계적 가설

통계적 가설은 모집단의 특성에 관한 진술, 주장 또는 추측을 내포한다. 이와같은 통계적 가설에는 기각(reject : 버린다)이나 무효화(nullifying)를 목적으로 하는 귀무가설과 이에 대립 또는 대체되는 개념으로 새로운 주장을 제기하는 대립가설이 있다. 귀무가설은 영가설이라고도 하며 H_0로 표시하고 "차이가 없다"라는 의미를 나타낸다. 상대적으로 대립가설은 귀무가설을 기각했을 때 받아들이는 가설으로 H_A 또는 H_1로 표시한다.

예를 들어, 병원에 근무하는 근로자의 혈압과 일반 시민의 혈압과의 차이를 알아보기 위한 연구를 수행한다면 귀무가설은 "병원근무자와 일반 시민의 혈압 수치에는 차이가 없다"라고 설정한다.

> 귀무가설 : 대립가설이 참(true)이라는 확실한 근거가 없을 때 받아들이는 가설로 직접 검정 대상이 되는 가설
> 대립가설 : 표본으로부터 확실한 근거에 의거하여 입증하고자 하는 가설

통계적 가설을 설정할 때에는 귀무가설에 대한 반증 즉 대립가설에 관한 확증이 표본 정보로부터 확실하게 시사되지 않는 한 귀무가설을 고수한다는 점에 유의하여야 한다. 따라서 검정할 수 없거나 검정하기 곤란한 가설을 귀무가설으로 수립하는 것은 바람직하지 못하다.

주어진 문제에서 어느 것을 귀무가설로 하고 어느 것을 대립가설으로 받아들이냐 하는 것은 매우 중요하므로 귀납법의 논리를 통해 양자의 선택을 신중히 결정하여야 한다.

가설수립의 몇 가지 예를 들어보자.

예 1 한 병원의 수익이 금년에는 작년보다 더 증가할 것이라고 추측한다면 다음과 같이 가설수립이 가능하다.

H_0 : 수익이 작년보다 증가하지 않을 것이다.

H_A : 수익이 작년보다 증가할 것이다.

예 2 여론조사에서 A후보의 지지율(P_1)이 B후보의 지지율(P_2)보다 더 클 것이다라는 결과가 나왔다면

$H_0 : P_1 \leq P_2$

$H_A : P_1 > P_2$

1.3 가설검정의 오류

가설검정의 결과는 다음의 네 가지로 요약할 수 있다.

① 올바른 가설을 기각(귀무가설이 참(眞)임에도 불구하고 기각)한다.

② 틀린 가설을 채택(참이 아닌 귀무가설을 기각하지 못함)

③ 올바른 가설을 채택

④ 틀린 가설을 기각

이들 네 가지 결과 중에서 바람직한 상황은 모집단에 대한 가설이 실제로 참이면 그 가설을 참으로 받아들이고 가설이 실제로 틀린 때에는 그 가설을 거짓으로 인정하는 경우이다. 그러나 이와는 반대로 실제로는 거짓인 가설을 참으로 받아들이거나 실제로 참인 가설을 거짓으로 받아들이게 되는 경우가 존재하는 바 이를 의사결정의 오류라고 한다.

특히, 표본으로부터 모집단의 정보를 유추하는 통계적 추출은 항상 잘못될 가능성이 있음을 인지하고 이와같은 오류를 최소화하도록 노력하여야 한다.

아래의 예를 통해 가설검정의 오류를 자세히 검토해보자.

A제약회사는 특정 질병의 치료약을 개발하여 보건복지부의 승인을 받고자 한다. 관계당국에서는 치료약의 치유율이 10%를 넘으면 제조, 판매를 허가하려는 방침이다.

위의 사례에서 관계당국은 질병에 이환된 환자들의 표본을 조사하여 의사결정을 하기 때문에 아래와 같은 두 가지 과오에 직면할 수 있다.

첫째, 치료약이 효과가 없음에도 불구하고 제조·판매를 허가하는 오류. 둘째, 실제로 치료약이 효력이 있음에도 불구하고 제조·판매를 허가하지 않는 오류.

이처럼 실제로는 H_0가 참임에도 불구하고 조사결과 H_0를 거짓으로 판단하여 기각하는 오류를 제1종 오류(type I error)라고 하며 α로 표시한다. 반면에 실제로는 H_A가 참인데 조사결과 H_A를 거짓이라고 판정하여 기각하는 오류를 제2종 오류(type II error)라고 하며 β로 나타낸다.

이상의 내용을 표로 요약하면 다음과 같다.

제1종오류 : 귀무가설이 참임에도 불구하고 기각하는 오류
제2종오류 : 대립가설이 참임에도 불구하고 기각하는 오류

표 10-1　**제1종 오류와 제2종 오류**

의사결정 행위	미지의 실제 상황	
	H_0가 참	H_A가 참
H_0를 채택	옳은 의사결정 $1 - \alpha$	틀린 결정(제2종 오류) β
H_0를 기각	틀린 결정(제1종 오류) α	옳은 결정

1.4 유의수준

유의수준은 옳은 귀무가설을 기각할 확률이다. 즉 제1종오류를 범하게 되는 최대 허용 한계를 말하며 α로 표현한다. 옳은 귀무가설을 기각하는 것은 결국 오류가 되므로 옳은 귀무가설을 기각할 확률을 적게 하여야 하는 바 주로 1%, 5%, 10%의 유의수준을 사용한다.

연구자는 가설검정을 통해 얻은 결과가 정확한 결정이기를 원한다. 즉 표본추출을 통해 얻은 결과가 오차가 없이 정확하게 측정되어 의사결정의 왜곡을 가져오지 않기를 기대한다. 이처럼 올바른 의사결정에 도달하기 위해서는 제1종오류 또는 제2종오류가 최소, 즉 α와 β의 값이 모두 최소화되어야 한다.

나아가 α와 β의 값을 얼마로 결정할 것인가 하는 문제는 주관적인 판단에 좌우된다. 보편적으로 연구자는 β보다는 α를 심각한 오류로 간주한다. 그러므로 현명한 가설검정 방법은 α를 될 수 있는 대로 작은 수준에 고정시키고 가능한 표본의 크기를 증가하여 β를 줄이는 것이다. 예를 들어, $\alpha = 0.5$의 의미는 동일한 가설검정을 100회 실시하였을 때 실제로는 참인 H_0를 기각할 과오가 5회 정도임을 의미한다. 또한 1% 유의수준은 받아들여야 할 가설을 버리는 정도가 100건의 처리에 1건 정도의 기회가 발생함을 나타낸다.

1.5 가설과 검정의 유형

가설검정에서 귀무가설이나 대립가설은 여러가지 형태로 설정될 수 있다. 모수에 대한 가설을 설정하는 경우 모수의 값이 하나로 정해지는 가설을 단순가설이라고 하며 $\mu = 90$ 또는 $P = 0.1$을 예시할 수 있다. 모수를 단일값으로 정하지 않고 구간의 값으로 주어지는 가설을 복합가설이라고 하며, 예를 들어, $\mu \neq 90$, $P > 0.1$ 등이 이에 해당된다.

동시에 가설은 양측가설과 단측가설으로 구분할 수 있다. 양측가설은 모수를 양쪽 범위의 값으로 정하는 가설로 $\mu \neq 90$은 양측가설이다. 이와 대조적으로 단측가설은 모수를 한쪽 범위의 값으로 정하는 가설로 $P \geq 0.1$, $P > 0.1$ 등이 해당된다.

한편 검정은 가설의 유형에 따라 양측검정과 단측검정으로 분류한다(그림 10-1). 양측검정은 기각역이 분포의 양쪽에 존재하는 경우를 의미하며(그림 10-1의 a) 단측검정은 기각역이 분포의 어느 한쪽에만 내재하는 경우의 검정을 의미한다(그림 10-1의 b와 c). 그리고 양측검정과 단측검정의 판정기준은 대립가설으로 한다. 즉 대립가설이 양측가설이면 검정은 양측검정이 되며, 대립가설이 단측가설이면 검정은 단측검정이 된다.

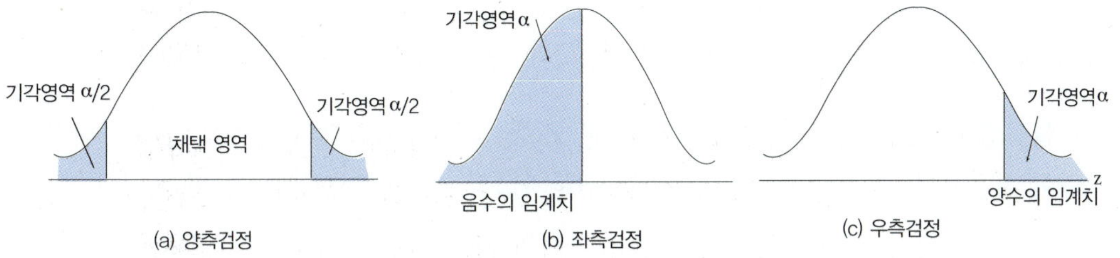

▲ 그림 10-1 **양측검정과 단측검정의 기각역**

2 가설검정의 절차

2.1 가설검정의 단계

가설검정을 이용하여 모집단의 특성을 파악하기 위한 기본적인 원리를 요약하면 다음과 같다.

1) 귀무가설을 설정한다.

귀무가설은 차이가 없다고 하는 가설이다. 영가설이라고도 하며 H_0로 표시한다. 예를 들면 2개의 모집단의 평균치를 각각 μ_1, μ_2라고 하면 귀무가설은 $H_0 : \mu_1 = \mu_2 (1-\mu_2 = 0)$이다. 귀무가설을 영가설이라고 한다는 사실에서 인지하는 바와 같이 귀무가설은 기각되어서 무(0, zero)로 돌아가는 것이 기대되는 가설이다. 그러므로 귀무가설을 세울 때에는 이에 대립하는 대립가설을 고려하여야 한다. 이는 연구자가 주장하고자 하는 가설으로 H_1 또는 H_A로 표시한다. 대립가설의 설정에는 두 가지 방법이 있다.

① $H_1 : \mu_1 \neq \mu_2$, 2개의 모평균은 같지 않다고 하는 가설로 양측검정이라고 통칭한다.

② $H_1 : \mu_1 > \mu_2$ (또는 $\mu_1 < \mu_2$), 즉 모평균 μ_1이 모평균 μ_2보다 크다(혹은 모평균 μ_1이 모평균 μ_2 보다 작다)고 서술하는 가설로 단측검정에 해당된다.

2) 유의수준을 결정한다.

유의수준은 옳은 귀무가설을 기각할 확률로 위험률이라고도 하며 보통 α로 표시한다. 연구에 따라 5%, 1% 등 적절한 유의수준을 선정한다. 예를 들어 연구결과의 중요도에 따라 1%의 차이가 치명적인 결과를 가져오는 연구에서는 유의수준을 낮게 책정하는 것이 바람직하다.

3) 통계량을 계산한다.

가설검정에 이용되는 통계량에는 x^2, t, F, Z 등이 있으며 검정의 목적에 따라서 다른 통계량이 사용된다. 이와같은 검정통계량은 귀무가설의 기각 또는 채택의 근거가 된다.

4) 유의점의 값을 구하여 얻어진 통계량의 값과 비교하여 귀무가설이 기각되는지를 판정한다.

분포표(부록)에서 유의수준에 대응하는 유의점의 값(한계치)을 구하고 표본에서 구한 통계량의 값과 유의점의 값을 비교하여 귀무가설이 기각되는지를 판정한다. 통계량의 값이 기각역에 있는 경우, 즉 통계량으로 계산되는 확률이 유의수준보다 작으면 귀무가설을 기각한다. 반대로 통계량의 값이 채택역에 있는 경우 귀무가설을 채택한다.

예를 들어 통계량의 값으로 16.8이 계산되고 유의수준 5%에 대응하는 유의점의 값이 12.4일 경우에는 귀무가설은 기각되고, 5% 유의수준에서 유의하다고 말한다(단측검정). 이 경우 실제의 확률은 5%보다도 작으므로 $P < 0.05$로 표현할 수도 있다.

5) 결론

유의수준 하에서 영가설이 채택되면 영가설을 받아들이고 영가설이 기각되면 대립가설을 받아들인다.

P값은 영가설이 옳을 때 실제로 산출된 값과 같거나 큰 검정통계량의 수치를 얻을 확률이다.

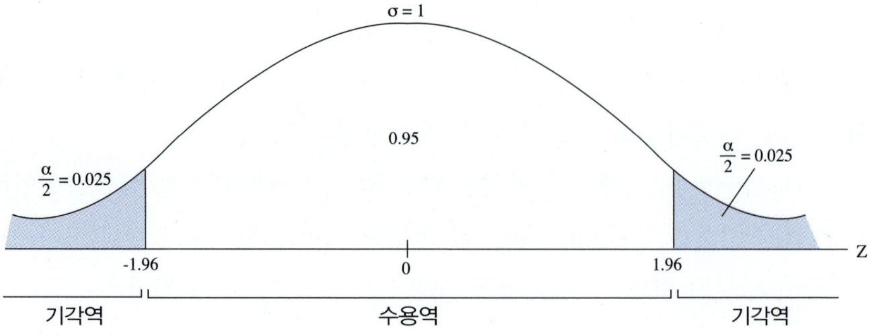

▲ 그림 10-2 **수용 영역 및 기각 영역**

3 모평균과 모비율에 대한 가설검정

가설검정에는 모평균에 대한 가설검정, 모비율에 대한 가설검정 및 모분산에 대한 가설검정이 있다. 여기에서는 모평균과 모비율에 대한 가설검정을 취급한다.

3.1 모평균에 대한 검정

모분산(σ^2)을 이미 알고 있는 경우와 알고 있지 못한 경우에 따라서 검정방법이 다르다.

1) 모분산을 알고 있는 경우

모분산을 알고 있는 상황에서 모평균을 추정할 때는 Z분포를 이용한다.

$Z = \dfrac{\overline{X} - \mu_0}{\frac{\sigma}{\sqrt{n}}}$는 표준정규분포를 한다.

따라서 $Z_0 = \dfrac{\overline{X} - \mu_0}{\frac{\sigma}{\sqrt{n}}}$에 입각하여 가설검정을 시행한다.

유의수준 α의 유의점의 값과 구한 통계량의 합을 비교하여 귀무가설의 기각 여부를 판정한다.

예제 일반 성인 남자의 폐활량은 평균 3,800ml, 표준편차 35ml이다. 어느 집단에서 15명을 선정하여 폐활량을 측정했더니 평균은 4,000ml이었다. 이와 같은 집단은 폐활량이 크다고 말할 수 있는지 5% 유의수준에서 검정하시오.

풀이

1. 귀무가설을 세운다.
   H_0 : 대상 집단의 폐활량 평균치는 일반 성인 남자의 값과 차이가 없다($\mu = \mu_0$).
2. 유의수준을 정한다[$\mu = 0.05(5\%)$].
3. 통계량을 구한다. $Z_0 = \dfrac{X - \mu_0}{\frac{\sigma}{\sqrt{n}}} = \dfrac{4000\text{-}3800}{\frac{350}{\sqrt{15}}} = 2.2131$
4. 표준정규분포에서 유의수준 5%의 Z값을 구하면 Z = 1.645 그런데 $Z_0 = 2.2131 >$ 1.645이므로 영가설을 기각한다.

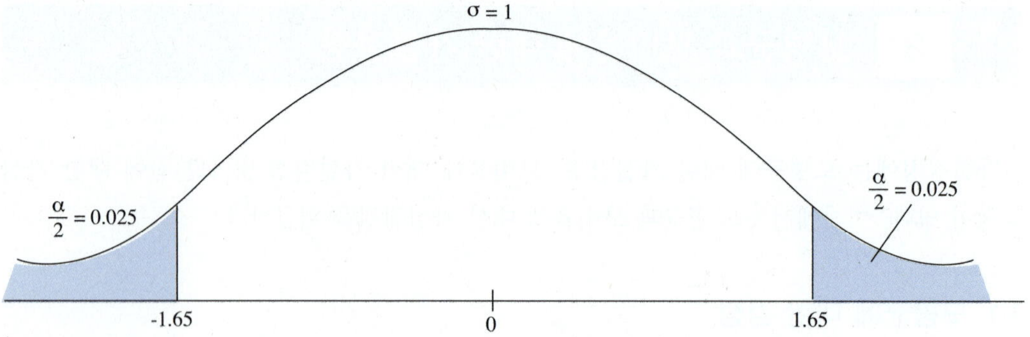

Z ≥ 1.65 또는 Z ≤ -1.65

5. 결론

따라서 가설을 기각하고 대상 집단의 폐활량은 일반 성인 남자의 폐활량과 유의한 차이가 있다.

2) 모분산을 알고 있지 못하는 경우

모분산을 알고 있는 경우 표본평균으로 구성된 표본분포에서 정규분포를 이용하여 표준정규분포표로 환산할 수 있다. 그러나 모분산을 모르는 경우에는 표준정규분포표의 환산이 불가능하다.

그러므로 모분산을 모르는 경우에는 모표준편차 σ 대신 표본의 표준편차인 S를 사용한 통계량을 적용한다.

$$\frac{\bar{X} - \mu}{\frac{S}{\sqrt{n}}}$$

위 공식은 귀무가설 $\mu = \mu_0$에 기초하여 자유도 n-1의 t분포를 형성한다.

따라서 $to = \frac{\bar{X} - \mu_0}{\frac{s}{\sqrt{n}}}$

t분포표에서 자유도 = n−1, 유의수준 α에서의 유의점의 값을 구한 통계량의 값과를 비교하여 귀무가설이 기각되었는지를 판정한다.

예제 일반적으로 정상적인 50대 남자의 수축기 혈압은 평균 130mmHg라고 한다. ○○지역의 50대 남자 10명을 측정한 혈압치는 다음과 같았다. 이 집단과 일반인들을 비교할 때 유의한 차이가 있는지를 검정하여라.

125	136	142	128	134
140	129	135	130	126

풀이

1. 귀무가설을 세운다.

   H_0 : 대상 집단의 혈압치는 일반인과 다름이 없다. $M=M_0$

2. 유의수준을 정한다. $\mu = 0.05(5\%)$

3. 통계량을 구한다. $t_0 = \dfrac{\bar{X} - \mu_0}{\frac{s}{\sqrt{n}}}$

그런데 $\mu_0 = 130$, $X = 132.5$ $\quad S = \sqrt{\dfrac{\Sigma(x-\bar{x})^2}{n-1}} = \sqrt{\dfrac{304.5}{10-1}} = 5.8166$

따라서 $t_0 = \dfrac{132.5 - 130}{\frac{5.8166}{\sqrt{10}}} = 1.359$

4. t분포표에서 자유도 df = n−1 = 10−1 = 9, 유의수준 5%의 t 값을 구하면 t = 2.262이다. 그런데 $t_0 = 1.359 < 2.262$이므로

   따라서 귀무가설은 기각되지 않는다.

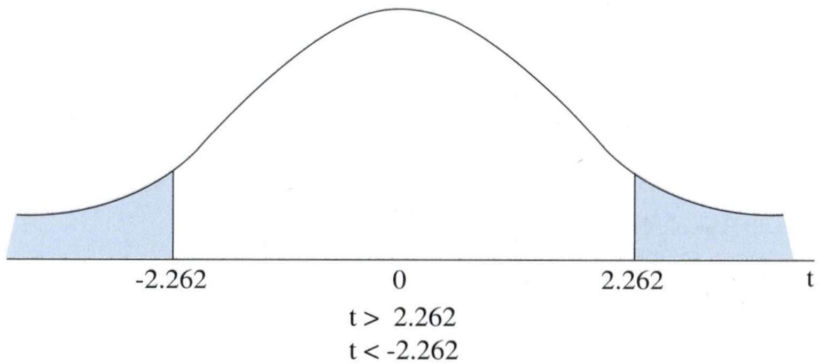

5. 결론

   귀무가설은 받아들여지고 대상 집단의 혈압치는 일반인의 혈압과 비교했을 때 5% 유의수준에서 차이를 인정할 수 없다.

3) 두 모평균 차이의 가설검정

(1) 모분산을 알고 있는 경우, $\mu_1 = \mu_2$의 검정

모평균이 각각 μ_1, μ_2, 모분산이 μ_1^2, μ_2^2의 2개의 모집단에서 무작위로 추출한 크기 n_1, n_2의 표본평균을 x_1, x_2라고 하면 x_1, x_2의 분포는 각각 분포를 하고 x_1에서는 평균 μ_1, 분산 $2n_1$, x_2에서는 평균 μ_2, 분산 $2n_2$이 된다.

표본 x_1와 x_2의 차, x_1-x_2의 분산은 $2n_1 + 2n_2$이 된다. 이와 같은 분포의 표준편차는 표본평균의 차의 표준오차라 불리우고 $SE_{x_1 - x_2}$로 표시한다.

$$SE_{x_1 - x_2} = \sigma_{x_1 - x_2} = 2n_1 + 2n_2$$

귀무가설 $\mu_1 = \mu_2$에 기초하여 모분산을 알고 있다면 $\frac{(x_1 - x_2) - 0}{SEx_1 - x_2}$는 표준정규분포를 한다.

따라서 $Zo = \frac{(x_1 - x_2) - 0}{SEx_1 - x_2}$

표준정규분포를 이용하여 검정을 시행하고 유의수준 α의 유의점의 값과 구한 통계량의 값을 비교하여 귀무가설의 기각 여부를 판정한다.

예제 어느 집단에서 200명에 대한 수축기혈압을 측정했더니 다음과 같은 결과를 나타냈다. A군과 B군 간에는 혈압에 차이가 있는가? 유의수준 1%로 검정하시오. A군과 B군의 혈압에 대한 표준편차는 모두 18.0 mmHg라 한다.

군	사람수	평균혈압(mmHg)
A	120명	145.0 mmHg
B	80명	130.5 mmHg

풀이

1. 귀무가설을 세운다.
   H_0 : A군과 B군의 혈압평균치는 차이가 있다($\mu_1 = \mu_2$).
2. 유의수준을 정한다.
   $\alpha = 0.01(1\%)$
3. 통계량을 계산한다.

$$Zo = \frac{(x_1 - x_2) - 0}{SEx_1 - x_2} = 2n_1 + 2n_2 = \frac{145.0 - 130.5}{\sqrt{\frac{(18)^2}{120} + \frac{(18)^2}{80}}} = \frac{14.5}{2.6} = 5.58$$

4. 표준정규분포표에서 유의수준 1%의 유의점 Z값은

$Z = 2.58$

그런데 $Z_0 > 2.58$

따라서 귀무가설을 기각한다.

5. 결론

1% 유의수준에서 가설을 기각하고 A군과 B군 사이에 혈압평균치에는 차이가 있다.

(2) 모분산을 모르고 μ_1과 μ_2가 동일한 경우

일반적으로 모분산을 알지 못하는 경우가 많고 표본분산에서 추정하지 않으면 안 된다. 모분산을 알고 있는 경우에 따른 σ_1^2, σ_2^2를 표본추정치 S_1^2, S_2^2로 바꾼 통계량 $\dfrac{\bar{x}_1 - \bar{x}_2}{\sqrt{\dfrac{S_1^2}{n_1} + \dfrac{S_2^2}{n_2}}}$는 어느 조건에 근거하지 않으면 정규분포는 물론 t분포에도 따르지 않는다. 그러나 σ_1^2, σ_2^2가 되면 다음과 같이 된다.

2개의 모집단에서 추출한 표본 x_1, x_2의 분산을 각각 s_1, s_2라 하면

$Sp^2 = \dfrac{(n_1 - 1)S_1^2 + (n_2 - 1)S_2^2}{n_1 + n_2 - 2}$는 공통의 모분산 σ^2의 불편 추정치이다. $\bar{x}_1$-$\bar{x}_2$의 분산은 $\sigma^2_{\bar{x}_1 - \bar{x}_2} = \sigma^2\left(\dfrac{1}{n_1} + \dfrac{1}{n_2}\right)$가 된다.

그러므로 알지 못하는 모수 σ^2를 Sp^2로 바꾸어 놓고 $\bar{x}_1$-$\bar{x}_2$를 표준화한 통계량 $\dfrac{\bar{x}_1 - \bar{x}_2}{Sp\sqrt{\dfrac{1}{n_1} + \dfrac{1}{n_2}}}$는 귀무가설 $\mu_1 = \mu_2$에 기초하여 자유도 $df = (n-1)+(n-1)$의 t분포를 따른다.

따라서 $to = \dfrac{\bar{x}_1 - \bar{x}_2}{Sp\sqrt{\dfrac{1}{n_1} + \dfrac{1}{n_2}}}$라 놓고 t분포표를 이용하여 검정을 실시한다.

계산한 통계량과 t분포표에서 자유도 $df=(n_1-1)+(n_2-1)$이고 유의수준이 α인 유의점과의 값으로 귀무가설이 기각되는지 그 여부를 판정한다.

예제 남자 10명과 여자 12명의 혈청 중 혈색소량(g/dl)을 조사한 결과 다음과 같은 결과를 얻었다. 남자와 여자 사이에 차이가 있는지를 유의수준 5%로 검정하시오.
(단 남녀 혈색소량의 분산은 같다.)

번호	1	2	3	4	5	6	7	8	9	10	11	12
남자	15.8	14.8	15.5	14.4	16.2	15.6	16.8	17.5	18.0	14.0	-	-
여자	14.9	16.0	13.0	15.7	14.4	16.2	13.4	14.2	17.2	13.5	14.1	13.8

풀이

1. 영가설을 설정한다.

   H_0 : 남자와 여자의 혈색소량에 대한 평균치는 차이가 없다($\mu_1 = \mu_2$).

2. 유의수준을 정한다.

   $\alpha = 0.05(5\%)$, 양측검정

3. 통계량을 구한다.

$$to = \frac{\overline{X}_1 - \overline{X}_2}{Sp\sqrt{\frac{1}{n_1} + \frac{1}{n_2}}}$$

그런데

$$\overline{X}_1 = 15.86$$

$$\overline{X}_2 = 14.7$$

$$S_1^2 = \frac{\Sigma(X_1 - \overline{X}_1)^2}{n_1 - 1} = \frac{15.184}{9} = 1.6871$$

$$S_2^2 = \frac{\Sigma(X_2 - X_2)^2}{n_2 - 1} = \frac{18.4}{11} = 1.6727$$ 0, 여기에서 $n_1 = 10$이고, $n_2 = 12$

$$Sp^2 = \frac{(n_1 - 1)S_1^2 + (n_2 - 1)S_2^2}{n_1 + n_2 - 2} = \frac{(9\times1.6871) + (11\times1.6727)}{10+12-2} = 1.6792$$

그래서 $Sp = \sqrt{1.6792} = 1.2958$이다.

따라서 $t_0 = \frac{x_1 - x_2}{Sp\sqrt{\frac{1}{n_1} + \frac{1}{n_2}}} = \frac{15.86 - 14.7}{1.2958\sqrt{\frac{1}{10} + \frac{1}{10}}} = 2.0907$

4. t분포표에서 자유도 df = $(n_1 - 1) + (n_2 - 1) = (10-1) + (12+1) = 20$.

   유의수준 5%의 유의점 t값을 구하면 t = 2.086

   그런데 $t_0 = 2.0907 > 2.086$

   따라서 귀무가설을 기각한다.

5. 결론

   5% 유의수준으로 남녀의 혈색소량에는 차이가 있다.

(3) 짝을 이룬 자료의 평균치 차이의 검정

실험의 전·후와 같이 짝을 이룬 관찰표본에 대하여 평균의 차이를 검정하는 방법으로 두 그룹의 차이(d)를 계산하여 두 그룹의 모집단에서 산정한 통계량으로 환산할 수 있다.

$$\text{자유도}(d) = X_1 - X_2,\ \text{표준편차}(Sd) = \frac{\sum_{i=0}^{n}(di - \bar{d})^2}{n-1}$$

그러므로 귀무가설 하에서 통계량 t_0를 계산하면 $t_0 = \dfrac{d-0}{\frac{S}{\sqrt{n}}}$

예제 어느 집단에서 200명의 신생아 체중을 측정하여 다음과 같은 결과를 얻었다. 신생아 중에서 남아와 여아 사이에 체중 차이가 있는지를 1% 유의수준에서 검정하시오. (일반 신생아의 체중에 대한 표준편차는 0.5kg이라 한다.)

성 별	남(X_1)	여(X_2)
신생아수	110	90
평균체중(kg)	3.5	3.2
표준편차(kg)	0.5	0.5

풀이

1. 귀무가설을 세운다.

   H_0 : 남녀 신생아의 체중은 같다 ($\mu_1 = \mu_2$).

2. 유의수준을 정한다.

   $\alpha = 0.05(5\%)$, 양측검정

3. 통계량을 구한다.

$$Z_0 = \frac{\bar{X}_1 - \bar{X}_2}{SE_{X_1 - X_2}} = \frac{\bar{X}_1 - \bar{X}_2}{\sqrt{\frac{S^2}{n_1} + \frac{S^2}{n_2}}} = \frac{3.5 - 3.2}{\sqrt{\frac{(0.5)^2}{110} + \frac{(0.5)^2}{90}}} = 4.2214$$

4. 표준정규분포표에서 유의수준 5%의 유의점 Z값을 구하면 Z=1.96

   여기에서 $Z_0 > 1.96$이므로 귀무가설은 기각된다.

5. 결론

   유의수준 5%로 검정했을 때 대상 집단의 신생아 체중은 남녀 차이가 인정된다.

4) 모집단 비율에 관한 검정

자료의 속성에 따라 명목척도, 순위척도, 간격척도, 비척도의 4가지 척도로 나눌 수 있음을 앞에서 언급한 바 있다. 이들 척도에 따라 통계적인 분석이 달라짐은 명백한 사실이며 이때 명목척도나 순위척도로 측정된 자료의 경우는 앞에서 언급한 모평균의 검정은 할 수가 없다.

그러므로 이들 자료는 비율검정법에 따라 검정을 하는바 단일 모집단 비율검정과 두 모집단 간 비율의 차이를 검정하는 두 가지 방법이 있다.

(1) 단일 모집단의 비율검정

모비율에 대한 가설검정은 모평균의 가설검정과 마찬가지로 정규분포의 적용이 가능하다.

이때 통계량은 $Z=\frac{\overline{p}-p_0}{\sqrt{p_0q_0/n}}$와 같이 나타낼 수 있다. 이 통계량값으로부터 표준정규분포 면적표에서 양측의 면적을 확률로 환산하고 이 확률의 크기를 유의수준과 비교하여 귀무가설의 기각·채택 여부를 결정하게 된다.

예제 매년 여름 A마을 주민들의 콜레라 예방접종율은 55%이었다. 금년에는 예방접종의 중요성을 홍보하여 A마을 주민 1,500명 중 950명이 예방접종을 받았다. 홍보 효과가 있었는지를 유의수준 1%로 검정하시오.

첫째, 귀무가설을 세운다.
H_0: 접종율은 홍보 전과 후에 차이가 없다($P = P_0 = 0.55$).

둘째, 유의수준을 정한다.
$\alpha = 0.01$, 단측검정

셋째, 통계량을 계산한다.
$P_0 = 0.55$, $P = 950/1{,}500 = 0.63$를 이용하여 통계량 Z를 계산하면,

$$Z=\frac{\overline{p}-p_0}{\sqrt{p_0q_0/n}}=\frac{0.63-0.55}{\sqrt{\frac{0.55(1-0.55)}{1{,}500}}}=\frac{0.08}{\sqrt{\frac{0.2475}{1{,}500}}}=6.2279$$

표준정규분포 면적표에서 Z=6.2279 이상의 면적을 계산하면 거의 0(zero)이 된다. 이 사실로부터 홍보의 전과 후의 접종률에는 상당한 차이가 있다는 결론을 내릴 수 있다.

(2) 두 모집단의 비율 차이에 대한 검정

두 모집단의 비율 차이에 대한 검정은 언급했듯이 명목척도나 순위척도로 측정된 두 모집단의 비율이 차이가 있는가 하는 것이다.

두 모집단의 모비율을 P_1, P_2라 하자.

이때 모집단으로부터 구성된 표본의 수 n_1, n_2가 충분히 크다면 표본비율 P_1, P_2의 차이인 P_1-P_2의 분포는 근사적으로 평균 $E(\hat{p}_1 - \hat{p}_2) = p_1 - p_2$, 분산 $Var(\hat{p}_1 - \hat{p}_2) = (P_1q_1/n_1)+(P_2q_2/n_2)$인 정규분포를 한다.(p = 1-q)

$$E(\hat{p}_1 - \hat{p}_2) = E(\hat{p}_1) - E(\hat{p}_2) = p_1 - p_2$$
$$Var(\hat{p}_1 - \hat{p}_2) = Var(\hat{p}_1) + Var(\hat{p}_2) = \frac{p_1(1-p_1)}{n_1} + \frac{p_2(1-p_2)}{n_2}$$

그러므로, $Z = \dfrac{(\hat{p}_1 - \hat{p}_2) - (p_1 - p_2)}{\sqrt{\dfrac{\hat{p}_1(1-\hat{p}_1)}{n_1} + \dfrac{\hat{p}_2(1-\hat{p}_2)}{n_2}}}$로 주어지는 통계량은 Z는 표준정규분포를 하게 된다.

두 모집단의 비율 차이에 관한 검정에서 귀무가설은

H_o: 두 모집단 비율이 같다. $(P_1 = P_2 = P)$

H_1: 두 모집단 비율이 다르다. $(P_1 \neq P_2)$와 같이 주어지며 귀무가설에 준하여 통계량 Z를 변화시키면

$Z = \dfrac{\hat{p}_1 - \hat{p}_2 - 0}{\sqrt{\dfrac{p(1-p)}{n_1} + \dfrac{p(1-p)}{n_2}}}$가 되며,

이 통계량과 표준정규분포표로부터 구한 통계량을 비교하여 통계적 결정을 할 수 있다.

예제 모 제약회사에서 암 치료를 위한 새로운 약을 개발하였다. 신약의 시판 허가를 위하여 암 환자 100명을 대상으로 치료한 결과 80명이 치료되었다. 기존 약으로 치료된 환자가 100명 중 90명이라는 것이 알려져 있다면, 두 약의 치료효과 간에는 차이가 있는지를 판정하시오.

첫째, 귀무가설을 세운다. H_0 : 두 약의 치료효과에 차이가 없다$(P_1 = P_2)$

둘째, 유의수준을 정한다. $\alpha = 0.05$, 양측검정

셋째, 통계량을 계산한다.

$P_1 = 90/100 = 0.9$(기존 약의 치료효과) / $P_2 = 80/100 = 0.8$(신약의 치료효과)

$P = \dfrac{m_1 + m_2}{n_1 + n_2} = \dfrac{90 + 80}{100 + 100} = 0.85$를 이용하여 통계량을 계산하면,

$$Z = \frac{(\hat{p}_1 - \hat{p}_2) - 0}{\sqrt{\dfrac{p(1-p)}{n_1} + \dfrac{p(1-p)}{n_2}}} = \frac{0.90 - 0.80}{\sqrt{\dfrac{0.85(1-0.85)}{100} + \dfrac{0.85(1-0.85)}{100}}} = \frac{0.10}{0.05} = 2$$

표준정규분포표로부터 Z = 2.0 이상의 면적을 구하면 1.00 - 0.9772 = 0.0228이 되며, 양측검정이므로 0.0228 × 2 = 0.0456이 된다.

이 통계량으로부터 구한 확률을 유의수준 0.05과 비교하면 유의수준보다 작으므로 두 약의 치료효과에 차이가 없다는 귀무가설을 기각하게 된다. 즉, 두 약의 치료효과에 차이가 있다는 결론을 내릴 수 있다.

Excel을 활용한 통계분석

1) 모평균에 대한 검정

I. 모분산을 알고 있는 경우

예제 일반 성인 남자의 폐활량은 평균 3,800㎖, 표준편차는 35㎖이다. 어느 집단에서 15명을 선정하여 폐활량을 측정하였더니 평균은 4,000㎖이었다. 이와 같은 사람의 폐활량이 크다고 말할 수 있는지 5% 유의수준에서 검정하시오.

① 귀무가설 H_0 : 대상 집단의 폐활량 평균치는 일반 성인 남자의 값과 차이가 없다.

$$(\mu = \mu_0)$$

대립가설 H_1 : 대상 집단의 폐활량 평균치는 일반 성인 남자의 평균값보다 더 크다.

$$(\mu > \mu_0)$$

② 유의수준 = 0.05

③ 통계량

$$Z_0 = \frac{x - \mu_0}{\sigma/\sqrt{n}} = \frac{4000 - 3800}{350/\sqrt{15}} = 2.2131$$

이 통계량은 엑셀에서 직접 계산할 수도 있다.
엑셀에서 계산하기 위하여 빈 셀에 "(4000-3800)/(350/sqrt(15))"라 입력한다.
그리고 enter키를 누르면 결과를 얻을 수 있다.

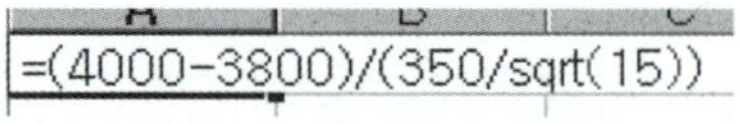

결과는 2.2131이다.

④ 표준정규분포에서 유의수준 5%의 Z 값을 구하면 Z = 1.645이다. 그런데 2.2131 > 1.645이므로 영가설을 기각한다. 즉, 대상 집단의 폐활량 평균치는 일반 성인 남자의 평균값보다 더 크다고 말할 수 있다.

이 문제를 p-value를 이용하여 풀어보자.

① 메뉴 창에서 함수 마법사 *fx* 키를 누른다.

② 대화 상자가 나타나면 함수 종류에 "통계"를, 함수 이름에 "NORMSDIST"를 클릭한다.

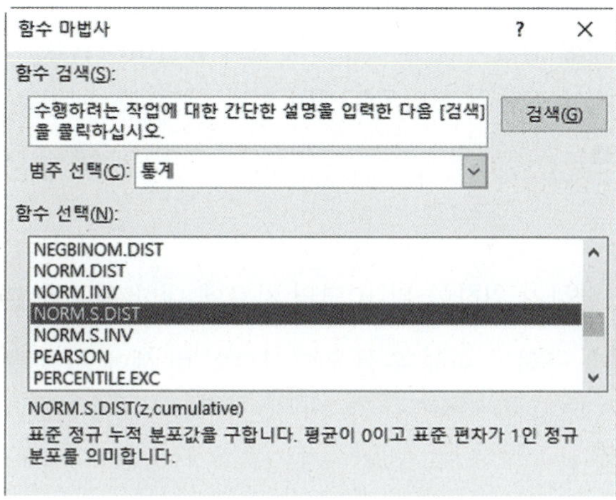

〈확인〉 버튼을 누른다.

③ 아래와 같은 대화상자가 나타나면, Z에 계산한 Z 통계량을 넣는다.

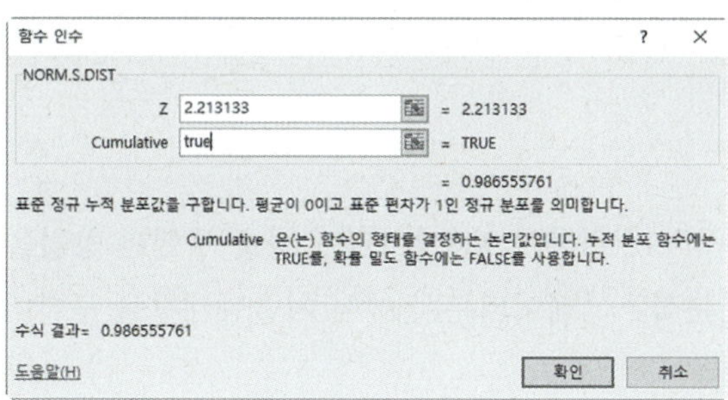

〈확인〉 버튼을 누른다.

④ 빈 셀에 0.986556이라는 값이 나타난다. 이 값은 표준정규분포의 누적확률값이다. 즉, 2.2131보다 작거나 같은 확률이다. 따라서 원하는 p-value값은 1-0.9865556 = 0.013444이다.

이는 유의수준 0.05 보다 매우 작은 값이므로 귀무가설을 기각하는 증거가 된다.

II. 모분산을 모르고 있는 경우

예제 일반적으로 정상적인 50대 남자의 수축기 혈압은 평균 130mmHg라고 한다. 어느 집단의 50대 남자 10명을 측정한 혈압치는 다음과 같다. 이 집단과 일반인들을 비교할 때 유의한 차이가 있는지를 유의수준 5%에서 검정하여 보자.

125 136 142 128 134 140 129 135 130 126

① 귀무가설 H_0 : 대상 집단의 혈압치는 일반인과 같다($\mu = \mu_0$).
대립가설 H_1 : 대상 집단의 혈압치는 일반인과 다르다($\mu \neq \mu_0$).

② 유의수준 = 0.05

③ 통계량 계산

$t_0 = \frac{\overline{X} - \mu_0}{\sigma/\sqrt{n}}$을 계산하기 위하여 위 10명의 자료에 대한 평균과 분산을 구해야 한다.

I. 평균과 분산을 구하기 위해 우선 워크시트의 빈 셀에 자료를 입력한다.

	A
1	측정치
2	125
3	136
4	142
5	128
6	134
7	140
8	129
9	135
10	130
11	126

II. 평균과 분산을 구하기 위하여 9장에서 점추정을 구했던 방법을 이용한다.
즉, 「데이터」-「분석」-「데이터분석」에서 기술통계량을 구한다.

	A	B
1	Column1	
2		
3	평균	132.5
4	표준 오차	1.839384
5	중앙값	132
6	최빈값	#N/A
7	표준 편차	5.816643
8	분산	33.83333
9	첨도	-1.08813
10	왜도	0.349346
11	범위	17
12	최소값	125
13	최대값	142
14	합	1325
15	관측수	10

III. 위 결과의 평균과 표준편차를 이용하여 t통계량을 구하자.

$$t_0 = \frac{\overline{X} - \mu_0}{\sigma/\sqrt{n}} = \frac{132.5 - 130}{5.8166/\sqrt{10}} = 1.359$$

③ t분포표에서 자유도 9, 유의수준 5%의 값을 구하면 $t = 2.262$이다. 그런데 $1.359 < 2.262$이므로 귀무가설을 기각할 수 없다.
즉, 대상집단의 혈압치는 일반인의 혈압과 비교하였을 때 5% 유의수준에서 차이를 인정할 수 없다.

2) 2개의 모집단의 평균치 차이에 대한 검정

I. 모분산을 알고 있는 경우, $\mu_1 = \mu_2$의 검정

예제 어느 집단에서 200명에 대한 수축기 혈압을 측정하였더니 다음과 같은 결과를 나타냈다. A군과 B군의 혈압에 차이가 있는가? 유의수준 1%로 검정하시오.
(A군과 B군의 혈압에 대한 표준편차는 모두 18.0 mmHg라 한다.)

군	사람수	평균혈압(mmHg)
A	120명	145.0 mmHg
B	80명	130.5 mmHg

① 귀무가설 H_0 : A군과 B군의 혈압 평균치는 차이가 없다($\mu_1 = \mu_2$).
대립가설 H_1 : A군과 B군의 혈압 평균치는 차이가 있다($\mu_1 \neq \mu_2$).

② 유의수준 = 0.01

③ 통계량 계산

$$Z_0 = \frac{x_1 - x_2}{\sqrt{\sigma_1^2/n_1 + \sigma_2^2/n_2}} = \frac{145.0 - 130.5}{\sqrt{18^2/120 + 18^2/80}} = 5.58$$

④ 표준정규분포에서 유의수준 1%의 Z값은 2.58이다. $5.58 > 2.58$이므로 귀무가설을 기각한다. 즉, A군과 B군 사이에 혈압 평균치에는 차이가 있다.

II. 모분산을 모르고 있는 경우, $\mu_1 = \mu_2$의 검정

예제 남자 10명과 여자 12명의 혈청 중 혈색소량(g/dℓ)을 조사하여 다음과 같은 결과를 얻었다. 남자와 여자 사이에 차이가 있는지를 유의수준 5%로 검정하시오.
(단 남녀 혈색소량의 분산은 같다.)

번호	1	2	3	4	5	6	7	8	9	10	11	12
남자	15.8	14.8	15.5	14.4	16.2	15.6	16.8	17.5	18.0	14.0	–	–
여자	14.9	16.0	13.0	15.7	14.4	16.2	13.4	14.2	17.2	13.5	14.1	13.8

① 귀무가설 H_0 : 남자와 여자 간에 혈색소량에 대한 평균치는 차이가 없다($\mu_1 = \mu_2$).
대립가설 H_1 : 남자와 여자 간에 혈색소량에 대한 평균치는 차이가 있다($\mu_1 \neq \mu_2$).

② 엑셀로 검정을 실시하기 위하여 엑셀 시트에 데이터를 다음과 같이 입력하자.

	A	B
1	남자	여자
2	15.8	14.9
3	14.8	16
4	15.5	13
5	14.4	15.7
6	16.2	14.4
7	15.6	16.2
8	16.8	13.4
9	17.5	14.2
10	18	17.2
11	14	13.5
12		14.1
13		13.8

③ 「리본」 메뉴에서 「데이터」를 누른 후 '분석'을 선택한다. '데이터 분석'에서 「t-검정 : 등분산 가정 두 집단」을 선택하고 〈확인〉버튼을 누른다.

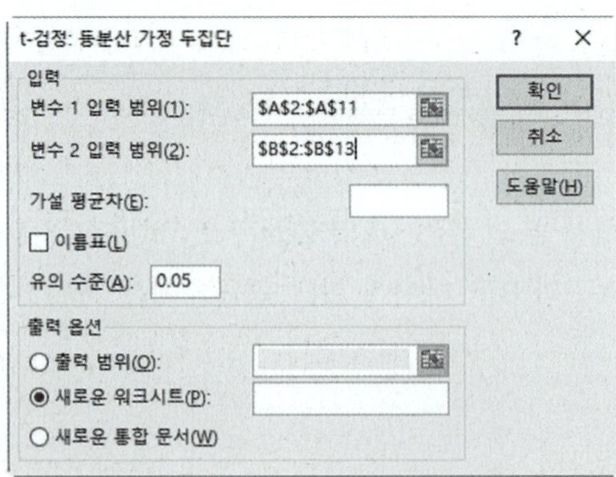

④ 대화 상자가 나타나면 다음과 같이 입력하고 〈확인〉버튼을 누른다.

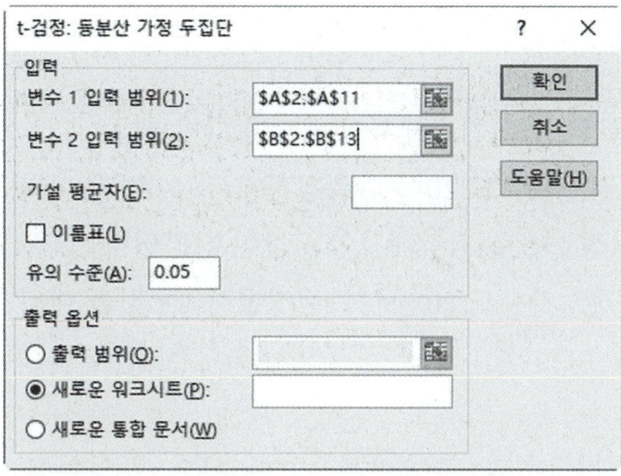

여기에서,

변수 1 입력 범위 : 오른쪽 빨간 화살표를 누르면 위와는 다른 대화상자가 나오는데 마우스를 이용하여 A1 클릭하고 A11까지 드래그하여 남자에 대한 데이터 입력범위를 입력한다. 다시 다른 대화상자의 화살표 부분을 눌러 원래의 대화상자로 돌아올 수 있다.

같은 방법으로 변수 2 입력 범위를 선택한다.

가설평균차 : 검정하고자 하는 모평균의 차이를 쓴다. 이 예제에서는 0이다.

이름표 : 입력 범위에 변수 이름을 포함시켰으면 이 창을 체크하여 준다.

유의수준 : 원하는 유의수준을 입력한다.

⑤ 다음과 같은 결과가 새로운 워크시트에 나타난다.

	A	B	C
1	t-검정: 등분산 가정 두 집단		
2			
3		남자	여자
4	평균	15.86	14.7
5	분산	1.687111111	1.705454545
6	관측수	10	12
7	공동(Pooled) 분산	1.6972	
8	가설 평균차	0	
9	자유도	20	
10	t 통계량	2.079556672	
11	P(T<=t) 단측 검정	0.025321343	
12	t 기각치 단측 검정	1.724718243	
13	P(T<=t) 양측 검정	0.050642687	
14	t 기각치 양측 검정	2.085963447	

여기서,

공동(polled) 분산 S_p^2의 추정치이다.

가설평균차 : 검정하고자 하는 모평균의 차이를 나타낸다($\bar{x}_1 - \bar{x}_2$).

자유도 : $n_1 + n_2 - 2$

t 통계량 : t 값이 출력된다.

$P(T \leq t)$ 단측 검정 : 단측검정에서의 p 값이 나타난다.

t 기각치 단측 검정 : 자유도 20인 단측검정에서의 t 값을 나타낸다.

$P(T \leq t)$ 양측 검정 : 단측 검정에서의 p 값이 나타난다.

t 기각치 단측 검정 : 자유도 20인 양측검정에서의 t 값을 나타낸다.

⑥ 결과

이 예제는 양측검정이므로 t 통계량은 2.0796이고, 유의수준 5%의 유의점 t 값은 2.0859이다. 2.0859 > 2.0796이므로 귀무가설을 기각한다.

그러나 p-value 값을 보면 0.0506으로 유의수준 0.05 하에서 유의수준 보다 크므로 귀무가설을 기각할 수 없다. 즉, p-value로 해석하는 경우와 통계량으로 해석하는 경우의 결과가 틀려짐에 유의해야 한다.

이와 같은 결과는 p-value 값이 유의수준과 거의 비슷하게 나왔기 때문이다.

통계량 값을 보더라도 2.0796과 2.0859는 그 값의 차이가 매우 작음을 알 수 있다.

따라서 어떻게 해석을 하는가는 분석하는 사람이 매우 신중하게 판단해야 한다.

다음 문제를 위와 같은 방법으로 풀어보세요.

연습문제 1. 어느 집단에서 200명의 신생아 체중을 측정하여 다음과 같은 결과를 얻었다.
남아와 여아 사이에 체중의 차이가 있는지를 1% 유의수준에서 검정하시오.
(일반 신생아의 체중에 대한 표준편차는 0.5kg이라 한다.)

성별	남(X_1)	여(X_2)
신생아수	110	90
평균체중(kg)	3.5	3.2
표준편차(kg)	0.5	0.5

연습문제 2. 일반적으로 정상적인 50대 남자의 수축기 혈압은 평균 130 mmHg라고 한다. 어느 집단 50대 남자 10명을 측정한 혈압치는 다음과 같다. 이 집단과 일반인들을 비교할 때 유의한 차이가 있는지를 유의수준 5%에서 검정하여 보자.

125 136 142 128 134 140 129 135 130 126

◎ 위 검정을 SAS 프로그램으로 실시한 결과는 다음과 같다.

▶SAS 결과

The SAS Sytem

The TTEST Procedure

Statistics

Variable	N	Lower CL Mean	Mean	Upper CL Mean	Lower CL Std Dev	Std Dev	Upper CL Std Dev	Std Err
y	10	-1.661	2.5	6.661	4.0009	5.8166	10.619	1.8394

T-Tests

Variable	DF	t Value	Pr > |t|
y	9	1.36	0.2072

→ t-test 결과를 보면 p-value 값이 0.2072로 유의수준 0.05보다 상당히 큼을 알 수 있다. 따라서 일반인과 평균이 같다는 귀무가설을 기각할 수 없다.

즉, 일반인과 50대 남자의 수축기 혈압을 비교하면 유의한 차이가 있다고 말할 수 없다.

연습문제 3. 남자 10명과 여자 12명의 혈청 중 혈색소량(g/dℓ)을 조사하여 다음과 같은 결과를 얻었다. 남자와 여자 사이에 차이가 있는지를 유의수준 5%로 검정하시오. (단, 남녀 혈색소량의 분산은 같다.)

번호	1	2	3	4	5	6	7	8	9	10	11	12
남자	15.8	14.8	15.5	14.4	16.2	15.6	16.8	17.5	18.0	14.0		
여자	14.9	16.0	13.0	15.7	14.4	16.2	13.4	14.2	17.2	13.5	14.1	13.8

The SAS System

The TTEST Procedure

Statistics

Variable	gender	N	Lower CL Mean	Mean	Upper CL Mean	Lower CL Std Dev	Std Dev	Upper CL Std Dev	Std Err
number	man	10	14.931	15.86	16.789	0.8934	1.2989	2.3713	0.4107
number	wom	12	13.87	14.7	15.53	0.9251	1.3059	2.2173	0.377
number	Diff(1-2)		-0.004	1.16	2.3236	0.9967	1.3028	1.8813	0.5578

T-Tests

Variable	Method	Variances	DF	t Value	Pr > |t|
number	Pooled	Equal	20	2.08	0.0506
number	Satterthwaite	Unequal	19.3	2.08	0.0510

Equality of Variances

Variable	Method	Num DF	Den DF	F Value	Pr > F
number	Folded F	11	9	1.01	1.0000

▶ SAS 결과

→ Equality of Variance는 분산이 동일한지의 검정이다. p-value를 보면 1.0000의 값을 갖는다. 즉, 두 집단의 분산이 동일하다는 귀무가설을 기각하지 않는다. 두 집단 간의 모분산은 동일하다고 할 수 있다.

따라서 위 t-test 결과를 볼 때 'Equal' 부분을 보면 된다.

※ 모집단의 등분산 가정에 대하여...

표본의 크기가 작은 경우에는 두 모집단이 정규분포를 따르고 분산이 같다는 가정하에 두 모평균의 가설검정에 다음과 같은 통계량을 사용한다.

$$To = \frac{x_1 - x_2}{\sqrt{S_p^2(1/n_1 + 1/n_2)}}$$ 여기서 S_p^2는 공통 분산

따라서 위 문제를 검정할 때 두 모집단의 분산이 같은지에 대한 검정이 선행되어야 한다.

위 결과를 보면 두 모집단의 분산이 동일하다고 할 수 있으므로 위 통계량을 사용하여 검정을 할 수 있다. 결과를 보면 p-value를 보면 0.0506이다. 유의수준이 0.05인 경우 유의수준보다 크므로 귀무가설을 기각하지 못한다. 즉 두 집단 간의 평균은 같다고 말할 수 있다.

그러나 p-value 값과 유의수준이 거의 비슷하므로 해석에 상당한 고민이 필요하다.

(엑셀을 이용하여 분석하였을 경우를 상기해 보라)

CHAPTER 11

상관 및 회귀분석

과학 및 보건학 연구에서의 기본 목적은 두 가지 이상의 관찰이나 변수들 간의 관계를 설정하는 것이다. 이와 같은 관계를 규명하는 것은 원인관계를 파악하는 데 기초가 된다. 예를 들어 병원의 운영비와 규모의 관계, 충치(치아우식)의 개수와 음용수에 함유된 불소량의 관계를 확인함으로써 두 변수의 연관성을 도출할 수 있다.

상관성은 두 변수 간의 선형관계를 측정하는 것이다. 만약 두 변수 간에 완전한 상관이 성립되면 그래프는 선형으로 표현되며 두 변수는 항상 일정한 비율로 변화한다.

하지만 상관성은 제한적으로 활용된다. 상관성은 선형관계를 제시할 수는 있으나 실제적으로 관계가 어떠한가를 결정하지는 않는다. 이것은 선형회귀분석에서 도출해야 한다. 때로는 다른 변수로부터 특정 변수를 예측하기 위하여 회귀분석을 시행한다.

이 장에서는 상관 및 단순회귀분석의 기본 개념을 설명한다. 먼저 상관의 개념을 설명하고 상관계수를 정의하며 상관계수의 활용 방안에 관해 언급한다. 그리고 상관과 원인의 관련성을 탐구하며 나아가 회귀분석에 관해 거론한다. 여기에서 회귀분석은 선형 및 비선형 관계로 구분하여 서술한다.

1 상관

1.1 상관의 개념

아래의 두 문장을 살펴보자.

– 흡연과 폐 손상 간에는 정(+)의 관계가 있다.

– 과다 체중과 기대여명은 역(−)의 관계가 존재한다.

의심할 나위 없이 첫 번째 문장은 흡연량이 많으면 많을수록 폐의 손상의 범위는 넓어짐을 의미한다. 반면에 두 번째 문장에서는 체중의 증가와 기대여명은 반비례 관계가 있음을 나타낸다. 그러나 2개의 문장은 변수 간의 연관성의 정도를 수치로 표현하지는 않고 있다.

상관계수는 두 변수 간의 일직선 또는 선형관계를 측정하는 것으로 연관성의 정도 및 방향을 표현하고 있다. 두 변수가 상관성이 있음을 확인하기 위해서는 동일한 대상이나 사건에 관해 두 변수의 값을 측정해야 한다. 만약 완전한 상관이 있으면 두 변수에 관한 그래프는 일직선을 나타내며 항상 두 변수는 일정한 비율로 변화한다.

가령 학생들의 해부학 점수와 의학용어 점수의 상관성을 조사하기 위하여 5명의 학생을 대상으로 두 과목의 성적(10점 만점)을 파악하였다고 가정해보자(표 11-1).

표 11-1 해부학 및 의학용어 성적

(10점 만점)

성명	해부학 성적(X)	의학용어 성적(Y)
홍 길 동	3	2.5
최 민 수	4	3.5
이 강 미	1	0
조 현 주	8	6
김 민 재	2	1

1.2 산점도

두 변수 간의 관계를 시각적으로 제시하기 위하여 위의 자료를 산점도(scattergram)로 표현하면 그림 11-1과 같다. 산점도는 두 변수에 관한 각각의 대상에 대하여 짝을 이룬 점수의 그래프를 의미하며 변수 간의 관계를 도표로 설명하는 데 유용하게 사용된다.

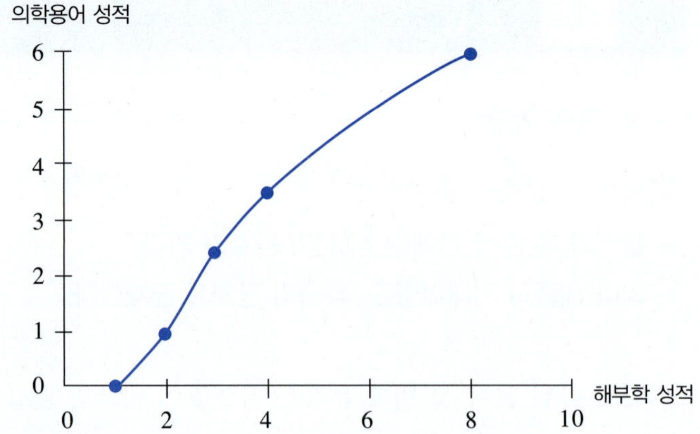

▶ 그림 11-1 **시험성적의 산점도**

그림 11-1에서와 같이 두 변수 사이에는 정(+)의 관계가 형성되어 있음을 알 수 있다. 즉, 해부학 점수가 높은 학생들은 의학용어 점수에서도 높은 점수 분포를 보이고 있다. 또한 그래프에 제시된 점들을 연결하면 일직선의 라인을 도출할 수 있다. 일반적으로 두 변수 간에는 다양한 관계가 존재하는 바 그림 11-2는 이와 같은 관계의 몇 가지 유형을 설명하고 있다.

그림 11-2의 a와 b는 변수 X와 Y 사이에 선형관계가 있음을 예시한다. 즉 일직선을 통해 X와 Y의 관계를 일목요연하게 제시하고 있다. 한편 그림 11-2의 (c)는 비선형관계를 표현하고 있다. 그림 (a)는 X의 점수가 높을수록 Y의 점수도 증가하는 정(+)의 관계를 지칭한다. 예를 들어 흡연과 폐암 사이에는 이와 같은 관계가 존재한다. 그림 (b)는 부(-)의 관계를 나타내는 바 X의 점수가 높을수록 Y의 값은 감소한다. 예를 들어 과다체중과 기대여명의 변수 간에는 역상관이 성립하므로 체중이 증가하면 할수록 기대여명은 점점 감소하게 된다.

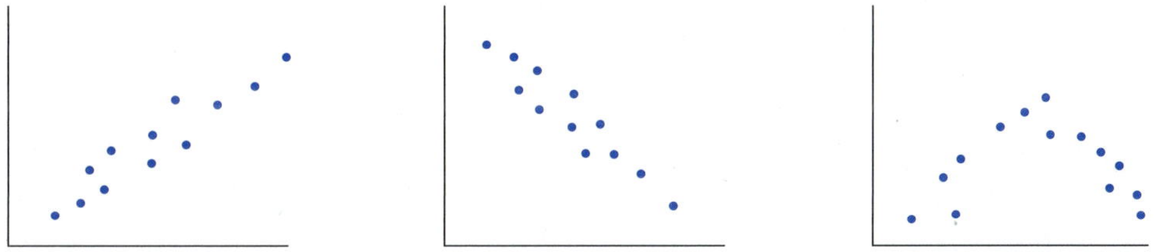

(a) 정(+)의 선형관계 (b) 부(-)의 선형관계 (c) 비선형관계

▲ 그림 11-2 **두 변수 간의 관계**

2 상관계수

변수 X와 Y의 상관성을 수량적으로 표현하고자 할 때 상관계수로 통칭되는 통계량을 계산해야 한다. 상관계수는 상관의 정도와 방향을 수량적으로 설명해준다.

2.1 상관계수의 선정

통계학에서 사용하는 상관계수는 몇 가지 유형이 있다. 표 11-2는 변수의 특성에 따른 상관계수의 몇 가지 유형을 예시하고 있다.

표 11-2 척도의 유형별 상관계수

상관계수	척도의 구성
ψ(파이)	2개의 변수 X, Y 모두가 명목척도
ρ(로우)	2개의 변수 X, Y가 순서척도로 전환되거나 측정
γ(감마)	2개의 변수 X, Y가 간격 또는 비척도로 구성

표 11-2에서 언급하고 있는 상관계수는 수량적인 선형관계를 보여주는 변수들에서 적합하다. 비선형의 질적인 자료에서는 에타 η(eta) 등이 사용된다.

일반적으로 상관계수는 아래와 같은 특성을 지니고 있다.

1. 상관계수는 동일한 그룹을 대상으로 하는 변수 X와 변수 Y의 측정값의 결합으로 구성된다.
2. 긍정의 상관은 (+), 부정의 상관은 (-)로 표현한다.
3. 상관계수의 값은 +1에서 -1까지의 값을 가진다.
   (여기에서 +1은 완전한 정(+)의 상관, 0은 전혀 상관이 없음, −1은 완전한 부(−)의 관계를 의미)
4. 상관계수의 제곱은 결정계수라고 통칭한다.

2.2 상관계수의 측정

1) 피어슨의 상관계수(γ)

앞에서 지적한 바와 같이 피어슨의 γ은 변수 X, Y 모두가 간격척도 또는 비척도로 측정된 경우에 사용한다. 여기에서는 변수 X, Y가 정규분포하며 선형관계로 표현된다고 가정한다.

피어슨의 γ은 짝을 이룬 점수의 상관정도를 측정하는 것으로 γ을 계산하기 위해서는 자체의 분포 내에서 개별적으로 짝을 이룬 점수의 위치를 파악하고 있어야 한다. 이를 통해 원래의 점수를 표준점수로 환산한다. 이와 같은 전환을 통해 평균과 표준편차가 다른 2개의 분포 X, Y를 교정할 수 있다.

피어슨 γ을 계산하는 공식은 다음과 같다.

$$\gamma = \frac{\Sigma ZxZy}{n}$$

$Z\chi$: 특정 x값과 일치하는 표준화 점수
Zy: 특정 y값과 일치하는 표준화 점수
Σ: 표준화 점수의 총합
n: 짝을 이룬 측정값의 개수

앞의 표 11-1의 예를 통해 상관계수를 계산하여 보자.

성명	점수		표준화	점수	ZxZy
	X	Y	Zx	Zy	
홍길동	3	2.5	- 0.22	- 0.04	+ 0.01
최민수	4	3.5	+ 0.15	+ 0.39	+ 0.06
이강미	1	0	- 0.96	- 1.12	+ 1.08
조현주	8	6	+ 1.63	+ 1.46	+ 2.38
김민재	2	1	- 0.59	- 0.69	+ 0.41

$\bar{x} = 3.6$ / $\bar{y} = 2.6$ / $\Sigma ZxZy = 3.94$ / $Sx = 2.7$ / $Sy = 2.33$

그러므로 $r = \frac{\Sigma ZxZy}{n} = \frac{3.94}{5} = 0.79$

위의 사례는 상관성이 매우 높음을 보여주고 있다. 일반적으로 두 변수 간의 관계가 일직선으로 근접하면 할수록 상관계수는 1에 점점 가까워진다. 대체적으로 사회과학 및 생물학 분야에서는 이와 같은 높은 상관관계가 존재하지 않는다.

보편적으로 상관계수가 0.7 이상인 경우 상관성이 매우 높으며, 0.3에서 0.7은 보통, 0.3 미만은 미약한 관계라고 일컫는다.

이와 같은 관계는 그림 11-3과 11-4에서 보다 더 자세하게 언급하고 있다.

2) 스페어먼의 상관계수: ρ(rho)

최소한 하나의 변수가 순서척도로 측정되고 나머지 변수는 순서척도, 비척도 및 간격척도로 구성되는 자료에서의 두 변수 간의 상관성을 측정하는 데 ρ를 사용한다.

만약 하나 이상의 변수가 명목척도로 형성된 경우에는 ρ는 통계량으로 적합하지 않다.

계산공식은 다음과 같다.

$$\rho = 1 - \frac{6\Sigma d^2}{n^3 - n}$$

예 8명의 환자를 대상으로 사회경제적 상태와 호흡기질환의 심각성에 대한 상관성을 조사한 바 아래와 같은 결과가 나왔다. 사회경제적 상태 변수와 호흡기질환의 경중도 변수 모두가 순서척도로 이루어졌다고 가정하고 상관계수를 구하여라.

표 11-3 사회경제적 상태와 호흡기질환의 심각성

환자	사회경제적 상태(a)	질병의 경중도(β)	차이(d=a-β)	d^2
1	6	5	1	1
2	7	8	-1	1
3	2	4	-2	4
4	3	3	0	0
5	5	7	-2	4
6	4	1	3	9
7	1	2	-1	1
8	8	6	2	4

$\Sigma d^2 = 24$

$$\rho = 1 - \frac{6\Sigma d^2}{n^3 - n} = 1 - \frac{6 \times 24}{8^3 - 8} = 0.71$$

3 보건의료 분야에서의 상관관계의 이용

3.1 예측

상관계수는 특정 변수(X)가 주어졌을 때 한 변수(Y)의 값을 예측하는 데 이용한다. 예를 들어, 흡연과 폐의 손상 사이에는 +1의 상관관계가 존재한다고 가정하자.

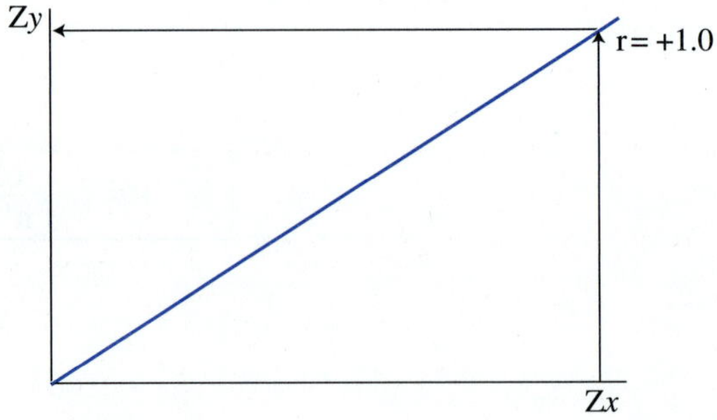

▲ 그림 11-3 흡연과 폐손상의 가상적인 관계(r = +1.0)

그림에서 살펴보는 바와 같이, 한 변수(X)의 점수가 부여되면 이것을 표준화점수로 환산한다. 마찬가지로 다른 변수(Y)의 값에 해당되는 표준화점수를 계산한 후 두 변수의 값으로 이루어지는 그래프를 그려준다. 물론 두 변수 간에 완전한 정(+)의 상관이 성립되는 것은 매우 예외적이다.

여기에서 상관계수의 값이 적으면 적을수록 예측 시에 오차가 발생할 확률이 더 크다.

그림 11-4는 상관계수가 0.7(r = 0.7)인 상관관계를 제시하고 있다.

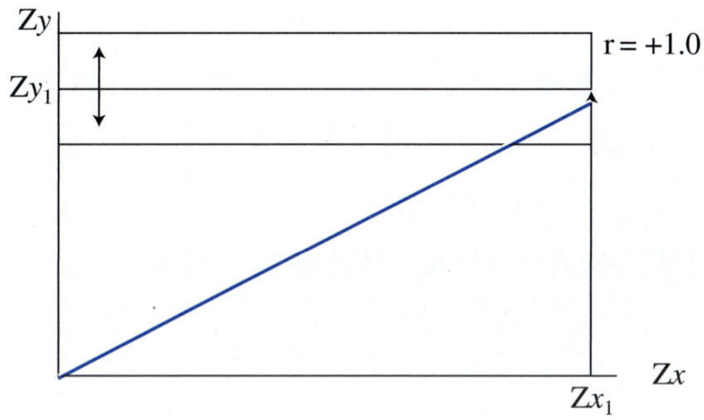

▲그림 11-4 **흡연과 폐손상의 가상적인 관계**(r = 0.7)

한 변수(X)의 값을 전환하여 표준화하면(Zx_i) 이에 대응하는 표준화점수(Zy)의 범위가 설정된다. 따라서 최선의 추측 방법은 평균값(Zy_1)을 산정하는 것이다.

그러나 엄밀하게 구별하면 그림 11-4와 같은 점수의 범위가 형성된다. 즉, 상관계수가 0에 근접함에 따라 예측 시의 오차의 범위는 증가하게 된다. 보다 더 적절하고 정확한 예측을 위해서는 회귀분석 방법을 이용해야 한다.

3.2 신뢰성 및 예측 타당도

1) 신뢰성

신뢰성은 도구 또는 주관적 판단을 활용하여 특정 현상을 반복적으로 측정하였을 때 상대적으로 동일한 결과가 제시되는 것을 의미한다. 이것은 검사-재검사기법 등을 사용하며 상관계수로 측정한다. 또한 상관계수는 측정자 간의 신뢰성의 정도를 결정하는 데 사용되고 있다.

가령 척추손상환자의 신체적 기능 불능의 정도를 검사하는 두 명의 의사를 대상으로 관찰자 간의 신뢰성을 파악하고 싶다고 하자. 표 11-4는 두 명의 의사가 동일한 환자 5명을 대상으로 측정한 결과를 정리한 것이다.

표 11-4 관찰자 X, Y의 신체적 불능의 평가

환 자	관찰자 X	관찰자 Y	등급 X	등급 Y
A	85%	98%	1	1
B	75%	86%	2	2
C	74%	80%	3	3
D	72%	79%	4	4
E	69%	70%	5	5

관찰자 Y는 X에 비해 불능의 정도를 더 크게 평가하고 있다. 하지만 앞에서 서술한 바와 같이 이것이 상관계수에 영향을 미치지는 않는다. 만약 우리가 순서척도로 측정하는 경우 두 명의 관찰자가 평가한 환자의 등급은 일치하므로 신뢰도는 높아진다.

확실히 상관관계가 크면 클수록 신뢰성은 증가한다. 따라서 간격척도 또는 비척도로 측정된 자료에서는 신뢰성의 지표로 피어슨 상관계수를 적용한다.

2) 예측타당도

예측타당도를 설명하는 데 상관계수를 도입할 수 있다. 예를 들어, 얼마나 많은 사람들이 재활프로그램의 혜택을 받고 있는가를 예측하기 위하여 평가기법을 고안하였다고 가정하자.

만약 평가기법과 재활프로그램의 성공 여부의 측정 사이에 상관성이 매우 높다면(0.7 또는 0.8) 평가 절차는 높은 예측타당도를 지니고 있는 것이다. 그러나 상관성이 낮으면(0.3 또는 0.4) 예측타당도도 낮으며 해당 평가기법의 이용은 현명하지 못한 행위로 간주된다.

3.3 분할된 분산의 추정

나머지 변수를 고려한 상태에서 한 변수에서의 분산의 정도를 대변하는 척도로서 상관계수의 제곱근을 사용하며 결정계수라고 명칭한다.

예를 들어 키와 체중 간에 0.7의 상관성이 있다면 결정계수 $r^2 = 0.7 \times 0.7 = 0.49(49\%)$가 된다. 이것은 체중 변이의 49%는 키와 비례하여 변화하며 나머지 51%는 지방성 식품의 섭취 등과 같은 다른 요인에 의해서 좌우됨을 설명한다.

여기에서 강조하고 싶은 사항은 상대적으로 높은 상관계수($r = 0.7$)임에도 불구하고 결정계수는 50% 미만, 즉 49%에 머무르고 있음을 간과하여서는 안 된다는 사실이다.

상관계수의 값이 크면 클수록 즉 결정계수의 값이 커짐에 따라 변수(y) 변이의 정도는 다른 변수(X)에 의해 좌우된다.

4 상관 및 인과 관계

인과관계가 성립되기 위해서는 최소한 세 가지 기준이 충족되어야 한다. 상관관계는 이와 같은 세 가지 기준 중 한 가지만을 갖추고 있다.

앞에서 언급한 바와 같이, 두 변수 사이에 높은 상관이 존재한다고 반드시 인과관계가 성립하는 것은 아니다. 상관성은 인과관계를 대변하는 것이 아니며 단순히 관련성(association)을 나타낸다. 흡연(X)과 폐손상(Y)의 경우를 예로 들어보자. 두 변수 간에 높은 상관성이 있다면 아래와 같은 몇 가지 상황을 유추할 수 있다.

① X가 Y의 원인, 즉 흡연이 폐손상의 원인
② Y가 X의 원인, 즉 폐손상이 흡연을 야기
③ 세 번째 변수가 X, Y의 원인, 즉 스트레스가 흡연 및 폐손상을 가져옴

한편, 특정 모집단에서의 상관성을 예측하기 위하여 하나의 표본을 사용하는 경우 결과가 표본오차 또는 표본추출의 오류로 인한 것이 아님을 증명해야 한다. 다시 말해 연구자는 상관계수가 통계학적으로 유의하며 확률표본추출에 의한 오차가 아님을 증명해야 한다.

상관성은 인과관계를 성립시키지는 않는다. 대신에 우리는 상관성을 연속적인 가설의 근거로 설정할 수 있다. 통계학적 기법인 경로분석(path analysis)을 통해 변수들 간의 관련성을 체크할 수 있으며, 이를 통해 변수와 변수 사이의 인과관계를 규명할 수 있다.

연습문제

1. 임상실험을 위한 네 가지 실험방법의 신뢰도와 타당도를 조사한 결과는 다음과 같다.

실험방법	검사-재검사 신뢰도(r)	타당도(r)
A	0.8	0.50
B	0.9	0.18
C	0.5	0.40
D	0.2	0.03

(질문 1) 연구 목적에 부합하는 가장 바람직한 실험방법은?
(질문 2) 신뢰성이 높은 실험방법은?

2. 콜레스테롤의 양(mg/cc)과 혈압(mmHg)의 관계를 규명하려는 연구자가 있다.

1) 적합한 상관계수는?

(1) 표본의 크기에 따라 좌우된다.
(2) 인과관계의 방향에 의존한다.
(3) 스페어먼 상관계수
(4) 피어슨 상관계수
(5) (2)와 (3)

2) 위의 연구에서 상관계수가 0.7로 측정되었다. 이것이 의미하는 바는?

5 회귀분석

회귀분석은 모형에 포함된 독립변수와 종속변수의 관계를 규명하고 회귀식을 통해 독립변수의 변화에 따른 종속변수의 변화를 설명하거나 예측하는 기법이다.

예를 들어, 규모에 따라 병원 운영비의 관계를 선형으로 표현함으로써 규모별 운영비를 산정할 수 있다. 두 변수 간의 관계를 나타내는 일직선을 선형회귀선이라고 일컫으며 다음과 같이 수학적으로 표현할 수 있다.

$$Y = a + bX$$

여기에서 X는 설명변수이고 Y는 반응변수이다. 또한 a와 b는 직선의 특성을 결정하는 상수이다. $x = 0$일 때, y의 값은 a가 되며 이를 y의 절편이라고 한다. 한편 b는 x의 단위 증가에 대한 y의 변화를 나타내며 직선의 기울기라고 부른다. 즉, x축으로 1단위 변화함에 따라 y 축으로 b만큼 이동함을 표시해 주고 있다.

위의 방정식에서는 a와 b의 값을 알고 있으면 X의 값이 주어진 상황하에서 Y의 값을 계산할 수 있다.

선형회귀분석에서는 X, Y 두 변수의 관계를 일직선으로 나타내는 것이 주목적이며 다음과 같은 식으로 표현된다.

$$Y = \alpha + \beta X (\alpha,\ \beta\text{는 그리스 문자})$$

만약 X, Y에 관한 가능한 모든 자료를 얻을 수 있다면 위의 방정식으로 회귀직선을 선정할 수 있다. 그러나 실제 상황에서는 표본추출을 통해서 자료를 수집해야 하는 경우가 도래한다.

표본을 통해 획득한 회귀방정식은 아래와 같다.

$$Y = a + bX$$

이것은 추정된 회귀직선으로서 a와 b는 실제 회귀방정식 α, β의 추정값이다.

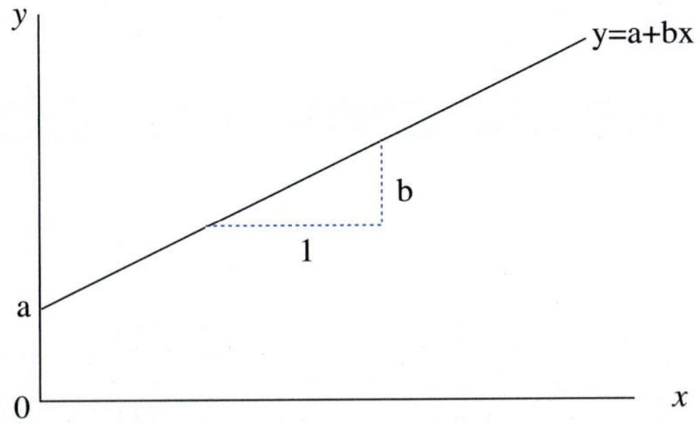

▲ 그림 11-5 **일직선의 그래프**

두 변수 간의 관계를 파악하는 데 도움이 되는 첫 번째 단계는 자료의 산점도를 그리는 것이다. 설명변수 X의 값은 수평축, 피설명변수 Y는 수직축에 할당하여 각 지점을 표시하면 두 변수 간의 관계가 손쉽게 인지되며 X와 Y의 관계를 나타내는 직선을 그릴 수 있다.

하지만 이와같이 주관적인 판단, 즉 눈(eye)이나 손에 의존하는 것은 시각이나 판단의 부정확성으로 인하여 X와 Y의 관계를 가장 잘 설명해주는 직선을 설정하기가 어렵다.

따라서 미지의 회귀계수 α, β를 추정하는 데 있어 측정값 Y_i와 추정값 $\hat{Y}_i$간의 차의 자승값 $D = \Sigma(Y_i - \hat{Y}_i)^2 = \Sigma(Y_i - (a+bx_i))^2$을 최소로 하여 주는 α와 β를 구하는 방법을 최소자승값이라고 한다. 이때 α, β를 α, β의 최소자승추정값이라고 한다.

앞에서는 하나의 독립변수와 종속변수에서의 두 변수 간의 관계를 분석하고 활용하는 방법을 살펴보았으나, 다중회귀분석에서는 2개 이상의 설명변수를 대상으로 한다. 예를 들어 병원의 운영비는 규모변수 이외에 다른 변수, 즉 건물의 내구연한, 종업원수, 검사건수와 같은 많은 요인에 의해서 좌우된다.

K개의 설명변수 X_1, X_2, ..., X_K가 존재할 때 회귀방정식은 아래와 같이 표현할 수 있다.

$$Y = \alpha + \beta_1 X_1 + \beta_2 X_2 + \ldots\ldots + \beta_m X_m (m \leq k)$$

연습문제

32명의 남성(45~64세)을 대상으로 신체검사를 실시하여 다음과 같은 결과를 얻었다.

1) 이완기 혈압에 따른 수축기 혈압의 산점도를 그리시오.

2) 이완기 혈압과 수축기 혈압의 상관관계를 설명하시오.

3) 이완기 혈압에 따른 수축기 혈압의 최소자승회귀선을 도시하시오.

흡연 여부	신체지수(BMI)	수축기 혈압	이완기 혈압
0	1	152	71
0	1	124	77
0	1	105	61
1	1	146	96
1	2	167	120
0	0	156	94
0	0	133	89
0	2	144	81
0	1	186	138
1	0	103	75
0	1	98	67
0	1	131	87
1	1	155	99
0	1	163	90
1	1	136	74
1	1	129	66
0	1	170	112
0	2	160	85
0	1	142	86
1	1	142	82
0	1	115	76
1	1	201	119
0	1	129	83
0	1	158	92
0	2	113	70
1	0	149	84
1	0	157	98
1	2	132	78
0	2	146	88
0	1	175	103
1	1	142	79
0	0	118	68

흡연 여부 : 0 = 금연, 1 = 흡연

BMI = 체중/(키)^{2}을 이용하여 0 = 20 - 25kg/m^2 미만, 1 = 25 - 30kg/m^2 미만, 2 = 30 - 40kg/m^2 미만

Excel을 활용한 통계분석

1. 상관계수

표의 예제를 이용하여 상관계수를 구해 보자.

예 8명의 환자를 대상으로 사회경제적 상태와 호흡기질환의 심각성의 상관성을 조사하였더니 아래와 같은 결과가 나왔다. 사회경제적 상태 변수와 호흡기질환의 경중도 변수가 모두 순서척도로 이루어졌다고 가정하고 상관계수를 구하여라.

표 11-5 사회경제적 상태와 질병의 심각성의 상관성

환자	사회경제적 상태(a)	질병의 경중도(b)
1	6	5
2	7	8
3	2	4
4	3	3
5	5	7
6	4	1
7	1	2
8	8	6

① 엑셀 시트에 다음과 같이 데이터를 입력하자.

	A	B
1	사회경제적 상태	질병의경중도
2	6	5
3	7	8
4	2	4
5	3	3
6	5	7
7	4	1
8	1	2
9	8	6

② 「리본」 메뉴에서 「데이터」를 누른 후 '분석'을 선택한다.
'데이터 분석'에서 '상관 분석'을 선택하고 확인을 누른다.

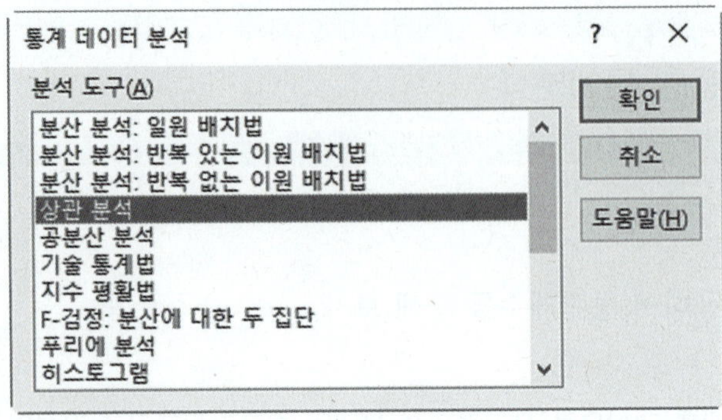

③ 대화 상자가 나오면 입력 범위란의 오른쪽 빨간 화살표를 눌러 다른 작은 상자가 나오면 데이터가 입력된 두 열을 모두 선택한다. A1과 B1을 선택하고 A9와 B9까지 드래그하여 입력한다. 이름표를 범위에 포함시켰으므로 [첫째 행 이름표 사용]을 선택한다.

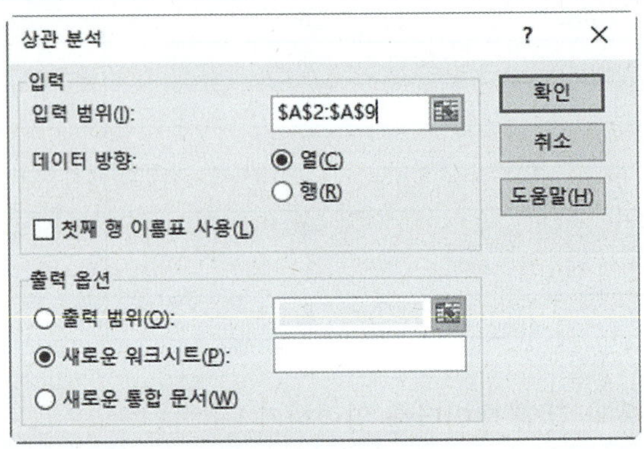

〈확인〉 버튼을 누른다.

④ 결과가 새로운 워크 시트에 나타난다.

	A	B	C
1		사회경제적 상태	질병의경중도
2	사회경제적 상태	1	
3	질병의경중도	0.714285714	1

즉, 상관계수는 약 0.71이다.

따라서 사회경제적 상태와 질병의 경중도 사이에 양(+)의 관계가 있음을 알 수 있다.

2. 회귀분석

① 두 변수 간의 산점도를 그려보자.

마우스를 이용 사회경제적 상태(A열 전체)와 질병의 경중도(B열 전체)를 같이 선택한다.

② 「리본」 메뉴에서 「삽입」을 누른 후 「차트」에서 모든 차트보기 단추 를 누른다.

③ 차트 종류에서 '분산형'을 선택하고 하위 종류는'분산형'을 선택한다. 그리고 〈확인〉을 누른다.

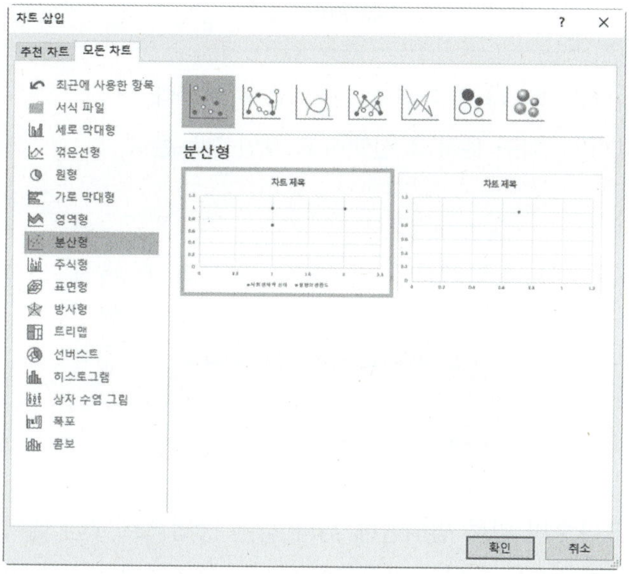

④ X축, Y축 제목, 범례를 나타내기 위해 차트를 클릭한 후 차트요소 [+]를 누르고 축의 제목, 범례를 추가한다.

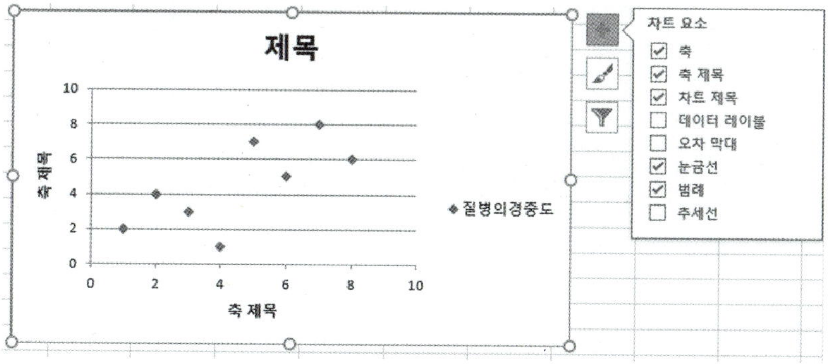

차트 제목, 축 제목, 범례를 각각 더블클릭한 후 제목을 수정한다.

⑤ 산점도 완성

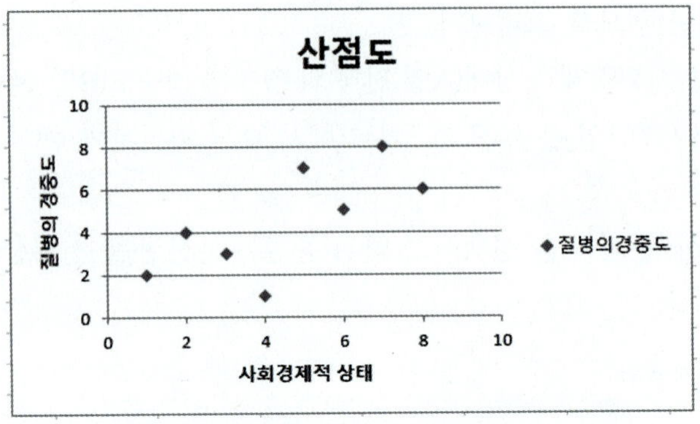

⑥「리본」메뉴에서「데이터」를 누른 후 '분석'을 선택한다.
'데이터 분석'에서 '회귀 분석'을 선택하고 확인을 누른다.

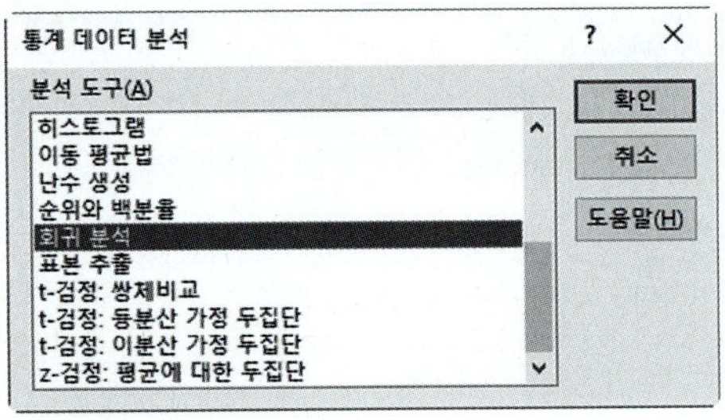

⑦ 대화 상자가 나오면 입력 범위란에 위와 같은 방법으로 Y의 데이터와 X의 데이터를 입력한다. 여기서 Y는 질병의 경중도이며 X는 사회경제적 상태이다.
나머지 부분은 다음과 같이 선택하자.

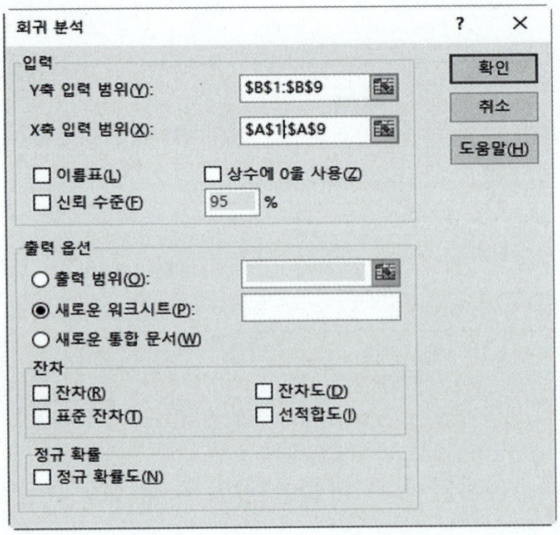

⑧ 새로운 시트에 다음과 같은 결과가 나타난다.

	A	B	C	D	E	F	G	H	I
1	요약 출력								
2									
3	회귀분석 통계량								
4	다중 상관계수	0.714285714							
5	결정계수	0.510204082							
6	조정된 결정계수	0.428571429							
7	표준 오차	1.8516402							
8	관측수	8							
9									
10	분산 분석								
11		자유도	제곱합	제곱 평균	F 비	유의한 F			
12	회귀	1	21.42857143	21.42857143	6.25	0.046528232			
13	잔차	6	20.57142857	3.428571429					
14	계	7	42						
15									
16		계수	표준 오차	t 통계량	P-값	하위 95%	상위 95%	하위 95.0%	상위 95.0%
17	Y 절편	1.285714286	1.44278642	0.891132789	0.407170508	-2.244656903	4.816085475	-2.244656903	4.816085475
18	사회경제적 상태	0.714285714	0.285714286	2.5	0.046528232	0.015168043	1.413403386	0.015168043	1.413403386

Y절편과 사회경제적 상태의 계수가 회귀식의 회귀 계수가 된다. 따라서 추정된 회귀식은 Y= 1.285714 + 0.714286X가 된다.

결정계수는 회귀식이 얼마나 선형에 잘 적합되어 있는지를 나타낸다. 0.51 정도로 회귀식에 자료가 아주 잘 적합되었다고는 말할 수 없다.

결정계수가 1에 가깝다면 회귀로 설명되는 부분이 많은 것이며, 거의 설명하지 못한다면 0에 가깝게 될 것이다.

◑ 잔차 그림

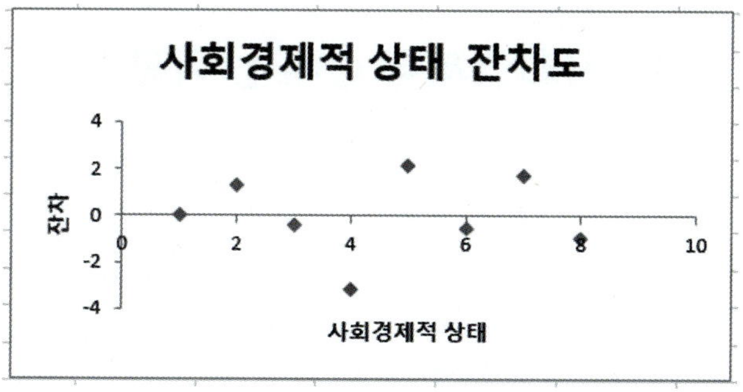

→ 위 그림을 보면 수평축의 0을 중심으로 잔차가 고르게 분포되어 있음을 알 수 있다. 즉 일정한 추세나 경향이 없이 흩어진 모습을 하고 있다. 따라서 등분산성을 만족한다고 할 수 있다.

※ 회귀분석에서의 가정에 대하여...

① 가정된 모형은 옳다.
Y와 X의 관계는 선형 관계에 있으며 X가 아닌 다른 독립변수들의 영향은 무시할 수 있다.

② 오차의 평균값은 0이다.
이는 실제 관측에 있어서 구조적 편차가 없다는 것을 의미하며 이 가정의 결과로 오차들의 평균을 추정할 필요가 없어진다.

③ 모든 오차의 분산은 동일하다.
제일 중요한 가정으로 실제 측정이나 실험의 정밀도가 모든 관측값에서 동일하다는 것을 의미한다.

④ 오차들은 서로 독립이다.
이 가정은 오차들의 상관계수가 0이라는 것을 포함하며 오차들 간에 서로 영향을 미치지 않는다는 것을 의미한다.

⑤ 오차들은 정규분포를 따른다.
이 가정에 의해 모수들의 추론에 T분포와 F분포를 사용할 수 있으며 중심극한정리에 의해 이 가정의 타당성이 주어진다.

⑥ 독립변수 X는 확률변수가 아니다.
독립변수들의 값은 관측된 것이 아니라 주어진 상수로 취급된다. 즉 측정오차가 없다.

◑ 회귀직선

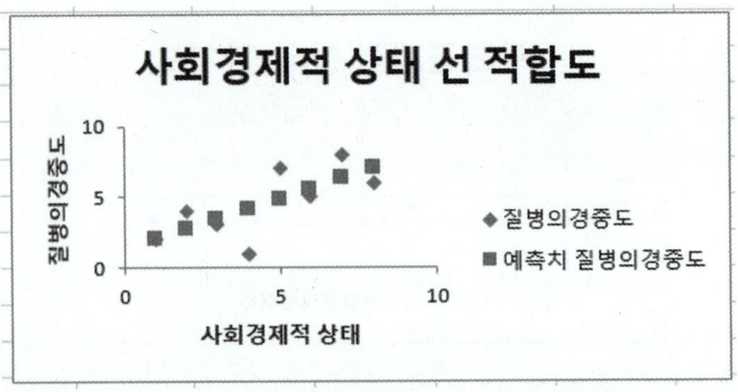

네모 점(■)으로 나타난 것이 회귀분석을 통해 나타난 회귀직선이다.

※ 위 예제(274쪽 연습문제)를 SAS를 이용하여 분석한 결과

◎ 각 변수가 선형 형태를 보이는지를 확인하기 위해 산포도 및 회귀직선을 그려보자.

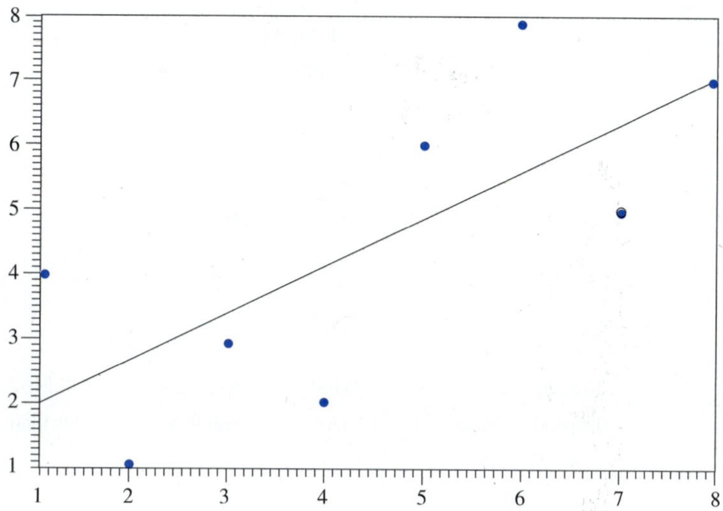

어느 정도 선형성이 있는 것으로 생각할 수 있다.

◎ 상관관계를 구해 보자.

```
                The CORR Procedure

              1 With Variables:  X
              1      Variables:  Y

      Person Correlation Coefficients, N = 8
            Prob >|r| under H0: Rho=0

                               Y

        X                   0.71429
                            0.0465
```

상관관계 분석

→ 상관계수가 0.714 정도로 두 변수 사이에 약한 양의 상관관계가 존재함을 알 수 있다. 유의확률을 보면 0.046 정도이다. 따라서 강한 상관관계가 존재한다고는 말할 수 없다.

◎ 단순선형회귀분석

단순선형회귀분석

The REG Procedure
Model: MODEL1
Dependent Variable: Y 질병의 경증도

Analysis of Variance

Source	DF	Sum of Squares	Mean Square	F Value	Pr > F
Model	1	21.42857	21.42857	6.25	0.0465
Corrected Total	7	42.00000			

Root MSE	1.85164	R-Square	0.5102
Dependent Mean	4.50000	Adj R-Sq	0.4286
Coeff Va	41.14756		

Parameter Estimates

Variable	Label	Parameter DF	Standard Estimate	Error	t Value	Pr > t
Intercept	Intercept	1	1.28571	1.44279	0.89	0.4072
X	사회경제	1	0.71429	0.28571	2.50	0.0465

→ p-value가 0.046 정도로 회귀식이 자료를 설명하는 데 아주 큰 의미가 있다고는 할 수 없다. 결정 계수(R-square)가 0.51이다. 자료가 선형 모형에 잘 적합되지 않음을 알 수 있다. 회귀식의 평균 표준 편차(MSE(y))는 1.85이고 y의 평균은 4.5이다.

→ 회귀직선의 모수 추정치를 보면 상수항이 1.28671, X변수의 계수는 0.71429이다.
회귀직선 : Y=1.28571+0.7142X
상수항의 p-value를 보면 0.4 정도로 0.05보다 훨씬 큰 값을 갖는다. 즉, 상수항은 별 의미가 없어 보인다. 따라서 상수항을 0이라 보더라도 지장이 없다고 할 수 있다.

PART 2

보건의료 통계

제2부에서는 보건 및 의료기관에서 취급하는 통계를 서술하고자 한다. 이를 통해 보건의료 분야에 종사하고 있거나 또는 종사할 예정인 보건의료 전문가를 대상으로 실무에서 필요한 기본적인 지식을 소개하고 이를 활용할 수 있는 능력을 부여한다.

먼저 12장에서는 보건복지부, 보건소 등의 보건행정기관에서 다루는 보건행정 통계를 소개한다. 즉 보건복지부를 비롯한 관련 기관에서 생성하는 통계의 유형과 보건의료관련법규 및 업무처리 지침에 의거한 통계의 서식 및 처리절차를 언급한다.

그리고 13장에서는 병원에서 취급하는 병원통계를 제시하였다. 이를 통해 병원에서 종사할 때 필요한 통계 지식 및 실무 내용을 파악할 수 있으리라 여겨진다. 아울러 14장에서는 인구통계를 서술하였다. 인구통계를 정태통계와 동태통계로 분류한 후 각각의 내용을 언급하였으며 출생, 사망 및 이환과 관련된 통계를 소개하였다.

CHAPTER 12

보건복지 통계

1 통계관리 체계

우리나라의 통계생산 및 관리체계는 미국, 일본 등과 같이 각각의 정부기관이 고유 업무와 관련된 통계를 작성할 책임과 권한을 가지는 분산형 통계제도를 취하고 있다.

이에 의거 통계청은 중앙통계기관으로서 주로 일반 목적의 통계를 작성하며 통계법에 의거 중앙행정기관 및 지방자치단체에 지정통계 작성에 필요한 통계 자료의 신고 명령권 부여, 통계작성 과정에서 알려진 응답자 등의 비밀보호, 지정통계의 작성을 위해 수집된 통계자료의 목적외 사용 금지, 통계작성기관의 통계표 작성 시 통계분류기준 준수 의무 등 통계의 진실성과 통계 제도의 효율성 확립을 위하여 통계에 관한 사항의 종합조정, 통계의 작성, 변경, 작성 중지, 통계결과의 공표 협의, 통계간행물 발간 승인 등의 기능을 수행하고 있다.

한편 보건복지부에서는 보건복지부 통계관리규정에 의거하여 보건복지부와 그 소속기관 및 유관기관 등의 통계에 관한 모든 사항을 종합 조정하고 그 체계를 정비한다.

통계를 구분하면 종류별로는 지정통계와 일반통계로 분류된다. 그리고 작성방법별로는 조사통계와 보고통계 및 가공통계로 유형화한다(그림 12-1).

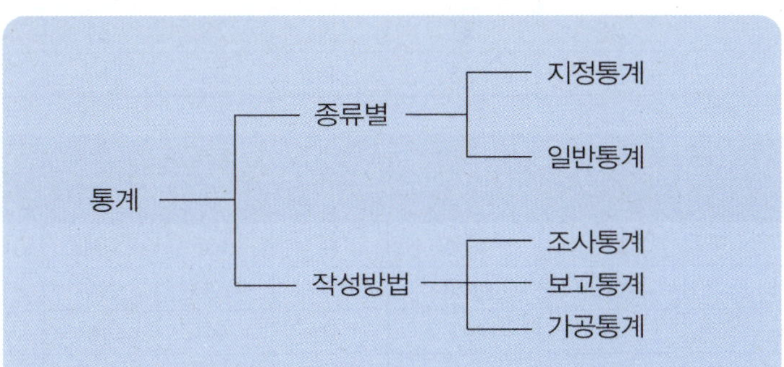

▲ 그림 12-1 **통계의 분류**

2017년 8월말 현재 통계법 제18조(제20조)에 의거 승인받은 통계는 총 411개 기관에서 총 1047종으로 종류별로는 지정 통계 93종, 일반통계는 954종이다(표 12-1). 작성방법별로는 조사통계는 472종, 보고통계는 466종, 가공통계는 109종이다.

이 중에서 지정통계는 통계청장이 지정, 고시하는 통계로서 다음 각 호의 어느 하나에 해당하는 통계를 지정통계로 지정한다. 이에 비해 일반통계는 중앙행정기관이나 지방자치단체 또는 지정기관이 작성하는 통계 중 지정통계로 지정받지 않은 통계를 말한다.

1. 전국을 대상으로 작성하는 통계
2. 지역발전을 위한 정책수립 및 평가의 기초자료가 되는 통계
3. 다른 통계의 모집단자료로 활용 가능한 통계
4. 국제연합 등 국제기구에서 권고하는 통일된 기준 및 작성방법에 따라 작성하는 통계
5. 그 밖에 지정통계로 지정할 필요가 있다고 통계청장이 인정하는 통계

표 12-1 기관 구분별 승인통계현황(411개 기관, 1047종)

구분	작성기관수	작성통계수	종류별		작성방법별		
			지정	일반	조사	보고	가공
계	411	1047	93	954	473	466	108
정부기관	305	865	76	789	369	410	86
- 중앙행정기관	45	376	59	317	190	148	38
통계청	1	60	38	22	37	2	21
이외기관	44	316	21	295	153	146	17
- 지방자치단체	260	489	17	472	179	262	48
지정기관	106	182	17	165	104	56	22
- 금융기관	8	23	10	13	10	5	8
- 공사/공단	31	53	0	53	21	30	2
- 연구기관	21	40	2	38	32	4	4
- 협회/조합	25	31	3	28	24	5	2
- 기타기관	21	35	2	33	17	12	6

지방청통계 현황

구분	작성기관수	작성통계수	종류별		작성방법별		
			지정	일반	조사	보고	가공
기초지자체(시 · 군 · 구)	226	365	0	365	131	226	8
경인지방통계청	66	120	0	120	54	66	0
동북지방통계청	49	97	0	97	46	49	2
호남지방통계청	41	57	0	57	12	41	4
동남지방통계청	39	47	0	47	8	39	0
충청지방통계청	31	44	0	44	11	31	2

2 보건복지 통계 생산 실태

2.1 보건복지 통계의 생성

보건복지부에서는 보건복지 통계의 생성을 위해 2006년 2월 통계전담부서인 조사통계팀을 신설하였고, 2008년 기획조정실의 정책통계담당관이 그 업무를 관장한 이후 지금까지 보건복지부와 그 소속기관의 통계의 작성, 보급 및 이용에 관하여 총괄·관리하고 있다.

2.2 보건복지부 생산 통계

보건복지부에서 생산하는 통계는 크게 조사통계와 보고통계 및 가공통계로 구분되며 총 42종(2017년 12월말 기준)으로, 18종의 보고통계, 21종의 조사통계, 3종의 가공통계를 생산·관리하고 있다(표 12-2).

표 12-2 **보건복지부 소관 국가승인통계 현황**

(2017.12.31. 단위: 종)

승인통계수	통계종류별		작성방법별		
	지정	일반	조사통계	보고통계	가공통계
42	2	40	21	18	3

조사통계는 대부분 한국보건사회연구원 등 유관 연구기관 등과 함께 조사를 통하여 통계를 생산하고 있으며 보고통계는 관련 법령에 의하여 지방자치단체 및 관련기관 등의 보고자료를 종합하여 작성하고 있다.

1) 보고통계의 현황 및 보고통계 목록

(1) 보고통계의 현황

보고통계는 해당 시·군·구와 시·도 및 관계 기관으로부터 통계를 보고 받아 이를 보건복지부에서 취합하여 종합정리 생산하는 통계로 전국예방접종률 현황, 인간면역결핍바이러스/에이즈(HIV/AIDS) 신고현황, 노인학대현황, 암등록통계, 의료서비스 이용현황, 법정감염병발생보고 등이 포함된다. 그림 12-2와 같이 시·군·구 → 시·도(공공기관) → 보건복지부(질병관리본부)에 이르는 일련의 생산보고 과정은 인터넷을 통한 보고통계시스템에 의하여 수행되고 있다.

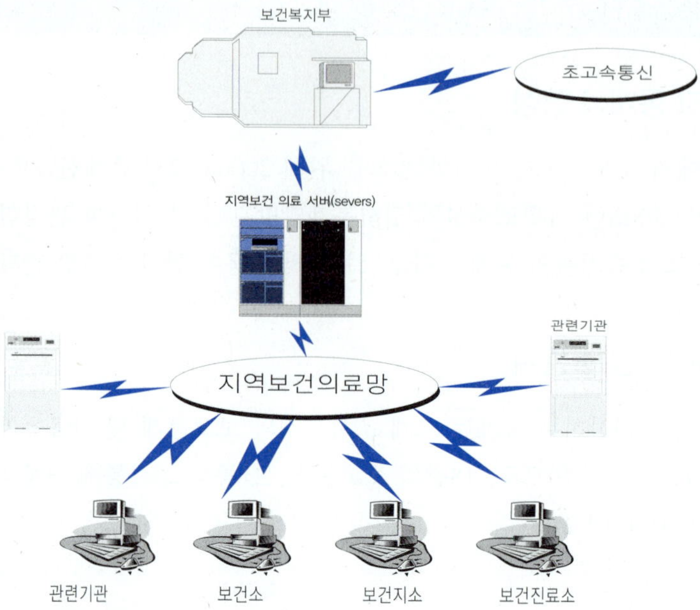

▲ 그림 12-2 **보고통계시스템 구성도**

그러나 보고통계는 실적보고의 차원에서 목표량이 설정되어 있는 경우 과대 보고의 소지가 있고, 담당인력이 중요성을 인식하지 못하거나 열의 및 성의가 부족한 경우 부실화의 가능성이 있다. 따라서 향후 보건관련 통계 전반에 관한 종합평가가 필요하며 방향에 관한 검토가 요구된다.

최근에 보건복지부에서는 데이터베이스를 구축하여 검색서비스를 제공함은 물론 이를 통해 간편한 검색 및 다양한 형태의 통계표와 그래프를 제공하고 있는 바 향후에는 보다 다양한 보건복지통계시스템이 구축되리라고 예상된다.

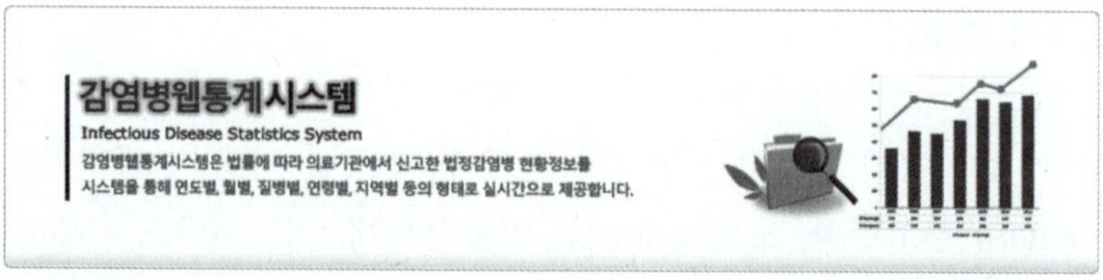

▲ 그림 12-3 **감염병 웹 통계시스템**

(2) 보고통계 목록

보건복지부의 보고통계 목록은 다음과 같다(표 12-3).

표 12-3 보건복지부 보고통계 목록(18종)

(2017.12.31. 기준)

구분	승인 번호	통계명	통계 종류	작성 주기	통계 분야	승인일자
01	117093	전국예방접종률현황	일반통계	1년	보건	2013-04-18
02	117085	HIV/AIDS신고현황	일반통계	1년	보건	2011-07-22
03	117072	사회복지자원봉사현황	일반통계	1년	사회	2008-07-04
04	117070	가정위탁국내입양소년소녀가정현황	일반통계	1년	복지	2008-01-10
05	117067	노인학대현황	일반통계	1년	복지	2007-02-26
06	154007	어린이집및이용자통계	일반통계	1년	복지	2006-10-25
07	117064	학대피해아동보호현황	일반통계	1년	복지	2006-07-27
08	117061	장애인현황	일반통계	1년	복지	2006-07-27
09	117044	암등록통계	일반통계	1년	보건	1997-06-28
10	117043	공중위생관계업소실태보고	일반통계	1년	보건	1997-04-11
11	117040	아동복지시설보호아동및종사자현황보고	일반통계	1년	복지	1996-10-16
12	117036	노인복지시설현황	일반통계	1년	복지	1996-10-16
13	117034	요보호아동현황보고	일반통계	1년	복지	1994-01-29
14	117030	의료서비스이용현황((구 환자조사)	일반통계	1년	보건	1988-07-13
15	117019	보건소 및 보건지소운영현황	일반통계	1년	보건	1981-12-03
16	117014	국민기초생활보장수급자현황	일반통계	1년	복지	1977-02-09
17	920007	결핵현황	일반통계	1년	보건	1976-12-30
18	117052	법정감염병발생보고	일반통계	1년	보건	1975-07-29

2) 조사통계 및 가공통계의 실태

조사통계는 보건복지부의 조사연구 용역에 의해 1~5년의 주기로 의료서비스경험조사, 노숙인등의실태조사, 지역사회건강조사, 장애인실태조사 등의 전수 혹은 표본조사를 실시하며 그 분석 결과를 공표하고 보건복지정책 수립 등의 기초자료로 활용하고 있다. 2017년 12월말을 기준으로 21개가 승인되어 있는 바 「의료서비스 경험조사」와 「노숙인 등의 실태조사」는 2017년도에 추가되었다(표 12-4).

가공통계는 「국민보건계정」 등 현재 3개가 승인되어 있다(표 12-5).

조사통계는 전국을 대상으로 실시하여 계획부터 결과의 공표까지 많은 시간과 예산이 소요되기 때문에 조사된 자료를 정확히 분석하고 그 결과를 적시에 공표·발간하는 것이 중요하다.

보건복지부에서 관장하고 있는 조사통계와 가공통계 목록은 표 12-4와, 표 12-5와 같다.

표 12-4 보건복지부 조사통계 목록(21종)

(2017.12.31. 기준)

구분	승인번호	통계명	통계종류	작성주기	통계분야	승인일자
01	117099	의료서비스경험조사	일반통계	1년	보건	2017-08-17
02	117098	노숙인등의실태조사	일반통계	5년	복지	2017-06-22
03	117097	국민생활실태조사	일반통계	3년	복지	2016-09-29
04	117094	자살실태조사	일반통계	5년	보건	2013-10-15
05	117090	전국민장내기생충감염실태조사	일반통계	5년	보건	2012-04-03
06	117088	급성심장정지조사	일반통계	1년	보건	2011-09-29
07	117087	한방의료이용및한약소비실태조사	일반통계	3년	보건	2011-08-16
08	117084	보건복지관련산업일자리조사	일반통계	반기	고용	2011-05-20
09	117078	사회서비스수요.공급실태조사	일반통계	2년	복지	2009-06-25
10	117075	지역사회건강조사	일반통계	1년	보건	2008-09-12
11	117074	아동종합실태조사	일반통계	5년	복지	2008-08-27
12	117071	노인실태조사	일반통계	3년	복지	2008-05-22
13	117060	퇴원손상심층조사	일반통계	1년	보건	2006-06-26
14	117058	청소년건강행태온라인조사	일반통계	1년	보건	2005-09-30
15	331007	보육실태조사	일반통계	3년	복지	2004-10-19
16	117051	아동구강건강실태조사	일반통계	3년	보건	2003-09-03
17	117050	정신질환실태조사	일반통계	5년	보건	2001-06-05
18	117049	국민보건의료실태조사	일반통계	5년	보건	2001-02-14
19	117035	장애인편의시설설치현황조사	일반통계	5년	복지	1995-06-09
20	117032	장애인실태조사	지정통계	3년	복지	1990-12-05
21	117002	국민건강영양조사	지정통계	1년	보건	1973-05-07

표 12-5 **보건복지부 가공통계 목록(3종)**

(2017.12.31 현재)

구분	승인 번호	통계명	통계 종류	작성 주기	통계 분야	승인일자
01	117081	의약품소비량및판매액통계	일반통계	1년	보건	2009-09-04
02	117077	한국의사회복지지출	일반통계	1년	복지	2009-04-27
03	117068	국민보건계정	일반통계	1년	보건	2007-09-05

3) 보건복지통계연보

보건복지통계연보는 보건복지부의 각 부서에서 생산되는 통계 자료와 통계청, 고용노동부, 환경부, 국민건강보험공단, 국민연금관리공단, 한국은행 등에서 생산되는 자료 중 보건복지부와 밀접한 관련이 있는 자료를 수록하고 있다.

보건복지통계연보는 1954년부터 발행되어 현재 63호(2017.12.31 기준)를 발행하고 있으며, 2000년도에는 기존에 발간하여 책자로 보관 중인 과거의 통계연보(1954~1999년)에 대하여 CD로 제작·보유하여 정책수립의 기초자료로 활용토록 하고 일반 국민들이 편리하게 이용할 수 있도록 하였다. 2016 보건복지부 통계연보는 2016년도 12월 31일을 기준으로 자료를 수록하였으며 10개 분야 293개 지표를 제시하였다(표 12-6).

표 12-6 **보건복지부 통계연보**

분류	수록 통계 수	구성비
계(10개 분야)	293	100.0
1. 인구	19	6.5
2. 국민건강	59	20.1
3. 보건의료 인력 및 시설	32	10.9
4. 보건산업	21	7.2
5. 사회복지서비스	65	22.2
6. 공공부조	15	5.1
7. 사회보험	30	10.2
8. 생활환경	12	4.1
9. 재정·경제	9	3.1
10. 국제통계	31	10.6

4) 기타 보건복지 관련 통계

보건복지부에서는 일반 국민들이 보건복지정책 관련 통계정보를 한 곳에서 쉽게 이용할 수 있도록 하고, 통계정책 고객에 대한 주기적인 정보제공을 위해 통계포털을 구축·운영해 오고 있다.

또한 「보건복지부 길잡이 통계」를 매년 발간하여 정책 참고자료로 활용하도록 하고 있으며 국제 비교가 가능한 「OECD Heath Data(소책자)」를 작성·배포하고 있다.

중앙정부 차원에서는 통계청에서 우리나라의 통계는 물론 국제통계 등을 다양하게 제시하고 있으며, 인구가구, 고용노동, 교육과학문화, 보건복지 등의 주제별로 100대 지표를 소개하고 있다(KOSIS 국가통계포털, http://kosis.kr, 그림 12-4). 이를 위해 통계청은 중앙통계작성기관으로서 국가에서 필요한 기본적인 통계를 생산·제시하고 있으며, 통계작성 승인 및 변경 등 의 종합조정 기능을 수행한다.

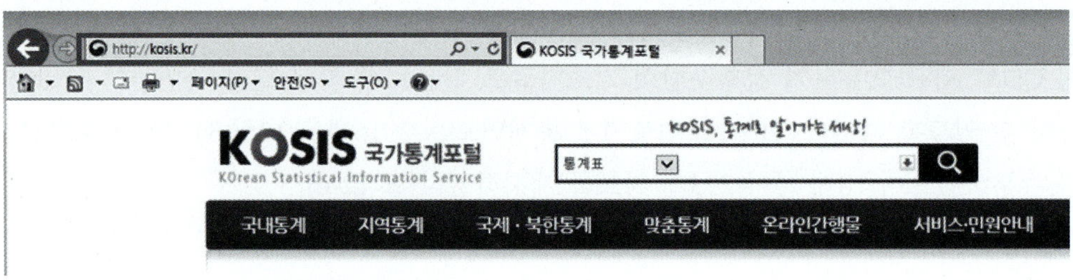

▲ 그림 12-4 KOSIS 국가통계포털(http://kosis.kr)

2.3 국제기구 제출 통계

우리나라는 경제협력개발기구에 가입한 이후부터 통계생산의 실태를 파악하게 되었고 양적, 질적 노력의 필요성에 관한 인식을 공유하게 되었다. 국제적으로는 크게 3개의 기구, 즉 경제협력개발기구(OECD), 세계보건기구(WHO), 국제표준화기구(ISO)에서 요구하는 통계가 있다.

1) 경제협력개발기구(OECD) 보건통계

우리나라는 1996년 12월 경제협력개발기구(OECD)에 가입하여 경제협력개발기구(OECD)에서 요구하는 각종 통계를 제공하여야 하는 의무를 갖게 되었으며, 1997년부터 보건의료분야(health data)와 사회복지분야(social expenditure data)로 구분된 통계를 매년 제출하고 있다.

(1) 경제협력개발기구(OECD) 요구 통계

경제협력개발기구(OECD)에서 요구하는 통계는 각국의 보건의료비와 사회복지비의 비교를 통해 국민건강수준을 비교, 평가하고 있는 바 정부에서는 보건복지통계를 선진국 수준으로 높여 나가기 위하여 노력하고 있다.

경제협력개발기구(OECD)의 보건분야 통계(Health Data)의 요구동향을 보면, 1997년 46개 통계표에 996개 항목에서 1998년에는 1,421개 항목까지 증가하였으나, 2005년에는 410개 항목으로 크게 감소하였다. 그러나 이후 다시 증가하기 시작하여 2015년에는 894개 통계항목이 요구되었다. 한편 2016년에는 2015년보다 감소한 56개 통계표에 879개 항목을 요구하였다(표 12-7).

표 12-7 OECD/WHO/EU 보건부문의 제출요구 통계표 및 항목 수

연도	통계표수	항목수	연도	통계표 수	항목 수
1995	28	588	2006	51	673
1996	40	686	2007	52	672
1997	46	996	2008	53	778
1998	66	1,421	2009	56	749
1999	47	986	2010	65	837
2000	49	708	2011	52	776
2001	52	715	2012	51	776
2002	50	701	2013	56	861
2003	50	532	2014	56	884
2004	48	436	2015	58	894
2005	48	410	2016	56	879

* 참고: 요구 항목수의 연도별 비교를 위해 격년마다 요구되는 보건의료의 질 부문을 제외함.

(2) 경제협력개발기구(OECD) 요구 보건·복지통계 제출률

우리나라는 그동안 경제협력개발기구(OECD) 요구 보건통계 제출률을 높이기 위해 미생산통계에 대한 연도별 생산계획을 수립하는 등 생산방안을 모색하고, 의약품통계생산 및 국민의료비 추계 등 지속적인 통계생산 노력을 계속하고 있다. 그 결과 2010년 85.3%, 2011년 87.9%, 2012년에는 90.5%로 매년 제출률을 높여가고 있으나, 2015년에는 보건의료 질 지표의 요구항목 수 증가에 따라 제출률이 다소 감소(83.7%)하였다.

경제협력개발기구(OECD)의 복지분야 통계(사회복지지출, SOCX, Social Expenditure)

의 요구 동향을 보면, 2002년 13개 분류체계의 96개 항목에서 2004년에는 9개 분류체계의 66개 항목으로 감소하였고, 2010년 이후에는 9개 분류체계의 62개 항목으로 감소되었다가 2014년에 63개 항목으로 다시 증가하였다. 우리나라는 2014년 경제협력개발기구(OECD)의 복지분야 요구항목 63개 중 49개 항목을 제출하여 77.8%의 제출률을 나타내고 있으며, 미제출항목 12개는 제도 자체가 도입되지 않은 항목으로 이를 감안하면 실질적인 제출률은 96.8%에 이르고 있다.

2016년 OECD 단독 요구통계와 OECD/WHO/EU에서 공동으로 요구하는 보건통계는 879개 항목이며, 우리나라에서 제출한 통계 항목 수는 758개로 86.2%의 제출률을 보였다.

표 12-8 2016년 OECD/WHO/EU 보건통계 제출 현황(항목 기준)

분류명	2015			2016					
	요구 항목 수	제출 항목 수	제출률 (%)	요구 항목 수	제출 항목수				제출률 (%)
						갱신 자료	신규 생산	기존 자료	
총계(질 부문 포함)	946	792	83.7						
총계	894	767	85.8	879	758	753	3	2	86.2
소계(단독 요구)	272	207	76.1	272	207	206	0	1	76.1
건강상태	67	60	89.6	67	60	59	0	1	89.6
보건의료자원	5	0	0.0	5	0	0	0	0	0.0
장기요양	41	38	92.7	41	38	38	0	0	92.7
사회보장	18	18	100	18	18	18	0	0	100
의약품시장	66	58	87.9	66	58	58	0	0	87 9
보건의 비의료결정요인	33	33	100	33	33	33	0	0	100
대기기간	42	0	0.0	42	0	0	0	0	0.0
소계(공동요구)	526	470	89 4	520	467	463	3	1	89.8
보건의료이용	392	372	94 9	388	368	367	0	1	94.8
의료인력	74	58	78.4	77	61	58	3	0	79.2
의료시설 및 장비	44	40	90.9	39	38	38	0	0	97.4
보건의료인력 이민	16	0	0.0	16	0	0	0	0	0.0
소계(보건지출)	96	90	93.8	87	84	84	0	0	96.6
보건지출	96	90	93.8	87	84	84	0	0	96.6
소계(보건의료의 질)1)	52	25	48.1						
보건의료의 질	52	25	48.1						

주: 1) 보건의료의 질 통계는 2년 주기로 요구되는 통계로 2016년에는 요구되지 않았음.

(3) 경제협력개발기구(OECD) 제출 통계의 효율적·체계적 관리방법

앞으로도 경제협력개발기구의 통계 요구는 지속될 것이다. 이를 위해 효율적이고 체계적인 관리방법을 모색하여야 하는 바 다음과 같은 대책이 필요하다.

① 정보공유 및 공동대응방안 모색

경제협력개발기구에서 요구하는 통계의 신뢰성이 있는 자료의 생산, 수집 및 효율적 제공을 위해서는 관련기관 간 정보의 공유 및 공동대응 방안이 모색되어야 한다.

② 통계품질 강화방안 모색

통계 자료 제공의 양적인 확대를 위한 노력뿐만 아니라 질적인 향상을 도모할 수 있는 방안의 모색을 통해 국내 및 국제기구를 만족시킬 수 있는 통계를 생산할 수 있도록 노력하여야 한다.

③ 사전 대응방안 모색

경제협력개발기구(OECD)의 보건통계의 요구는 매년 12월에 요구되어 이듬해 2월까지로 마감되는 매우 촉박한 일정으로 진행된다. 그러므로 짧은 기간 동안 수집 및 정리, 전문가 및 해당부서의 검토 등을 소화하여야 하기 때문에 사전에 수집이 가능한 통계에 관해서는 관련기관의 협조를 통해 자료가 수집될 수 있도록 하는 방안의 강구가 필요하다.

2) 세계보건기구(WHO) 지정 통계

세계보건기구(WHO)는 각 국가에서 수집한 보건정보개요를 홈페이지(http://www.who.int/countries/kor/en/)에 공개하고 있는 바 해당 페이지에서 관련 통계와 간단한 차트를 확인할 수 있다.

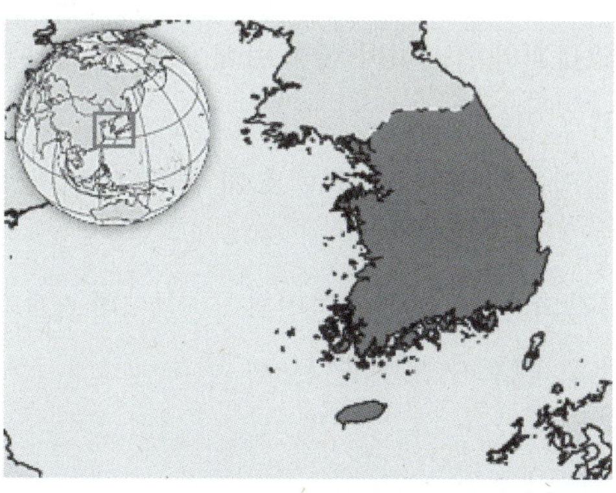

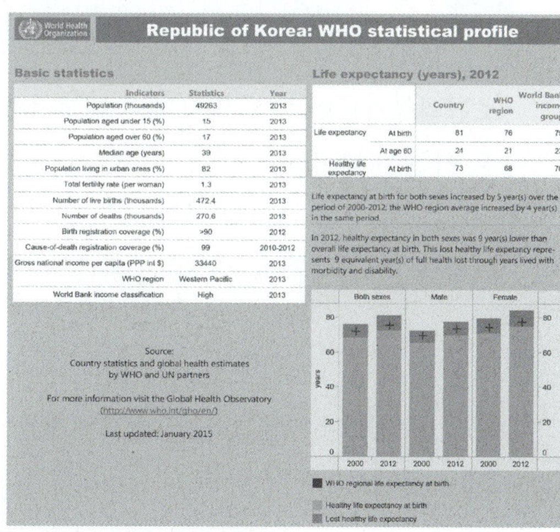

Republic of Korea: WHO statistical profile

Basic statistics

Indicators	Statistics	Year
Population (thousands)	49263	2013
Population aged under 15 (%)	15	2013
Population aged over 60 (%)	17	2013
Median age (years)	39	2013
Population living in urban areas (%)	82	2013
Total fertility rate (per woman)	1.3	2013
Number of live births (thousands)	472.4	2013
Number of deaths (thousands)	270.6	2013
Birth registration coverage (%)	>90	2012
Cause-of-death registration coverage (%)	99	2010-2012
Gross national income per capita (PPP int $)	33440	2013
WHO region	Western Pacific	2013
World Bank income classification	High	2013

Source:
Country statistics and global health estimates by WHO and UN partners

For more information visit the Global Health Observatory (http://www.who.int/gho/en/)

Last updated: January 2015

Life expectancy (years), 2012

		Country	WHO region	World Bank income group
Life expectancy	At birth	81	76	79
	At age 60	24	21	23
Healthy life expectancy	At birth	73	68	70

Life expectancy at birth for both sexes increased by 5 year(s) over the period of 2000-2012; the WHO region average increased by 4 year(s) in the same period.

In 2012, healthy expectancy in both sexes was 9 year(s) lower than overall life expectancy at birth. This lost healthy life expetancy represents 9 equivalent year(s) of full health lost through years lived with morbidity and disability.

▲그림 12-5 세계보건기구(WHO) 홈페이지의 한국의 보건(자료 화면)

매년 5월 발간하는 세계보건통계(World Health Statistic)를 통해 세계의 보건통계를 확인할 수 있다. 세계보건통계는 출생 시 기대여명, 영아사망률, 모성사망률, 1세 영아 홍역접종 비율과 의사와 간호사 수 등을 수록하고 있다. 우리나라의 경우 총 110여 개의 통계가 수록되었다.

세계보건기구의 자료는 세계보건기구에서 발간하는 자료 이외에도 각종 국제기구의 보고서에 인용 및 참고가 되고 있다.

3) 국제표준화 기구(ISO) 선정 통계

국제표준화기구에서는 크게 4개의 분야로 보건통계를 대별하고 있다. 즉 건강상태와 관련된 26개 지표, 보건의 비의료 결정요인(19개), 보건제도의 이해(25개) 및 지역 및 보건조직 특성(8개)을 포함하여 총 78개 지표로 구성되어 있다.

표 12-9 **ISO 선정 보건통계 항목 수**

분류	지표수
건강상태	26
보건의 비의료결정요인	19
보건제도 이행	25
지역 및 보건조직 특징	8
계	78

3 보건복지부 주요 보고통계 및 조사통계 현황

보건의료기관의 통계 담당자는 행정기관에서 자료의 제출을 요구하거나 보고를 요구하는 경우 기한 내에 정확한 자료를 제출하여 보건의료관계법령이나 통계법에 의한 불이익을 당하지 않도록 관련 통계에 관한 업무를 숙지하고 있어야 한다.

먼저 보고·조사통계 작성과정의 문제점을 설명하기 전에 승인번호에 관한 이해가 필요하다.

예를 들어 표 12-3, 표 12-4, 표 12-5에는 각각의 통계명에 승인번호가 있는 바 6개의 자릿수가 그림 12-6과 같은 승인번호체계를 통해 그 번호가 부여된다.

승인번호: 000000 (예시: 117093)

앞부분 3자리 (기관 코드)
- 101~199 : 중앙부처
- 201~299 : 광역자치단체
- 301~499 : 민간자치단체
- 500~824 : 기초자치단체

뒷부분 3자리 (일련번호) — 기관에서의 일련번호(통계 생성 순서대로 부여)

▲그림 12-6 **국가통계 승인번호 체계**

3.1 보건복지부 주요 보고통계 및 조사통계 작성 현황

1) 인간면역결핍바이러스/에이즈(HIV/AIDS) 신고현황

(1) 조사목적

국내에서 신고, 보고된 인간면역결핍바이러스(human immunodeficiency virus) HIV 감염인의 현황 및 사망현황자료 등을 체계적, 통합적으로 정리하여 국내 인간면역결핍바이러스(human immunodeficiency virus)/에이즈(AIDS) 현황에 대하여 정확한 정보를 제공하고, 관련 정책수립에 활용하고자 한다.

(2) 조사내용

1. 주요 HIV/AIDS 신고현황
2. 내국인 HIV/AIDS 상세 통계
   - 연도별, 연령별 현황
   - 연도별, 감염경로별 현황
   - 연도별 내국인 검사동기 현황
   - 연도별 내국인 CD4+T 세포 수
   - 연도별 익명 신고 건수
3. 외국인 HIV/AIDS 통계

(3) 작성기관 및 작성체계

작성 주기	작성기관	최초 실시 연도	통계의 종류	작성체계
1년	질병관리본부 에이즈결핵관리과	2011	일반통계-보고통계	의료기관 → 보건소 → 시·도 → 보건복지부(질병관리본부)

2) 암 등록통계

(1) 조사목적

암 등록통계자료를 수집, 질 관리, 분석하여 국가암관리 정책 및 암 연구에 중요한 근거자료가 되는 국가등록통계(암 발생, 암 생존, 암 유병) 자료를 체계적으로 제공하기 위함

(2) 조사내용

주민등록번호, 성명, 주소, 직업, 초진연월일, 초진당시 연령, 진단명, 치료방법, 병기분류, 세계표준인구를 이용한 연령표준화발생률, 암유병률, 진단경로, 편측성, 분화도 등

(3) 작성기관 및 작성체계

작성 주기	작성기관	최초 실시 연도	통계의 종류	작성체계
1년	보건의료정책실 보건의료정책관	1980년	일반통계-보고통계	의료기관(암환자등록) → 중앙암등록본부(접수) → 중앙·지역암등록본부(보고누락자에 대한 의무기록조사, 자료정제 및 분석) → 중앙암등록본부(취합) → 보건복지부

3) 의료서비스이용현황(구 환자조사)

(1) 조사목적

국민의 질병과 상해 양상 및 의료이용 실태 등을 파악하여 국가 보건의료정책 추진을 위한 기초자료를 생산하고, OECD 등 국제기구 요구 통계의 작성을 위한 기초자료로 제공함

(2) 조사내용

의료기관 종류별, 상병별, 성별, 연령별 외래 및 퇴원환자 수, 평균재원일수

(3) 작성기관 및 작성체계

작성 주기	작성기관	최초 실시 연도	통계의 종류	작성체계
1년	기획조정실 정책통계담당관	1988년	일반통계-보고통계	(의료기관)진료비청구 → (건강보험심사평가원) 진료비심사 및 통계 추출 → 보건복지부

4) 보건소 및 보건지소 운영현황

(1) 조사목적

보건(지)소 현황, 보건의료 전문인력 등을 파악하여 보건(지)소에 대한 시설보완 및 보건의료 전문 인력 수급계획 수립 등에 필요한 기초자료 제공

(2) 조사내용

보건소, 보건지소, 보건진료소의 면허 및 자격, 종류, 직렬별 인력현황, 시설 및 보유장비 현황, 진료 및 보건사업 실적 등

(3) 작성기관 및 작성체계

작성 주기	작성기관	최초 실시 연도	통계의 종류	작성체계
1년	건강정책과	1981년	일반통계-보고통계	보건소(보건지소 및 진료소) → 시·도 → 보건복지부

5) 법정 감염병 발생보고

(1) 조사목적

법정 감염병 종류별 발생건수 및 사망자 수를 파악하여 관련 정책수립 및 예방의 기초자료로 활용

(2) 조사내용

법정 감염병 종류별 발생건수 및 사망자

(3) 작성기관 및 작성체계

작성 주기	작성기관	최초 실시 연도	통계의 종류	작성체계
1년	질병관리본부 감염병관리과	1975년	일반통계-보고통계	병·의원 → 시·군·구 → 시·도 → 보건복지부(질병관리본부)

6) 의료서비스경험조사(2017년 최초 도입)

(1) 조사목적

전국 규모의 조사를 통해 국내 의료기관들의 의료서비스와 제도에 대한 국민의 인식을 확인하고, 국민 중심의 보건의료체계 구상을 위한 기초 자료 생산

(2) 조사내용

의료서비스이용경험, 보건의료제도 인식, 건강수준, 비용부담 인지, 개인속성, 가구소득

(3) 작성기관 및 작성체계

작성 주기	작성기관	최초 실시 연도	통계의 종류	작성체계
1년	보건정책통계관	2017년	일반통계-조사통계	보건복지부 → 위탁기관 → 조사관리자 → 조사원 → 조사대상 가구

7) 국민생활실태조사

(1) 조사목적

기초생활보장제도 평가 및 계획 수립을 위한 수급권자, 수급자 및 차상위계층 등의 특성을 파악하기 위한 실태조사 - 최저생계비 계측 및 저소득층 욕구분석을 위한 기초조사

(2) 조사내용

수급권자, 수급자 및 차상위 계층 등의 규모 및 생활실태 / 최저생계비 계측

(3) 작성기관 및 작성체계

작성 주기	작성기관	최초 실시 연도	통계의 종류	작성체계
3년	기초생활보장과	2016년	일반통계-조사통계	통계진흥원→ 보건사회연구원 → 보건복지부 기초생활보장과

8) 보건복지관련 산업 일자리조사

(1) 조사목적

보건복지 분야 일자리 창출을 위한 정책수립 등에 필요한 기초 자료

(2) 조사내용

사업체 일반현황, 종사상 지위분류에 따른 성별/연령별/일자리유형별 종사자 현황, 빈 일자리수 현황

(3) 작성기관 및 작성체계

작성 주기	작성기관	최초 실시 연도	통계의 종류	작성체계
반기	사회서비스일자리과	2011년	일반통계-조사통계	조사표작성(용역위탁기관) → 조사원 선발 및 전화조사 실시(대행기관) → 조사결과 분석(용역위탁기관) → 최종결과 제출(보건복지부 일자리정책추진 TF)

9) 지역사회 건강조사

(1) 조사목적

시·군·구 단위 주민 건강수준 및 관련 요인 현황을 파악하여 지역보건의료계획 수립 및 평가의 기초자료로 활용

(2) 조사내용(기존 161문항에서 203문항으로 변경)

흡연(21), 음주(7), 안전의식(11), 운동 및 신체활동(10), 식생활(7), 비만 및 체중조절(4), 구강건강(13), 정신건강(22), 예방접종 및 검진(6), 이환(48), 의료이용(2), 사고 및 중독(7), 활동제한 및 삶의 질(11), 보건기관 이용(1), 사회 물리적 환경(16), 개인위생(6), 교육 및 경제활동(6), 가구조사(5)

(3) 작성기관 및 작성체계

작성 주기	작성기관	최초 실시 연도	통계의 종류	작성체계
1년	질병관리본부 만성질환관리과	2008년	일반통계-조사통계	읍·면·동 → 시·군·구(보건소) → 지역거점대학(소권역 대표 대학) → 보건복지부(질병관리본부)

10) 노인실태조사

(1) 조사목적

노인보건복지정책 수립에 필요한 기초자료 및 기본지표 생산을 위함

(2) 조사내용

노인의 가구형태 및 (손)자녀·배우자와의 관계, 부모, 형제·자매, 친인척, 친구·이웃과의 관계, 자녀·부모와의 부양의 교환, 건강상태, 건강행태, 신체기능, 일상생활 수행 능력과 간병 수발, 경제상태, 경제활동, 여가 및 사회참여, 노인복지서비스, 노후 생활과 삶의 질,

생활환경, 인지 기능, 정책적 이슈에 대한 노인의 의식(신설) 등 197개 문항

(3) 작성기관 및 작성체계

작성 주기	작성기관	최초 실시 연도	통계의 종류	작성체계
3년	노인정책과	2004년	일반통계-조사통계	조사원 → 한국보건사회연구원(용역) → 보건복지부

11) 국민보건의료실태조사

(1) 조사목적

보건의료자원(인력, 시설, 장비) 및 국민보건의료수요를 파악하여 관련 정책 수립 및 시행의 기초자료로 활용

(2) 조사내용

- 병·의원: 일반사항(기관 종류, 환자 수, 병상 수, 병실현황 등), 의사인력(전문의, 레지던트, 인턴, 일반의, 한의사, 치과의사, 기타), 각종 보유장비 현황
- 약국: 일반사항, 일평균 처방조제건수, 약국장비, 약사 인력현황 등
- 의료이용현황, 교육수준, 결혼상태, 경제활동, 상용치료원, 생활수준, 가구소득, 외래이용(병·의원용 및 약국용)에 관한 사항, 입원의료이용에 관한 사항

(3) 작성기관 및 작성체계

작성 주기	작성기관	최초 실시 연도	통계의 종류	작성체계
5년	의료자원정책과	2001년	일반통계-조사통계	의료기관(입력) → 시·군·구 → 시·도 → 용역기관(한국보건사회연구원) → 보건복지부

12) 국민건강영양조사

(1) 조사목적

- 국민의 건강수준, 건강관련 의식 및 행태, 식품 및 영양섭취 실태에 대한 국가 및 시도 단위 통계 산출
- 만성질환 및 관련 위험요인의 시계열 추이 파악
- 국민건강증진종합계획 정책목표 수립 및 평가, 건강증진 프로그램 개발 등 보건정책의 근거자료 제공

(2) 조사내용〈3개 부문, 30개 영역, 401개 항목 작성〉

조사내용	조사항목
건강설문조사 (18개 영역, 274개 항목, 329개 지표)	질병이환, 의료이용, 활동제한 및 삶의 질, 손상(사고중독), 예방접종 및 건강검진, 흡연, 음주, 비만 및 체중조절, 신체활동, 정신건강, 안전의식, 가구조사, 교육 및 경제활동, 여성건강, 구강건강
검진조사 (9개 영역, 71개 항목, 130개 지표)	혈압 및 맥박, 신체계측, 근력검사, 혈액검사, 소변 검사, 구강검사, 폐기능검사, 결핵, 안 검사, 이비인후검사
영양조사 (3개 영역, 56개 항목, 85개 지표)	음식 및 식품섭취내용, 식생활행태, 영양지식, 식이 보충제, 식품안정성, 수유현황, 이유보충식

(3) 작성기관 및 작성체계

작성 주기	작성기관	최초 실시 연도	통계의 종류	작성체계
1년	질병관리본부 건강영양조사과	1969년	지정통계-조사통계	조사원(설문, 검진 및 계측)→보건복지부(질병관리본부)

3.2 주요 보고·조사통계 결과(보건복지부)

1) 의료서비스이용현황(구 환자조사)

(1) 조사목적

전국 의료기관을 대상으로 의료기관 이용 환자의 질병·상해 발생 양상과 의료서비스 이용실태, 의료기관의 보건의료시설 장비와 인력 현황을 파악하여, 국가의 보건의료정책 수립을 위한 기초자료를 제공하고, 경제협력개발기구(OECE) 등 국제기구에서 요구하는 통계를 작성하기 위함.

(2) 연혁

환자조사는 1953년 '질병상해 통계조사'로 시작하여, 2017년도부터 그 명칭을 '의료서비스이용현황'으로 변경하였다.

주요 연혁은 표 12-10과 같다.

표 12-10 **환자조사(현 의료서비스이용현황)의 주요 연혁**

구분	주요 변경 내용
1953년	51개 의료기관 대상 질병상해 통계조사 시작
1986년	조사 명칭(환자조사) 및 조사주기(부정기 → 2년) 변경
1988년	표본조사 방식 도입, 일반·조사통계로 승인
1993년	통계작성 승인번호 재지정(일반·조사통계 제11730호)
1996년	조사주기(2년 → 3년) 변경
2008년	조사주기(3년 → 1년), 시점(연 4회), 입력 방식(웹기반) 변경
2013년	조사 시점(연 4회 → 1회) 변경
2015년	보건소 등 보건기관과 조산원은 행정자료를 이용하여 작성
2017년	「의료서비스이용현황」으로 명칭 변경

(3) 조사대상

전국의 8,408개 요양기관(약국 제외)을 조사대상으로 하였는 바 보건기관(보건소, 보건의료원, 보건지소, 보건진료소)과 조산원의 경우에는 행정자료로 조사를 대체하였다. 또한 종합병원, 병원, 치과병원과 한방병원, 보건의료원, 보건소, 조산원은 전수조사를 실시하고, 의원급 의료기관은 표본조사를 하였다. 다만, 의원급 의료기관 중에서 전문의가 5인 이상이거나 진료과목이 흉부외과, 해부병리과, 임상병리과, 결핵과 등의 희소 과목인 경우에는 전수조사를 하였다.

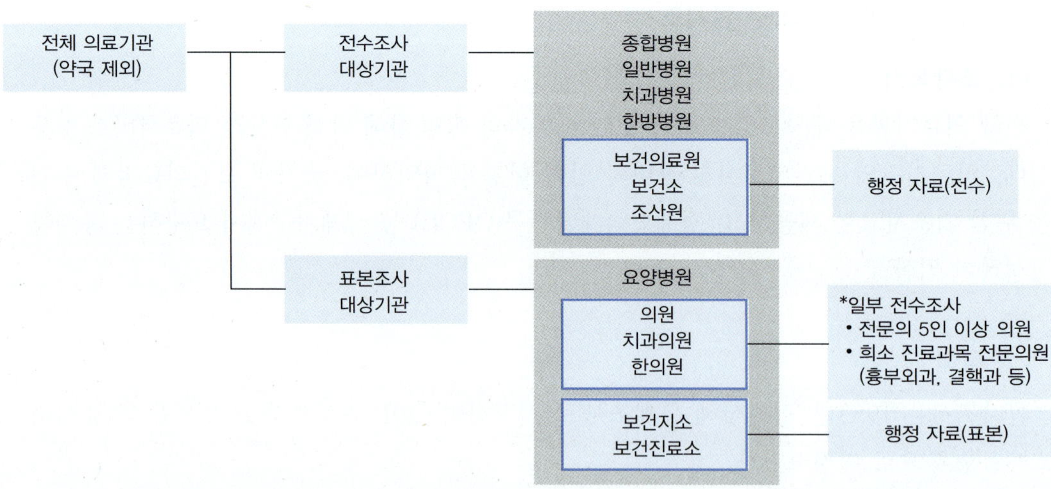

▲그림 12-7 **조사대상 보건의료기관의 선정(2015년)**

(4) 조사체계

각 시·군·구 보건소, 전문조사업체, 전국 지방의료원연합회의 지원을 받아 조사를 진행하였으며 조사체계는 다음과 같다.

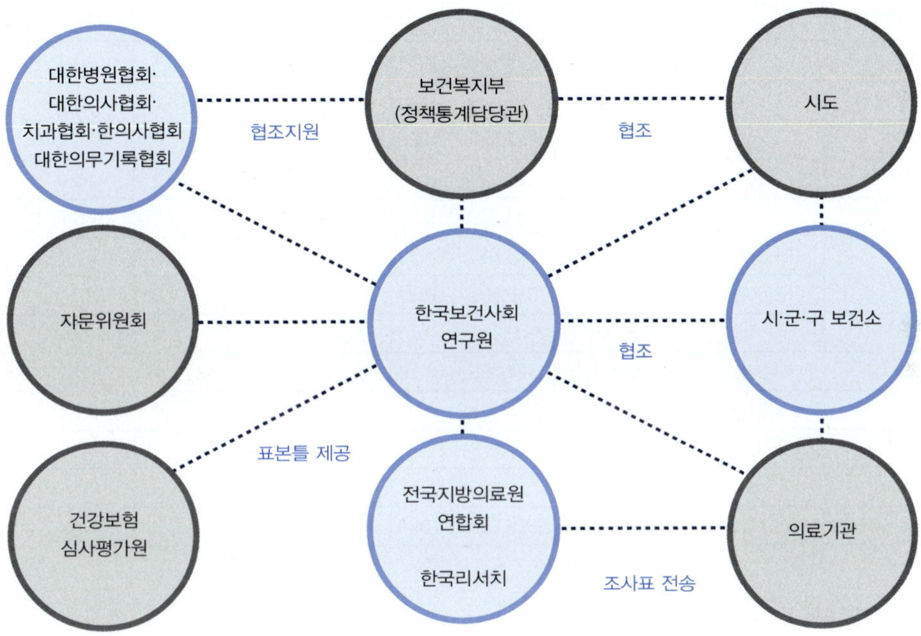

▲그림 12-8 **환자조사 체계도(2015년)**

(5) 현황

2015년 환자조사 결과의 주요 내용은 다음과 같다.

가. 의료기관 종별 입원·외래·퇴원환자 수

입원환자 중 93.8%는 병원급 의료기관(종합병원 27.1%, 병원 65.0% 등)을 이용하였으며, 외래환자 중 23.0%는 병원급 의료기관(종합병원 13.5%, 병원 8.2% 등)을 이용하였다. 또한 퇴원환자의 80.2%는 병원급 의료기관(종합병원 46.6%, 병원 31.4% 등)을 이용하였다.

의료기관당 평균 입원환자는 7.9명, 외래환자는 51.1명, 퇴원환자는 14.1명으로 추정된다.

표 12-11 의료기관 종류별 입원, 외래, 퇴원환자의 분포

(단위: 명(%))

의료기관	의료기관 수	환자 수			의료기관 당 환자 수		
		입원	외래	퇴원	입원	외래	퇴원
종합병원	335	141,920 (27.1)	455,015 (13.5)	435,327 (46.6)	423.6	1,358.3	1,299.5
상급종합병원	43	42,935 (8.2)	166,380 (4.9)	161,816 (17.3)	998.5	3,869.3	3,763.2
병원	2,787	340,188 (65.0)	276,150 (8.2)	293,379 (31.4)	122.1	99.1	105.3
요양병원	1,330	196,898 (37.6)	11,035 (0.3)	28,474 (3.0)	148.0	8.3	21 .4
치과병원	202	168 (0.0)	27,397 (0.8)	812 (0.1)	0.8	135.6	4.0
한방병원	247	8,701 (1.7)	18,025 (0.5)	19,525 (2.1)	35.2	73.0	79.0
의원	29,147	31,780 (6.1)	1,909,969 (56.5)	184,411 (19.7)	1.1	65.5	6.3
치과의원	16,380	– –	284,845 (8.4)	36 (0.0)	–	17.4	0.0
한의원	13,502	388 (0.1)	349,702 (10.3)	1,480 (0.2)	0.0	25.9	0.1
보건의료원	15	30 (0.0)	2,144 (0.1)	157 (0.0)	2.0	142.9	10.5
보건소	244	– –	24,096 (0.7)	– –	–	98.8	–
보건지소	1,312	– –	15,478 (0.5)	– –	–	11.8	–
보건진료소	1,907	– –	17,078 (0.5)	– –	–	9.0	–
조산원	35	– –	– –	– –	–	–	–
전체	66,113	523,175 (100)	3,379,897 (100)	935,127 (100)	7.9	51.1	14.1

나. 의료기관 종별 주요 의료장비

의료장비는 종합병원급 이상의 의료기관에서 많이 보유하고 있었으며 종합병원(상급종합병원 포함)의 기관당 장비 보유 현황은 전산화단층촬영기 2.0개, 자기공명영상기 1.6개, 방사선치료장비는 0.8개이다.

표 12-12 의료기관 종별 주요 의료장비 수

(단위: 대)

의료기관	의료기관 수 (A)	전산화단층촬영기 (B)	자기공명영상기 (C)	방사선치료장비 (D)	의료기관 당 장비 수		
					(B/A)	(C/A)	(D/A)
종합병원	335	682	531	283	2.0	1.6	0.8
상급종합병원	43	227	151	119	5.3	3.5	2.8
병원	2,787	701	581	552	0.3	0.2	0.2
요양병원	1,330	–	–	335	–	–	0.3
치과병원	202	179	3	131	0.9	0.0	0.6
한방병원	247	8	19	21	0.0	0.1	0.1
의원	29,147	970	293	2,922	0.0	0.0	0.1
치과의원	16,380	3,861	66	8,010	0.2	0.0	0.5
한의원	13,502	–	–	–	–	–	–
보건의료원	15	5	–	4	0.3	–	0.3
보건소	244	–	–	4	–	–	0.0
보건지소	1,312	–	–	–	–	–	–
보건진료소	1,907	–	–	–	–	–	–
조산원	35	–	–	–	–	–	–
전체	66,113	6,407	1,494	11,928	0.1	0.0	0.2

다. 외래환자 현황

외래환자는 여자(1,964,275명)가 남자(1,415,622명)보다 많았으며, 전체적으로 중·장년층 이후 연령대에서 환자 수가 많았다. 한편 환자의 성비(여자 대비 남자)는 연령대가 높아질수록 커지는 경향이 있음을 알 수 있다.

표 12-13 연령별·성별 외래환자 수

(단위: 명, %)

연령	환자 수			구성비			성비(남/여)
	전체	남자	여자	전체	남자	여자	
0세	4,298 (100)	2,383 (55.4)	1,915 (44.6)	0.1	0.2	0.1	1.2
1~4세	189,318 (100)	98,048 (51.8)	91,270 (48.2)	5.6	6.9	4.6	1.1
5~14세	225,818 (100)	120,681 (53.4)	105,135 (46.6)	6.7	8.5	5.4	1.1
15~24세	188,948 (100)	87,507 (46.3)	101,442 (53.7)	5.6	6.2	5.2	0.9
25~34세	254,427 (100)	98,561 (38.7)	155,866 (61.3)	7.5	7.0	7.9	0.6
35~44세	337,514 (100)	141,742 (42.0)	195,773 (58.0)	10.0	10.0	10.0	0.7
45~54세	489,310 (100)	204,478 (41.8)	284,832 (58.2)	14.5	14.4	14.5	0.7
55~64세	618,523 (100)	254,066 (41.1)	364,457 (58.9)	18.3	17.9	18.6	0.7
65~74세	587,336 (100)	240,144 (40.9)	347,191 (59.1)	17.4	17.0	17.7	0.7
75세 이상	484,406 (100)	168,012 (34.7)	316,394 (65.3)	14.3	11.9	16.1	0.5
65세 이상	1,071,742 (100)	408,156 (38.1)	663,585 (61.9)	31.7	28.8	33.8	0.6
전체	3,379,897 (100)	1,415,622 (41.9)	1,964,275 (58.1)	100	100	100	0.7

라. 외래환자의 진료비지불방법

외래환자는 건강보험환자가 86.7%로 대다수를 구성하고 있었으며, 의료급여 5.3%, 산재보험 0.5%, 자동차보험 1.7%, 일반환자(전액 자비)가 3.6%를 차지하였다. 그리고 모든 유형의 의료기관에서 건강보험 환자의 비율이 높게 나타났다.

일반환자의 비율이 높은 곳은 치과병원과 치과의원으로 각각 26.7%와 15.6%에 이르렀다.

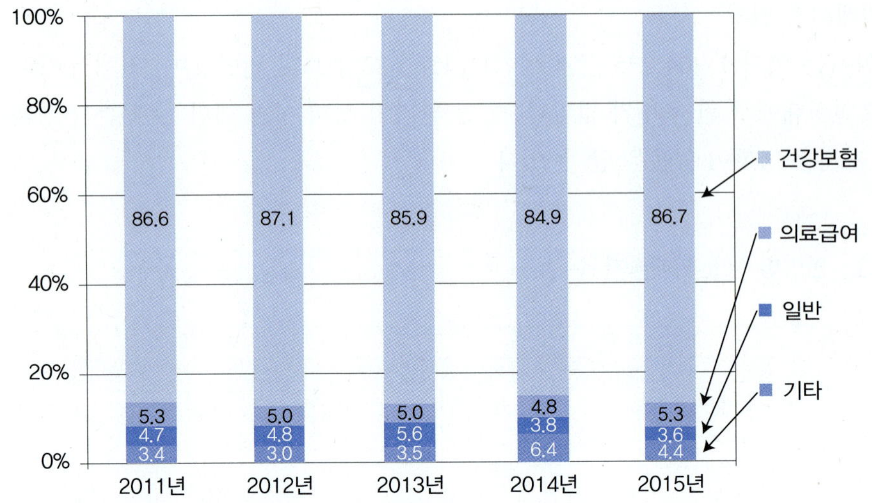

▲그림 12-9 **연도별 외래환자 진료비지불방법(2011~2015)**

2) 영아사망, 사산 및 모성사망조사

(1) 작성목적

영아사망, 사산 및 모성사망조사는 우리나라의 영아, 모성 및 태아사망 수준과 특성 및 추세를 파악하여 사망원인통계의 정확성 제고와 모자보건정책의 기초 자료를 제공하는 데 그 목적을 두고 있다.

구체적인 목적은 다음과 같다.

1. 국가 간 보건복지 수준 비교지표
2. 임신 및 출산관련 정책수립 및 평가의 기초자료
3. 건강한 출산의 위험요인을 연구하는 기초자료

(2) 연혁

우리나라의 사망원인통계는 1983년 최초로 작성되었으며, 영아사망조사는 1995년도 특수 환자조사의 일환으로 1993년도 출생아를 대상으로 처음으로 실시되었다. 당시에 이 조사는 보건사회부(현재의 보건복지부)와 한국보건사회연구원이 관장하였다. 그리고 1997년도에는 모성사망조사가 시행되었으며, 이어 1998년에는 영아사망과 사산에 관한 조사를 하였다. 이로부터 3년 후인 2001년에는 영아사망, 사산, 모성사망조사를 통해 우리나라 영아, 사산, 모성사망의 실태를 파악하였다.

이후 2011년도부터는 기존 보건복지부의 「영아모성사망조사」가 통계청의 사망원인통계로 통합되었으며, 2012년도에는 영아사망, 임산부사망, 태아사망에 대한 「사망원인 보완조사」를 최초로 실시(2009~2011년 기준)하였으며 이후 상시조사체계로 전환되었다.

표 12-14 **영아사망, 모성사망, 출생전후기 사망통계의 연혁**

구분	주요 내용
1983년	사망원인통계 최초 작성
1999년	화장장의 영아사망 신고자료 입수
2000년	화장장의 태아사망 신고자료 입수
2002년	「임산부사망, 사산 또는 신생아사망」 보고자료 입수(모자보건법)
2009년	출생전후기사망 통계 개발·공포(2007~2009년)
2011년	보건복지부 『영아모성사망조사』가 통계청 『사망원인통계』로 통합
2012년	영아사망, 임산부사망, 태아사망에 대한 「사망원인보완조사」 최초 실시(2009~2011년 기준) 및 상시조사체계 전환

(3) 자료수집

현재 영아사망, 사산 및 모성사망조사는 인구동태 사망신고자료, 화장장 영아사망 및 태아사망 신고자료, 사망원인 보완조사를 통해 영아사망·임산부사망·태아사망의 보고가 되고 있다. 특히 「사망원인 보완조사」와 「임산부·신생아사망·사산」 보고체계의 일원화로 의료기관이 사망원인보완조사 시스템을 통한 조사완료 시, 모자보건법에 따른 임산부·신생아사망·사산(태아사망) 보고가 자동으로 이루어진다(그림 12-10).

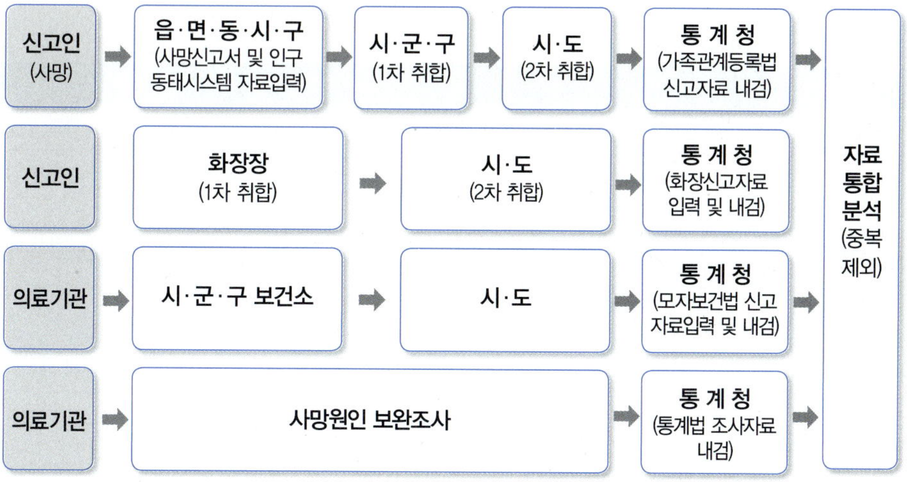

▲그림 12-10 **자료수집체계**

보건복지부 지침 :
임산부·영유아사망·사산보고 → 사망원인보완조사 시스템(cod.survey.go.kr)을 활용하여 보고함

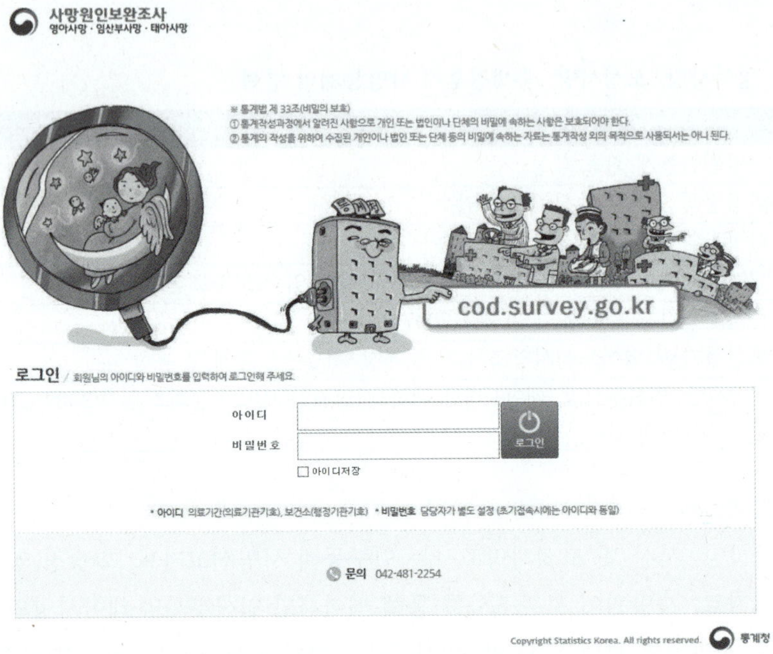
사망원인보완조사
영아사망 · 임산부사망 · 태아사망
※ 통계법 제 33조(비밀의 보호)
① 통계작성과정에서 알려진 사항으로 개인 또는 법인이나 단체의 비밀에 속하는 사항은 보호되어야 한다.
② 통계의 작성을 위하여 수집된 개인이나 법인 또는 단체 등의 비밀에 속하는 자료는 통계작성 외의 목적으로 사용되서는 아니 된다.
cod.survey.go.kr
로그인 / 회원님의 아이디와 비밀번호를 입력하여 로그인해 주세요.
아이디
비밀번호
로그인
아이디저장
* 아이디 의료기간(의료기관기호), 보건소(행정기관기호) * 비밀번호 담당자가 별도 설정 (초기접속시에는 아이디와 동일)
문의 042-481-2254
Copyright Statistics Korea. All rights reserved.
통계청

▲그림 12-11 **사망원인보완조사 웹 입력시스템**(http://cod.survey.go.kr)

(4) 조사항목

가. 영아사망

부문	조사항목
공통사항	성명, 주민등록번호, 주소, 사망일
사망과 관련한 사항	사망장소, 사망시간, 다태상태, 출산순위, 분만방법, 출생순위, 임신주수, 출생시 체중, 사망원인
임신 및 분만과 관련한 사항	분만시간, 출생시 두위, 출생시 신장, 아프가점수(1분, 5분), 산전관리 여부, 1차 산전관리 시기, 총 산전관리 횟수, 직전임신결과 및 시기, 모의임신 및 분만기간 중 질환, 모의 임신 중 혈압, 모의 임신 중 체중
조사대상아 모의 일반사항	주민등록번호, 신장, 흡연상태, 혼인상태, 교육수준, 직업, 국적

나. 모성사망

부문	조사항목
공통사항	성명, 주민등록번호, 주소, 사망일, 해당사항
사망과 관련한 사항	사망장소, 사망원인, 임신·산욕기 중 발생한 합병증, 합병증 외에 과거 1년간 앓았던 질환, 타 기관 의뢰 여부·기관·사유, 임신 중 혈압 및 체중, 임신·산욕기 중 수술 여부·수술명, 사망 전 1주일간 수혈 여부·수혈량
임신 및 분만과 관련한 사항	총 임신 횟수·결과, 현 임신의 결과, 현 임신 분만(태아사망)일 또는 임신주수, 현 임신의 산전관리 여부, 1차 산전관리 시기, 총 산전관리 횟수, 현 임신의 분만 방법, 현 임신의 출산아 체중

다. 태아사망

부문	조사항목
공통사항	모의 성명, 모의 주민등록번호, 주소, 사망일, 해당사항
태아사망과 관련한 사항	성별, 태아 사망 발생시점, 태아사망장소, 다태상태, 출산순위, 분만방법, 임신주수, 출산 시 체중, 태아사망원인
임신 및 분만과 관련한 사항	산전관리여부, 1차 산전관리 시기, 총 산전관리 횟수, 총 태아사망자 수, 직전 임신결과 및 시기, 모의 임신 및 분만기간 중 질환, 모의 임신 중 혈압, 모의 임신 중 체중
조사대상아 모의 일반 사항	신장, 흡연상태, 혼인상태, 교육수준, 직업, 국적

(5) 주요 조사결과(2015년)

가. 영아사망자 수 및 사망률

① 영아사망자수 및 영아사망률

1. 영아사망자 수는 1,190명, 영아사망률(출생아 천 명당)은 2.7명(전년 대비 9.4% 감소)
2. 초기신생아기(생후 7일 미만) 사망이 전체 영아사망 중 38.2%를 차지함
3. 조산아(임신기간 37주 미만)는 출생아의 6.9%, 영아사망의 60.7%를 차지
4. 신생아 호흡곤란과 심장의 선천기형이 영아사망의 25.5%임

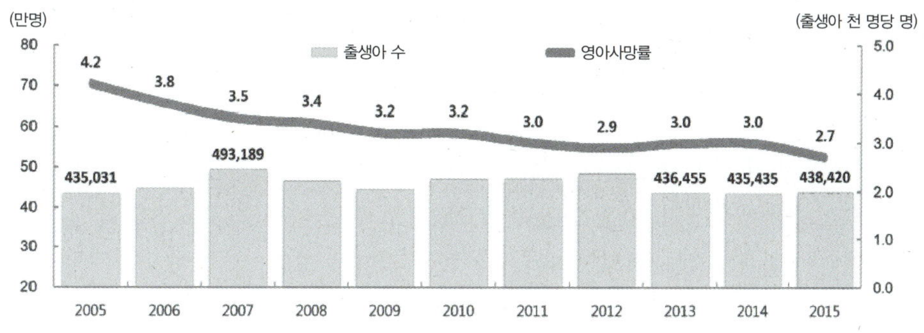

▲그림 12-12 **최근 10년간 출생아 수 및 영아사망률 추이, 2005~2015년**

5. 모(母)의 연령별 영아사망률은 20세 미만(12.6명)과 40세 이상에서 높음

② 영아사망률의 국제 비교

1. OECD 회원국 간 국제 비교 - OECD 회원국의 평균 영아사망률은 3.9명으로, 한국(2015년 기준, 2.7명)은 낮은 수준임

나. 모성사망비 및 국제 비교

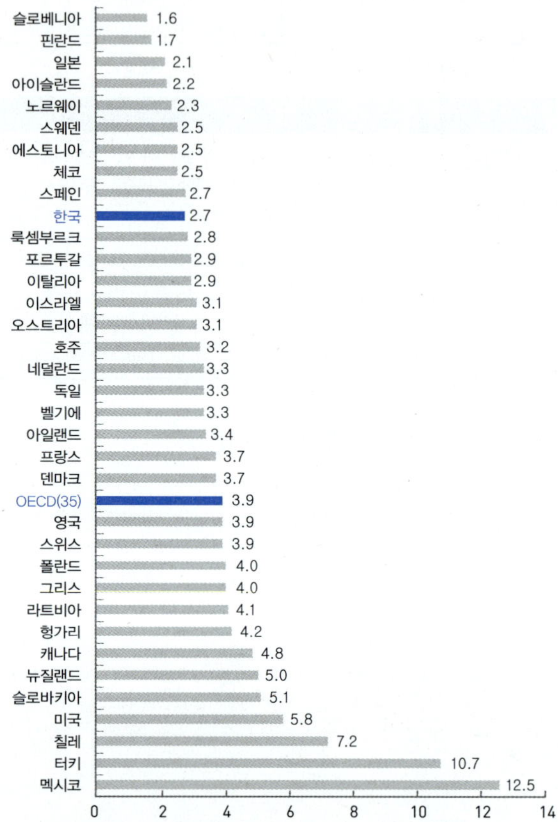

▲그림 12-13 **경제협력개발기구(OECD) 회원국의 영아사망률**

주) 1. OECD: 2015년(혹은 인접 년도) 통계가 있는 회원국의 평균임
2. 캐나다(2012), 뉴질랜드(2013), 칠레·일본·미국(2014)

① 모성사망비와 사망 원인

1. 모성사망비(출생아 10만 명당)는 8.7명으로 전년 대비 21.4% 감소함
2. 연령이 높을수록 모성사망비는 증가하는 경향을 보임
3. 분만 후에 사망하는 모성사망자가 55.3%를 차지함
4. 산후기와 관련된 합병증 등 직접 산과적 사망이 전체 모성사망자의 94.7%임

표 12-15 사망원인별 모성사망 구성비

(단위: 명, %)

	모성사망자 수			구성비		
	2013년	2014년	2015년	2013년	2014년	2015년
계	50	48	38	100.0	100.0	100.0
직접 산과적 원인	38	39	36	76.0	81.3	94.7
-유산된 임신	2	2	0	4.0	4.2	0.0
-임신, 출산 및 산후기의 부종, 단백뇨 및 고혈압성 장애	2	4	3	4.0	8.3	7.9
-주로 임신과 관련된 기타 모성 장애	0	2	0	0.0	4.2	0.0
-태아와 양막강 및 가능한 분만 문제와 관련된 산모관리	6	1	3	12.0	2.1	7.9
-진통 및 분만의 합병증	11	17	12	22.0	35.4	31.6
-분만	0	0	0	0.0	0.0	0.0
-주로 산후기에 관련된 합병증	16	13	17	32.0	27.1	44.7
-달리 분류되지 않은 기타 산과적 병태(직접 산과적 원인)	1	0	1	2.0	0.0	2.6
간접 산과적 원인	12	9	2	24.0	18.8	5.3
-달리 분류되지 않은 기타 산과적 병태(간접 산과적 원인)	12	9	2	24.0	18.8	5.3

· 주요 모성 사망원인인 분만힘의 이상(자궁무력증 등), 분만 후 출혈은 '진통 및 분만의 합병증'에, 산과적 색전증은 '주로 산후기에 관련된 합병증'에 포함

② 모성사망의 국제 비교

OECD 회원국의 모성사망비 평균은 6.0명으로 한국(2014년 기준, 11.0명)은 높은 수준임(그림 12-14)

다. 출생전후기 사망

① 출생전후기 사망률(총출생아 천 명당)은 2.9명으로 전년 대비 6.1% 감소함

② 임신주수 32~36주가 출생전후기 사망자의 30.1%로 가장 많은 비중을 차지함

③ 출생전후기 사망자의 모 연령 중 30 ~34세가 가장 큰 비중을 차지함

(단위: 출생아 10만 명당)

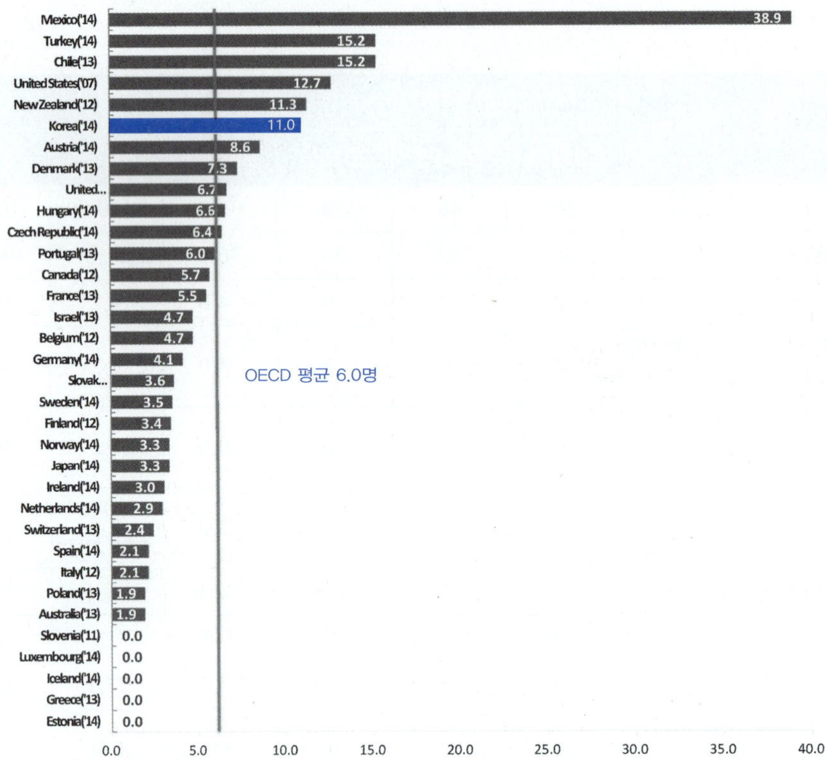

* OECD회원국 평균은 회원국별 최근 자료를 이용하여 계산

▲그림 12-14 **경제협력개발기구(OECD) 국가별 모성사망비**

④ 출생체중 1.5kg 미만이 출생전후기 사망자의 37.8%로서 가장 많은 비중을 차지함.

⑤ OECD 회원국의 출생전후기 사망률 평균은 5.6명으로 한국(2014년 기준 3.1명)은 낮은 수준임

[참고] 국제기구 및 국가별 출생전후기사망 정의

	정 의
UN, OECD	임신 28주 이상 태아사망 + 생후 7일 미만 신생아사망
WHO	임신 22주 이상 태아사망 + 생후 7일 미만 신생아사망
일본	임신 22주 이상 태아사망 + 생후 7일 미만 신생아사망
미국	Ⅰ: 임신 28주 이상 태아사망 + 생후 7일 미만 신생아사망 Ⅱ: 임신 20주 이상 태아사망 + 생후 28일 미만 신생아사망 Ⅲ: 임신 20주 이상 태아사망 + 생후 7일 미만 신생아사망

라. 태아사망

① 태아사망률(총출생아 천 명당)은 11.3명으로 전년 대비 6.6% 감소함

② 성별 태아사망자 수는 남아(36.4%)가 여아(27.3%)보다 더 많음

③ 출생체중 1.5kg 미만 태아사망이 61.7%로 가장 많은 비중을 차지함

④ 태아사망의 주 원인은 상세불명 원인으로 전체 태아사망의 86.9%를 차지함

3) 정신질환 실태조사

우리나라의 정신질환실태조사는 5년마다 실시되고 있는데, 최근에는 2011년과 2016년에 시행되었다. 실태조사를 통해 정신질환의 유병률을 발표하고 정신질환의 중요성을 알리는 한편, 국민들의 정신건강을 향상시키기 위한 정책을 수립하기 위한 중요한 근거자료로 사용되고 있다.

(1) 조사목적

조사의 목적은 노인을 포함한 성인에서 약물사용장애를 포함한 주요 정신질환의 실태를 파악하는 것이다. 지역사회에서 거주하는 성인에서, 주요 정신질환의 유병률을 조사하고, 사회인구학적 특성에 따라서 질환의 분포를 파악한다. 또한 개별 정신질환에서 동시에 존재하는 공존 질환의 양상에 대하여 분석하였다. 주 정신질환 외에도 최근 사회적인 관심사인 자살 행동과 도박 중독, 약물 중독의 실태를 추가로 조사하였다. 동시에 정신질환을 앓고 있는 사람의 정신보건서비스 이용 실태를 파악하고 이용이 저조한 원인을 분석하였다.

(2) 조사결과

약물사용 장애가 포함된 17개 정신질환에 대한 유병률 조사가 시행되었으며, 이들 17개 정신질환의 평생 유병률(평생 동안 한 가지 이상의 정신질환에 한 번 이상 이환된 적이 있는 비율)은 25.4%이었다(표 12-16).

남녀별로는 남자가 28.8%, 여자는 21.9%로 남자의 유병률이 여자의 약 1.3%였다. 알코올과 니코틴 장애를 제외한 모든 정신장애의 유병률은 13.2%이었다.

17개 정신질환의 일년 유병률(지난 1년 동안 한 가지 이상의 정신질환에 한 번 이상 이환된 적이 있는 비율)은 11.9%(남자 12.2%, 여자 11.5%)로 9명 중에 한 명이 이환되었다(표 12-17).

노인인구의 경우 2015년 662만 명으로 2010년 542만 명에서 약 120만 명 증가하였으나, 전통적 가족체제의 붕괴로 인해 오늘날에는 적절한 부양을 받지 못하고 있는 노인들이 매우 많다. 노인인구의 증가와 가족지지체계의 상실은 의료비의 증가, 노인우울증의 증가 등의 문제를 야기한다.

표 12-16 주요 정신질환의 평생 유병률[a]

진단	남자		여자		전체	
	유병률(%)	SE(%)[b]	유병률(%)	SE(%)[b]	유병률(%)	SE(%)[b]
알코올 사용장애	18.1	1.1	6.4	0.6	12.2	0.6
알코올 의존	6.4	0.7	2.7	0.4	4.5	0.4
알코올 남용	11.8	0.9	3.6	0.4	7.7	0.5
약물사용장애	0.3	0.1	0.2	0.1	0.2	0.1
니코틴 사용장애	10.6	0.8	1.4	0.2	6.0	0.4
니코틴 의존	8.3	0.7	1.0	0.2	4.7	0.4
니코틴 금단	4.4	0.6	0.6	0.2	2.5	0.3
조현병 스펙트럼장애	0.5	0.2	0.4	0.1	0.5	0.1
조현병 및 관련 장애[c]	0.2	0.1	0.2	0.1	0.2	0.1
단기정신병적 장애	0.3	0.1	0.2	0.1	0.3	0.1
기분장애	3.3	0.5	7.2	0.6	5.3	0.4
주요우울장애	3.0	0.5	6.9	0.6	5.0	0.4
기분부전장애	0.8	0.2	1.8	0.3	1.3	0.2
양극성장애	0.0	0.0	0.3	0.1	0.1	0.1
불안장애	6.7	0.7	11.7	0.7	9.3	0.5
강박장애	0.1	0.1	1.0	0.3	0.6	0.1
외상후스트레스장애	1.3	0.3	1.8	0.3	1.5	0.2
공황장애	0.4	0.1	0.6	0.2	0.5	0.1
광장공포증	0.8	0.3	0.6	0.2	0.7	0.2
사회공포증	1.2	0.3	2.0	0.3	1.6	0.2
범불안장애	1.9	0.4	2.8	0.3	2.4	0.3
특정공포증	3.6	0.5	7.5	0.6	5.6	0.4
모든 정신장애[a]	28.8	1.2	21.9	0.9	25.4	0.8
모든 정신장애[a] 니코틴사용장애 제외	24.7	1.2	21.5	0.9	23.1	0.7
모든 정신장애[a] 니코틴/알코올사용장애 제외	9.1	0.8	17.2	0.8	13.2	0.6

[a]지역사회에 거주하고 있는 정신장애 환자의 유병률. 조사 당시 정신의료기관, 정신요양시설 등에 입원 혹은 입소 중인 환자는 포함되지 않음.

[b]SE(StandardError): 표준오차

[c]조현병과 유사장애인 조현양상장애, 조현정동장애, 망상장애를 포함.

※무응답, 조사상황, 표본가구 내 성인가구 수, 광역도시, 성별, 연령에 가중치를 부여한 값임.

건강보험심사평가원의 자료에 따르면 정신질환 질병코드인 F00-99, G40, G41에 해당하는 정신 및 행동장애의 진료인원 점유율은 50대 이상이 절반 이상을 차지하고 있는데, 고령사회와 가족지지체제의 악화로 인해 연도별로 해당 질환의 진료는 꾸준히 증가하리라 예상한다(그림 12-15).

표 12-17 정신장애 일년 유병률*

진단	남자		여자		전체	
	유병률(%)	SE(%)[b]	유병률(%)	SE(%)[b]	유병률(%)	SE(%)[b]
알코올 사용장애	5.0	0.6	2.1	0.4	3.5	0.4
알코올 의존	2.2	0.4	0.9	0.2	1.5	0.2
알코올 남용	2.8	0.5	1.2	0.3	2.0	0.3
약물 사용장애	0.0	0.0	0.0	0.0	0.0	0.0
니코틴 사용장애	4.5	0.5	0.6	0.1	2.5	0.3
니코틴 의존	3.8	0.5	0.5	0.1	2.1	0.3
니코틴 금단	1.6	0.3	0.3	0.1	0.9	0.2
조현병 스펙트럼장애	0.2	0.1	0.2	0.1	0.2	0.1
조현병 및 관련장애[c]	0.1	0.1	0.1	0.1	0.1	0.0
단기정신병적장애	0.0	0.0	0.1	0.0	0.0	0.0
기분장애	1.3	0.3	2.5	0.3	1.9	0.2
주요우울장애	1.1	0.3	2.0	0.3	1.5	0.2
기분부전장애	0.2	0.1	0.3	0.1	0.2	0.1
양극성장애	0.0	0.0	0.3	0.1	0.1	0.1
불안장애	3.8	0.5	7.5	0.6	5.7	0.4
강박장애	0.1	0.0	0.7	0.2	0.4	0.1
외상후스트레스장애	0.2	0.1	0.8	0.2	0.5	0.1
공황장애	0.2	0.1	0.3	0.1	0.2	0.1
광장공포증	0.3	0.1	0.1	0.0	0.2	0.1
사회공포증	0.4	0.2	0.5	0.1	0.4	0.1
범불안장애	0.4	0.1	0.5	0.2	0.4	0.1
특정공포증	2.8	0.4	5.5	0.5	4.2	0.3
모든 정신장애[a]	12.2	0.9	11.5	0.7	11.9	0.6
모든 정신장애[a] 니코틴사용장애 제외	9.3	0.8	11.1	0.7	10.2	0.5
모든 정신장애[a] 니코틴/알코올사용장애 제외	5.0	0.6	9.5	0.7	7.2	0.4

[a]지역사회에 거주하고 있는 정신장애환자의 유병률(조사 당시 정신의료기관, 정신요양시설 등에 입원 혹은 입소 중인 환자는 포함되지 않음).
[b]SE(Standard Error): 표준오차
[c]조현병과 유사 장애인 조현양상장애, 조현정동장애, 망상장애를 포함.
※무응답, 조사상황, 표본가구 내 성인가구수, 광역도시, 성별, 연령에 가중치를 부여한 값임.

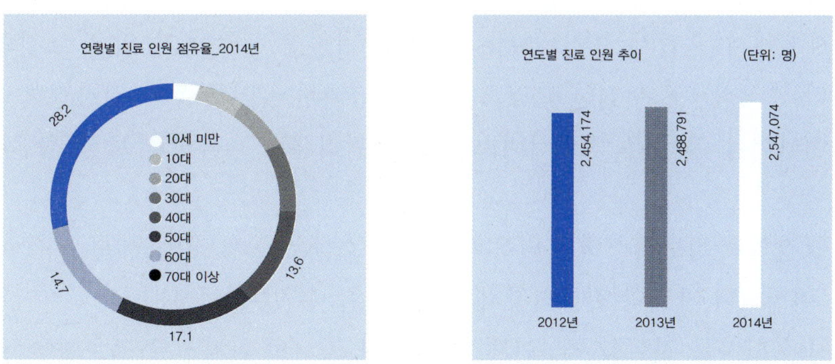

▲그림 12-15 2014년 정신 및 행동장애 연령별 진료 인원 점유율과 연도별 진료인원의 추이

4 보건복지통계의 정보화

4.1 정보화의 대상

최근 들어 자료의 양이 방대해지고 신속한 자료처리에 의한 업무의 효율성이 강조되고 있는 바 정보통신기술과 통계처리 기법의 발달로 보건의료분야에서도 전산매체를 활용한 정보 처리가 널리 활용되고 있다.

보건복지정보화사업은 보건 및 복지정보서비스의 제공을 통한 대민 서비스 향상, 보건복지정보 활용의 극대화로 국제 경쟁력 확보, 행정의 능률화 및 간소화를 달성하고 보건의료부문과 사회복지 부문 정보화의 균형적 발전을 도모하며 정보 공동활용의 체계화 및 보건복지정보화 촉진의 효율화를 목표로 하고 있다.

보건복지정보화사업은 기반 구축, 사회복지, 보건산업, 보건의료, 사회보험 등 5개 분야의 19개 세부사업으로 구분하여 실시되고 있는 바 영역별 주요 내용은 다음과 같다.

표 12-18 보건복지정보화 사업 내용

영역	주요 내용
기반 구축	보건복지 행정 정보화, 소속기관 전자결재 시스템 도입, 민원처리 시스템 구축
사회복지	사회복지 자원관리 정보화, 아동보육종합정보화, 장애인 정보화 교육지원, 복지정책 데이터베이스 구축
보건산업	수입식품검사정보화, 의약품 등 관리정보화, 의약품 유통 정보화
보건의료	장기이식 정보시스템, 지역보건의료정보화, 건강증진정보화, 국립의료원정보화, 목포병원정보화, 마산병원정보화
사회보험	국민건강보험정보화, 건강보험심사평가정보화, 국민연금정보화

4.2 보건의료정보화의 기본 원칙

보건복지부에서는 전자 보건의료(e-Health) 기반을 구축하기 위한 보건의료정보화를 2005년부터 본격적으로 추진하고 있으며 '2010년까지 국민 모두가 건강정보시스템을 통하여 언제, 어디서나 질 높은 의료서비스 제공의 편리성과 효율성을 보장' 함을 비전으로 선포하였다.

이러한 보건의료 정보시스템은 다음과 같은 요소들로 구성되어 있다.

- 언제, 어디서나 자신의 전자건강기록에 접근할 수 있는 체계
- 의료진이 환자를 진료할 때, 언제, 어디서나 과거의 환자진료 정보를 이용할 수 있고, 전자 건강기록의 도움(의사결정지원)을 받을 수 있는 체계

- 소비자가 양질의 맞춤형 건강정보를 제공받을 수 있는 체계
- 소비자의 의료이용에 대한 접근성과 편의성을 높이는 원격의료, 전자처방전달시스템 구축
- 국가보건의료정보체계 구축을 뒷받침할 법 체계와 개인정보 보호체계를 구축하고, 보건의료정보 표준을 개발, 확산

4.3 정보화 추진 조직 구성

보건복지부는 2004년 말부터 보건의료정보화를 위하여 본격적으로 사업을 수행하고 있다. 2004년 12월 보건의료정보 표준화위원회를 구성하여 용어 관련 표준화사업을 시행하고 있으며, 2005년 5월에는 보건의료서비스육성협의회 산하에 e-Health 전문분과협의회를 구성하여 'e-Health 발전 전략 수립을 위한 주요 검토 과제' 8개를 도출하고 기본적인 추진 전략을 수립하였다. 이후 의료산업 선진화를 위하여 2005년 10월에 국무조정실에 범 부처 차원에서 '의료산업선진화위원회'가 구성됨에 따라 그 산하에 e-Health 전문위원회를 구성 운영하고 있으며, 이 전문위원회에서는 상반기에 도출한 주요 검토과제를 중심으로 6개의 워킹그룹을 구성하여 세부적인 실행 전략을 수립하였다.

또한 전체적인 국가보건의료정보화사업을 실무적으로 수행하기 위하여 2005년 12월에 보건산업육성사업단장을 단장으로 산하기관의 보건의료정보 전문가를 지원받아 '보건의료정보화 추진단'을 구성하여 운영하였다.

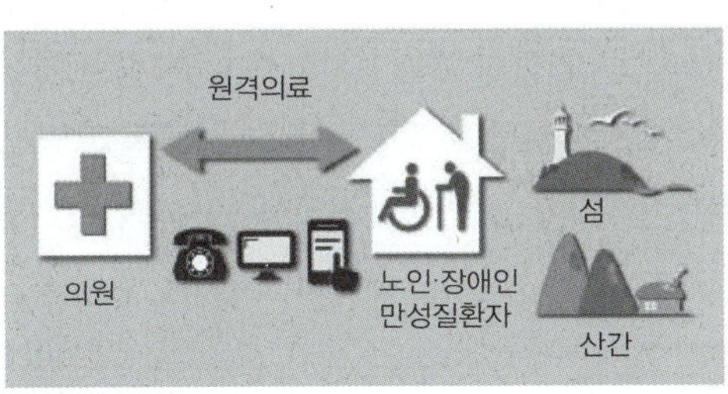

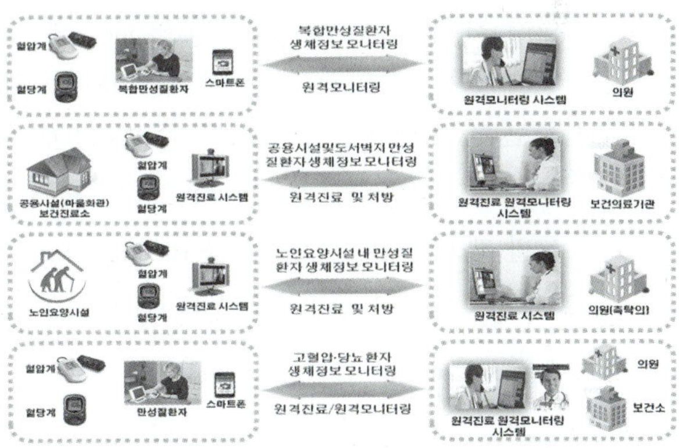

▲ 2단계 원격의료 시범사업 모형 (출처 = 보건복지부)

▲ 그림 12-16 **원격진료시스템 구축(시범사업) 모델**

4.4 보건의료분야 정보화 추진 실태

1) 지역보건의료정보시스템 구축

지역보건의료정보시스템 구축사업은 보건소, 보건지소, 보건진료소 등 전국 보건기관별로 개별적으로 비표준 형태로 운영 중이던 시스템(C/S환경)을 전국 단위의 통합·표준화된 정보시스템으로 구축하여 보건행정업무를 효율적으로 처리하고 주민에 대한 양질의 공공보건의료서비스를 제공할 목적으로 추진하였다.

2005년 9월 공공의료 확충 5개년 계획의 일환으로 '지역보건의료분야 정보화전략계획(ISP)'을 수립하고 '보건의료정보화 사업추진단'을 구성('05.12~'10.01)하여 사업추진체계를 마련한 것을 시작으로, 1단계 보건소 정보화사업('06.9~'07.8)에서는 보건행정·보건사업, 전자의무기록(EMR) 진료지원, 공공보건포털 구축, 정보지식화(KBR) 업무 등 4개 분야에 대한 응용프로그램을 개발하였으며, 2단계 보건소 정보화 사업(2007.10~2008.12)은 전국 보건기관에 이용·확산하기 위해 고도화와 지식관리시스템(KMS), 고객관계관리(CRM) 등을 추가 개발하였고, 3단계 보건소 정보화사업(2008.11~2009.5)으로 장애 및 재해대처 복구시스템을 구축하였다.

2010년도에는 정보시스템 전산자원 유지보수 및 사용자지원체계(UHD)를 구축하여 시스템의 안정적 운영을 위한 지원체계를 마련하였으며, 2011년도에 전국 253개소의 보건소에 통합정보시스템의 확산을 완료함으로써 사업실적 및 정책통계의 적시 생산, 시스템 운영의 비용효과성 제고 등이 가능한 체계를 갖추게 되었다. 아울러 인터넷을 통한 제 증명 발급 종수를 확대(5종 → 8종)함으로써 대민서비스를 보다 효율적으로 제공할 수 있는 체계를 마련하였다. 2012년도에는 고객관계관리(CRM)시스템 기능개선과 정보시스템 운영 안정성 제고를 위해 전산자원 보강 및 개인정보 보호강화를 추진하였으며, 2013년도에는 보건소 통합건강증진사업 실시에 따라 지자체 자율적으로 보건사업을 설계하여 수요자 중심으로 통합 제공할 수 있는 여건을 마련하였다. 2014년도에는 신규 UI 솔루션을 적용하였으며, 2015년도에는 아토피·천식예방관리시스템 이관 및 통합, 개인별 건강정보 분석기반을 마련하였다.

2) 병원정보화 분야

보건복지부 소속 국립병원 정보화사업은 2010년 국립부곡병원을 시범기관으로 선정하여 전자의무기록 정보시스템(EMR)을 구축하였으며, 2011년 국립서울병원, 국립춘천병원 등 보건복지부 소속 4개 국립정신병원에, 2012년도 2개 국립결핵병원, 2013년도 국립소록도

병원에 전자의무기록(EMR) 시스템을 확대 보급하였다. 재해 등으로 전자의무기록(EMR) 가동 불능 시에도 시스템을 안정적으로 운영하기 위해 2014년 12월에 우선적으로 5개 국립 정신병원 전자의무기록(EMR) 재해복구시스템을 구축하고 2015년 11월에 2개 국립결핵병원 및 국립소록도병원 재해복구시스템을 구축하였다. 개인정보보호법에 따른 개인정보 목적 외의 이용 및 오·남용 방지 조치를 위해 전자의무기록(EMR) 시스템 내 환자정보 열람 권한 관리, 보유기간 경과 의무기록 파기 및 개인정보영향평가를 실시할 예정이다.

또한 지방의료원 등 정보화 지원 사업을 통해 지방의료원 34개소에 대해 2009년부터 지방의료원 병원정보시스템(EMR)의 구축을 지원하고 있다. 2015년 말까지 서울(자체예산), 부산, 인천, 군산, 대구, 포항, 안동의료원 등 14개 지방의료원에 병원정보시스템 구축을 완료하였고, 미구축 20개 지방의료원 대해서도 단계적으로 구축사업을 진행하였다.

3) 질병관리본부 정보화

질병관리본부는 2012년 질병관리본부 및 국립보건연구원에서 운영 중인 다양한 개별 정보시스템을 하나의 정보시스템으로 통합하여 질병보건통합관리시스템을 완성하였다(그림 12-17).

또한 일원화된 인프라 관리와 정보시스템 보안 및 개인정보 보호가 가능하여 시스템관리의 효율성과 안정성을 향상시켰다. 2015년에는 「개인정보보호법」 개정에 따른 주민등록번호 저장 시 암호화 적용 의무화('16.1.1.시행)에 따라 질병관리본부에서 보유하고 있는 주민등록번호 등의 고유 식별정보 안정성을 확보하기 위해 주민등록번호 암호화 사업을 완료하였다.

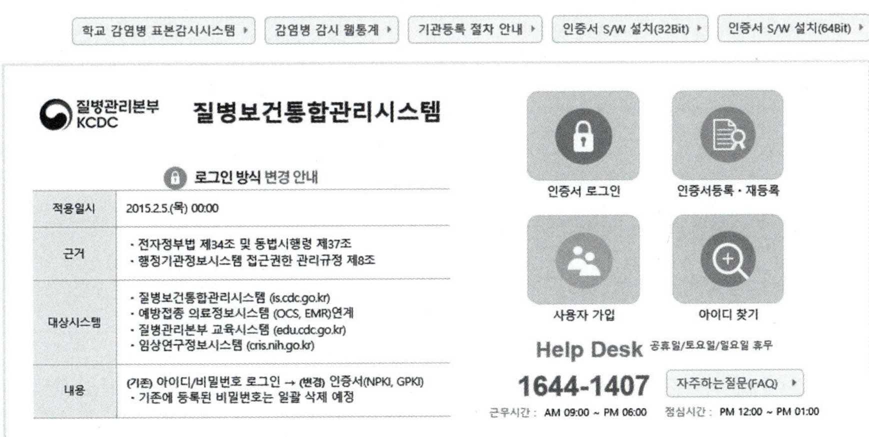

▲그림 12-17 질병보건통합관리시스템(http://is.cdc.go.kr)

4) 의약품유통정보시스템 구축

의약품 유통 투명화와 국가의약품통계인프라 구축 및 유통정보관리의 효율성을 선진국 수준으로 개선하고자 설립된 '의약품관리종합정보센터(이하 '의약품정보센터')'는 우리나라 전체 의약품의 생산·공급·구입·사용내용에 대한 데이터웨어하우스(DW)를 기반으로 2008년에 의약품 유통정보 정부정책수립 및 정책연구자료 지원, 의약품시장 분석에 필요한 정보유형을 개발·제공하였다. 또한, '의약품 표준코드(KD코드*; Korea Drug Code)'를 도입하여 의약품 제조업자 등 사업자의 의약품 물류관리 효율성 제고와 국민들의 안전성 제고에 기여하였다.

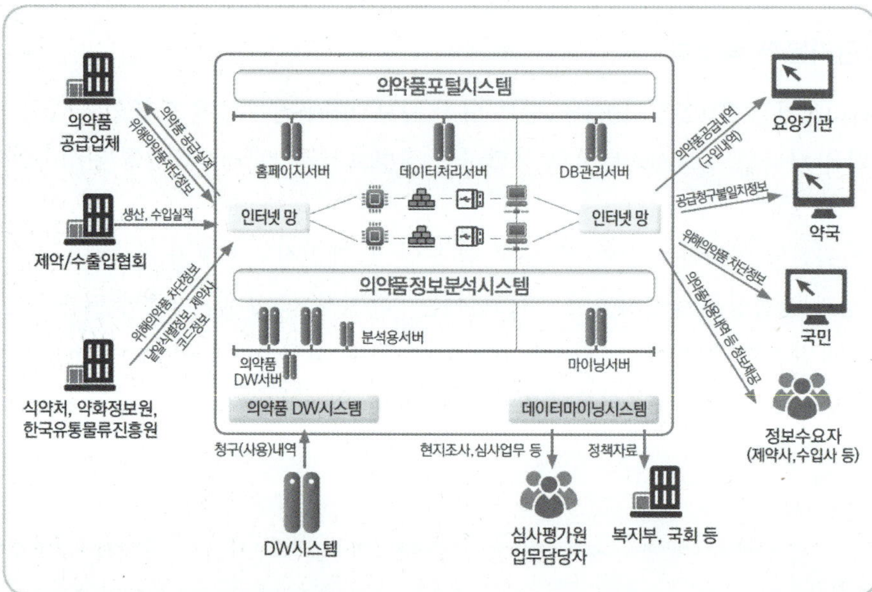

▲그림 12-18 의약품 유통정보시스템 구성도

5) 응급의료 통합정보망 구축·운영

보건복지부는 응급환자 발생 시 최적의 응급의료기관으로 이송할 수 있도록 전국 418개 응급의료기관의 실시간 응급의료정보를 수집하여 119구급대 등의 이송을 지원하는 응급의료정보시스템을 2000년부터 구축·운영 중에 있으며, 응급진료정보망(NEDIS)을 2003년부터 구축·운영하고 있다. 동 사업은 응급의료정보(응급책임자 병상 및 장비 등)를 실시간으로 수집·제공하여 응급환자를 이송할 병원을 선정하고 응급의료기관 진료정보를 수집·관리하여 응급의료기관 평가를 위한 핵심자료로 활용하고 있다. 또한 인터넷·스마트폰 앱을 통해서 야간·휴일의 진료기관 정보 등을 제공하여 응급의료 이용자의 편의를 증진시키고 있다.

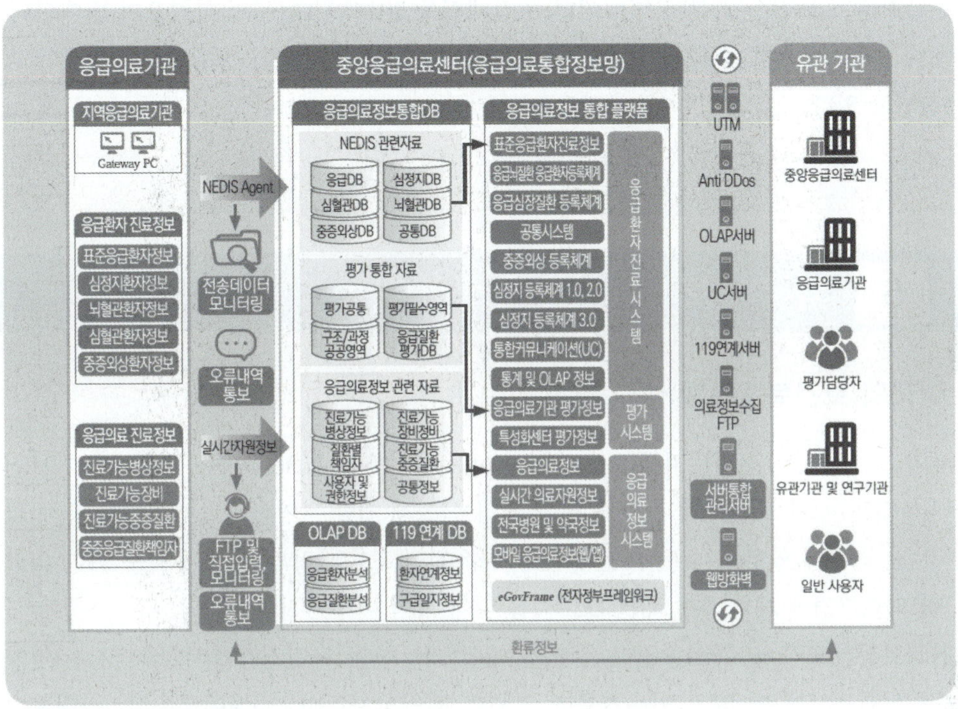

▲그림 12-19 응급의료 통합정보망 운영

6) 건강보험심사평가원 정보화

2010년 12월부터 모든 요양기관을 대상으로「의약품처방조제지원시스템(DUR)」을 구축하여 병원이나 약국에서 의약품을 처방·조제할 때 실시간으로 연령·임부·병용 금기의약품, 사용중지의약품, 용량·투여기간 주의의약품, 성분이나 효능이 같은 의약품 중복을 점검하는 서비스를 제공하고 있다.

2011년에는「웹 방식의 진료비청구포털서비스」및「요양기관 업무포털시스템」을 구축하여 요양기관의 진료비청구를 비롯한 각종 서비스를 하나의 포털에서 이용 가능하도록 하였다.

2015년에는 의료기관 인·허가 여부를 담당하는 지자체(시도, 시군구 및 보건소)와 보건의료 자원에 대한 신고업무를 통합하여 보건의료자원 신고일원화시스템을 구축하여 운영 중에 있다.

7) 보건복지 빅데이터 추진

보건복지부는 보건복지 분야 빅데이터 추진계획을 2014년 1월 수립하였으며 빅데이터 IT 융합체계 구축, 수요자 중심 맞춤형 서비스 제공, 능동적 서비스를 전략으로 구체적인 과제를 추진하고 있다.

5 외국의 보건복지통계 생산 활동

5.1 미국의 보건복지통계 생산 활동

미국의 보건통계는 보건복지부(Dept. of Health and Human Services) 산하의 국가보건통계센터(NCHS)에서 보건통계 전반에 대한 영역을 설계·개발·운영하고 있다. 이를 통해 국민의 건강 및 건강에 영향을 주는 요인에 대한 지속적인 모니터링과 건강 유지를 위한 의료의 제공 및 의료환경에 대한 지속적인 자료수집 및 분석이 이루어진다.

보건의료통계조사 및 자료수집은 주민을 대상으로 하는 국민건강조사, 국민건강·영양조사, 가족실태조사 등이 있고 의무기록에 기초한 퇴원환자조사, 외래이용조사, 외래수술조사 등과 국가의 행정자료에 기초한 통계 시스템이 있다(표 12-19).

표 12-19 **미국의 주요 보건통계 생산활동**

조사 명칭	조사 목적	자료수집 방법	조사 주기
국민건강조사(NHIS)	- 국민의 건강상태 및 신체장애 파악 - 특별 관심 분야에 대한 조사	- 개인면접조사 - 약 40,000 가구 조사	매년
국민건강영양조사 (NHANES)	- 국민의 건강 및 영양상태 파악 - 신체검진 및 임상검사에 의한 자료 수집	- 개인면접(약 30,000명) - 신체검진 영양섭취조사	매년
국민건강 영양역학 추적조사(NHANESI)	- 역학 연구를 위한 추적조사 - 위험요인과 관련된 사망, 이환, 의료기관 입원상태조사	- 직접 또는 전화 면담 - 사망진단서, 병원, 너싱홈의 의료기록	부 정기
가족실태조사(NSFG)	- 가임 여성의 출산 및 건강상태 파악 - 10대의 성 행태 및 불임	- 개인 면접 - 15~44세 연령 여성 14,000명	3~4년
퇴원환자조사(NHDS)	- 병원 입원환자의 특성 파악 - 재원일수, 진단명, 수술 및 처리	- 전산화된 의무기록 자료 - 500개 단기 요양병원	매년

표 12-19 미국의 주요 보건통계 생산활동(계속)

조사 명칭	조사 목적	자료수집 방법	조사 주기
외래이용조사(NAMCS)	- 의사 방문 외래환자의 특성 파악 - 환자 증상, 치료	- 의사 또는 의료진이 작성	매년
외래수술조사(NSAS)	- 응급실 및 외래환자의 특성 - 진단명, 외과적 수술 및 처치	- 의료기관 종사자에 의한 조사표 기입	매년
병원외래이용조사(NHAMCS)	- 병원 외래 수술환자의 특성 파악 - 합병증, 진단명, 의료서비스, 의약품 처치, 손상 원인	- 의사 또는 의료진이 작성	매년
가정간호 및 호스피스 진료조사(NHHCS)	- 가정간호 및 호스피스 이용환자 특성 파악 - 이용환자 수, 환자 상태	- 가정간호기관 및 호스피스 운영자 면담	매년
너싱홈조사(NNHS)	- 너싱홈 이용자의 인구사회적 특성 - 너싱홈 이용자의 건강상태, 제공 서비스	- 너싱홈 시설자 및 이용보호자	매년
보건의료기관조사(NHPI)	- 보건의료서비스 제공 기관에 대한 정보 파악 - 의료기관조사의 모집단으로 활용	- 보건의료기관 자체 작성	매년
인구동태통계시스템(NVSS)	- 출생, 사망, 결혼, 이혼, 태아 사망, 임신중절에 대한 자료수집	- 주별 인구동태 신고 - 출생신고와 사망신고 자료 연계	매년
출생 영아사망연계파일(LFLBIDR)	- 영아사망 관련 상세한 자료수집 - 출생 시 체중별 영아사망	- 인구동태 기록의 추적조사 - 모성 면접 및 의무기록, 태아 진료 자료의 연계	매년
모성·영아건강조사(NMIHS)	- 저체중 출생 및 영아사망요인 파악 - 임신결과, 모성위험요인, 산전진료에 대한 평가	- 주별로 수집한 인구동태 신고	부 정기
사망지표(NDI)	- 사망 및 원인에 대한 자료 제공 - 역학 연구의 기반 제공	- 정보제공자와의 전화 또는 면담	매년
사망추적조사(NMFS)	- 사망자의 사회경제적 요인 파악 - 사망 전 1년 동안 의료이용 및 위험요인 파악	- 병원 의무기록, 의료검사 자료 활용	부 정기

5.2 일본의 보건복지통계 생산 활동

일본의 경우는 후생노동성 대신관방 통계정보부가 보건정책을 지원하기 위하여 각종 통계조사의 기획, 실시, 분석 및 평가를 담당하고 있다. 이러한 업무수행을 위하여 후생노동성 통계정보부는 인구, 보건, 복지, 고용, 임금에 관한 전국 조사 또는 보고자료를 통하여 통계를 생산한다(표 12-20). 또한 행정정보화 추진을 위하여 정보처리시스템을 기획·개발하고 있다.

표 12-20 일본의 주요 보건통계 생산활동

조사 명칭	조사 목적	자료수집 방법	조사 주기
인구동태조사	- 출생, 사망, 혼인, 이혼, 사산 등 인구동태 파악	- 인구동태신고	- 호적법과 사산신고 규정에 의한 신고성 항목
인구동태 특수보고	- 인구동태 상황과 직업과 산업의 경제적 특성 파악	- 인구동태신고 중 일부 표본	- 상동 및 직업, 상업
인구동태(사회경제) 분야 조사	- 이혼 가정이 아동양육 및 가정의 사회경제적 환경 파악	- 전국 표본 면접조사	- 친권행사 자녀 수, 이혼 전후 수입, 친권자의 고충
국민생활기초 조사	- 보건, 의료, 복지, 연금, 소득 등 국민생활의 기초 사항 파악	- 가구 대상 표본 면접조사	- 가구원, 가계지출, 건강보험 가입 현황, 공적 연금수급, 소득, 사회보험료액, 생활의식
보건복지동향 조사	- 국민의 보건복지에 대한 가구의 기본 정보	- 국민생활 기초조사 조사가구를 대상으로 재표본면접조사	- 치아건강, 건강의식
사회복지시설 등의 조사	- 사회복지시설수, 재소자, 종사자 상황 파악 - 사회복지시설의 명부 작성	- 사회복지시설 전수조사 - 시설조사: 시설종류, 정원, 재소자 수, 조사자 수	- 입주자조사: 입주자의 인적 사항 및 만족도
사회의료진료행위별 조사	- 건강보험가입자의 질병 상황 파악	- 건강보험요양기관의 진료명세서에서 표본추출	- 진료명세서의 성, 연령, 진단명, 진료일수 등
지역 아동복지사업 등 조사	- 시·정·촌 아동복지사업의 종합적인 실태 파악	- 시·정·촌에서 전수조사	- 보육소 운영실태: 보육소 정원, 보육사 수, 급식 등
환자 조사	- 의료이용환자의 질병 및 이용 형태 파악	- 전국 의료시설에서 표본추출	- 환자의 인적사항 및 진단명, 진료비 지불방법
진료행태 조사	- 의료이용 환자의 진료 상황 및 진료에 대한 만족도 파악	- 전국의 일반병원 이용 환자	- 타 의료기관 진료 유무, 진찰 대기 시간, 진찰시간, 의사의 설명 만족도
의료시설 조사	- 전국의료시설수 및 분포 상황, 진료기능 파악	- 정태조사: 전수조사 - 동태조사: 의료시설의 개설, 폐지 등의 상황 파악	- 시설소재지, 진료과목, 종사자 수 및 병상 수 등
의사·치과의사·약사 조사	- 의료인력(의사, 치과의사, 약사)의 인적사항 및 특성 파악	- (의사, 치과의사, 약사) 신고서를 기초한 전수조사	- 생년월일, 주된 업무, 진료과목
건강·복지관련 서비스 산업 통계 조사	- 건강·복지관련 서비스 제공 민간업소의 실태 파악	- 재택복지서비스, 의료관련 서비스, 건강증진 서비스를 제공하는 전국의 민간사업소	- 소재지, 경영조직 제공 서비스내용 등

(계속)

표 12-20 일본의 주요 보건통계 생산활동(계속)

조사 명칭	조사 목적	자료수집 방법	조사 주기
건강·복지관련 서비스 수요 실태 조사	- 건강복지 관련 서비스 이용 상황과 요양 실태 파악	- 국민생활기초조사 조사구에서 재표본조사	- 가구원 인적사항(성, 연령, 건강 상태, 수입 등) - 서비스 이용사항(이용 종류, 빈도, 비용, 문제점, 요구)
노인보건시설 조사	- 노인보건시설의 분포, 기능, 입(퇴)소자 이용 상황 파악	- 노인보건시설 및 이용자	- 시설조사: 시설소재지, 정원, 이용료 - 이용자조사: 입(퇴)소 상황, 질병명, 치매, 일상생활 자립도, 심신 상태 - 시설 보고: 재소자 수, 입소자 수 등
방문간호통계 조사	- 방문간호소의 분포, 경영 상황, 이용 상황 파악	- 노인보건법 또는 건강보험법에 의하여 노인방문 또는 방문간호사업을 하는 사업소 - 방문간호제도 이용자	- 사업소 조사: 사업소명, 영업시간, 긴급 연락체계, 조사자 상황 - 이용자 인적사항, 질환, 치매, 상황, 병상에서 일어나지 못하는 상태, 간호 내용

6 보건복지통계 생산체계의 문제점 및 개선방안

우리나라의 보건복지 생산체계는 크게 보고통계와 조사체계로 양분된다. 보고통계는 제도권 내에서 기존 조직을 활용하여 가장 효율적으로 그리고 주기적으로 신뢰성 있는 통계를 생산하기에 적합한 시스템이다. 그러나 이 제도가 효율적이기 위해서는 보고되는 자료의 정확성에 대한 검증 작업과 보고의 종류, 필요성, 목적 등을 검토한 보고항목의 올바른 선택이 필요하다. 또한 기존의 보고시스템을 검토하여 가장 바람직한 보고통계 제도를 구축하여야 한다.

6.1 보건복지통계 생산 활성화의 저해 요인

1) 통계생산 기반의 취약

현재의 적은 규모의 인력으로는 보건복지 전반에 걸친 통계생산을 기획, 생산, 관리하는 데 한계가 있다.

일본의 경우 수백 명의 담당 직원이 있으나 우리나라는 수 명에 불과하다.

2) 수집 자료의 효율적 활용 미흡

생산된 통계를 필요한 사람에게 제공함과 아울러 추가적인 분석에 활용할 수 있도록 자료를 제공해 주어야 한다. 관심이 있는 관련 분야의 전문가의 이용이 편리하도록 인터넷 및 인쇄매체의 활용이 이루어져야 하며 다양한 통계 생성을 통해 이용자의 욕구를 충족시킬 수 있어야 한다.

3) 관련 법 및 제도의 미비

자료수집이 보다 용이해질 수 있도록 법 및 제도의 개선이 요구된다. 또한 통계생성기관에 보다 쉽게 접근할 수 있도록 하여야 한다.

4) 관련 기관 간 정보망 및 데이터베이스(DB) 구축 미비

각종 정보의 공유와 데이터베이스의 구축이 필수적이다.

5) 통계 생산계획의 미비

체계적인 계획하에 통계 생산이 관리되고 있지 않다. 필요 통계를 판단하고 중·장기적 계획을 수립하여 우선순위에 의거 생산이 이루어질 수 있도록 하여야 한다.

6) 형식적 작성 및 필요 조치 미흡

일선 현장의 확인을 거친 보고통계 작성이 이루어지지 않고 있으며 시대의 변화와 보완 필요성에 따라 시의적절하게 통계 생산이 이루어질 수 있도록 하는 조치가 필요하다.

7) 타 부문과의 연계성 부족

관련 부서의 협조 또는 연계를 통한 통계 생산이 이루어지지 않고 있다.

8) 분야별 통계생산체계의 미흡

관련 분야의 전문가를 동원하여 분야별 접근을 시도하되 전체적인 밑그림과 종합관리를 어느 한 기관에서 시행하는 것이 바람직하다.

6.2 보건복지 통계생산의 활성화 방안

장영석은 보건복지 통계를 활성화하기 위한 방안으로 다음과 같은 조치를 제안하였다.

1) 통계생산 기반의 구축

(1) 통계생산 조직 및 인력의 보강
(2) 보건복지 통계 생산 총괄 관장기구 설립
(3) 각종 서식 및 자료의 표준화

2) 통계생산의 효율화를 위한 법 및 제도 개선

보건복지통계 생산을 목적으로 하는 경우 개인별 코드의 사용이 가능하도록 하고 그 이용 범주는 통계 생산에 국한하도록 하는 법 및 제도가 마련되어야 한다.

3) 관련 제도의 개선을 통한 필요 통계의 생산

한정된 기관에서만 시행되고 있는 제도를 개선하여 전체적 차원의 조사가 이루어질 수 있도록 하고 부처별 유기적인 연결 시스템이 설정되어야 한다.

4) 통계생산을 위한 예산 지원

모든 사업에 우선하여 통계생산에 대한 예산 지원이 이루어져야 한다.

5) 통계생산을 위한 관련 자료의 데이터베이스(DB) 구축

(1) 통계생산 정보망 및 관련 자료의 데이터베이스(DB) 구축
(2) 수요자가 활용할 수 있는 자료 제공

6) 통계생산계획의 수립 및 추진

(1) 단계별 세부추진계획 수립 및 추진
(2) 주기적인 통계생산 체제 구축
(3) 분야별 통계생산의 활성화 방안 마련

7) 관련 기관 간 정보활용의 극대화

(1) 소유 정보 제공
(2) 소유 자료의 공동활용 방안 모색

8) 공급자와 수요자 간의 연계성 강화

(1) 통계생산의 공조체계 구축
(2) 국민의 수요 파악 우선 생산

9) 전문 인력의 활용 극대화

10) 지역단위 통계생산 및 관리기능 강화

(1) 지역단위 통계생산 및 관리기능 강화

(2) 통계 전담 공무원의 양성

(3) 지역 자료의 신뢰성 확보

11) 의료이용 통계생산의 강화

(1) 퇴원환자 표준자료세트(KUHDDS: Korean Uniform Hospital Discharge Data Sets)를 활용한 의료이용 통계생산 방안 강구

(2) 의무기록, 건강보험, 환자조사 자료의 활용

12) 생산통계의 효율적 활용을 위한 관리체계 구축

13) 국제적 동향 분석 및 대응시스템 구축

CHAPTER 13

의료기관 통계

1 의료기관 통계의 분류

1.1 의료기관의 정의

보건의료조직의 유형은 나라마다 분류가 다양하며 병원을 정의하는 것도 국가별로 차이가 있다. 우리나라는 의료법 제3조에서 의료기관의 종별과 정의를 다음과 같이 규정하고 있다.

표 13-1 **의료기관의 종류(유형)**

기 준	병 상	진료과목	의료인
종합병원	100병상 이상	(300병상 초과의 경우) 내과, 외과, 소아청소년과, 산부인과, 영상의학과, 마취통증의학과, 진단검사의학과 또는 병리과, 정신과 및 치과를 포함한 9개 이상의 진료과목 (300병상 이하의 경우) 내과, 외과, 소아청소년과, 산부인과 중 3개 진료과목과 영상의학과, 마취통증의학과, 진단검사의학과 또는 병리과를 포함한 7개 이상의 진료과목	진료과목마다 전속하는 전문의
병원	30병상 이상	주로 입원환자 진료	의사
치과병원	제한없음		치과의사
한방병원	30병상 이상		한의사
요양병원	30병상 이상		의사 또는 한의사
의원	진료에 지장이 없는 시설	장기 요양 입원환자	의사
치과의원	진료에 지장이 없는 시설	주로 외래환자	치과의사
한의원	진료에 지장이 없는 시설		한의사
조산원	조산에 지장이 없는 시설		조산사

참고로 미국병원협회는 병원의 정의를 "조직화된 의료 및 전문요원, 병상을 포함한 영구시설, 의료서비스 그리고 지속적인 간호서비스를 통해 환자의 진단과 치료를 하는 시설" 로 기능적인 면을 중심으로 정의하고 있다.

1.2 병원통계의 개념

1) 병원통계의 분류

병원통계는 통계 작성자와 사용자가 의도하는 바에 따라 매우 다양하게 분류할 수 있으나 행정통계와 진료통계로 크게 구분할 수 있다. 행정통계는 병원경영, 인사, 재정, 물자 및 시설 등 병원운영에 관한 통계를 말하며 진료(진료지원)통계는 환자진료에 관한 사항, 의료서비스에 관한 사항을 다루며 주로 의무기록의 보관, 관리 업무를 수행하는 의무기록과에서 담당하고 있다. 한편 병원통계를 행정통계, 진료통계 및 진료지원통계의 세 가지로 구분하기도 한다. 이와 같은 병원통계의 유형은 의료기관의 규모, 지배구조 및 의료기관의 종류 등에 따라 다양한 형태로 제시된다.

그러므로 의료기관에 종사하는 구성원들은 병원통계연보와 같이 병원에서 작성하는 통계를 생성하고 요약·제시할 수 있는 능력을 보유하고 있어야 한다.

2) 병원통계의 작성 목적

병원통계의 작성 목적은 작성자의 작성 목적에 따라 다를 수 있으나 일반적으로 다음과 같이 분류할 수 있다.

① 효율적인 병원운영에 필요한 자료 제공(진료과별 환자 수, 환자의 거주지역별 통계 등)
② 의학연구에 필요한 자료 제공(질병·수술통계, 연령별 환자 수, 사망률)
③ 외부기관에 보고할 자료 제공(수련병원실태조사, 의료기관 인증평가 등)
④ 진료평가 활동의 자료 제공(적정진료보장, 의료이용도 조사 등)

참고

비(ratio), **비율**(proportion), **율**(rate), **백분율**(percentage)

구분	개념	해당 예 또는 계산공식
비	두 항목 간의 대비	성비, 의료인 대 인구비 (A : B)
비율	전체를 1로 보았을 때 한 항목이 차지하는 값	$P = A/N (0 \le P \le 1)$
율	모집단을 구성하는 구성원 중 사건의 수	유병률, $A/A + B \times 10(10^2, 10^3, 10^4, 10^n$ 등)
백분율	전체를 100으로 보았을 때 어느 한 항목의 몫	$P(\%) = A/N \times 100$

2 진료 관련 통계

2.1 주요 용어의 정의

통계 자료가 설명력과 비교 기능을 갖추기 위해서는 용어가 통일되어야 한다. 우리나라는 전반적으로 통계에 관한 용어의 정의 및 해석에 많은 차이가 있다. 이에 따라 통계 생산자에 따라 표현하고자 하는 것과 생성된 통계의 해석에 차이가 있을 수 있으며 비교가 불가능한 경우도 있다.

현재 우리나라에서 거론되는 진료통계는 주로 세계보건기구의 정의와 미국의무기록협회의 정의를 준용하여 사용하고 있다.

전반적으로 통용되고 있는 용어에 대하여 정의하면 다음과 같다.

1) 정상출생(live birth) / 출생

정상출생은 모체로부터 임신 산물이 완전히 배출되어 심박동, 제대의 맥박, 수의근의 움직임과 같은 생의 증거를 보이는 경우를 일컬으며 이때 탯줄이 태반에 연결되어 있거나 끊어져 있는가는 관계가 없다.

2) 태아사망

태아사망은 임신기간에 관계없이 모체로부터 수태의 산물이 완전히 분리 또는 이탈하기 전의 사망, 즉 심박동, 제대의 맥박, 수의근 운동과 같은 살아 있는 징후가 없거나 호흡을 하지 않는 상태를 말한다.

구분	체중	임신기간
조기 태아사망	500g 이하	20주 미만
중기 태아사망	501~1000g	20~28주 미만
후기/만기 태아사망	1001g 이상	28주 이상

3) 미숙아 / 조숙아(Immature Infant / premature Infant)

출생 시 몸무게 2,500g 이하의 살아서 출생한 아기를 미숙아 또는 미숙한 상태라 한다.

반면에 임신기간으로 분류하여 37주 미만의 임신기간을 거쳐 살아서 출생한 아기를 조숙아 또는 조산아라 하며, 미숙아와 조산아는 이 구분의 목적상 동등한 것으로 간주한다.

출생 시 몸무게에 따른 분류

출생시 체중	용 어
1,000g 미만	극도의 미숙아(Extrem Immaturity)
1,000~2,500g 미만	저체중아 또는 미숙아(Low-birth Weight)
2,500~4,500g 미만	성숙아(Mature Infant)
4,500g 이상	과숙아(Exceptionally Large Baby)

출생 시 임신기간에 따른 분류

임신기간	용 어
28주 미만	극도의 조산아(Extrem Prematurity)
28~37주 미만	조산아(Pre-mature Infant: Pre-term Infant)
37~42주 미만	만기아(Term Infant): 정상 임신기간
42주 이상	과숙아(Post-term Infant)

4) 모성사망

임신기간이나 임신 부위에 관계없이 임신 또는 임신관리와 관련되거나 악화되어 산모가 사망한 경우 또는 분만 후 6주(42일) 이내의 사망을 말한다. 임신과 임신관리에 관련되지 않은 사고나 우발적 원인으로 인한 사망은 모성사망에 포함하지 않는다.

직접모성사망(direct obstetric death)은 임신, 분만 및 산욕에 관련된 합병증으로 사망한 경우를 말하고 간접모성사망(indirect obstetric death)은 임신의 생리적 영향이 사망의 부분적 원인이 될지라도 산과적 원인이 아닌 임신, 분만, 산욕기에 발생한 질병이나 임신 이전에 갖고 있던 질병이 임신으로 악화되어 사망한 경우를 말한다.

모성사망은 임신과 관련된 특정 질병에 국한하며 감염병, 교통사고 등에 의한 임산부의 사망은 모성사망에 포함되지 않는다.

병원통계에서는 직접모성사망 만을 모성사망으로 분류하며 보건의료기관 재원기간 중에 발생한 모성사망에 국한한다.

$$\text{모성사망률} = \frac{\text{기간 중 직접 모성사망 수}}{\text{기간 중 산과 총 퇴원 수}} \times 100$$

5) 신생아기(Neonatal Period)

출생 시부터 생후 28일 미만의 기간을 신생아기라 하며 다음과 같이 세분한다.

- 신생아기 1기: 출생 시부터~24시간 미만(23시간 59분까지)
- 신생아기 2기: 출생 후 24시간~7일 미만(6일 23시간 59분까지)

- 신생아기 3기: 출생 후 7~28일 미만(27일 23시간 59분까지)

6) 주산기(Perinatal Period)

출산 전후의 짧은 기간에 발생하는 사건의 표현으로 의학 통계에서는 일반적으로 임신 28주가 끝날 때부터 시작하며, 분만 후 1~4주까지를 의미하는 바 여러 가지 정의가 있다. 때에 따라서는 임신 20주에서 분만 후 4주까지 또는 임신 20주에서 생후 11달까지를 의미한다.

7) 산욕기(Puerperium Period)

산상기라고도 하며 분만 직후부터 산부의 생식기관이 정상 상태로 회복될 때까지의 약 6주간의 기간을 말한다. 참고적으로 분만 후 10일 이내에 2회 이상 산모의 체온이 38도 이상 올라가는 것을 산욕열이라 한다.

8) 입원(Inpatient Admission)

병원에서 진단, 치료를 받기 위하여 입원수속이 끝나 입원이 허락된 것을 말한다. 그러므로 병원통계 작성시 당일 입원 당일 퇴원환자도 입원환자로 보며 재원일수는 1일로 한다. 참고로 의무기록 분야의 권위자인 허프만(Huffman)은 적어도 병원에서 하룻밤을 보낸 경우를 입원으로 정의하고 있다.

- 실인원: 사람을 중심으로 표현한 것
- 연인원: 일수(기간)를 인수(사람 수)로 환산한 것

예 대한병원에 5명이 10일간 입원: 실인원 5명, 연인원 50명
OO터널공사를 30명이 20일 만에 준공: 실인원 30명, 연인원 600명

9) 퇴원(Inpatient Discharge)

퇴원이란 입원환자의 입원기간의 종료를 의미하며 허프만에 의하면 퇴원에는 의사의 지시에 의한 퇴원(order of physician), 의사의 지시에 반해서(against advice)하는 퇴원 또는 사망(death) 등이 있다고 하였다.

우리나라에서 병원통계 작성 시에는 의사의 지시에 의한 퇴원, 자의퇴원(자의퇴원과 탈원으로 구분하기도 함) 및 사망으로 세분한다.

통계월보 작성 시 당연히 사망자 수는 퇴원자 수에 포함한다.

10) 재원일수(Length of Stay)

재원일수는 입원일에서 퇴원일까지의 날 수를 의미한다. 재원일수의 계산에는 양입법과 단입법이 있는데 양입법은 입원일과 퇴원일을 전부 포함하여 계산하며 단입법은 둘 중 하나 만 계산한다.

우리나라에서는 진료비 계산 시에는 양입법을, 병원통계를 작성하는 경우에는 단입법을 사용하고 있다.

(단입법 계산)

- 입원, 퇴원이 같은 달인 경우: 퇴원일 – 입원일
- 입원한 후 다음 달에 퇴원하는 경우: (입원 달의 말일 - 입원일) + 퇴원일
- 입원한 후 3개월이 지나서 퇴원한 경우: (입원 달의 말일 - 입원일) + 중간 달의 말일 + 중간 달의 말일 + ... + 퇴원 달의 퇴원일

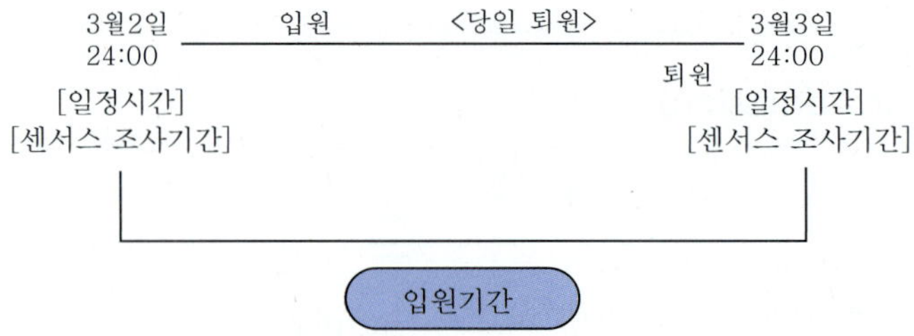

2.2 퇴원환자통계

1) 일일퇴원환자분석

(1) 일일퇴원분석의 가치

일일퇴원분석은 병원통계 중 매우 중요한 통계로 진료통계의 핵심이 되며, 가장 많이 이용되고 있는 통계이다. 그러므로 통계의 산출에 세심한 주의와 관심이 요구되는 양적, 질적인 비중이 많은 업무이다.

일일퇴원분석은 퇴원환자 전체를 대상으로 분석함으로 퇴원 후 24시간 이내에 퇴원차트가 의무기록과로 전달되도록 수집체계의 확립이 되어야 한다. 그리고 항목을 포함하면서 빠르고 정확한 통계를 생산할 수 있는 양질의 통계서식을 고안하여 사용하는 것이 중요하다.

(2) 일일퇴원분석 서식의 종류

일일퇴원분석 서식의 종류에는 공용(共用) 분석용지와 과별(科別) 별도 분석용지가 있다.

모든 진료과 공용 분석용지는 모든 진료과를 연속으로 나열하여 여러 장을 한 묶음으로

사용한다. 단점으로는 용지 낭비가 많으며 불편한 점이 있다. 반면에 장점으로는 협의진단, 전과 등 다른 과와 관련된 집계가 자세하다.

반면 진료과별 별도 분석용지는 진료과별로 개별 용지를 사용하여 분석하는 방법으로 다른 진료과와 관련된 자료의 집계가 어려운 단점이 있다. 그러나 진료과별 집계를 쉽게 할 수 있어 진료부서가 많고 환자가 많은 큰 병원에서 사용하기 적합하다.

(3) 업무절차 및 통계분석 시 유의사항

① 업무절차

㉮ 전 날의 퇴원환자 의무기록을 아침에 수집하여 미리 정해진 순서대로 처리한 후에 즉시 통계분석을 한다.

㉯ 통계분석이 끝나지 않은 의무기록은 반드시 임시 통계를 한 후 대출한다.

㉰ 통계분석이 끝난 의무기록과 분석을 하지 않은 의무기록은 구별하여 통계분석이 이중으로 되지 않도록 한다. 일반적으로 분석이 끝난 의무기록은 좌측 상단에 "V" 표시를 하여 구별을 한다.

㉱ 수작업에 의한 통계분석은 누적적 방법(cumulative method)으로 기록하여 월말에 집계가 되도록 하는 것이 좋다.

㉲ 퇴원분석이 끝난 후에는 퇴원환자명단과 대조하여 한 사람의 퇴원환자도 누락되지 않았나 반드시 확인하여야 한다.

전산으로 일일퇴원환자 분석을 하는 경우에는 전산용퇴원환자 요약지가 한 환자당 작성되며 월말에는 그 달의 총퇴원환자 수와 퇴원환자요약지가 일치하는지를 확인하여야 한다.

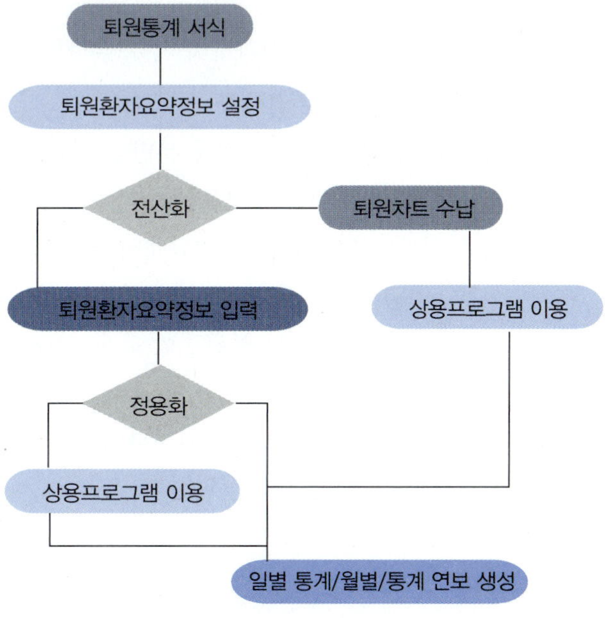

▶ 그림 13-1 **일일퇴원통계 생성 흐름도**

② **일일 퇴원분석 시 유의사항**

㉮ 수작업에 의한 통계분석

병원에 따라 통계분석 항목이나 내용 및 방법에 차이가 있으나 보통 다음과 같이 분석하고 있다.

* 퇴원일: 퇴원한 날짜

* 연령 및 성별: 성별로 누적적 방법으로 기재한다. 즉 월말에 남자와 여자의 합계가 나오도록 한다.

* 환자 구분: 병원마다 필요한 항목별로 구분하나 보통 진료비 지불방법에 따라 건강보험, 산재보험(산업재해보상보험), 의료급여, 자동차보험, 일반, 기타로 분류한다.

* 치료결과: 퇴원 당시 환자의 상태를 나타내는 것으로 주치의나 담당의사의 기록을 보고 처리한다. 이 항목은 모든 퇴원환자에게 적용한다. 단, 자의퇴원 환자는 별도의 난을 만들어 표시한다.

a. 완쾌(recovered): 완전히 치유된 상태로 퇴원

b. 경쾌(improved): 많이 회복되어 양호한 상태로 퇴원

c. 불변 또는 호전되지 않음(not improved): 호전되지 않은 상태로 퇴원

d. 진단뿐 치료안 함(diagnosis only or not treatment): 진단만 받고 치료하지 않은 채 퇴원

e. 가망 없는 퇴원(hopeless or moribund): 소생 가망이 없어 치료를 중단하고 퇴원

f. 사망(death): 48시간 이전 사망과 48시간 이후 사망으로 구분

* 퇴원과: 환자를 최종적으로 퇴원시킨 과를 말한다. 외과로 입원하여 치료를 받다가 내과로 전과하여 치료 후 퇴원한 환자의 퇴원과는 내과이다.

③ **퇴원과 분석 시 유의사항**

㉮ 산과: 정상 또는 비정상 분만을 불문하고 임신, 진통, 분만 및 산욕과 관련된 환자가 산과로 퇴원한 경우를 산과 퇴원환자로 분석하며 다음과 같이 분류한다.

-분만: 해당 병원 분만실에서 애기를 분만한 산모를 말하며 이때 정상출생(live-birth)이나 사산(still-birth) 여부는 상관이 없다.

-유산: 임신 또는 불완전한 유산 상태에서 입원하여 유산으로 끝나고 퇴원한 경우를 말한다.

-미분만: 임신 상태로 입원하여 해당 병원에서 분만하지 않고 임신 상태를 유지한 채로 퇴원한 경우를 말한다.

-분만 후 입원: 병원 입원 전에 이미 분만하고 산욕기간 내에 입원한 경우를 말한다.

㉯ 신생아과: 통계 생산을 위해 해당 병원에서 (정상)출생(live birth)한 아기를 신생아과로 분류.

㉰ 소아과: 해당 병원에서 소아로 분류한 연령의 환자로 소아과로 퇴원한 환자를 말하며 통상 만 14세까지를 소아로 분류한다.

④ 기타 항목 작성 시 유의사항

㉮ 과별 환자 수: 각 과별 환자 수를 기재한다. 과별 환자 수와 합계는 총퇴원할 환자 수와 일치하여야 한다.

㉯ 재원일수(length of stay): 입원환자의 재원일수를 단입법에 의하여 계산한 후 기재한다. 전과된 환자는 전과 전과 전과 후의 과별 재원일수를 각각 산출한다.

㉰ 원내감염: 재원기간 중 병원 내에서 감염된 경우를 말하며 감염 여부의 결정은 감염위원회에서 결정하며 감염위원회가 없는 경우 주치의와 상의를 거쳐 판단하여야 한다. 수술 후 감염(post-operative infection)은 깨끗한 상태에서 수술받은 후 수술부위에 감염된 경우를 말하며 기타 난에 별도로 통계를 산출하고 있다.

㉱ 수술(operation): 수술건수 난에는 입원 중에 수술받은 건수를 표시하고 수술환자 수는 기타 난에 별도로 표시한다. 이때 월말의 수술건수와 수술환자 수는 동일하거나 수술건수가 수술환자보다 많아야 한다. 수술건수는 통계월보 작성 시 수술 후 감염률을 계산하는 데 필요하며 수술환자 수는 수술후 사망률을 계산하는 데 사용된다.

㉲ 협의진단(consultation): 입원기간 중 협의진단을 받은 것을 표시하며 협의진단 받은 환자는 반드시 산출하며 협의진단건수도 필요한 경우 별도 난을 만들어 표시한다. 이때 협의진단건수의 산출 방법을 명기하여 주는 것이 좋다.

㉳ 전과(transfer): 입원기간 중 해당 진료과에서 치료를 받다가 다른 과로 전과된 경우 기재하며 과별 기재란에는 전과 횟수를 표시하고 기타 란에는 전과한 환자 수를 기재한다. 재원일수는 전과 전과 전과 후로 나누어 해당 과에 각각 기재한다.

㉴ 수술 후 사망(post-operative death: POD): 수술 후 10일 이내에 사망(deaths within ten days)한 경우에 표시한다. 이때 수술 후 48시간 이내(within 48 hours)와 수술 후 10일 이내로 구분하여 주는 것이 좋다.

㉵ 재입원(re-admission): 해당 병원에 입원하였던 사실이 있는 경우에 기재한다.

㉶ 결핵(tuberculosis): 폐결핵인 경우에만 표시한다.

㉷ 불임수술(tubal ligation for sterilization): 입원기간 중 여성이 불임수술을 받은 경우 기재

(4) 전산처리에 의한 퇴원분석

전산처리를 통한 일일퇴원분석의 예는 그림 13-2와 같다.

과거에는 퇴원환자를 대상으로 의무기록과(실)에서 일일 수작업으로 일일퇴원환자 일보를 작성하여 통계를 산출하였다. 그러나 현재는 규모가 큰 의료기관 및 전자의무기록을 갖춘 의료기관을 중심으로 정형화된 데이터베이스에 기초 자료를 입력하여 통계 및 기본 자료를 색출할 수 있는 프로그램을 구축하고 있다.

우리나라는 아직까지 표준화된 일일퇴원분석 항목표가 없이 해당 병원에서 자체적으로 개발한 서식을 사용하고 있는 바 병원마다 분석 내용이나 방법상의 차이가 있으나 대체적으로 아래와 같은 항목을 포함하고 있다.

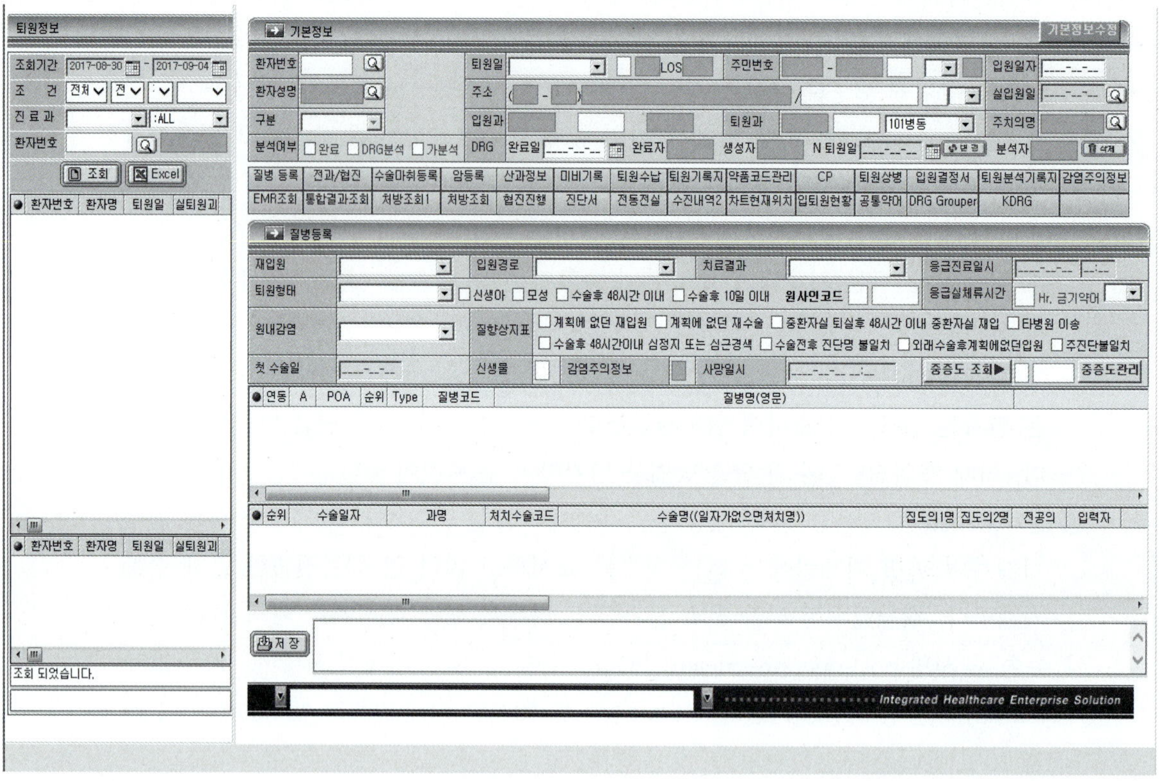

▲ 그림 13-2 **퇴원환자분석(전산처리 서식-예)**

2) 통계월보

통계월보는 일일퇴원분석결과를 매월 말에 수작업에 의한 방법이나 전산에 의한 방법으로 취합하여 각종 비율의 계산 등을 하는 것을 말하며, 이는 진료통계에 아주 중요한 자료로 통계 담당자가 반드시 숙지해야 할 사항이다.

(1) 사망률(Mortality Rate)

병원 입원 중 사망으로 종결한 환자에 대하여 각종 통계를 내는 것으로 해당 병원의 환자를 대상으로 한다. 그러나 다음의 경우는 사망률 계산에서 제외된다.

첫째, 응급실 도착 당시 이미 사망해 있었던 환자(dead on arrival: DOA)

둘째, 사산아

그러나 입원수속이 끝난 환자는 입원환자이므로 병원내 장소에서 사망하면 사망률 계산에 포함된다. 또한 신생아는 사망 환자에 포함하며 사망자가 퇴원환자에 포함되는 것은 앞의 용어의 정의에서 살펴보았듯이 당연한 것이다.

① 조사망률(Gross Death Rate/Hospital Rate)

기간 중 총퇴원자 수에 대한 총사망자의 비율이며 백분율(percentage)로 나타낸다.

$$\frac{\text{(기간 중) 사망자 총수}}{\text{(기간 중) 총퇴원환자 수}} \times 100$$

② 순사망률(Net Death Rate/Institutional Rate)

기간 중 48시간 미만(이전)의 사망자를 제외한 총퇴원자 수에 대한 48시간 이후 사망자의 비율이며 백분율로 표시한다.

$$\frac{\text{(기간 중) 사망자의 총수 - 48시간 이전 사망자 수)}}{\text{(기간 중) 총퇴원환자 수 - 48시간 이전 사망자 수}} \times 100$$

③ 마취사망률(Anesthesia Death Rate)

기간 중 총마취 시행 환자 수에 대한 마취제로 인한 사망자의 비율으로 백분율로 나타내며 이의 판단은 의사가 하여야 한다.

$$\frac{\text{(기간 중) 마취 사망자 수}}{\text{(기간 중) 총 마취환자 수}} \times 100$$

④ 모성사망률(Hospital Death Rate)

기간 중 산과퇴원환자 수에 대한 모성사망 수의 비율로 백분율로 표시하며, 직접 모성사망을 구하고 있다.

$$\frac{\text{(기간 중) 모성사망자 수}}{\text{(기간 중) 총 산과 퇴원자 수}} \times 100$$

⑤ 수술 후 사망률(Postoperative Death Rate: POD)

기간 중 총수술환자에 대한 수술 후 사망자 수의 비율로 백분율로 표시하며 수술 후 사망이란 수술 후 10일 이내(within 10 day: 수술일 + 9일)에 수술과 관련된 사망을 말한다.

$$\frac{\text{(기간 중) POD 수}}{\text{(기간 중) 총수술환자 수}} \times 100$$

⑥ 신생아사망률(Hospital Neonatal Death Rate / Infant Mortality Rate)

기간 중 해당 병원에서 출생한 신생아 총퇴원자 수에 대하여 사망 퇴원한 신생아의 비율로 백분율로 나타내며, 사산아와 분만 후 입원한 아기는 포함되지 않는다.

$$\frac{\text{(기간 중) 신생아 사망자 수}}{\text{(기간 중) 총신생아 퇴원자 수}} \times 100$$

(2) 사산율(Still-birth Rate / Fetal Death Rate)

기간 중 총출산아에 대한 사산아의 비율로써 백분율로 표시하며 총출산아는 (정상)출생(live birth), 즉 신생아와 사산아(태아사망 중기·후기)를 말한다.

$$\frac{\text{(기간 중) 총사산아 수}}{\text{(기간 중) 총출산아 수}} \times 100$$

(3) 수술 후 감염률(Postoperative Infection Rate)

기간 중 총수술 건수에 대한 수술 후 감염 건수의 비율로 백분율로 표시하며 수술 후 감염 여부는 감염위원회에서 의사가 판단한다. 수술 후 감염 이외에 과별로 또는 병동별로 감염률을 계산할 수 있다.

수술 후 감염은 감염된 상태에서 수술한 경우는 제외하고 깨끗한 상태에서 수술한 경우 수술 후 감염이 발생한 것만 계산한다. 수술 후 수술부위 감염률을 계산할 때는 수술 총건수에 대한 감염인지, 깨끗한 상태에서 수술한 수술건수에 대한 비율인지를 명확히 명시하여야 한다.

$$\frac{\text{(기간 중) 수술 후 감염 건수}}{\text{(기간 중) 총수술 건수}} \times 100$$

(4) 부검률(Autopsy Rate)

부검률이나 사망환자에 대한 부검 수의 비율을 말하며 백분율로 나타낸다. 병원에서 산출하는 부검률에는 해당 병원 환자였던 사망자 중 부검이 가능한 사망자 수에 대하여 해당 병원 병리실에서 시행된 부검수의 비율을 말하는 병원부검률(hospital autopsy rate)과 순부검률(net autopsy)을 계산하는 데 병원에서 실제로 산출하는 통계는 순부검율을 구하고 있다.

$$\text{순부검률(Net Autopsy Rate)} = \frac{\text{(기간 중) 총사망 퇴원 중 부검한 수}}{\text{(기간 중) 총사망 퇴원자 - 법적 문제로 이송한 미부검 수}} \times 100$$

순부검률은 법적 문제로 인하여 다른 곳으로 이송된 사체를 제외한 총사망자에 대한 부검자수의 비율이며 이때 신생아의 사망이나 부검은 포함되고 사산아는 제외된다.

(5) 제왕절개율(Cesarean Section Rate)

기간 중 총분만환자에 대하여 제왕절개로 분만한 사람의 비율로써 백분율로 표시하며 이때 분만 시 사산이나 신생아는 전부 포함되며 다태아를 분만한 경우도 분만 수는 분만환자를 기준으로 하므로 한 건으로 계산한다.

$$\frac{\text{(기간 중) 제왕절개 수}}{\text{(기간 중) 총분만자 수}} \times 100$$

3) 재원일수 계산

재원일수 계산은 입원환자가 퇴원한 때 계산하는 것으로 재원환자 전수조사(inpatient census)와는 통계량이 전혀 다르며 퇴원일수 계산에서 산출되는 통계량은 ① 재원일수 ② 총재원일수 ③ 평균 재원일수와 ④ 퇴원환자와 병상 수로 계산하는 병상회전율이 있다.

(1) 재원일수(Lengh of Stay: LOS)

입원기간을 나타내는 것으로 병원통계 작성 시에는 단입법을 적용하여 계산한다.

(2) 총재원일수(Total LOS)

퇴원환자 전체의 재원일수를 전부 합계한 것을 말하며 재원환자 연일수라고도 한다. 재원환자 연인원수와 혼동하면 안 된다. 예를 들어, 100병상의 어느 병원에서 3월 중 2명이 퇴원했는데 1명은 20일간 입원했었고 다른 1명은 5000일을 입원하였다가 퇴원하였으면 총 재원일수는 5020일이 된다. 앞에서 언급한 100병상의 경우, 매일 병상에 환자가 꽉 차 있다고 하더라도 3월의 재원환자 연인원수는 3000명을 넘을 수는 없다.

(3) 평균 재원일수(Average LOS)

기간 중 총 퇴원한 환자들의 재원일수, 즉 총재원일수를 총퇴원환자 수로 나누어 계산한 것으로 기간 중에 퇴원환자들이 평균 얼마나 입원했었는지를 나타낸다. 이때 신생아의 평균 재원일수는 별도로 산출한다.

$$\frac{\text{(기간 중) 총재원일수(신생아 제외)}}{\text{(기간 중) 총퇴원환자 수(신생아 제외)}}$$

(4) 병상회전율(Bed Turnover Rate)

기간 중 한 개의 병상이 사용자(환자)를 바꾼 횟수로서 퇴원환자와 병상 간에 산출되는 통계량이다. 이때 병상은 사용가능한 평균 병상을 사용한다.

$$\frac{\text{(기간 중) 총퇴원환자 수}}{\text{(기간 중) 사용 가능한 평균 병상 수}}$$

2.3 재원분석

재원환자를 대상으로 분석하는 통계량으로는 ① 일일재원환자 ② 재원환자 연인원 ③ 일일평균재원환자 ④ 병상이용률이 있다.

1) 일일재원환자 전수조사(Daily Inpatient Census)

일일재원환자 분석, 일일 상황분석이라고도 하며 그 날의 재원환자를 파악하기 위하여 병동별, 과별로 조사하며 일정한 시간(census taking time)의 재원환자에 대하여 전수조사를 한다. 전수조사 시간을 입·퇴원 업무가 끝나고 그 다음날 입·퇴원 업무가 시작하기 전에 하는 것이 재원환자 파악에 정확을 기할 수 있는바, 보통 간호부에서 밤 12시를 기하여 실시하고 있다. 그리고 통계 산출 시 신생아는 산모 입원의 결과이므로, 성인, 소아 및 신생아를 별도로 산출한다.

일일재원환자 수는 다음과 같은 식으로 표시할 수 있다.

*일일재원환자 = (전수조사) 시점재원환자 수 + 당일 입·퇴원환자로 산정한다. 전날과 연결하여 계산하고자 할 때는 아래와 같이 계산한다.

*(일일재원환자)

그 전날 재원환자(전수조사)
+ 당일 입원환자 수
- 당일 퇴원환자 수 ---------------------- 시점 재원환자 수
+ 당일 입원 당일 퇴원환자 수 ---------------- 일일재원환자 수

예제 4월 17일 자정에 전수조사(census) 시 성인과 소아가 820명, 신생아가 52명이었으며, 4월 18일 신생아가 10명 출생하였고 성인 및 소아의 입원이 50명, 퇴원이 28명이었다. 4월 18일 입원하였다가 그 날 퇴원한 사람이 9명이 있었다.

4월 18일의 성인과 소아의 시점 재원환자 수와 일일재원환자 수를 구하라.

(4월 17일 재원환자 수)	820명	
(4월 18일 재원환자 수	+ 50명	
	870명	
(4월 18일 퇴원환자 수)	- 28명	
	842명	→ 시점 재원환자 수
(4월 18일 당일입 · 퇴원)	+ 9명	
	851명	→ 일일재원환자 수

2) 재원환자 연인원수(Total Inpatient Service Days)

재원환자 연인원수는 총 재원환자 진료일수라고도 하며 기간 중의 일일재원환자 수를 전부 합한 수를 말한다.

3) 일일평균재원환자 수(Average Daily Inpatient Census)

일일평균재원환자 수는 기간 중 하루에 평균 몇 명이 재원하고 있는가를 나타내는 지표로 재원환자 연인원수를 기간 중의 날 수로 나누어서 표현한다.

$$\frac{\text{(기간 중) 재원환자 연인원수}}{\text{(기간 중) 날 수}}$$

4) 병상이용률(Percentage of Occupancy)

병상이용률은 병상가동률이라고도 하며 기간 중 이용가능한 총 병상 중 실제로 얼마나 이용되었는지를 표시하는 것으로 백분율로 나타낸다. 이용가능한 병상은 환자가 점유하도록 되어 있는 병상으로 일반병실, 중환자실 등을 말하고 일시적 목적으로 환자가 이용하는 병상 즉 검사실, 분만실, 수술실 등의 병상은 제외된다.

또한 신생아 병상(basinet)은 포함되지 않고 별도로 통계를 산출한다.

$$\frac{\text{(기간 중) 재원환자 연인원수}}{\text{(기간 중) 이용 가능한 총 병상 수} \times \text{(기간 중) 날 수}} \times 100$$

병상이용률 계산에서 기간 중 병상의 변화가 있었을 때는 변화한 날을 기준으로 변경 전과 변경 후의 병상 수를 계산하여 합산한다.

예제 어느 병원의 6월 중 재원환자 연인원수가 3247명이었고 병상 수는 6월 14일까지는 100병상이었고 16일부터는 120병상이었다. 병상이용률은?

$$\frac{\text{3247명}}{(\text{100병상} \times \text{14일}) + (\text{120병상} \times \text{16일})} \times 100 = 85\%$$

2.4 진료통계 비교월보

퇴원환자를 대상으로 하는 퇴원분석 결과에서 얻어지는 통계월보와 재원환자 전수조사(census)에서 구해지는 재원환자 센서스월보를 이용하여 종합적인 비교통계량을 산출하는 것이 진료통계 비교월보이다.

진료통계 비교월보는 퇴원환자와 재원환자에 대한 정보를 종합적으로 처리, 비교함으로써 한 번에 과거의 자료와 비교하여 살펴볼 수 있고 유용한 평가를 내릴 수 있는 자료이다(그림 13-3).

년　월

	금월	전년도 금월	금일까지의 누계	전년도 금일까지의 누계
총퇴원환자 수(사망 포함)				
성인과 소아				
신생아				
퇴원환자 재원연일수(사망 포함)				
성인과 소아				
신생아				
퇴원환자 평균 재원일수(사망 포함)				
성인과 소아				
신생아				
총사망환자 수				
입원 48시간 이내 사망				
입원 48시간 이후 사망				
순사망률				
조사망률				
임산부 사망률				
신생아 사망률				
수술후 사망률				
부검수				
부검율				
사산율				
총수술환자 수				
총수술 건수				
수술 후 감염률				
제왕 절개수				
제왕 절개율				
협의진단 환자 수				
협의진단율				
재입원율				
전과율				
보험환자 비율				
총입원환자 수				
성인과 소아				
신생아				
금월 최고 재원일 환자 수				
금월 최저 재원일 환자수				
금월 재원환자 연인원수				
성인과 소아				
신생아				
일일평균재원환자 수				
성인과 소아				
신생아				
평균 병상이용률				
성인과 소아				
신생아				

▲ 그림 13-3 **진료통계 비교월보(서식)**

2.5 외래환자 통계

우리나라는 환자들의 병원이용 행태가 입원만이 아니고 외래에 내원하는 경우도 많은 빈도를 차지하고 있어 외국의 병원이용 형태와 상당부분 차이가 있으며, 병원의 수익 측면에서도 외래의 비중이 상당히 높은 편이다.

그러므로 우리나라의 병원에서는 외래환자 통계도 병원통계의 중요한 자료원이 되고 있다. 외래환자통계 산출 시 병원 전체를 대표하는 것과 과별 지수를 각각 산출해 주는 것이 좋다.

1) 외래환자 과별 통계

그날의 외래환자 수를 파악하여 월말에 집계를 과별로 계산한다. 그리고 그 달의 환자 수를 전년도 동일 달의 환자 수와 비교 검토하여 증감(+, -) 비율을 제시한다. 병원의 필요에 따라 여러 항목을 세분하여 살펴볼 수 있다.

2) 1일 평균 외래환자 수

기간 중의 연 외래환자 수를 기간 중의 진료일수로 나누는 것을 말하며 이때 진료일수는 공휴일은 제외하고 토요일은 0.5일로 계산한다(토요일 휴무는 진료일수 계산에서 제외).

$$\frac{\text{(기간 중) 연 외래환자 수}}{\text{(기간 중) 외래 진료일수}}$$

3) 외래환자 초진율

기간 중의 연 외래환자 중 초진환자가 차지하는 비율로써 백분율로 나타내며, 연 외래환자의 증가와 함께 이 비율이 증가하는 것은 병원의 신뢰성과 병원이용 인구가 증가하고 있음을 표시하는 지표로 추측할 수 있다.

$$\frac{\text{(기간 중) 초진환자 수}}{\text{(기간 중) 연 외래환자 수}} \times 100$$

4) 병상당 1일 평균 외래환자 수 / 100병상당 1일 평균 외래환자 수

병원 간의 외래환자 진료실적을 비교하기 위하여 산출하며 병상당으로 계산하거나 100병상을 기준으로 산정한다.

(병상당)

$$\frac{\text{(기간 중) 일일 평균 외래환자 수}}{\text{(기간 중) 평균 가동병상 수}}$$

(100병상당)

$$\frac{\text{(기간 중) 일일 평균 외래환자 수}}{\dfrac{\text{(기간 중) 평균 가동 병상 수}}{\text{100병상}}}$$

5) 외래환자 평균 내원 횟수

기간 중 외래환자 1인이 평균 몇 회를 병원에 내원하였는가를 나타내는 것으로 외래환자 연인원을 실인원으로 나눈다.

$$\frac{\text{(기간 중) 연 외래환자 수}}{\text{(기간 중) 총 초진환자 수(=실인원)}}$$

6) 외래환자 진료과별 구성 비율

기간 중 외래환자 연인원 대비 진료과별 구성비율로써 백분율(%)로 표시한다.

$$\frac{\text{(기간 중) 진료과별 외래환자}}{\text{(기간 중) 연 외래환자 수}} \times 100$$

7) 외래환자 입원율

기간 중 연 외래환자 중에서 입원한 환자의 비율을 측정하는 것으로 백분율(%)로 나타낸다. 이 지표는 외래환자의 중증도를 간접적으로 표현하는 것으로 볼 수 있다.

$$\frac{\text{(기간 중) 외래 경유 입원환자}}{\text{(기간 중) 연 외래환자 수}} \times 100$$

8) 응급환자율

기간 중 연 외래환자 수에 대한 응급환자의 비율으로 백분율로 표시한다.

$$\frac{\text{(기간중) 총 응급환자 수}}{\text{(기간중) 연 외래환자 수}} = \frac{\text{응급환자 연인원수}}{\text{(기간 중) 연 외래환자 수}}$$

초진환자 중 응급환자의 비율을 계산하는 것이 외래환자의 응급도를 알아보는 데 도움이 될 수 있다.

$$(\text{초진 중 응급환자율}) \quad \frac{(\text{기간 중})\ \text{총 응급환자 수}}{(\text{기간 중})\ \text{총 초진환자 수}} \times 100$$

9) 응급환자 입원율

총 응급환자 중 입원환자의 비율로써 백분율로 표시한다.

$$\frac{(\text{기간 중})\ \text{응급환자 중 입원자 수}}{(\text{기간 중})\ \text{총 응급환자 수}} \times 100$$

2.6 외부기관 제출 통계

우리나라 병원에서 외부기관에 제출하는 통계는 매우 다양하다. 여기에서는 중요성이 큰 보건복지부, 의료기관평가인증원, 대한병원협회(병원신임평가와 수련병원 실태조사) 및 보건소 등의 보건기관에 제출하는 통계에 관하여 서술하고자 한다(표 13-2).

1) 병원신임평가, 수련병원실태조사 및 의료기관 인증제도

(1) 의료기관 인증제도

의료기관 인증제는 의료기관이 환자 안전과 의료서비스의 질 향상을 위해 자발적이고 지속적인 노력을 하도록 유도하여, 국민에게 양질의 의료서비스를 제공하도록 하는 제도이다. 이 제도는 1994년 '의료보장개혁위원회'의 개혁방안의 일환으로 대두되어 시범사업 후에 시행된 '의료기관 서비스 평가제도' 에서 비롯되었다.

(2) 병원신임평가 업무지침

병원신임평가는 1981년부터 대한병원협회에서 '병원표준화사업'이라는 호칭으로 실시하였으며 2003년도부터는 '병원신임평가'사업으로 그 명칭을 변경하여 실시하고 있다.

(3) 수련병원실태조사 업무지침

병원표준화심사와 같이 대한병원협회에서 실시하고 있으며 수련병원 신청 자격은 "전문의 및 자격인정 등에 관한 규칙"에 적합한 병원으로써 1년 이상의 진료실적을 제시할 수 있어야 한다.

의료기관에서 보건복지부, 보건복지부 관련 기관 병원협회 및 보건소 등에 제출하는 통계의 명칭 및 주요 내용은 표 13-2와 같다.

표 13-2 의료기관의 외부기관 제출 통계

연번	요청 기관	요청 자료	주요 내용	비고
1	보건복지부	환자조사(의료서비스 이용실태조사)	외래환자 특정 1일, 퇴원환자 특정 1개월 조사	정기적
2	통계청(보건복지부)	영아모성사망조사	분만, 출생, 사산통계, 인적 사항, 사인	정기적
3	보건복지부	지원 병원 운영 실태 조사	연도별·입원·외래형태별 실인원, 연인원	정기적
4	보건소	결핵 예방접종 실적	인적 사항, 통계	정기적
5	보건소	결핵환자 치료 및 등록	인적 사항, 통계	정기적
6	보건소	모자수첩 발급 실적	인적 사항, 통계	정기적
7	보건소	표면항원 양성 산모의 출생아수	월별 통계	정기적
8	보건소	의료기관 실태보고	병상 수, 환자 수, 의료인력	정기적
9	보건소	예방접종 실적보고	DPT, B형간염, 수두, 폴리오, 인플루엔자, 월 통계 및 누적수	정기적
10	보건소	미숙아 및 선천성 이상아 출생보고	인적 사항, 기본적 통계	정기적
11	시	임산부 사망, 사산 및 신생아 사망신고	분만 수, 출생아 수, 사산아 수, 사인	정기적
12	시	응급실증후군 감시체계보고환자 결과 확인	인적 사항, 진단명, 검사결과	부정기적
13	시	응급실 내원환자 현황 조사표	과별 내원 유형 및 환자 수, 기본 통계	부정기적
14	질병관리본부	급성 감염병환자 정밀 역학조사를 위한 열람	환자명단 및 열람	부정기적
15	질병관리본부	장기이식관련 정보 조사	공여자, 이식받은 자 명단	정기적
16	건강보험심사평가원	보험청구 질병 코드 조사	주민번호, 진료일, 주 진단명, 기타 진단명 코드	부정기적
17	대한병원협회	병원신임평가사업	병원신임평가를 위한 전반적 자료	정기적
18	대한병원협회	암 진단 및 치료시설에 관한 조사	암환자 진료실적, 장비, 병원 현황	부정기적
19	중앙암등록본부	암등록사업	인적 사항, 직업, 초진연월일, 원발 부위, 암의 형태 등	정기적

(계속)

표 13-2 의료기관의 외부기관 제출 통계(계속)

연번	요청 기관	요청 자료	주요 내용	비고
20	한국지역암등록본부	암 발생 통계	초진일, 진단 방법, 주소, 치료 방법, 사망 여부	정기적
21	한국보건사회연구원	OECD 관련 통계	질병, 수술명별 통계, ...	정기적
22	한국보건산업진흥원	신생아 DRG 개발을 위한 조사	재원일수, 입원 시 체중, 인공호흡시간, 퇴원 시 사망 여부, 이송 여부	부정기적
23	한국소비자보호원	공산품 관련 위해 정보	환자 성명, 연령 전화번호, 위해 부위, 위해 종류, 치료기간, 위해 장소, 기타 서술	정기적
24	한국소비자보호원	청소년 스포츠 및 레저활동 사고 사례	청소년 스포츠 관련 사고에 관한 조사	부정기적
25	한국전기안전공사	감전사고자 통계조사	인적 사항, 사고 장소, 사고행위 상해 정도, 전압	정기적
26	희귀의약품센터	희귀질병, 난치병 환자조사	희귀병, 난치병, 45종류 통계	정기적
27	학회	수련병원심사	수련의 교육현황 및 심사에 관련된 전반적 조사,·질명·수술통계, 진료관련 실적 통계	정기적
28	학회	당뇨병 환자 역학조사	인적 사항, 치료방법, 합병증 상병코드	부정기적
29	기타	기타 외부기관, 단체 요청	논문, 임상연구, 실험, 수사 등과 관련하여 요청하는 부정기적인 조사자료 등	부정기적

2) 보건행정기관 제출 통계

(1) 보건행정기관 제출 통계의 중요성

보건소 등 보건행정기관에서 요구하는 통계는 의료법, 감염병예방법, 결핵예방법 등에 근거하여 제출하며 크게 두 가지로 대별할 수 있다. 첫째, 제1군 감염병 등 환자진료 시 신고사항이 발생하였을 경우 자체적으로 보고사항을 파악하여 제출하여야 하는 것과 둘째, 보건행정기관에서 보고서 작성을 위하여 요구하거나 현장조사 시에 자료를 제출하여야 하는 것으로 나누어진다.

위에서 언급한 것과 같이 보건행정기관 제출 통계는 작성 사항이 법적인 것으로 자료의 제출을 기피하거나, 기한이 늦거나 또는 제출 사항을 숙지하지 못하여 보고를 못하였을 때에는 행정 조치, 과태료 또는 벌금 등의 불이익을 당하게 되므로 보건행정기관 제출 통계에 관한 내용을 파악하고 있는 것이 중요하다.

(2) 보고서 작성 및 작성 시 주의사항

보건행정기관에서 요구하는 보고서의 종류, 작성 항목, 작성 방법 등은 제12장 보건복지 통계에서 서술하였다.

3 병원경영 통계

3.1 의료인력 통계

병원은 어느 다른 조직보다도 의료비용 중에서 인건비가 차지하는 비율이 매우 높고, 인적 자원의 구성이 진료에 미치는 영향이 크므로 인력에 관련된 정확한 정보를 파악하는 것이 중요하다.

1) 100병상당 직종별 직원수

병원은 병상수에 따라 직원수가 큰 차이가 있으므로 100병상으로 조정하여 다른 병원과 비교하기 위하여 산출한다.

$$\frac{\text{직종별 평균 재직인원수}}{\text{평균 가동병상 수} \div \text{100병상}} \quad \text{또는}$$

$$\frac{(\text{직종별 기초 직원수} + \text{기말 직원수}) \div 2}{\text{평균 가동병상 수} \div \text{100병상}}$$

2) 조정환자 100병상당 직종별 직원 수

유사한 병상 수의 병원이라도 병상이용률이나 외래환자 수가 적은 경우 직종별 직원 수는 비교가 어려운 경우가 있다. 이를 보정하기 위하여 조정환자 개념을 도입하여 통계를 산출한다.

$$\frac{\text{직종별 평균 재직 직원 수}}{\text{1일 평균 조정환자 수} \div 100} \quad \text{또는} \quad \frac{(\text{직종별 기초 직원 수} + \text{기말 직원 수}) \div 2}{\text{1일 평균 조정환자 수} \div 100}$$

조정환자(adjusted daily census)란 병원환자 구성이 입원과 외래환자로 구분되어 비용의 산정이 다르므로 외래환자 수를 입원환자 수 기준으로 환산한 것을 말한다.

조정환자 산출공식은 다음과 같다.

$$* \ \text{조정환자 수} = \text{총재원일수} + \text{연외래환자 수} \times \frac{\text{외래환자 1인당 1일 평균 부담진료비}}{\text{입원환자 1인당 1일 평균 부담진료비}}$$

(조정환자 산출 예시)

-입원환자 1인당 1일 평균부담진료비 ··40000원

-외래환자 1인당 1일 평균부담진료비 ··· 10000원

-총 재원일수 ····················· ··· 40000원

-연 외래환자 수 ·················· ··· 100000원

조정환자 수 = 40000 + 100000 × 10000 = 65000명

3) 직종별 인력 구성 비율

직종별 평균 재직인원수와 전체 직원수의 비율로써 백분율로 나타낸다.

$$\frac{\text{직종별 평균 재직인원수}}{\text{전체 직원 수}} \times 100$$

4) 직종별 보조 인력비(Ratio)

직종별로 주요 직원과 지원인력 간의 비율로 비(ratio)로 표시하며, 전문의 대 전공의, 간호사 대 간호조무사, 약사 대 약사보조자, 의료기사 대 보조기사 등으로 산출할 수 있다.

$$\frac{\text{지원 직원(지원 인력)}}{\text{주요 직원(정규 인력)}}$$

지원인력의 비율이 높으면 양질의 의료에 지장이 있다. 반면에 너무 낮으면 병원 재정에 부담이 되는 양면성이 있다.

5) 전문의 1인당 1일 평균 환자 수

병원에서 노동생산성을 알아보기 위한 통계량으로서 한명의 전문의가 1일 평균 몇 명의 환자를 진료하는지를 나타내며 외래, 입원 및 조정환자 수로 각각 산출한다.

$$* \text{ 외래환자 수} = \frac{\text{1일 평균 외래환자 수}}{\text{전문의 수}}$$

$$* \text{ 입원환자 수} = \frac{\text{1일 평균 입원환자 수}}{\text{전문의 수}}$$

$$* \text{ 조정환자 수} = \frac{\text{1일 평균 조정환자 수}}{\text{전문의 수}}$$

6) 직종별 직원 1인당 1일 평균 진료 건수

직종별 직원수와 직종별 진료 건수를 계산하는 것으로 이 결과는 직종별 직원 수의 적정성 여부의 판단에 유용한 자료이다.

$$\frac{\text{1일 평균 진료(업무) 건수}}{\text{직종 종사자 수}} \qquad \text{(예) 방사선사: } \frac{\text{1일 평균 촬영건수}}{\text{방사선사의 수}}$$

3.2 의료수익 통계

1) 외래환자 1인 1일당 평균 진료비(원)

$$\text{* 진료과별} = \frac{\text{진료과별 외래수익}}{\text{진료과별 연 외래환자 수}}$$

외래환자 1인 1일당 평균 진료비는 진료과별 이외에 환자종류별, 수가종목별로 산출할 수 있다.

2) 100병상당 1일 평균 외래수익(원)

1일 평균 병원 전체의 외래수익을 다른 병원과 비교하기 위하여 산출한다. 진료과별, 환자종류별 및 수가종목별로 산출한다.

$$\text{* 진료과별} = \frac{\text{진료과별 외래수익} \div \text{외래진료일수}}{\text{평균 가동병상 수} \div \text{100병상}}$$

3) 외래환자 구성 비율

총 외래수익에 대하여 진료과목별, 환자종류별 및 수가종목별로 산출할 수 있으며, 외래수익의 구성을 알 수 있다.

$$\text{* 진료과별(\%)} = \frac{\text{진료과별 외래수익}}{\text{진료과별 총 재원일수}} \times 100$$

진료과별 이외에 환자종류별, 수가종목별로 산출하며, "위"와 계산공식이나 계산 목적이 같다.

4) 100병상당 1일 입원수익

진료과별, 환자종류별 및 수가종목별로 산출할 수 있다.

$$* \text{ 진료과별 입원수익} = \frac{\text{진료과별 입원수익} \div \text{입원진료일수}}{\text{진료과별 총 재원일수} \div 100\text{병상}}$$

5) 100병상 일평균 재원환자 수

입원 중인 평균 재원환자 수를 100병상 기준으로 계산한 것으로 과거와 현재의 병상이용률이나 입원환자 수를 비교하는 것이다.

$$\frac{\text{연재원환자 수/입원진료일수}}{\text{일평균 가동병상 수}} \times 100\text{병상}$$

3.3 건강보험 통계

1) 보험급여 삭감률

보험급여 청구액 중 삭감된 금액의 비율로써 백분율로 표시한다. 삭감률을 낮추기 위해서는 모든 직종 특히 의료진의 협조와 보험청구자의 직무 수준이 높아야 한다.

$$\frac{\text{삭감액}}{\text{보험급여 청구액}} \times 100$$

2) 이의 신청률

삭감액 중 병원에서 진료비 심사기관에 이의를 제기한 비율로써 백분율로 나타낸다.

$$\frac{\text{이의 신청액}}{\text{삭감액}} \times 100$$

3) 회수율

삭감액 중 회수된 금액 또는 이의 신청액 중 회수된 금액으로 백분율로 나타낸다.

$$* \text{ (삭감액 기준)} \quad \frac{\text{회수액}}{\text{삭감액}} \times 100$$

$$* \text{ (이의신청 기준)} \quad \frac{\text{회수액}}{\text{이의신청액}} \times 100$$

3.4 병상이용도 분석

1) 병상이용률(%)

병원이 보유 중인 병상을 얼마나 가동하였는가를 분석하는 지표이다.

전국 평균 병상이용률은 규모와 설립주체에 따라 다르지만 약 70~80% 수준에 이르고 있다.

$$\frac{\text{총 재원일수}}{\text{연 가동병상 수}} \times 100$$

2) 병원이용률(%)

입원환자와 외래환자를 포함하여 이용률을 포괄적으로 나타낸 지표

$$\frac{\text{조정환자 수}}{\text{연 가동병상 수}} \times 100$$

3) 병상회전율(회)

특정 병상에 일정기간 중 몇 명의 환자가 입원하였는가를 나타낸다.

$$\frac{\text{입원(퇴원) 실인원수}}{\text{평균 가동병상 수}} = \frac{(\text{입원 연인원수} + \text{퇴원 실인원수})/2}{\text{평균 가동병상 수}}$$

4) 병상회전기간(일)

특정 병상의 환자 입(퇴)원 후 다음 환자가 입(퇴)원할 때까지의 평균 기간을 의미한다.

평균 재원일수보다 높게 나타나며 병상이용률이 높을수록 평균 재원일수와 가깝게 나타난다.

$$\frac{\text{평균 가동병상 수}}{\text{입(퇴)원환자 실인원수}} \times 365$$

3.5 진료권 분석

1) 친화도(Relevance and Commitment Indexes)

특정 병원에 내원(입원)하는 환자의 분포가 어느 지역에 거주하는 환자로 구성되어 있는가를 환자자료원을 기초로 하여 산출하는 것이다.

$$\text{* Relevance Index(RI)} = \frac{\text{어느 지역에서 특정 병원에 입원하는 환자의 연인원수}}{\text{어느 지역에서 모든 병원에 입원하는 연인원수}} \times 100$$

$$\text{* Commitment Index(CI)} = \frac{\text{어느 지역으로부터 특정 병원에 내원한 입원환자 비율(\%)}}{\text{각 지역으로부터 특정 병원에 내원한 입원 환자 비율(\%)}} \times 100$$

지역별 친화도(RI, relevance index) 지표가 중요하게 쓰이고 지역별 구성도(CI, commitment index) 지표는 참고 지표로 사용한다.

$$\text{* 외래환자} = \frac{\text{특정 지역의 외래실인원수}}{\text{총 외래실인원수}} \times 100$$

$$\text{* 입원환자} = \frac{\text{특정 지역의 입원실인원수}}{\text{총 입원실인원수}} \times 100$$

3) 거리별 환자분포율(%)

병원을 중심으로 일정 거리 내의 환자가 전체 환자 중 얼마나 점유하는가를 파악하는 비율로 종합전문요양기관일수록 원거리 이용자가 많고 소규모 병원일수록 근거리 비율이 높다.

$$\text{* 외래환자} = \frac{\text{일정한 지역 내의 외래실인원수}}{\text{총 외래실인원수}} \times 100$$

$$\text{* 입원환자} = \frac{\text{일정한 지역 내의 입원실인원수}}{\text{총 입원실인원수}} \times 100$$

4) 소요시간별 환자분포율(%)

거주지에서 병원에 도착하는 데 쇼요되는 시간대별 환자 분포를 제시하는 지표이다. 대형 병원일수록 내원환자가 광범위하게 분포되어 있으며 의원은 지역주민이 많이 이용한다.

$$\text{* 외래환자} = \frac{\text{일정한 소요시간대에 속하는 외래 실인원수}}{\text{총 외래실인원수}} \times 100$$

$$\text{* 입원환자} = \frac{\text{일정한 소요시간대에 속하는 입원 실인원수}}{\text{총 입원실인원수}} \times 100$$

4 병원경영실적 통계

4.1 조사개요

1) 조사목적(Purpose)

본 조사는 우리나라 병원의 경영실태를 계수적으로 파악하여 정부의 정책수립을 위한 기초자료로 활용되며 병원의 경영개선과 경쟁력 향상에 필요한 기초 통계 자료를 제공하기 위함을 목적으로 한다.

2) 법적근거

병원경영분석은 '한국보건산업진흥원법' 제6조에 의거하여 보건산업 정보의 개발·관리 및 활용에 따라 통계 자료를 수집·작성하고 있다.

3) 조사방법

병원경영실적자료는 보건복지부·대한병원협회 등 협조하에 2016년 5월 16일부터 9월 30일간에 걸쳐 조사하였다. 조사방법은 한국보건산업진흥원의 해당 홈페이지(http://has.khidi.or.kr) 내 조사표에 조사대상 의료기관이 직접 기입하는 방식으로 이루어졌다.

4) 조사대상

2015년도 전국 병원급 이상 의료기관(일반병원, 정신병원, 전염성병원, 한방병원, 치과병원, 요양병원 등) 약 3,200여 개 의료기관을 대상으로 조사하였다. 조사대상 의료기관 중 403개 의료기관의 자료가 수집되었고 그 중 활용 가능한 396개 의료기관 자료를 분석하였다.

5) 조사내용

2015년도 1년간의 재무상태표, 손익계산서, 환자진료실적, 의료수익, 직종별 인력, 시설이용 실적, 일반 현황 등의 내용을 조사하였다.

4.2 조사결과

1) 일반 병원의 주요 경영실적

(1) 의료수익 순이익률(표 13-3)

보건복지부가 전국 3,200개 병원급 의료기관을 대상으로 한 2015 병원 경영실태 조사 결과에 따르면, 의료수익 순이익률이 가장 높은 곳은 160병상 이상 300병상 미만 종합병원이었으며, 상급종합병원의 경우 마이너스를 기록했다. 정신병원, 한방병원, 치과병원 등을 제외한 병원급 의료기관의 경우 평균 의료수익 순이익률은 1.9%였으며, 100병상당 월평균의료수익은 11억 9,500만 원으로 집계됐다.

표 13-3 **의료수익 순이익률**

단위: % (Unit: %)

구 분	전체 평균 Total	일반병원(General)						특수병원(Special)				Division
		평균 Subtotal	종합병원(General)				병원 Hospital	정신병원 Mental	전염성병원 TB	한방병원 Oriental	치과병원 Dental	
			상급 Tertiary	300+	160+	160-						
전체병원	2.0	1.9	-0.3	1.4	4.2	3.5	2.0	8.8	-	-1.3	10.7	All Hospitals
대도시	1.8	1.6	0.8	0.0	5.4	3.4	4.3	2.2	-	1.7	8.8	Metropolitans
중소도시	2.4	2.3	0.3	2.5	2.7	2.9	4.1	9.3	-	-8.2	15.0	Other Cities
읍면	1.4	1.1	-	8.5	4.2	7.7	-12.4	17.4	-	-	-	Rural Area
민간병원	2.8	2.6	0.7	1.7	5.4	3.3	3.5	7.4	-	1.9	17.7	Private Hospitals
공공병원	-1.6	-1.4	-2.9	0.6	-4.0	3.9	-3.0	-55.4	-	10.7	-4.9	Public Hospitals

(2) 의료수익증가율

의료수익증가율은 14.2%, 타인자본의존도는 63%, 100병상당 일평균조정환자 수는 283명으로 나타났다. 의료기관의 종류별로 살펴보면 '상급종합병원'의 경우 의료수익 순이익률은 -0.3%, 100병상당 월평균의료수익은 24억1,400만원으로 조사됐다.

상급종합병원의 의료수익증가율은 5%, 타인자본의존도는 66.1%, 100병상당 일평균조정환자 수는 304명에 달했다.

'300병상 이상 종합병원'의 경우 의료수익 순이익률 1.4%, 100병상당 월평균의료수익은 12억 9,500만 원, 의료수익증가율은 8.4%로 나타났다.

(3) 타인자본의존도(표 13-4)

타인자본의존도는 58.7%, 100병상당 일평균조정환자 수는 289명이었다. '160병상 이상 300병상 미만 종합병원'의 경우 의료수익 순이익률은 4.2%, 100병상당 월평균의료수익은 8억 6,400만 원으로 조사됐다.

표 13-4 타인자본의존도

단위: % (Unit: %)

구 분	전체 평균 Total	일반병원(General)						특수병원(Special)				Division
		평균 Subtotal	종합병원(General)				병원 Hospital	정신 병원 Mental	전염성 병원 TB	한방 병원 Oriental	치과 병원 Dental	
			상급 Tertiary	300+	160+	160−						
전체병원	61.2	63.0	66.1	58.7	65.6	75.2	57.4	48.5	-	54.0	46.3	All Hospitals
대도시	64.5	64.9	67.7	60.7	69.3	68.7	59.2	40.4	-	61.4	66.0	Metropolitans
중소도시	60.1	62.6	65.8	59.2	63.8	79.6	56.2	55.4	-	31.9	8.0	Other Cities
읍면	40.6	41.2	-	22.3	43.4	92.7	49.7	20.5	-	-	-	Rural Area
민간병원	64.5	65.8	69.2	61.9	70.7	77.3	57.1	57.6	-	52.2	16.5	Private Hospitals
공공병원	55.9	53.0	60.7	44.3	46.4	71.1	65.6	3.3	-	4.5	77.1	Public Hospitals

2) 정신병원, 한방병원, 치과병원의 경영실적

(1) 정신병원

의료수익 순이익률은 8.8%, 100병상당 월평균의료수익은 1억 6,700만 원, 의료수익 증가율은 5.5%로 조사됐다. 타인자본의존도는 48.5%, 100병상당 일평균조정환자 수는 19명이었다(표 13-3, 표 13-4).

(2) 한방병원

의료수익 순이익률은 -1.3%였으며 100병상당 월평균의료수익은 5억 8,000만 원, 의료수익증가율은 2.8%로 나타났다. 타인자본의존도는 54%였으며, 100병상 당 일평균 조정환자 수는 232명이었다(표 13-3, 표 13-4).

(3) 치과병원

치과병원의 경우 의료수익 순이익률이 10.7%로 모든 의료기관 중 가장 높았으며, 100병상당 월평균의료수익은 10억 6,200만 원으로 조사됐다. 의료수익증가율은 10.3%, 타인자본의존도는 46.3%였으며, 100병상당 일평균조정환자 수는 1,121명으로 모든 종별에서 가장 많았다(표13-3, 표13-4).

지금까지 언급한 우리나라 병원의 경영분석 결과를 요약한 병원경영지표는 다음과 같다(조사대상 전체 병원).

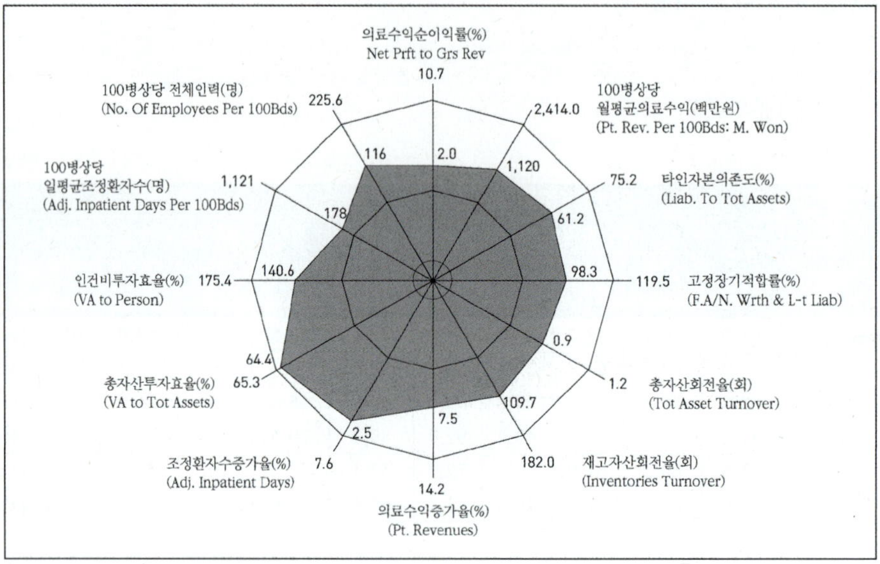

▲ 그림 13-4 **병원경영 종합평가도 레이더 차트(전체 병원)**

CHAPTER 14

인구 및 질병 통계학

1 인구의 어원과 정의

일반적으로 인구의 정의를 한자에서 그대로 해석하면 사람의 입, 즉 식구 또는 가구를 의미한다. 어원적으로는 라틴어의 '민중'을 의미하는 population과 희랍어에서 유래한 학문상의 용어인 demography의 두 가지로 분류된다.

Population은 라틴어 *populatio*에서 유래하였으며 '거주하게 한다', '사람을 증식시킨다'의 뜻을 지니고 있다. 이것은 전쟁이나 전염병 또는 기근에 의한 황폐, 파괴 및 폐허의 뜻으로 쓰이다가 근대에 이르러 생활이 안정되면서 그 의미가 변화되었다. 한편 demography는 길라드(Guillard)가 최초로 사용하였으며 '인구를 서술한다'라는 뜻을 내포하고 있다.

인구의 정의는 학자에 따라 다양한 정의를 내리고 있으나 대체적으로 두 가지 정의가 통용된다. 첫째, 인구는 어떤 특성에 의해 구별되는 사람의 집단이다. 여기에서 인간의 집단을 구별하는 특성으로는 지리적, 인종, 국적, 자연적 또는 사회적 성격을 나열할 수 있다. 예를 들어 세계인구, 한국인구, 남자인구, 노동인구 등이 이에 해당된다.

둘째, 인구는 어떤 특정 시간에 일정한 지역 내에 거주하는 사람의 집단을 의미한다. 이에 대한 예로 '2015년 인구 센서스 결과 우리나라 인구는 5,107만 명이다.'를 예시할 수 있다.

2 인구통계의 종류

2.1 우리나라의 인구통계 작성

1) 인구통계의 개념과 유형

인구통계는 인구의 규모, 구조, 분포 변동 등에 관한 자료뿐만 아니라 이와 연관하여 사회, 경제, 문화적 특성까지 파악 가능하게 하는 모든 인구에 관한 자료를 의미한다.

인구통계는 크게 나누어 인구정태통계 및 인구동태통계로 구분한다. 전자는 특정 시점에서의 인구조사를 통해 얻은 인구수에 관련된 통계 자료이고, 후자는 인구동태신고를 통해 확보한 출생, 사망, 전입, 전출, 결혼 및 이혼 등에 관련된 통계 자료를 뜻한다.

그리고 이와는 성격이 다른 「추계인구」, 「생명표」 등의 가공통계가 있다(그림 14-1).

인구통계
- ▶인구정태통계 : 일정 시점→인구센서스(조사자료), 주민등록인구(신고자료) / 규모, 구조, 분포 및 특성
- ▶인구동태통계 : 일정 기간→인구동태통계(신고자료) / 인구변동 요인(출생, 사망, 혼인, 이혼 등)
- ▶인구가공통계 : 분석 가공→추계인구, 생명표 / 조사·신고자료 기초

▲ 그림 14-1 **인구통계의 분류**

2) 우리나라의 인구통계조사 현황

우리나라에서 주기적으로 작성되고 있는 인구통계 현황은 표 14-1과 같다.

표 14-1 **우리나라 인구통계 작성 현황**

	인구주택 총조사	주민등록인구	추계인구
1. 작성 기관	통계청	16개 시도	통계청
2. 작성 주기	5년	매년	5년
3. 기준일	11.1(총조사 실시연도)	12.31(92년 이후 공표)	7.1
4. 작성 방법	조사통계	보고통계	가공통계
5. 특성	-인구의 특성인 혼인상태, 교육정도, 산업, 직업 등 -가구, 주택의 종류 및 특성 파악	-주민등록 및 외국인 등록표에 등재된 내·외국인 파악	-코호트 요인법을 이용하여 추계한 인구
6. 장점	-장래 인구추계의 기초자료 -실제 거주인구, 연령 파악 -소지역 인구 특성, 가구 특성의 유일한 전수자료 -다른 통계의 모집단	-전산 출력으로 인한 신속한 자료 생산 -소지역 인구 파악 가능	-인구총조사를 수정, 보완하여 추정한 것으로 남녀별, 연령별 인구 -총인구 대표 자료로 사용 -비 예산사업
7. 단점	-비표본오차 발생(전수 조사로 비표본오차 통제가 어려움) -응답 거부, 부재 가구에 따른 신뢰도 저하 우려 -과다한 예산 소요	-실제 거주 인구 및 연령이 다를 수 있음, 해외거주 인구가 포함됨 -혼인상태, 교육정도, 직업 등 인구특성 파악 곤란 -실제적인 현황 파악이 곤란	-장래 예측 통계로 실제와의 괴리 발생 우려 -과거 추계인구 수정 필요 -혼인상태, 교육정도, 직업 등 인구특성을 알 수 없음

2.2 인구정태통계

한 인구의 특정 시점에서 인구를 구성하는 사람의 수량적 크기, 구성 또는 분포를 설명하는 통계로서, 총인구조사(센서스) 또는 표본조사(micro-census)를 통해 수집한다. 우리나라는 삼한시대부터 이조시대에 이르기까지 호구조사를 통해 주민수와 토지 등에 관한 자료를 수집해 왔다.

우리나라에서 현대적 의미의 인구조사는 1925년에 처음 실시되었으며, 1970년 이후 5년마다 조사가 이루어져 2015년 현재 19번째(19차수) 인구주택총조사가 실시되었다.

1) 인구센서스

인구센서스는 특정 시점에서 한 국가 또는 일정한 지역의 모든 사람과 관련된 인구학적, 경제적 및 사회적 자료를 수집, 편집, 평가, 분석, 공표 및 제공하는 과정으로 다음과 같은 조사원칙(특성)을 지니고 있다(표 14-2).

표 14-2 인구센세스 조사의 원칙

구분	내용
완전성(universality)	인구센서스는 조사하기로 계획된 지역 내 모든 사람과 거처를 조사해야 한다.
동시성(simultaneity)	모든 사람과 거처를 정해진 기간(예: 2015. 11. 1. 0시)에 조사해야 한다.
개별성(individual enumeration)	각 개인은 집단적이 아닌 개별적으로 조사되어야 한다.
주기성(periodicity)	시계열분석 및 변화 추세 파악을 위해서는 1회성이 아닌 일정한 주기로 실시되어야 한다(우리나라는 5년 주기로 0자, 5자 연도에 실시).

(1) 센서스 조사 방법

조사 방법으로는 현재인구조사 방법과 상주인구조사 방법이 있으며 1년 중 중앙일인 7월 1일을 기준으로 조사한 인구를 그 지역 또는 국가의 인구로 간주한다.

현재인구조사와 상주인구조사를 분류하면 표 14-3과 같다.

표 14-3 현재인구조사와 상주인구조사의 장·단점

센서스 유형	특징
현재인구조사	·일시 거주자와 영구 거주자의 구분이 없음
	·일시적 통행인은 조사에서 빠질 수 있음
	·의도적인 조작이 쉽지 않음
	·특정 지역 인구크기에 관해 잘못된 견해를 가질 수 있음

(계속)

표 14-3 현재인구조사와 상주인구조사의 장·단점(계속)

센서스 유형	특징
상주인구조사	·영구 거주자에 관한 정의가 필요
	·일시적으로 외부에 나가 있는 사람들의 문제가 제기
	·거주 기준의 이행 시 편견 발생 소지
	·단기 또는 계절적 이주자의 영향에서 벗어날 수 있음

(2) 우리나라의 인구주택총조사 개요

① 연혁

캐나다에서는 1666년부터 지역별로 센서스를 실시하였으며, 이탈리아의 주요 도시들에서도 17세기에 센서스를 도입하였다. 그리고 스웨덴에서는 루터교회의 성직자가 작성한 사목구 구단의 목록을 기초로 1749년에 인구조사를 하였다.

근대적 의미의 국세조사는 미국에서(1790년) 최초로 도입하였다. 국가별 인구센서스 최초 실시 연도는 영국, 프랑스(1801년), 호주(1881년), 러시아(1891년), 일본(1920년)의 순이다.

우리나라는 매 5년마다 인구조사를 시행하는 바 최근에는 2015년 11월 1일 인구조사가 실시되었다.

우리나라 인구센서스의 역사는 표 14-4와 같다.

표 14-4 인구주택총조사의 주요 연혁

차수	조사기준일	명칭	특징
1	1925.10.1	간이국세조사	• 인구총조사 최초 실시
8	1960.12.1	인구주택국세조사	• 주택조사 최초 실시 • 20% 표본조사 병행
9	1966.10.1	인구센서스	• 10% 표본조사
14	1990.11.1	인구주택총조사	• OMR 입력방식 도입
17	2005.11.1	인구주택총조사	• 웹기반 입력방식 도입 • 인터넷 조사 최초 실시
18	2010.11.1	인구주택총조사	• 인터넷 조사 확대(47.9% 달성) • ICR 입력방식 도입
19	2015.11.1	인구주택총조사	• 전수조사를 등록센서스 방식으로 최초 전환 • 표본조사 확대(10% → 20%) • 인터넷 조사방식 적용

② 조사 목적

우리나라의 모든 인구, 가구, 주택의 총수는 물론 규모, 구조, 분포와 개별 특성까지 파악하여 각종 경제, 사회 발전계획의 수립 및 평가와 학술연구, 민간부문의 경영계획 수립에 중요한 기초 자료로 활용한다.

③ 조사 대상

조사기준 시점(조사연도 11월 1일 0시 현재) 현재, 대한민국 영토 내에 상주하는 모든 내국인, 외국인과 이들이 살고 있는 거처를 대상으로 한다.

④ 조사 항목

총 53개 항목(2015년 조사)을 대상으로 전수조사는 12개 항목, 표본조사는 52개 항목을 조사한다. 연도별 조사항목 수와 2015년도 인구주택총조사 항목은 표 14-5와 표 14-6에 제시되어 있다.

표 14-5 연도별 조사항목 수

	1970	1975	1980	1985	1990	1995	2000	2005	2010	2015
계	31	28	40	28	45	28	50	44(3)	50(3)	53
전수	14	11	22	28	33	17	20	21	19	12
표본	17	17	18	-	12	11	30	23(3)	31(3)	52

※ 괄호 안은 시·도 특성항목 수이며, 2010년 자료는 이를 포함한 수치임.

표 14-6 2015년 인구주택총조사 조사항목(53개 항목으로 이중 전수12개, 표본조사는 52개)

구분		전수항목(12개)	표본항목(52개)	
UN 권고 항목 (28)	인구 (24)	1) 성명	1) 성명	13) 활동 제약
		2) 성별	2) 성별	14) 통근·통학 여부
		3) 나이	3) 나이	15) 통근·통학장소
		4) 가구주와의 관계	4) 가구주와의 관계	16) 경제활동 상태
		5) 국적	5) 국적	17) 종사상 지위
		6) 입국연월일	6) 입국연월일	18) 산업
			7) 종교*	19) 직업
			8) 교육정도	20) 근로 장소
			9) 전공 계열	21) 혼인 상태
			10) 출생지	22) 혼인 연월
			11) 1년 전 거주지	23) 출산 자녀수
			12) 5년 전 거주지	24) 자녀출산 시기*
	가구 (8)	1) 가구 구분	1) 가구 구분	5) 주거전용·영업겸용 여부
			2) 사용 방 수	6) 점유 형태
			3) 주거시설 형태	7) 임차료
			4) 난방시설	8) 주인(대표)가구 여부
	주택 (6)	1) 거처의 종류	1) 거처의 종류	4) 주거용 연 면적**
		2) 주거용 연면적	2) 총 방 수	5) 건축연도**
		3) 건축연도	3) 주거시설 수	6) 대지면적**
		4) 대지면적		

(계속)

표 14-6　2015년 인구주택총조사 조사항목(53개 항목으로 이중 전수12개, 표본조사는 52개)(계속)

구분		전수항목(12개)	표본항목(52개)	
고유 항목 (15)	인구 (11)	1) 본관***	1) 아동 보육	6) 추가 계획자녀 수
			2) 이용 교통수단	7) 결혼 전 취업 여부*
			3) 일상생활 및 사회활동 제약*	8) 경력 단절*
			4) 통근·통학 소요 시간	9) 사회 활동
			5) 현직업 근무연수	10) 고령자 생활비원천
	가구 (4)		1) 거주 기간	3) 주차장소
			2) 건물 및 거주 층	4) 타지 주택소유 여부

1)*: 신규항목('10년 대비)

2)**: 행정자료로 대체되는 표본항목

3)***: 전수에만 있는 항목

⑤ 조사 방법

인구주택총조사는 전수조사와 표본조사를 통해 실시된다.

전수조사를 위해 행정자료를 활용한 등록센서스를 실시하며, 표본조사(전국 가구의 20% 가구)는 먼저 인터넷조사를 실시하고, 이 조사에 응답하지 않은 가구를 대상으로 방문 면접조사를 실시한다(표 14-7).

표 14-7　인터넷 조사와 방문조사의 개요

구분	내용
인터넷 조사	응답자가 인터넷 조사 사이트(www.census.go.kr)에 접속하고 조사표를 직접 입력하여 전송하는 방식
방문 면접조사	조사원이 가구를 방문하여 조사표를 작성하는 방식 (단, 가구에서 원할 경우 응답자 기입 방식 병행)

환언하면 우리나라의 등록센서스는 부분등록센서스 제도로 행정자료와 함께 표본조사 등 현장조사를 병행하는 방식(예: 독일, 스페인, 터키 등)이다. 이에 비해 완전 등록센서스에 의거 100% 행정자료만을 연계·활용하여 인구주택총조사를 대체하는 국가(덴마크, 스웨덴, 오스트리아 등)도 있다.

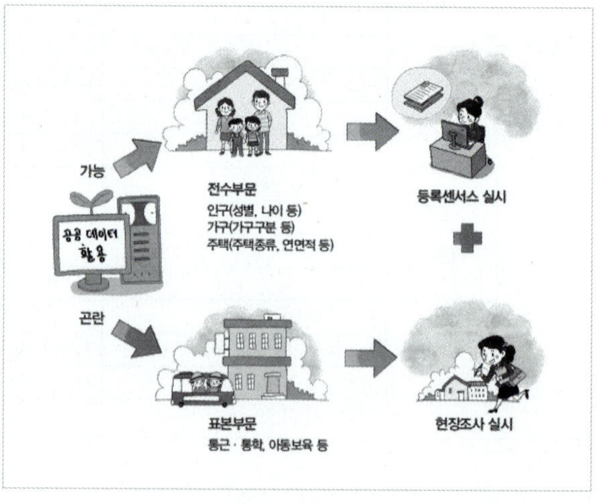

▲그림 14-2　**등록센서스 생성 단계**

(3) 2015 인구주택총조사 결과

2015년 인구주택총조사는 2015년 11월 1일 0시를 기점으로 조사가 이루어졌다(그림 14-3).

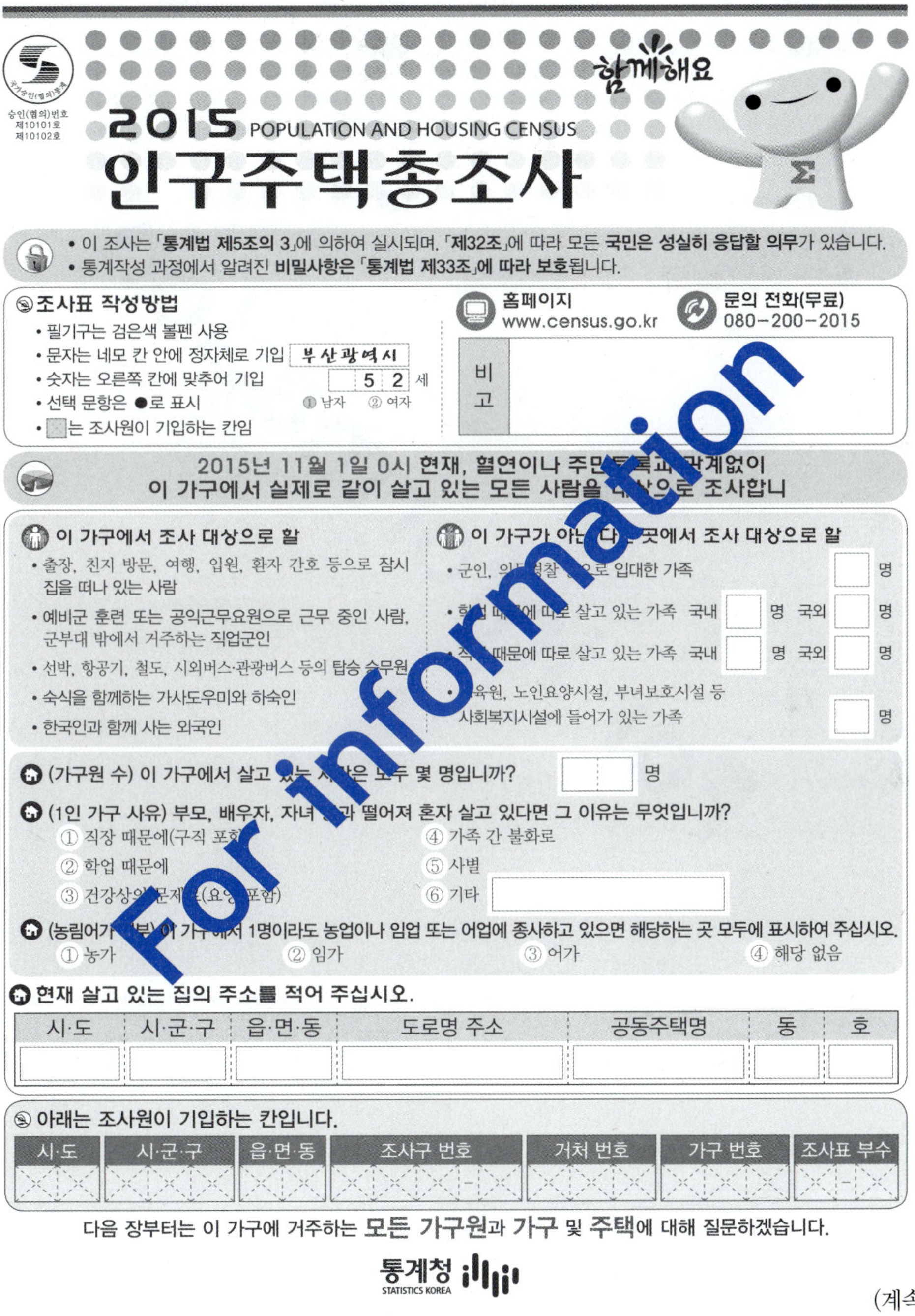
승인(협의)번호 제10101호 제10102호

2015 POPULATION AND HOUSING CENSUS

인구주택총조사

함께해요

• 이 조사는 「통계법 제5조의 3」에 의하여 실시되며, 「제32조」에 따라 모든 국민은 성실히 응답할 의무가 있습니다.
• 통계작성 과정에서 알려진 비밀사항은 「통계법 제33조」에 따라 보호됩니다.

조사표 작성방법
• 필기구는 검은색 볼펜 사용
• 문자는 네모 칸 안에 정자체로 기입 부산광역시
• 숫자는 오른쪽 칸에 맞추어 기입 5 2 세
• 선택 문항은 ●로 표시 ① 남자 ② 여자
• ▒는 조사원이 기입하는 칸임

홈페이지 www.census.go.kr
문의 전화(무료) 080-200-2015
비고

2015년 11월 1일 0시 현재, 혈연이나 주민등록과 관계없이
이 가구에서 실제로 같이 살고 있는 모든 사람을 대상으로 조사합니다

이 가구에서 조사 대상으로 할
• 출장, 친지 방문, 여행, 입원, 환자 간호 등으로 잠시 집을 떠나 있는 사람
• 예비군 훈련 또는 공익근무요원으로 근무 중인 사람, 군부대 밖에서 거주하는 직업군인
• 선박, 항공기, 철도, 시외버스·관광버스 등의 탑승 승무원
• 숙식을 함께하는 가사도우미와 하숙인
• 한국인과 함께 사는 외국인

이 가구가 아닌 다른 곳에서 조사 대상으로 할
• 군인, 의무경찰 등으로 입대한 가족 명
• 학업 때문에 따로 살고 있는 가족 국내 명 국외 명
• 직장 때문에 따로 살고 있는 가족 국내 명 국외 명
• 보육원, 노인요양시설, 부녀보호시설 등 사회복지시설에 들어가 있는 가족 명

(가구원 수) 이 가구에서 살고 있는 사람은 모두 몇 명입니까? 명

(1인 가구 사유) 부모, 배우자, 자녀 등과 떨어져 혼자 살고 있다면 그 이유는 무엇입니까?
① 직장 때문에(구직 포함) ② 학업 때문에 ③ 건강상의 문제로(요양 포함) ④ 가족 간 불화로 ⑤ 사별 ⑥ 기타

(농림어가 여부) 이 가구에서 1명이라도 농업이나 임업 또는 어업에 종사하고 있으면 해당하는 곳 모두에 표시하여 주십시오.
① 농가 ② 임가 ③ 어가 ④ 해당 없음

현재 살고 있는 집의 주소를 적어 주십시오.

시·도	시·군·구	읍·면·동	도로명 주소	공동주택명	동	호

아래는 조사원이 기입하는 칸입니다.

시·도	시·군·구	읍·면·동	조사구 번호	거처 번호	가구 번호	조사표 부수

다음 장부터는 이 가구에 거주하는 모든 가구원과 가구 및 주택에 대해 질문하겠습니다.

통계청 STATISTICS KOREA

(계속)

▲그림 14-3 2015 인구주택총조사(서식, 총 20장의 일부)

가구원

첫 번째 가구원

성명 / 성별

1 [ ]　**2** ① 남자 ② 여자

나이

3 세는나이는 몇 살입니까? [ ] 세

실제 생년월일은 양력 또는 음력으로 언제입니까?

① 양력 ② 음력 [ ] 년 [ ] 월 [ ] 일

가구주와의 관계

4 가구주와 어떤 관계입니까?

- 가구주는 세대주와 관계없이 가구를 실질적으로 대표하는 사람입니다.
- 「③ 자녀」, 「④ 자녀의 배우자」 항목을 선택한 경우 '[ ]명 중 [ ]번째'까지 응답하여 주십시오.

① 가구주(본인)
② 배우자
③ 자녀: [ ] 명 중 [ ] 번째
④ 자녀([ ] 명 중 [ ] 번째)의 배우자
⑤ 가구주의 부모
⑥ 배우자의 부모
⑦ 친손자, 친손녀 및 그 배우자
⑧ 외손자, 외손녀 및 그 배우자
⑨ 증손자, 증손녀 및 그 배우자
⑩ 조부모
⑪ 형제자매 및 그 배우자
⑫ 형제자매의 자녀 및 그 배우자
⑬ 부모의 형제자매 및 그 배우자
⑭ 기타 친척·인척
⑮ 그 외에 같이 사는 사람(고용인, 하숙인 등)

국적

5 출생 시 국적과 현재 국적은 어디입니까?

- 조선족은 중국(한국계)으로 기입합니다.

● 출생 시 국적
① 대한민국
② 외국 국가명: [ ]

● 현재 국적
① 대한민국
② 외국 국가명: [ ]

[5-1]은 위 국적 중 어느 하나라도 외국일 경우만 기입합니다.

입국 연월

5-1 거주나 취업, 학업 등을 위해 대한민국에 처음 입국한 때는 언제입니까?

- 여행 등을 위해 단기간 입국한 경우는 제외합니다.

[ ] 년 [ ] 월

두 번째 가구원

1 [ ]　**2** ① 남자 ② 여자

3 세는나이는 몇 살입니까? [ ] 세

실제 생년월일은 양력 또는 음력으로 언제입니까?

① 양력 ② 음력 [ ] 년 [ ] 월 [ ] 일

4 가구주와 어떤 관계입니까?

- 가구주는 세대주와 관계없이 가구를 실질적으로 대표하는 사람입니다.
- 「③ 자녀」, 「④ 자녀의 배우자」 항목을 선택한 경우 '[ ]명 중 [ ]번째'까지 응답하여 주십시오.

① 가구주(본인)
② 배우자
③ 자녀: [ ] 명 중 [ ] 번째
④ 자녀([ ] 명 중 [ ] 번째)의 배우자
⑤ 가구주의 부모
⑥ 배우자의 부모
⑦ 친손자, 친손녀 및 그 배우자
⑧ 외손자, 외손녀 및 그 배우자
⑨ 증손자, 증손녀 및 그 배우자
⑩ 조부모
⑪ 형제자매 및 그 배우자
⑫ 형제자매의 자녀 및 그 배우자
⑬ 부모의 형제자매 및 그 배우자
⑭ 기타 친척·인척
⑮ 그 외에 같이 사는 사람(고용인, 하숙인 등)

5 출생 시 국적과 현재 국적은 어디입니까?

- 조선족은 중국(한국계)으로 기입합니다.

● 출생 시 국적
① 대한민국
② 외국 국가명: [ ]

● 현재 국적
① 대한민국
② 외국 국가명: [ ]

[5-1]은 위 국적 중 어느 하나라도 외국일 경우만 기입합니다.

5-1 거주나 취업, 학업 등을 위해 대한민국에 처음 입국한 때는 언제입니까?

- 여행 등을 위해 단기간 입국한 경우는 제외합니다.

[ ] 년 [ ] 월

▲그림 14-3　2015 인구주택총조사(서식) (계속)
*「인구주택총조사」의 양식은 총 20장으로 그림 14-3은 이중 일부를 예시)

2016년 11월 1일 기준 인구센서스 조사에 따른 우리나라의 총인구는 51,270천 명(외국인 포함)으로 지난 2015년에 비해 0.4% 증가하였다(그림 14-4).

성별로는 남자가 25,697천명, 여자 25,573천명으로 내국인은 49,856천 명이고, 외국인은 1,414천 명이다. 2016년 총조사인구인 51,270천명은 1966년(29,193천 명)보다 1,76배 증가하였다.

이 중에서 수도권 인구는 전체 인구의 49.5%를 차지하였고, 경기도가 전체 인구의 24.7%(1,267만 명)로 가장 많으며 서울(19.1%), 부산(6.7%), 경남(6.5%)의 순으로 분포하고 있다.

또한 65세 이상 인구가 전체의 13.6%를 차지하고 있어 2017년에는 고령사회에 도달할 것으로 여겨진다. 그리고 가구의 거처 유형을 분석한 결과「아파트」에 거주하는 가구의 비중은 48.6%이었다(그림 14-4).

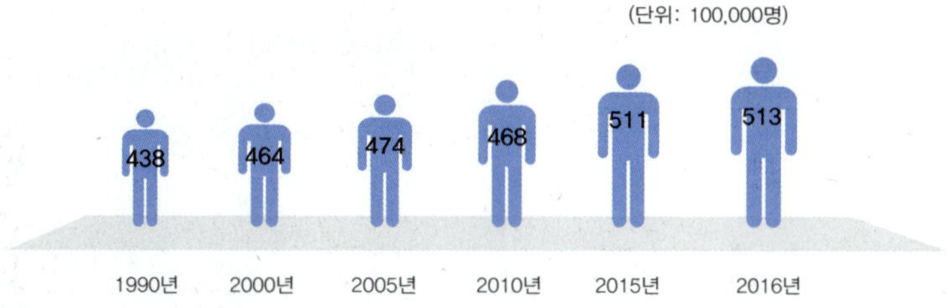

▲ 그림 14-4 **연도별 총인구수 변화**

2016년 말을 기준으로 과거와 비교한 우리나라의 인구피라미드는 그림 14-5와 같다(2016년 항아리형 인구구조에서 2030년대에는 역피라미드형으로… …).

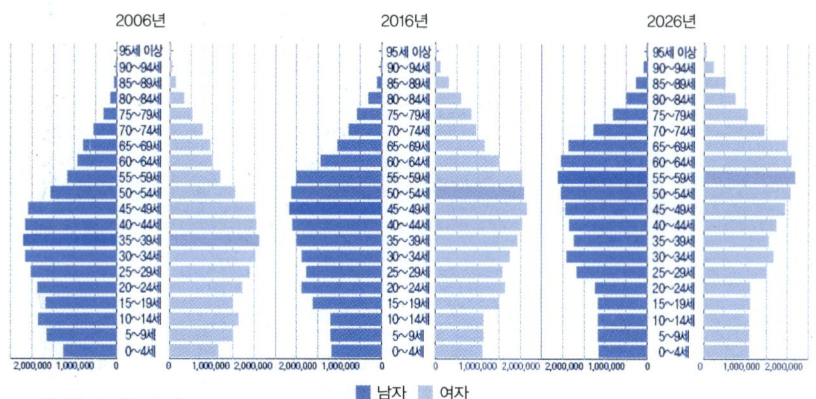

자료: 통계청, 장래인구추계

▲ 그림 14-5 **우리나라 인구피라미드의 변화**(2006, 2016, 2026)

2) 2017년 주민등록 통계(행정안전부)

행정안전부가 발표한 2017년 8월 말 주민등록인구에 따르면 우리나라의 65세 이상 노인 인구는 725만 7288명이다(그림 14-6). 이는 우리나라 전체 인구의 14.02%로, 국제연합(UN)이 정의하는 고령사회에 진입하였음을 보여주고 있다(조선일보, 2017년 9월 4일자 보도).

이와 같은 경향은 통계청이 '고령사회 원년'으로 예상한 2018년 보다 1년 앞서는 결과이기는 하나, 통계청의 2016년 인구센서스 조사 결과를 반영하고 있다.

국내의 노인 인구는 2008년 506만여 명(전체 인구의 10.2%)에서 2014년 652만여 명으로 꾸준히 증가하고 있다. 지역별로는 전남 지역이 가장 고령화가 진행되어 65세 이상 인구가 전체의 21.4%를 기록하고 있다. 이어서 경북·전북(18.8%), 경남(14.7%), 제주(14.1%)로 뒤를 따르고 있다. 그나마 울산(9.8%)과 세종시(9.7%) 두 곳이 공단 근로자와 공무원의 영향으로 젊은 광역자치단체에 해당된다(그림 14-7).

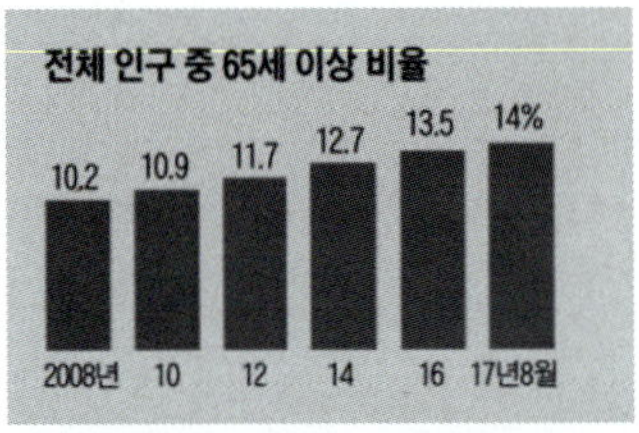

▲ 그림 14-6 65세 이상 인구비율

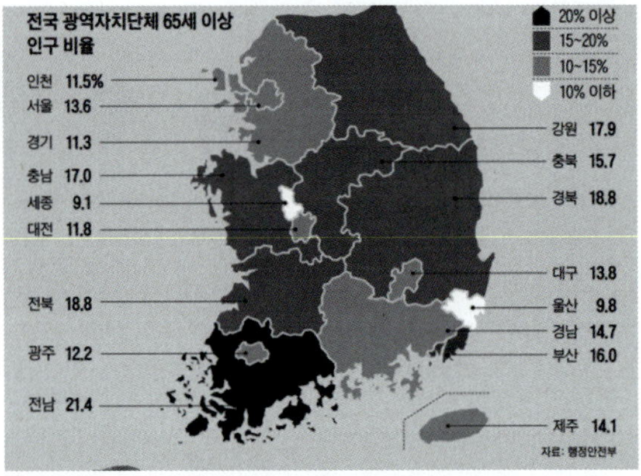

▲ 그림 14-7 시도별 65세 이상 인구비율

3) 인구정태통계의 유형

인구정태통계에는 다음의 내용들이 포함된다.

- ㅇ 성별 인구
- ㅇ 성별 및 연령별 인구
- ㅇ 인구밀도
- ㅇ 인종별 인구
- ㅇ 직업 및 직종별 인구
- ㅇ 언어 사용에 대한 인구분포
- ㅇ 기타 기간에 의한 통계
- ㅇ 연령별 인구
- ㅇ 농촌 및 도시별 인구
- ㅇ 행정구역 단위별 인구
- ㅇ 교육 정도별 인구
- ㅇ 산업별 구분에 의한 인구
- ㅇ 결혼상태별 인구

2.3 인구동태통계

한 인구의 시간의 흐름에 대한 수량적 변화, 구성의 변화 또는 분포의 변화를 설명하는 통계이다. 역사적으로 볼 때 보건통계로서의 인구통계는 그란트(John Graunt, 1620~1674)의 "사망표에 관한 자연적 및 정치적 제 관찰"이 시초라 할 수 있다. 이는 1592년 이래 각 교회구역마다 정기적으로 작성한 페스트에 관한 사망일람표를 분석한 것으로 그는 최초로 생명표를 작성한 인구통계학의 시조(始祖)라고 할 수 있다.

1) 인구동태통계의 개념

인구동태통계는 일정기간 동안 발생한 인구의 변동요인 중 출생, 사망, 혼인, 이혼 등 인구동태 사상을 대상으로 하는 통계이다. 이와 같은 인구동태 사상은 계속적으로 발생하고 있을 뿐만 아니라 발생 빈도가 희소하므로 전수조사 또는 표본조사를 통하여 파악한다는 것은 많은 인력과 예산이소요된다. 그러므로 인구동태통계는 국민의 신고자료를 기초로 작성되고 있다.

2) 우리나라 인구동태통계의 연혁

우리나라의 인구동태에 관한 통계 자료는 신라시대의 호적제도에서 그 기원을 찾을 수 있다. 이후 1910년을 기점으로 하여 출생·사망에 관한 신고 건수의 기록이 남아 있으나, 1938년에 "조선총독부"의 총독령으로 "조선인구동태규칙"이 제정되었다.

1945년 해방과 더불어 미군정 정부는 처음으로 생성통계(vital statistics)의 개념을 도입하여 인구동태통계는 보건후생부에서 관장하였으며, 정부수립 후 공보처 통계국에서 담당하면서 당시(1948~1955) 호적제도와는 다른 '인구동태 신고제도'로 독립(獨立)하였다.

그후 1955년에는 내무부 통계국, 1961년부터는 경제기획원에서 관장하다가 1970년에는 호적신고 양식에 인구동태 항목을 추가하여 신고양식을 일원화하는 등 인구동태신고는 호적신고와 불가분의 관계를 맺으면서 현재에 이르고 있다.

3) 우리나라 인구동태 통계 작성체계

그동안 인구동태 신고제도는 오랜 역사와 내무행정체계를 활용한 신고조직을 가지고 있으나, 아직도 "신고"의 누락, 신고 내용의 부정확 등 문제가 많으며 중요한 장애요인의 하나는 출생·사망 신고 시 의료인이 작성하게 되어 있는 출생증명서, 사망진단서 등은 하나의 첨부 서류로 취급되어 있는 점이다.

또한 보건복지부에서도 인구동태통계에 책임이 있는 부서가 아닌 때문인지 출생증명서 및 사망증명서를 작성하는 의료인을 능동적으로 적극 지도·감독하지 않고 있는 실정이다.

우리나라의 출생, 사망, 혼인, 이혼과 관련된 인구동태통계는 그림 14-8과 같은 절차를 거쳐 작성된다.

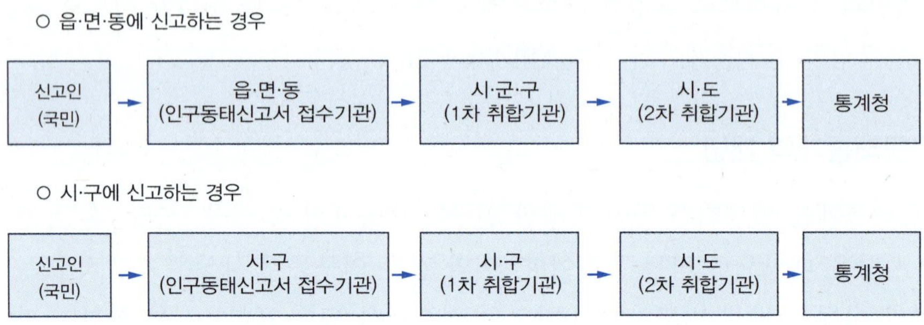

▲ 그림 14-8 **인구동태통계 작성체계**

4) 인구동태통계 작성방법

우리나라의 인구동태통계는 통계법(제17조, 제18조), 통계법 시행령 제30조 및 인구동향조사규칙에 근거하고 있는 바 신고인이 출생·사망·혼인·이혼 등의 신고서를 읍·면·동 또는 시·구에 제출하면 해당기관 업무담당자가 "인구동태입력시스템"에 신고서의 인구동태 조사항목을 입력하는 형태로 작성되는 지정통계이다.

신고 자료는 표 14-8과 같이 내용검토 및 보완을 거쳐 주요 인구지표를 산출하는 과정을 통해 최종 보고서가 완성된다.

표 14-8 **인구동태통계 신고 자료의 내용검토 및 보완사항**

구분	검토 및 보완사항
신고서 전산입력 자료에 누락된 출생·사망·혼인·이혼 건수 보완	- 가족관계등록 자료와 비교하여 누락된 건수를 확인하여 보완 - 출생신고 전 사망으로 인한 출생 및 사망신고의 누락 발생 분 보완 • 1999년부터 매년 2회 각 시도로부터 화장장의 영·유아 사망처리자료 수집 • 수집된 자료를 출생 및 사망신고 자료와 대조하여 누락자료 보완 - 2009년부터 매년 2회 각 시도로부터 무연고 사망자료 입수하여 보완
신고서 전산입력 자료의 내용 검토 및 보완	- 전산자료의 중복·누락 및 입력 오류를 확인 보완 - 사망원인 난(欄)이 미기재 및 부실 기재된 경우는 전화로 질의하여 보완 • 국제질병사인분류체계에 맞도록 원 사인을 선정하여 부호 기입

5) 신고종류별 조사항목 및 신고방법

(1) 조사항목

인구동태통계는 인구변동을 좌우하는 출생, 사망, 전입, 전출의 네 가지 요인에 의해 결정되는바 인구동태통계 관련 신고서 항목은 표 14-9와 같다.

표 14-9 인구동태통계 신고서 관련 항목

구분	내용(항목)
출생신고	신고일자, 출생자에 관한 사항(주소, 성별, 혼인중의자/혼인외의자, 출생일시,출생장소, 임신주수, 다태아(쌍둥이)여부, 다태아의 출생순위, 신생아체중),출생자 부모에 관한 사항(국적, 실제생년월일, 최종졸업학교, 직업, 실제결혼연월일), 모의 출산아 수(총출산아 수, 생존아 수)
사망신고	신고일자, 사망자의 주소, 사망일시, 사망 장소, 발병(사고발생) 당시 직업, 사망원인진단자, 혼인상태, 최종졸업학교, 사망종류, 사고발생장소, 사고내용, 사망원인, 발병부터 사망까지 기간, 의도성 여부
혼인신고	신고일자, 혼인당사자(남편, 아내)의 주소, 성·본 협의, 실제결혼생활시작일, 국적, 직업, 최종졸업학교, 혼인종류, 직전혼인해소일자
이혼신고	신고일자, 혼인당사자(남편, 아내)의 주소, 실제결혼생활시작일, 실제 이혼연월일, 국적, 19세 미만 자녀 수, 이혼의 종류, 이혼사유, 최종졸업학교, 직업

(2) 신고방법

인구의 변화를 결정하는 출생, 사망, 혼인, 이혼에 따른 신고방법은 표 14-10과 같다.

표14-10 출생, 사망, 혼인, 이혼 신고에 따른 신고방법

구분	출생신고	사망신고	혼인신고	이혼신고
신고기한	출생일로부터 1개월 이내	사망사실을 안 날부터 1개월 이내	정해진 기간 없음 단, 재판에 의한 혼인인 경우, 재판의 확정일로부터 1개월 이내	• 협의상 이혼: 가정법원으로부터 확인서등본을 교부 또는 송달받은 날부터 3개월 이내 • 재판이혼: 재판의 확정일로부터 1개월 이내
신고서명	출생신고서	사망신고서	혼인신고서	이혼신고서
첨부서류	출생증명서	사망진단서 또는 시체검안서	• 재판에 의한 혼인: 재판서 등본 및 확정증명서	• 협의상 이혼: 확인서등본 • 재판이혼: 재판서 등본 및 확정증명서
신고의무자	부모	동거하는 친족	당사자	당사자
신고장소	출생자의 출생지, 등록기준지 또는 신고인의 주소지나 현재지 관서	사망자의 등록기준지, 사망지·매장지·화장지 또는 신고인의 주소지나 현재지 관서	당사자의 등록기준지 또는 주소지나 현재지 관서	당사자의 등록기준지 또는 주소지나 현재지 관사

6) 인구동태 지표

(1) 출생

일반적으로 출생은 '태아가 임신기간에 관계없이 모체 밖으로 완전히 배출된 후 호흡을 1회 이상하였거나 근육을 움직이는 등의 생(生)의 현상을 한 번이라도 보이는 경우'를 의미한다.

출생통계는 건강을 평가하는 지표로서 보건학적 관심이 미약하였으나, 모자보건의 중요성이 부각되면서 보건학적 의의를 지니게 되었다. 출생과 관련된 통계로는 통상적으로 보통출생률, 일반 출산율 및 연령별 출생률의 세 가지가 대표적으로 사용되고 있다.

① 조출생률(粗出生率, Crude Birth Rate: CBR)

특정 1년간의 총출생아 수를 해당 연도의 연앙인구(7월1일 기준)로 나눈 수치를 1,000분비로 나타낸 것

(계산공식)

$$\text{조출생률} = \frac{\text{특정 1년간의 총출생아 수}}{\text{해당 연도의 연앙인구}} \times 1{,}000$$

② 일반 출산율(General Fertility Rate: GFR)

특정 1년간의 총출생아 수를 당해 연도의 가임기간(15~49세) 여자 연앙인구로 나눈 수치를 1,000분비로 나타낸 것이다.

(계산공식)

$$\text{일반 출산율} = \frac{\text{특정 1년간의 총출생아 수}}{\text{당해 연도의 15～49세 여자 연앙인구(가임연령 여성인구)}} \times 1{,}000$$

③ 연령별 출산율(年齡別出産率, Age-specific Fertility Rate: ASFR)

특정 1년간의 15~49세까지의 모의 연령별 출생아 수를 해당 연도 여자 연앙인구로 나눈 수치를 1,000분비로 나타낸 것

(계산공식)

$$\text{연령별 출산율} = \frac{\text{모의 연령별 출생아 수}}{\text{해당 연령별 여자 연앙인구}} \times 1{,}000$$

④ 합계출산율(合計出産率, Total Fertility Rate: TFR)

한 여자가 가임 기간(15~49세) 동안 낳을 것으로 예상되는 평균 출생아 수를 나타낸 지

표로서 연령별 출산율(ASFR)의 총합

(계산공식)

$$\text{합계출산율(TFR)} = \sum_{i=15}^{49}(\text{ASFR})_i \div 1{,}000$$

예 우리나라의 25세에서 29세의 여자인구는 1,107,474명이다. 1년간 25세에서 29세의 여자가 낳은 정상 출생아 수는 328,920명이라고 한다면 25세에서 29세까지의 5세 간격의 연령별 출생률은?

$$\frac{328{,}920}{1{,}107{,}474} \times 1{,}000 = 297$$

⑤ 모아비

특정 연도의 15세에서 49세까지의 여자 1,000명당 0세부터 4세까지의 생존 자녀 수

$$\frac{\text{해당 연도 중의 0세에서 4세까지의 생존 자녀 수}}{\text{특정 연도의 15세부터 49세까지의 여자 수}} \times 1{,}000$$

예 15세부터 49세까지의 여자인구는 7,297,004명이다. 0세부터 4세까지의 어린아이의 수는 4,316,143명이라고 할 때 모아비는?

$$\frac{4{,}316{,}143}{7{,}297{,}004} \times 1{,}000 = 591.5$$

(2) 사망

한 지역사회의 건강수준은 사망과 이환을 연구함으로써 파악할 수 있다. 연구자들은 사망통계를 통해 지역사회에서의 질병 행태에 관한 유용한 정보를 제공할 수 있다.

세계보건기구에서는 '사망'을 다음과 같이 정의하고 있다.

"사망이란 인간이 정상 출생한 이후 어느 때라도 생명의 징후가 완전히 사라진 상태"를 뜻한다. 이 정의에 따르면 사망은 정상 출생 이후만을 고려하므로 출생 이전의 상태인 태아 사망은 여기에서 제외된다.

사망력을 측정하는 방법은 수집된 사망신고자료를 그대로 이용하는 간이사망률 계산방법과 여러 가지 과정을 거쳐서 사망률을 산출하는 표준화사망률의 두 가지 방법이 있다. 예를 들어 보통사망률이나 연령별 사망률 등은 전자에 속하고 연령별 교정사망률, 성별 교정사망률은 후자에 해당한다.

사망 및 사망률은 다음과 같은 용도로 활용되고 있다.

1. 지역사회의 보건수준 평가
2. 건강 욕구의 평가 및 사망의 위험을 감소시키는 우선순위의 설정
3. 건강프로그램의 평가
4. 의료서비스의 모델 재설정 및 강화
5. 사망 원인으로서의 특정 질병/상태의 상대적 중요성 측정
6. 수명의 추정
7. 임상 처치나 약품의 효능 평가(특히 치사율이 높은 질환)

① 조사망률(보통사망률, Crude Death Rate: CDR)

사망수준을 나타내는 가장 기본적인 지표로 연간의 총사망자 수를 당해 연도의 연앙인구로 나눈 수치를 100,000분비(또는 1,000분비)로 나타낸다.

(계산공식)

$$\text{조사망률} = \frac{\text{특정 1년간의 총사망자 수}}{\text{당해 연도의 연앙인구}} \times 100,000$$

장점	단점
대규모 집단의 평균 사망 노출을 측정한다.	연령, 성, 종족, 직업 등에 따른 사망 확률의 차이를 고려하지 않는다.
계산이 쉽다.	
두 집단의 상대적 사망률 비교에 사용한다.	

예 뉴욕시의 2017년도 사망자 수는 150,000명이었고 연초인구는 17,000,000명, 연말인구는 19,000,000명이었다. 보통사망률은?

$$\frac{150,000}{\frac{17,000,000 + 19,000,000}{2}} \times 1,000 = \frac{150,000}{18,000,000} \times 1,000 = 8.3$$

② 연령별 사망률(Age-specific Death Rate: ASDR)

특정 연령의 연간 사망자 수를 해당 연도의 연령별 연앙인구로 나눈 수치를 100,000분비(또는 1,000분비)로 나타낸 것으로 어떤 특정 연령층에 사망이 얼마나 발생하는가를 표시한다.

(계산공식) 남녀의 연령별 사망률 모형이 서로 상이하므로 보통 남녀를 구분하여 작성

$$\text{연령별 사망률} = \frac{\text{특정 연령의 남자(여자) 사망자 수}}{\text{특정 연령의 남자(여자) 연앙인구}} \times 100,000$$

③ 연령표준화 사망률(Age-standardized Death Rate)

인구구조가 다른 집단 간의 사망 수준을 비교하기 위하여 연령구조가 사망률에 미치는 영향을 제거한 사망률이다.

(계산공식)

$$\text{연령표준화 사망률} = \frac{\sum(\text{연령별 사망률} \times \text{표준인구의 연령별 인구})}{\text{표준인구}}$$

예 2018년도 A 지역의 55세 사망자 수는 404명이었으며, 55세의 연초와 연말인구는 각각 20,831명과 22,831명이었다. 55세의 2018년도 연령별 사망률은?

$$\frac{404}{\frac{20{,}831 + 22{,}831}{2}} \times 1{,}000 = 18.5$$

연령, 성별 사망률의 장단점은 다음과 같다.

장점	단점
특정 연령 및 성(性)을 대상으로 사망의 위험도 측정	인구구조에서 종족, 직업, 종교 등에 관한 차이를 고려하지 않는다.
계산이 비교적 쉽다.	총사망률을 계산하지는 않는다.
두 인구집단의 동일 연령 및 성(性)을 대상으로 사망률을 비교한다.	두 인구집단의 전반적인 사망상태 비교 시 어려움이 수반된다.

④ 영아사망률(Infant Mortality Rate: IMR)

출생 후 1년 이내(365일 미만)에 사망한 영아 수를 해당 연도의 1년 동안의 총출생아 수로 나눈 수치로 1,000분비로 나타내는 지표, 한 나라의 건강수준을 평가하는 대표적 지표이다.

$$\text{영아사망률} = \frac{\text{특정 1년간의 1세 미만 사망아 수}}{\text{당해 연도의 연간 총출생아 수}} \times 1{,}000$$

예 한 지역의 1년간 정상 출생 수는 34,599명이고 사산아는 20명이다. 또한 그 해의 0세 사망 수는 1,174명이다. 영아사망률은?

$$\frac{1{,}174}{34{,}599} \times 1{,}000 = 33.9$$

⑤ 사산율(Stillbirth Rate or Late Fetal Death Rate)

임신 28주 후 태아사망의 측정

$$\frac{\text{사산아수}}{\text{한 시기의 특정 지역에서의 정상출생 및 사산아의 수}}$$

여기에서 사산아(Stillbirth) = 임신 28주 이후의 태아사망(Fetal death)

예 정상 출생아 수는 34,599명이고 사산 수는 706명이었다. 사산율은?

$$\frac{706}{34{,}599+706} \times 1{,}000 = 19.5$$

⑥ 주산기 사망률(Perinatal Mortality Rate)

$$\frac{\text{같은 연도의 사산아 수와 생후 7일 이내의 사망자 수}}{\text{한 시기의 특정 지역에서의 정상 출생아 및 사산아의 수}}$$

여기에서 주산기 사망자 수 = 사산아의 수 + 생후 7일 이내의 영아사망 수

예 어떤 지역의 정상 출생 수는 34,599명이고 사산아 수는 706명이며, 생후 7일 이내의 사망자 수는 309명이었다. 주산기 사망률은?

$$\frac{706 + 309}{34\,599 + 706} \times 1{,}000 = 28.7$$

⑦ 신생아 사망률(Neonatal Mortality Rate)

출생후 28일 이내에 사망한 아기의 수

$$\frac{\text{28일 이내 사망한 영아 수}}{\text{한 지역의 일정 시기 동안의 정상 출생아 수}}$$

⑧ 후기 신생아 사망률(Post-neonatal Mortality Rate)

출생 후 4주부터 1년 이내에 사망한 수

$$\frac{\text{그 연도 중 생후 28일에서 365일까지의 기간 중 사망자 수}}{\text{특정 시기의 일정 지역에서의 정상 출생아 수}}$$

⑨ 모성사망률

$$\frac{\text{임신, 분만 및 산욕의 합병증에 의한 사망자 수}}{\text{어떤 연도의 정상 출생 수}}$$

⑩ 질병(사인별) 사망률

특정 질병으로 인한 사망의 노출을 측정하는 데 인구집단에서의 사망의 주요 원인 지표로 사용

$$\frac{\text{그 시기의 특정 질환으로 인한 사망자 수}}{\text{한 시기의 특정 지역의 총인구}}$$

⑪ 치명률

$$\frac{\text{그 시기의 특정 질병 / 상태로 인한 사망자 수}}{\text{특정 시기에 일정 지역에서 같은 질병 / 상태로 고통받고 있는 사람의 수}}$$

(3) 혼인

① 조혼인율(Crude Marriage Rate: CMR)

특정 1년간 신고된 총혼인 건수를 당해 연도의 연앙인구로 나눈 수치를 1,000분비로 나타낸다.

(계산공식)

$$\text{조혼인율} = \frac{\text{특정 1년간의 총혼인 건수} \times 1{,}000}{\text{당해 연도의 연앙인구}}$$

② 일반 혼인율(General Marriage Rate: GMR)

특정 1년간에 신고된 총 혼인건수를 당해 연도의 15세 이상 남자(여자) 연앙인구로 나눈 수치를 1,000분비로 나타낸 것이다.

(계산공식)

$$\text{일반혼인율} = \frac{\text{특정 1년간의 총혼인 건수} \times 1{,}000}{\text{당해 연도의 15세 이상 남자(여자) 연앙인구}}$$

③ 연령별 혼인율(Age-specific Marriage Rate: ASMR)

특정 1년간 특정 연령층에서 신고된 남녀별 혼인 건수를 그 해당 연령층의 남자 또는 여자인구로 나누어 1,000분비로 나타낸 것이다.

혼인 연령은 남자와 여자가 서로 상이할 수 있으므로 연령별 혼인율을 작성하기 위해서는 남자 또는 여자로 구분하여 계산한다.

(계산공식)

$$\text{연령별 혼인율} = \frac{\text{연령별 혼인 건수} \times 1,000}{\text{해당 연령층의 남자(여자) 연앙인구}}$$

(4) 이혼

① 조이혼율(Crude Divorce Rate: CDR)

특정 1년간 신고된 총 이혼 건수를 당해 연도의 연앙인구로 나눈 수치를 1,000분비로 나타낸 것이다.

(계산공식)

$$\text{조이혼율} = \frac{\text{특정 1년간의 총이혼 건수} \times 1,000}{\text{당해 연도의 연앙인구}}$$

② 일반 이혼율(General Divorce Rate: GDR)

특정 1년간에 신고된 총이혼 건수를 당해 연도의 15세 이상 남자(여자) 연앙인구로 나눈 수치를 1,000분비로 나타낸다.

(계산공식)

$$\text{일반이혼율} = \frac{\text{특정 1년간의 총이혼 건수} \times 1,000}{\text{당해 연도의 15세 이상 남자(여자) 연앙인구}}$$

③ 연령별 이혼율(Age-specific Divorce Rate: ASDR)

특정 1년간 특정 연령층에서 신고된 남녀별 이혼 건수를 그 해당 연령층의 남자 또는 여자 연앙인구로 나누어 1,000분비로 표현한다.

이혼연령은 남자와 여자가 서로 상이할 수 있으므로 연령별 이혼율을 작성하기 위해서는 남자인구 또는 여자인구 기준으로 계산한다.

(계산공식)

$$\text{연령별 이혼율} = \frac{\text{연령별 이혼 건수} \times 1,000}{\text{해당 연령층의 남자(여자) 연앙인구}}$$

④ 유배우(有配偶) 이혼율(Divorce Rate of Married Couples)

특정 1년 동안에 발생된 이혼 건수를 해당 연도 유배우 연앙인구로 나누어 1,000분비로 나타낸다.

이혼은 결혼한 인구에서 발생되는 것으로 이혼 빈도를 보다 정확하게 표현해주는 지표이다.

(계산공식)

$$\text{유배우 이혼율} = \frac{\text{특정 1년간의 총이혼 건수} \times 1{,}000}{\text{유배우 연앙인구}}$$

3 사망률의 표준화

3.1 표준화

1) 사망률의 표준화의 개념

특정 인구의 전반적인 사망 추세를 파악하기 위해서는 총사망률을 비교하여야 한다. 그러나 총사망률은 연령 및 성별의 차이를 고려하지 않고서는 무의미한 지표가 되고 만다. 그러므로 연령 및 성(sex)과 같은 변수를 고려하여 인구집단 간의 사망률을 비교하는 것이 연령 및 성의 차이를 배제할 수 있다.

이처럼 연령 및 성과 같은 변수의 영향을 고려하여 사망률을 측정하는 것을 사망률의 표준화라고 한다. 다시 말해서 연령 표준화는 인구집단에서의 연령 차이의 효과를 제거하기 위하여 사용하며 연령, 성 표준화는 연령과 성(SEX) 구성의 차이로 인한 효과를 배제하는데 그 목적을 두고 있다.

2) 연령 표준화 사망률

연령 표준화 사망률은 연령별 사망률의 가중치 평균을 계산함으로써 얻어진다. 이와 같은 가중치 평균은 표준인구에서 연령그룹에 있는 사람 수의 가중치를 부여함으로써 계산된다. 이와 같은 방법을 직접 표준화 방법이라고 하며 수학적으로는 다음과 같이 표시된다.

$$SDR = \frac{\Sigma M_x P_x}{\Sigma P_x}$$

여기에서

SDR = 표준화 사망률

M_x = 연령별 사망률(인구집단의 연령그룹에 속한 사람들)

P_x = 표준화 인구 속의 연령그룹 사람들의 수(구성비율)

3.2 표준화 방법

1) 직접 표준화(Direct Method of Standardization)

예 직접적 표준화 방법

아래 표 14-11은 A시 두 지역의 연령별 사망률을 제시하고 있다. 테이블의 마지막 컬럼은 A시의 또 다른 지역(A, B 이외의 지역)의 인구를 나타낸 것인데 A 지역과 B 지역의 표준화 사망률을 계산하기 위한 표준화 인구로 사용된다.

표 14-12는 두 지역에서의 표준화 사망률의 측정을 직접적 방법을 사용하여 그 단 계를 나타낸 것이다.

표 14-11 두 지역의 연령별 사망률

연령군(연도)	1,000명당 사망률		표준화 인구
	A 지역	B 지역	
5세 미만	18.87	4.35	11,990
5~14	0.76	0.47	20,690
15~24	1.39	0.77	18,320
25~34	2.05	1.08	14,790
35~44	3.33	1.88	12,050
45~54	7.01	4.67	9,390
55~64	18.11	12.8	7,080
65~74	45.80	34.06	4,050
75세 이상	124.26	116.43	1,640
계	-	-	100,000

표 14-12 계산 단계

연령군(연도)	$M^A x$	$M^B x$	$P^* x$	$M^A x\ P^* x$	$M^B x\ P^* x$
5세 미만	0.01887	0.000435	11,990	226.25	52.16
5~14	0.00076	0.00047	20,690	15.72	9.72
15~24	0.00139	0.00077	18,320	25.46	14.12
25~34	0.00205	0.00108	14,790	30.32	15.97
35~44	0.00333	0.00188	12,050	40.13	22.65
45~54	0.00701	0.00467	9,390	65.82	43.85
55~67	0.01811	0.01248	7,080	128.22	88.36
65~74	0.04580	0.03406	4,050	185.49	137.94
75세 이상	0.12426	0.11643	1,640	203.79	190.95
계	-	-	100,000	921,200	575.72

여기에서

M_{AX} = A지역의 연령별 사망률(사람당)

M_{BX} = B지역의 연령별 사망률

P_X = 각 그룹의 표준화 인구

A지역의 표준화 사망률(1000명당)은

$SDR(A) = (\Sigma M_{AX} \times 1000)/\Sigma P_X = (92120 \times 1000)/100000 = 9.21$

B지역의 표준화 사망률은

$SDR(B) = (\Sigma MBX \times 1000)/\Sigma PX = 57572 \times 1000/100000 = 5.76$

설명

A지역의 표준화 사망률이 B지역의 표준화 사망률보다 크다. 그러므로 A지역 인구 사망의 노출 (위험도)이 B지역보다 크다라고 말할 수 있다.

2) 간접 표준화 방법

인구집단의 사망률을 알지 못할 경우 직접적인 방법으로 표준화 사망률을 구할 수 없다. 따라서 이 때는 간접적인 표준화 방법을 사용하여야 한다(연령구조와 조사망률을 알고 있다는 전제).

이와 같은 방법은 교정 요인(일명-표준화 요인)을 통해 표준화 사망률(SDR)을 구한다.

공식은 $SDR = \dfrac{CDR^* \quad CDR}{\Sigma M^* x Px \ / \Sigma Px}$

또한 SMR은 다음과 같이 구해진다.

$$SMR = (\Sigma MxPx)/(\Sigma M^*xPx) = \frac{CDR}{\Sigma M^*xPx\ /\Sigma Px}$$

여기에서

CDR^* = 표준화 인구의 조사망률

M^*x = 표준화 인구의 x연령군에 대한 연령별 사망률

Px = x연령군에 있는 인구집단의 사람수

그러므로 $SDR = SMR.\ CDR^*$

예 표 14-13은 인디언지역 개발 구역내에서 표본인구의 연령별, 성별 인구구성을 나타낸 것이다. 4 컬럼과 5 컬럼은 농촌지역 인디언들의 성 및 연령별 사망률을 제시하고 있다. 이것들이 표준화 인구로 사용되고 있다.

조사망률은 표본인구에서는 12.7이고 표준화 인구는 19.2이다.

표본인구의 표준화 사망률을 계산하기 위해서는 다음과 같은 절차를 밟아야 한다(표 14-14).

a) 지표 사망률

b) 표준화 인구의 사망률을 지표 사망률로 나눔

c) 연구집단의 CDR과 표준화 사망률을 얻기 위해 사용하는 표준화 요인을 서로 곱함

표 14-13 간접 표준화 방법

연령군(연도)	표본인구		인디언 농촌지역의 연령별 사망률	
	남	여	남	여
< 5	734	685	58.3	70.2
5~14	1,494	1,311	4.5	5.3
15~19	471	352	2.1	4.2
20~24	397	399	3.9	5.5
25~29	386	362	3.7	5.5
30~34	339	327	4.1	6.4
35~39	293	239	6.5	6.1
40~44	260	206	8.5	6.1
45~49	187	170	13.2	9.4
50~54	187	168	18.7	16.2
≥ 55	480	385	60.2	56.9
계	5,228	4,604	19.2	
1,000명당 조사망률		12.7		

표 14-14 계산 단계

연령군(연도)	Px		M^*x		M^*x Px	
	남	여	남	여	남	여
< 1	734	685	0.0583	0.0702	42.8	48.1
5~14	1,494	1,311	0.0045	0.0053	6.7	6.7
15~19	471	352	0.0021	0.0042	1.0	1.5
20~24	397	399	0.0039	0.0055	1.5	2.2
25~29	386	362	0.0037	0.0055	1.4	2.0
30~34	339	327	0.0041	0.0064	1.4	2.1
35~39	293	239	0.0065	0.0061	1.9	1.5
40~44	260	206	0.0085	0.0076	2.2	1.6
45~49	187	170	0.0131	0.0094	2.5	1.6
50~54	187	168	0.0187	0.0162	3.5	2.7
≥ 55	480	385	0.0602	0.0569	28.9	21.9
계	5,228	4,604	-	-	93.8	92.1
	9,832				185.9	

여기에서

Px = 각 연령 및 성(SEX) 범주 내에서의 연구대상 인구

$M^{*}x$ = 표준화 인구의 연령 – 성별 사망률(표 14-13)

지표사망률(1000명당) = $\Sigma M^{*}xPx/\Sigma Px = 185.9 \times 1000/9832 = 18.91$

$$\text{표준화 요인} = \frac{\text{표준화 인구의 CDR}}{\text{지표 사망률}} = \frac{19.2}{18.91} = 1.015$$

그러므로 연구집단의 표준화 사망률은

연구집단의 CDR × 표준화 요인 = 12.7 × 1.015 = 12.9

SMR = (12.7 × 9832)/(185.9 × 1000) = 0.67

따라서

SDR = 19.2 × 0.67 = 12.9

설명

표본인구의 CDR은 12.7이고 표준화 사망률은 12.9이다. 이 두 사망률은 서로 근사치임을 알 수 있다. 이것은 표본인구의 연령 및 성 구조와 표준화 인구의 연령 및 성 구조가 서로 매우 유사한 구조임을 암시해 주고 있다.

4 생명표 및 인구추계

4.1 생명표

1) 의의

생명표는 특정 인구집단에 대하여 생존과 사망의 확률을 남녀별, 연령별로 산출한 통계표로, 구성원 전체를 대상으로 하는 일반 생명표와 특정 사회·경제적 기준에 의해서 분류된 특정 집단을 대상으로 하는 특수 생명표가 있다.

생명표는 장래 인구추정은 물론 장래의 학교 및 병원의 수요 추정, 보험료율 및 보상비 계산을 위한 기초자료 및 사망력의 심층 분석 등에 활용된다.

2) 생명함수

생명표는 생존 수, 사망자 수, 생존율, 사망률, 사력 및 평균여명의 6개 함수로 표현한다.

4.2 인구추계

인구추계는 인구주택총조사를 기초로 남녀별·연령별 인구를 인구학적 방법을 동원하여 수정, 보완함과 동시에 수정 인구에 인구동태(출생, 사망, 이동) 통계를 활용하여 장래 인구를 추정한 것을 의미한다.

1) 인구추계 방법

일반적으로 사용되는 인구추계 방법에는 수학적 방법과 조성법이 있다. 수학적 방법은 총인구를 추계하는 데 이용되는 바 장래의 인구 변화, 즉 연령별 인구구조의 파악이 곤란하므로 1960년 이후 우리나라에서는 출생, 사망, 이동인구를 감안한 인구추계 방법인 조성법이 사용되고 있다.

(1) 수학적 방법(Mathmatical Method)

- 선형방정식에 의한 계산: $P_t = P_o(1 + rt)$
- 지수곡선에 의한 계산: $P_t = P_o(1 + r)^t = P_o e^{rt}$
- 로지스터 곡선에 의한 계산: $P_t = \dfrac{Va}{1+e^{(a+bt)}}$

(P_o: 기준연도 인구, P_t: 추정하고자 하는 연도의 인구, r: 연평균 인구증가율)

(2) 조성법(Component Method)

$P_t = P_o + B - D + I - E$

(B: 출생아 수, D: 사망자 수, I = 전입 인구, E: 전출 인구)

2) 기타 인구추계 방법 - 코호트요인법

『장래인구추계: 2015~2065년』은 2015년 인구총조사(등록센서스) 결과를 기초로 하여 인구동태(출생·사망)와 국제인구이동통계를 활용, 코호트요인법(Cohort components method)에 의한 2015~2065년까지의 인구규모와 성 및 연령별 인구구조를 추계하였다(표 14-15).

표 14-15 코호트요인법을 이용한 장래인구추계(2015년 인구주택총조사 결과자료의 활용)

연관 지표: 연령별 인구

지 표	2008	2009	2010	2011	2012	2013	2014	2015	2016	2017
추계 인구(명)	49,054,708	49,307,835	49,554,112	49,936,638	50,199,853	50,428,893	50,746,659	51,014,947	51,245,707	51,446,201
추계인구 (남) (명)	24,671,648	24,774,341	24,881,114	25,069,867	25,187,380	25,285,319	25,445,077	25,585,894	25,693,983	25,790,240
추계인구 (여) (명)	24,383,060	24,533,494	24,672,998	24,866,771	25,012,473	25,143,574	25,301,582	25,429,053	25,551,724	25,655,961

코호트요인법은 인구변동 요인별(출생·사망·국제이동) 미래 수준을 각각 예측한 후, 추계의 출발점이 되는 기준 인구에 출생아 수와 국제순이동자 수를 더하고, 사망자 수는 빼는 인구균형방정식(demographic balancing equation)을 적용하여 다음 해 인구를 반복적으로 산출해 나가는 인구추계 방법이다(그림 14-9).

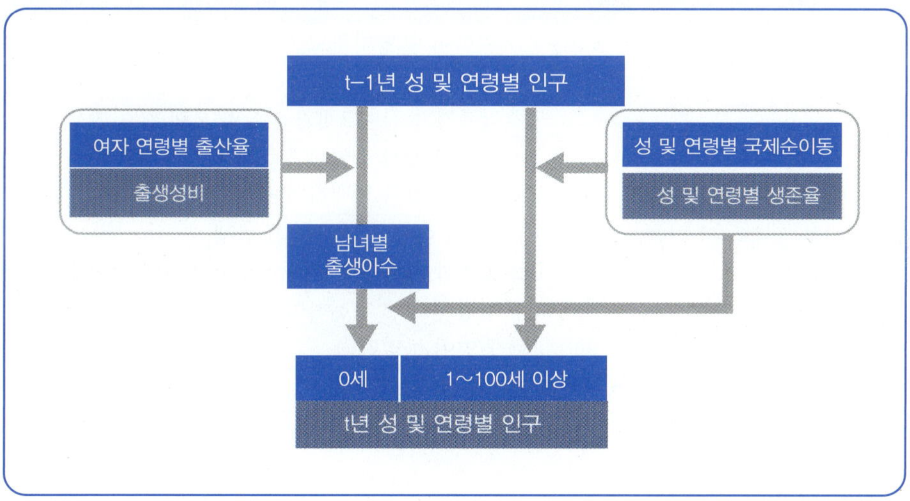

▲ 그림 14-9 **코호트연구법에 의한 인구추계 과정**

5 질병 통계

질병통계는 크게 감염병 관련 통계와 비감염성질환(만성질환) 통계로 구분된다. 이중에서 감염성질환의 경우 우리나라에서는 감염병예방법과 보건복지부의 보고통계시스템에 의해 자료가 취합·정리 및 관리되고 있다.

따라서 여기에서는 만성질환을 대상으로 한 통계의 생성과 이에 따른 활용화 방안을 제시하고자 한다.

5.1 만성질환 통계

1) 만성질환의 정의

일반적으로 만성질환은 3개월 이상의 오랜 기간을 경과하며 여러 가지 복합요인에 의해 발생하고 호전과 악전를 반복하면서 점차 상태가 악화되는 경향을 보이며, 연령의 증가와 함께 비례하는 경향을 보인다는 특징을 지니고 있다.

학자별 만성질환의 정의는 다음과 같다.

표 14-16 학자별 만성질환의 개념

주요 학자	정 의
김정순(한국인의 건강과 질병 양상, 2001)	① 원인이 불명확하고 여러 가지 위험요인이 복합적으로 작용하여 발생 ② 잠복기가 길며 3개월 이상의 오랜 기간 발생 ③ 기능 장애와 불능으로 진행되며 완치가 어려움 ④ 연령 증가와 비례하여 유병률이 증가
오용호(만성질환 실태와 관리방안, 2001)	① 3개월 이상의 오랜 기간 발생 ② 호전과 악화를 반복하며 생리적 상태로의 복귀는 적어짐 ③ 연령 증가에 비례하여 유병률이 증가 ④ 원인이 불명확

※ 본 내용은 〈만성질환 통계생산 방안 마련을 위한 세미나(보건복지부, 2002)〉에서 인용하였음.

2) 만성질환 통계의 필요성

만성질환 통계의 필요성이 중대하는 요인은 다음과 같다.

(1) 만성질환 비중의 증가

평균수명의 연장과 함께 퇴행성질환은 점차 증가하고 있으며 식생활의 서구화, 생활환경의 변화 등이 만성질환의 증가에 영향을 주고 있다.

(2) 노인인구의 증가

노인인구의 증가와 함께 만성질환의 감소를 위한 대책 마련이 필요하며 이에 대한 정확한 실태를 파악하여 기초자료로 활용하여야 한다.

(3) 삶의 질 향상에 대한 국민 욕구 증대

인간에게 장기간 고통을 주며, 한 번 발생하면 점차 그 증세가 악화되어 가는 만성질환의 관리를 통해 삶의 질 향상이 이루어진다.

(4) 정확한 통계에 근거한 정책 수행의 필요성 증대

보건 분야의 세분화된 정책수립을 위해서는 관련 분야의 보다 세분화된 통계가 요구된다. 이와 같은 측면에서 만성질환도 보다 더 다양하고 세분화된 통계가 필요하다.

(5) 국가 만성질환관리 대책 필요성의 증대

평균수명의 연장, 국민식생활 및 환경의 변화 등으로 만성질환자가 증가함에 따라 이에 따른 대책이 필요한 바 관련 통계의 생산방안 수립과 활용이 보다 효율적인 정책수행 도모에 긴요하다.

(6) 국민의 만성질환 관련 정보 요구의 증가

만성질환과 관련된 각종 통계 자료 등의 정보를 제공해 줌으로써 국민의 만성질환의 예방에 도움을 줄 수 있도록 하여야 한다.

(7) 만성질환으로 인한 사망률 증가

만성질환의 예방 방안을 강구하여야 하는데 이는 정확한 통계에 근거해야 한다.

5.2 국내 만성질환 통계 생산 현황

만성질환 관련 통계 생산에 활용되는 자료는 국민건강·영양조사와 같은 조사에 의한 자료, 사망원인통계와 같은 신고에 의한 자료, 암등록통계와 같은 등록에 의한 자료 및 건강보험 자료 등이 있다.

표 14-17 **만성질환 관련 통계 및 생산 가능 자료원**

통계명	생산가능 자료원
만성질환 유병률	국민건강조사
유병률	국민건강영양조사(면접조사, 검진조사)
사망률	통계청, 사망신고자료
발생률	암등록자료
평균 입원기간	환자조사, 건강보험자료
평균 입원비용	건강보험자료
완치률	병원조사자료, 암등록자료
생존율	암등록자료
입원율	국민건강조사자료
연간 치료비용	국민건강영양조사, 건강보험자료
치료 경험률	국민건강영양조사
평균, 표준편차 등	국민건강영양조사

1) 사망신고 자료

통계청에서는 사망신고 시 첨부된 진단서를 이용하여 매년 사망원인을 분석하여 보고서를 발간하고 있다. 현재 우리나라는 진단서 첨부율이 낮은 수준이고, 진단서의 정확성이 떨어진다는 견해가 많이 제기되고 있으나 점차적으로 개선되고 있는 만큼 향후 그 활용성이 높아질 것으로 기대된다. 사망신고 자료를 이용하여 사망원인별 사망률을 산출하고 있으며, 만성질환에 의한 사망률의 산출이 가능하다.

2) 환자조사(현 의료서비스이용현황)

1953년 의료기관에 대하여 실시한 〈질병상해 통계조사〉를 시초로 하고 있는 환자조사는 1985년까지 부정기적으로 실시되었다. 이후 1986년부터는 명칭을 환자조사로 변경하고 조사 주기를 2년으로 하는 정기조사로 바꾸었으며, 1996년부터는 매 2년에서 3년으로 변경되었다.

2017년 현재 「의료서비스이용현황」이라는 명칭으로 변경되어 첫 번째 조사가 2017년도에 시행되었다.

3) 암등록사업

병원암등록사업은 1980년부터 실시되어 왔으며, 그동안의 노력으로 지금은 실제 암 발생의 90%를 망라하는 자료가 수집되고 있는 것으로 추정된다. 암통계를 생산하고 있는 대부분의 국가에서 암등록자료를 통하여 통계를 생산하고 있는 점을 감안할 때 우리나라의 암 등록자료는 통계 생산에 있어서 매우 중요한 자료원이다.

4) 건강보험 자료

우리나라는 전국민을 대상으로 한 건강보험의 실시로 의료이용에 대한 폭넓은 자료가 수집되고 있다. 건강보험이용자를 대상으로 하므로 자동차보험과 산재보험 적용자가 제외되기는 하지만 자료량으로 볼 때 매우 귀중한 자료임에는 틀림이 없다.

5) 국민건강·영양조사의 만성질환 통계

국민영양조사는 1986년 이래 실시된 국민영양조사와 1962년에 시작된 국민건강 및 보건의식행태 조사를 통합한 것으로 현행 조사는 국민건강증진법을 근거로 시행되고 있다. 최근에 국민건강·영양조사는 통계청에서 실시하는 '사망원인조사' 통계로 통합되어 보완조사의 형태로 실시된다.

6) 건강보험 청구에 따른 통계

의료기관을 비롯한 요양기관에서는 요양급여비용을 지급받기 위하여 요양급여비용명세서를 제출하는 바 환자명, 환자주민등록번호, 상병명, 입원일수, 진료과목 등이 기재된다.

이를 통해 의료기관에 내원하는 환자들의 질병 양상 및 관련 통계를 생성할 수 있다.

6 한국 암 등록통계

1) 암 등록제도

(1) 정의

특정한 인구집단에서 발생하는 모든 암환자를 다양한 자료원을 통해 지속적이고 체계적으로 등록해 감으로써 암의 발생률, 지역적 특성, 시간에 따른 변화 등을 알아내고 환자들로 하여금 계속 치료받을 수 있는 계기를 마련해주는 제도이다.

(2) 목적

암 등록사업의 목적은 한 지역의 암 발생수준을 파악하고 그 발생수준을 타 지역의 수준과 비교하여 암의 원인 또는 위험인자를 밝혀내는 역학연구의 기초자료로 활용하는 것에 있다.

암 등록제도의 구체적인 목적은 다음과 같다.

1. 암 환자에 대한 정보 수집을 통한 현황 파악 - 인적 사항, 진단에 관한 사항, 치료에 관한 사항, 치료결과
2. 수집된 정보를 통해 암 발생빈도를 파악하고 발생 원인을 규명하여 진단·예방·치료의 귀중한 자료로 사용
3. 국가 암 관리정책의 기초자료로 활용
4. 추적제도를 통해 암 환자가 지속적인 치료를 받도록 용기와 기회를 제공
5. 국민교육 및 계몽을 통해 조기 진단 및 조기 치료를 유도

(3) 암 동록사업의 종류

① 병원 암 등록사업 - 병원 내원환자 대상

② 중앙 암 등록사업 - 한국 중앙 암 등록사업

③ 지역 암 등록사업 - 지역에서 발생하는 암 환자의 등록

④ 특수 암 등록사업 - 특수 암 대상

(4) 암 등록사업의 역사

① 미국

가. 1913년 북미주외과의사회 암 캠페인 위원회 - 방사선자료의 수집(부인과 악성종양 환자)

나. 1914년, 코네티컷 주에 지역 암 등록소 개설

다. 코드만, 최초의 암 등록소 설립

라. 1942년, 최초의 병원 암 등록소 개설 - 병원 암 등록사업 시작

마. 1974년, 암등록사협회 조직

바. 1992년 미국의회 암 등록소 수정법안제정으로 국가 암 등록프로그램이 도입(국민의 93%를 담당하는 암 등록소)

② 한국

가. 1980년부터 현재까지 병원 암 등록체계로 수행되고 있으며 전국 암 발생 건수의 90%를 등록받고 있다.

(5) 국가 암 등록센터와 지역 암 등록센터의 업무

국가 암 등록업무는 현재 국립암센터(2000년 이후)에서 사업을 수행 중에 있으며 지역 암 등록센터는 전국 13개 시도의 12개 지역에서 운영되고 있다(그림 14-10).

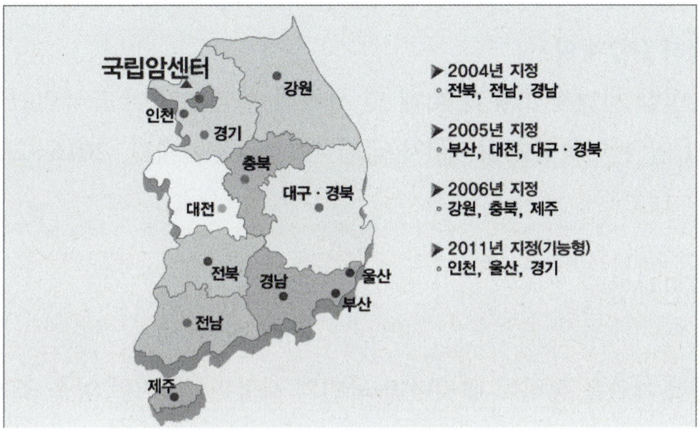

▲ 그림 14-10 **국립암센터와 지역 암센터의 지역 분포(국립 1개, 지역 12개)**

또한 중앙 암 등록본부와 지역 암 등록본부의 역할은 표 14-18과 같다.

표 14-18 **중앙 암 등록본부와 지역 암 등록본부의 역할**

중앙 암 등록본부	지역 암 등록본부
1. 암 발생 현황 등 암 관련 전국단위 통계 자료 수집·분석·관리 2. 국가 단위의 암 발생률, 암 생존율 등 암 관련 통계 산출 3. 지역 암 등록본부에 대한 지원 4. 암 등록·통계 사업과 관련한 연구사업 5. 암 등록·통계사업과 관련한 교육·훈련, 암 등록 지침 개발 6. 국제공인 암 관련 통계 생산 등 국제협력에 관한 사항	1. 당해 지역 암 관련 자료의 수집·분석·관리 2. 지역 단위의 암 발생률, 암 생존율 등 암 관련 통계 산출 3. 당해 지역의 암 등록·통계사업과 관련한 조사·연구사업

2) 국가 암 관리사업

우리나라의 국가 암 관리사업은 국가 암 등록통계사업, 암 예방사업, 국가 암 검진사업, 암 환자의료비지원 사업, 지역 암센터지원 사업, 재가 암 관리사업, 호스피스 완화의료사업, 암 정보사업 등의 업무를 수행한다. 이를 위해 국가 암 관리종합계획을 수립하였다.

(1) 국가 암 관리종합계획

정부는 암으로 인한 개인적 고통과 피해 및 사회적 부담을 줄이고 국민건강증진에 이바지하기 위하여 국가 암 관리종합계획(제3차 국가 암 관리종합계획, 2016~2020)을 수립하여 추진하고 있다.

(2) 국가 암 검진사업

① 사업목적

국가 암 검진사업 지원을 통하여 우리나라 국민의 사망원인 1위인 암을 조기에 발견하여 치료를 유도함으로써 암의 치료율을 높이고 암으로 인한 사망을 줄이는 것을 목적으로 한다.

② 사업배경 및 필요성

세계보건기구는 의학적인 관점에서 암 발생인구의 약 1/3은 암을 조기에 발견하여 치료할 경우 완치가 가능한 것으로 보고하고 있다. 이에 따라 미국, 영국, 일본 등 선진 외국의 경우, 암으로 인한 사망을 줄이기 위한 암 검진사업을 실시하고 있다.

우리나라에서 흔하게 발생하는 위암, 간암, 대장암, 유방암, 자궁경부암은 비교적 간단한 방법으로 암을 조기에 발견할 수 있으며, 조기에 발견하여 치료할 경우 90% 이상 완치가 가능하다. 그러므로 국가차원에서 암 발생과 암으로 인한 사망을 줄이기 위하여 의료 접근도가 상대적으로 떨어지는 저소득층에 대한 암검진사업이 필요하다.

③ 사업대상자

「암 관리법」의 규정에 의한 국가 암 검진 사업의 대상자는 다음과 같다.

1. 의료급여수급권자
2. 건강보험가입자 및 피부양자로서 당해 연도 검진대상자 중 보험료 부과기준으로 하위 50%에 해당하는 자

④ 검진대상자 및 방법

국가 암 검진대상과 검진방법은 다음 표 14-19와 같다.

표 14-19 검진대상과 검진방법

암종	검진대상	검진주기	검진방법
위암	만40세 이상 남녀	2년	위내시경검사 또는 위장조영검사
간암	만40세 이상 성인 고위험군 (간경변증이나 B형 간염 바이러스 항원 또는 C형 간염 바이러스 항체 양성으로 확인된 자)	6개월	간초음파검사 + 혈청알파태아단백검사
대장암	만50세 이상 남녀	1년	분변잠혈반응검사(FOBT): 이상소견시 대장내시경검사 또는 대장이중조영검사
유방암	만40세 이상 남녀	2년	유방촬영술
자궁경부암	만20세 이상 남녀	2년	자궁경부세포검사 (Pap sm ear)

3) 국가 암 등록통계사업

(1) 암 등록통계사업의 정의

우리나라 암 발생 자료를 수집·등록하여 국가 암 발생 데이터베이스를 구축하고 암 발생 데이터를 정리·관리하며 국가 암 관리 정책 수립과 암 관련 연구에 필요한 발생·생존·유병과 관련된 신뢰성 있는 통계를 제공하는 사업이다.

표 14-20 우리나라 국가 암 통계 공표 현황

발표연도	발표 내용
2007	2002년 암 발생 현황
2008	2003~2005년 암 발생, 1993~2005년 암 생존 현황
2009	2006~2007년 암 발생, 2007년 암 유병, 1993~2007년 암 생존 현황
2010	2008년 암 발생, 2008년 암 유병, 1993~2008년 암 생존 현황
2011	2009년 암 발생, 2009년 암 유병, 1993~2009년 암 생존 현황
2012	2010년 암 발생, 2010년 암 유병, 1993~2010년 암 생존 현황
2013	2011년 암 발생, 2011년 암 유병, 1993~2011년 암 생존 현황, 요약병기별 생존율
2014	2014년 12월 2012년 암 발생, 1993-2012년 암 생존, 2012년 암 유병 통계 발표
2015	2015년 12월 2013년 암 발생, 1993-2013년 암 생존, 2013년 암 유병 통계 발표
2016	2016년 12월 2014년 암 발생, 1993~2014년 암 생존, 2014년 암 유병 통계 발표

(2) 암 등록통계사업 목적 및 활용

우리나라 암 발생 통계를 산출함으로써 암 발생에 대한 모니터링의 기반을 제공하고 암 관리 정책의 우선순위를 확인하도록 도움을 주며 지역사회에서 암의 영향을 평가하고 관리할 수 있도록 필요한 근거를 제공하는 데 있다.

암 등록통계자료는 암환자 치료와 보건의료 계획 수립 및 평가의 근거 자료로 활용한다. 또한 암 발생의 시계열 추이 및 지리적인 분포를 통해 암환자 수 및 암 발생률 예측과 암 치료시설의 수요 예측이 가능하다. 동시에 암 등록통계사업을 통해 수집되는 자료는 암의 분포와 임상 정보가 포함되므로 역학 및 임상연구의 중요한 자료로 사용할 수 있다(그림 14-11).

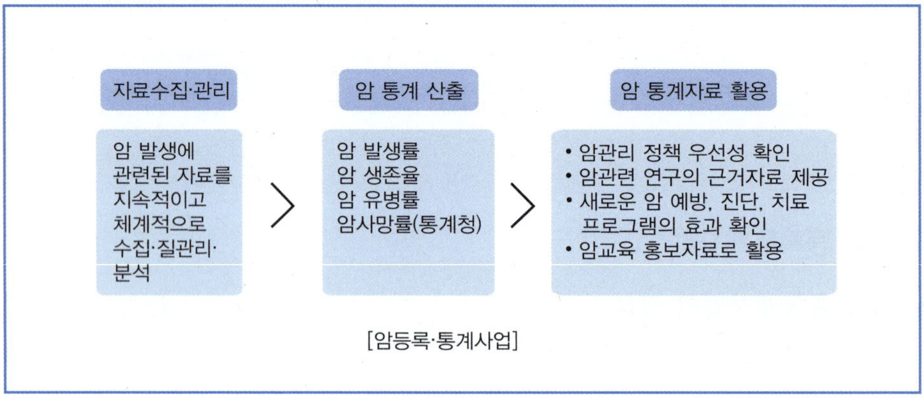

▲ 그림 14-11 국가 암 등록통계자료의 활용

(3) 국가 암 등록사업 추진체계

우리나라의 암 등록사업은 중앙정부 차원에서는 주무 부서인 보건복지부에서 업무를 총괄하고 있으며 행정안전부는 주민등록소재지 데이터베이스(DB)에 의한 자료 협조, 통계청은 암 사망자를 대상으로 한 사망데이터베이스(DB) 구축에 의한 유관 기관으로서 업무에 협조하거나 관장한다.

한편 중앙 암 등록본부와 지역 암 등록본부는 병원과 연계하여 암 환자등록데이터베이스를 구축하고 있다(그림 14-12).

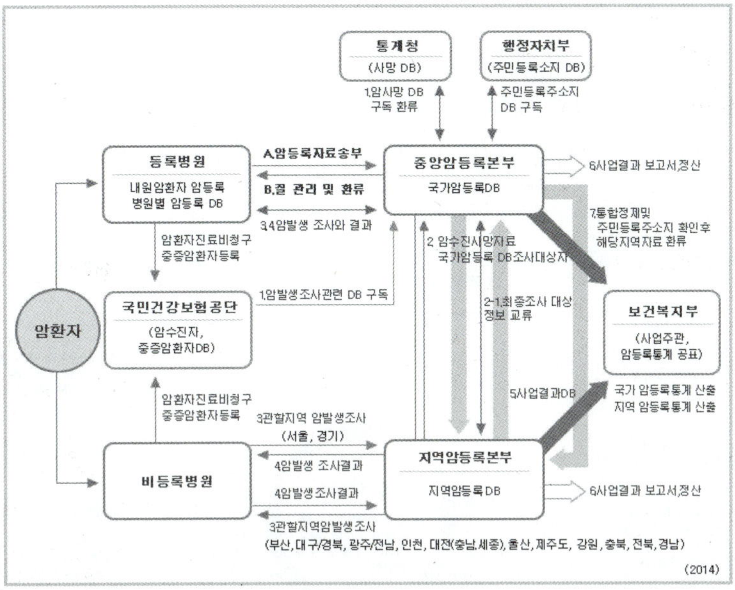

▲ 그림 14-12 암 환자등록데이터베이스 구축체계

(4) 국가 암 등록통계시스템

국가 암 등록통계시스템은 국가 암 등록통계사업을 수행하는 데 있어 표준화된 암 등록 자료의 체계적인 수집과 업무의 효율성을 높여 시의성 있는 암 통계를 산출하기 위하여 개발된 전문가용 시스템이다(그림 14-13).

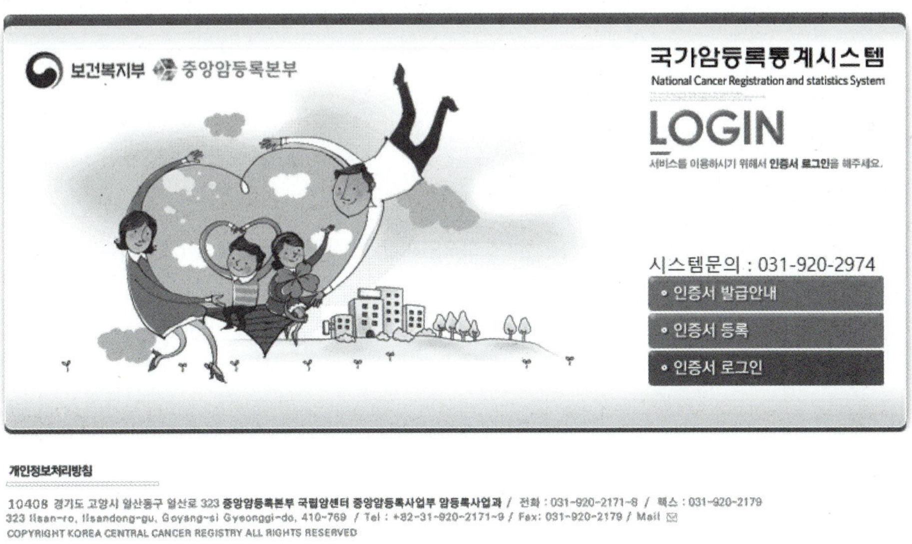

▲ 그림 14-13 국가 암 등록통계시스템

(5) 암 빅 데이터센터

국가 암 데이터베이스(DB)를 바탕으로 다양한 암 관련 데이터를 연계하여 새로운 가치 창출을 위한 연계·개방형 데이터 융합 플랫폼을 구축하고 국가 차원의 암 데이터 라이프 사이클 관리체계를 구성한다(그림 14-14).

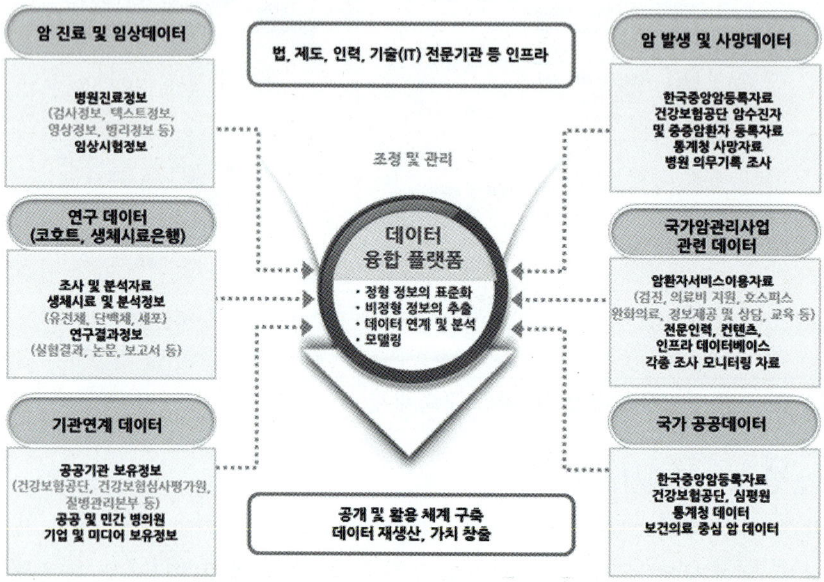

▲ 그림 14-14 국가 암 관련데이터 융합 플랫폼

4) 우리나라 암 통계 실태

(1) 암 발생 현황

우리나라에서 발생하는 주요 암의 발생자와 표준화발생률은 표 14-21과 같다.

2014년에 새롭게 암에 노출된 암환자는 총 22만여 명에 이르며, 인구 10만명 당 발생률은 427.6명이다(표 14-21).

표 14-21 우리나라 주요 암 발생 현황

주요 암발생 현황: 남녀 전체, 2014

(단위: 명, % 명/10만 명)

순위	암종	발생자수	분율	조발생률	표준화발생률*
	모든 암	217,057	100.0	427.6	299.1
	갑상제외 모든 암	186,251	-	366.9	237.5
1	갑산성	30,806	14.2	60.7	51.6
2	위	29,854	13.8	58.8	37.2
3	대장	26,978	12.4	53.1	33.0
4	폐	24,027	11.1	47.3	27.7
5	유방	18,381	8.5	36.2	27.3
6	간	16,178	7.5	31.9	19.9
7	전립선	9,785	4.5	19.3	11.2
8	췌장	5,948	2.7	11.7	6.9
9	담낭 및 기타 담도	5,576	2.6	11.0	6.3
10	비호지킨 림프종	4,948	2.3	9.7	7.1

*우리나라 2000년 주민등록연앙인구를 표준인구로 사용

세계표준인구로 보정한 우리나라 암 발생률은 인구 10만 명당 265.7명으로 경제협력개발기구(OECD)의 평균(270.3명)과 비슷한 수준임을 알 수 있다(그림 14-15).

(단위: 명/10만 명)

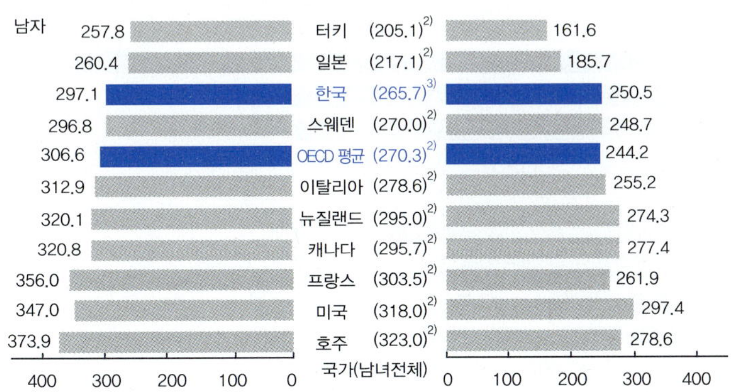

1) 국제비교를 위해 세계표준인구를 이용하여 산출한 연령표준화발생률로 우리나라 2000년 표준인구를 이용하여 산출한 수치와 다름 (모든 암: 기타피부암(C44) 제외)
2) 국제암연구소에서 2007년가지의 암등록자료를 이용하여 추정한 2012년 암발생률(GLOBOCAN 2012, IARC, 2013)
3) 한국: 2014년 암발생자료(20016년 발표)

▲그림 14-15 암 발생 국제 비교

한편 2015년에 암으로 사망한 남자는 총 47,678명으로 전체 사망자의 31.7%가 암으로 사망하고 있다. 사망률이 가장 높은 암은 폐암(전체 암사망자의 26.6%인 12,677명)이었으며, 다음으로 간암(17.6%), 위암(11.6%), 대장암(9.9%)의 순이었다(그림 14-16).

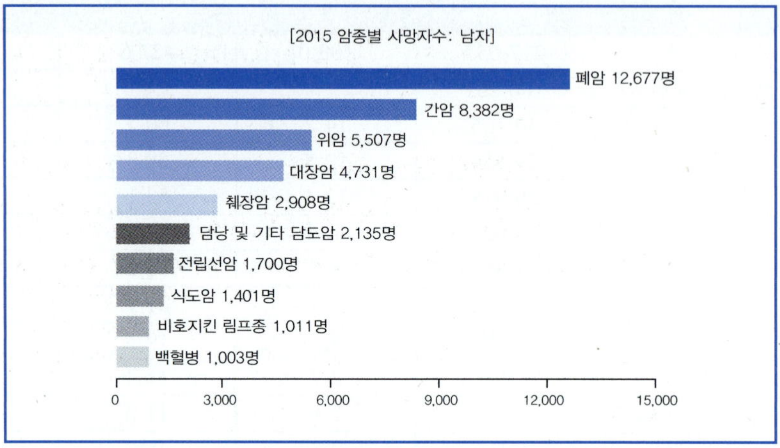

▲ 그림 14-16 **남자에서의 10대 암의 사망분율(2015년 사망자)**

동시에 2015년에 암으로 사망한 여자는 총 29,177명으로 전체 사망자의 23.3%가 암으로 사망하고 있다. 사망률이 가장 높은 암은 폐암(전체 암사망자의 16.2%인 4,722명)이었고, 다음으로 대장암(12.5%), 위암(10.3%), 간암(10.0%) 순이었다(그림 14-17).

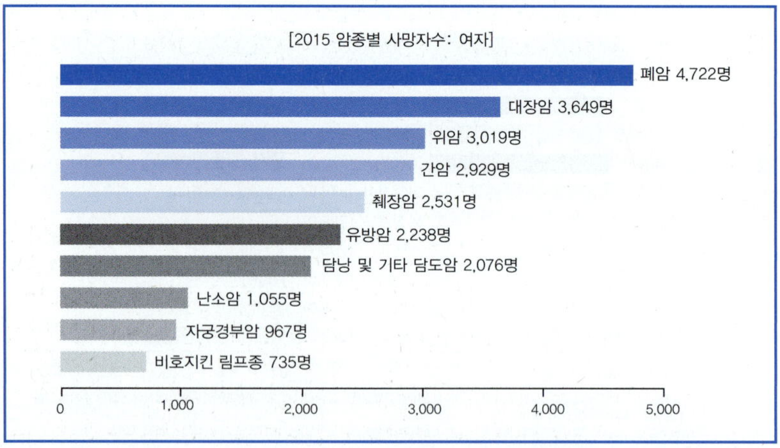

▲ 그림 14-17 **2015년 사망자 중 여자에서의 10대 암의 사망분율**

참고 문헌

강성홍 외, 병원통계분석학, 청구문화사, 2000
계훈방, 도세록, OECD의 보건통계 작성 기준에 관한 연구, 한국보건사회연구원, 1995
계훈방, 이승욱, 보건복지통계 개선방안에 관한 연구, 한국보건사회연구원, 1995
고경환 등, 2016년 OECD 등 국제기구통계 생산 및 관리, 한국보건사회연구원, 2016.12.
김남현 외, 연구방법론, 정문사, 1983
김동욱, 통계학 개론, 박영사, 2003
김동희, 통계학: 개념과 제 문제, 1998
김민경, 인구센서스의 이해, 글로벌, 2000
김수배, 원무통계, 군자출판사, 2016
김순덕, 이준영, 천병철, 역학 · 생물통계학, 아카데미사, 2005
김우갑 외, 생물통계학, 정문각, 1997
김우철, 통계학 개론, 영지문화사, 2001
김해진 외, 통계학의 이해, 형설출판사, 1998
남정자 외, '98 국민건강영양조사 - 건강면접조사, 한국보건사회연구원, 1999
대한병원행정관리자협회, 병원 원무관리, 대한병원행정관리자협회, 2001, pp 185~195
대한보건정보관리학회, 보건정보관리 교육, 대한의무기록협회, 1996
대한의무기록협회, 전국 보건행정(의무행정)교수협의회, 병원통계, 1994
박현애, 보건통계학 개론, 현문사, 1995
백운봉, 통계학 개론, 자유아카데미, 1992
보건복지부, 2005년도 환자조사 보고서, 보건복지부, 2007
보건복지부, 국민건강증진종합계획 2020, 2016
보건복지부, 능동적 복지 확충을 위한 보건복지통계 발전방안 토론회, 2009. 11
보건복지부, 만성질환 통계생산 방안 마련을 위한 세미나, 보건복지부, 2002. 7
보건복지부, 보건복지 백서, 2007~2016
보건복지부, 보건복지통계연보(2002~2015), 보건복지부, 2002~2016
보건복지부, 제4차 국민건강증진종합계획 2020, 2016
보건복지부, 한국중앙암등록 사업 연례보고서(2000. 1~12), 보건복지부, 2002
보건복지부, 환자조사보고서, 보건복지부, 2000
보건산업진흥원, 보건산업백서, 2007~2016
서수교, 보건통계학, 고문사, 2006
안윤옥, 보건통계학의 이해, 정문사, 1992

안윤옥, 유근영, 박병주 역, 보건역학 입문, 군자출판사, 1996
안재억, 송경일, 김희천, 인터넷을 이용한 통계분석, 계축문화사, 2000
오미애 등, 보건복지통계정보 통합 관리 및 운영, 한국보건사회연구원, 2016
오영호, 오진주, 지영건, 만성질환 실태와 관리방안, 한국보건사회연구원, 2001
윤병준, 김주영, 보건통계학, 고문사, 2003
윤치근, SPSS 23 통계프로그램을 활용한 보건통계 이론과 실제, 계축문화사, 2016
이기원, 생활속의 통계학, 교우사, 2001
이동우, 보건통계학 방법, 신광출판사, 1993
이만갑, 한완상, 김경동, 사회조사 방법론, 1980
이원창 등, 엑셀로 쉽게 배우는 보건통계학, 2007
이은옥, 임난영, 박현애, 간호·의료연구와 통계 분석, 수문사, 1997
이주열, 보건통계학개론, 푸른세상, 2000
장영식, 보건복지포럼 "국제화 시대의 통계수요와 생산방안 - 보건통계의 생산 현황과 과제", 한국보건사회연구원, 2001
장영식 외, OECD 요구 보건통계 생산방안에 관한 연구, 한국보건사회연구원, 2002
장영식 외, 지역보건의료 정보화 발전방안 연구, 2006
차배근, 사회과학연구방법, 세영사, 2002
채서일, 사회과학 조사방법론, 학현사, 2000
최규정 외, 보건통계학, 조선대학교 출판부, 2000
최정수, 남정자, 김태정, 계훈방, 한국인의 건강과 의료이용실태, 한국보건사회연구원, 1995
통계청, 2016년 출생통계 보도자료, 2017.08.30.
통계청, 국가통계포털(KOSIS), '인구로 보는 대한민국' 보도자료, 2017.09.04.
통계청, 사망원인통계 결과, 2009~2016
통계청, 인구동태통계(결혼과 이혼), 2016
통계청, 인구동태통계(출생과 사망), 2016
통계청, 출생통계 결과, 2009~2016
통계청, 통계와 함께해요 빅 데이터(통계를 알아야 세상이 보인다), 2015
한국보건사회연구원, OECD 통계 생산과 대응 전략에 관한 연구, 2001
한국보건사회연구원, 국민건강영양조사(2005), 건강검진조사, 2007
한국보건산업진흥원, '15 병원경영분석, 2016.12.
한국보건통계학회, 보건복지통계생산의 활성화 방안, 한국보건통계학회, 2001. 12
한성현, 신동철, 보건과학연구방법론, 수문사, 1998
한성현, 장봉기, 보건통계의 이론과 실제, 보문각, 2006
홍준현, 부유경, 의무기록정보관리학, 고문사, 2016

Chao. *IL*, *Statistics For management(sec. ed)*, the scientific press, 1984
Earl Babbie, *The Practice of Social Research*, Wadsworth Publishing Company, 1983
Leedy PD, *Practical Research-planning and design*, MacMillan Publishing Company, 1985
Loretta A. Horton, Calculating and Reproting Heath Care Statistics, and AHIMA, 2007
Korean Society of Medical Informatics, Seoul EHR Forum '07, 2007(May 28), Korea Ministry of Health and Welfare, 2007
Nachmias D, *Research Methods in the Social Sciences*, St. Martin's Press, 1981
OECD, OECD *Health Data*, 2017
Patricra J. Pierce, *Commonly Computed Rates and Percentages for hospital Inpatients*, American Medical Record Association, 1978
WHO, *Teaching health Statistics-lesson and seminar outlines(2nd. ed)*, WHO, 1999

http://www.statistics.co.kr/sas, spss

CD: 통계청, 황금알을 낳는 숫자, 통계, 2007

(번역서)
래리고닉, 통계학 길잡이(스마트 만화), 국제, 2002
로버트 후크, 통계학자와 거짓말쟁이, 새날, 1995

부록

부록 1. 확률수표

1행	10	09	73	25	33	76	52	01	35	86	34	67	35	48	76	80	95	90	91	17	39	29	27	49	45
2행	37	54	20	48	05	94	89	47	42	96	24	80	52	40	37	20	63	61	04	02	00	82	29	16	65
3행	08	42	26	89	53	16	64	50	93	03	23	20	90	25	60	15	95	33	47	64	35	08	03	36	06
4행	99	01	90	25	29	09	37	67	07	15	38	31	13	11	65	88	67	67	43	77	04	43	62	76	59
5행	12	80	79	99	70	80	15	73	61	47	64	03	23	66	53	98	95	11	68	77	12	17	17	88	33
6행	66	06	57	47	17	34	07	27	68	50	36	99	73	61	70	65	81	33	98	85	11	19	92	91	70
7행	31	06	01	08	05	45	57	18	24	06	35	30	34	26	14	86	79	90	74	39	23	40	30	97	32
8행	85	26	97	76	02	02	05	16	56	92	68	66	57	48	18	73	05	38	52	47	18	62	38	85	79
9행	63	57	33	21	35	05	32	54	70	48	90	55	35	75	48	28	46	82	87	09	83	49	12	56	24
10행	73	79	64	57	53	03	52	96	47	78	35	80	83	42	82	60	93	52	03	44	35	27	38	84	35
11행	98	52	01	77	67	14	90	56	86	07	22	10	94	05	58	60	97	09	34	33	50	50	07	39	92
12행	11	80	50	54	31	39	80	82	77	32	50	72	56	82	48	29	40	52	42	01	52	77	56	78	51
13행	83	45	26	96	34	06	28	09	80	83	13	74	67	00	78	18	47	54	06	10	68	71	17	78	18
14행	88	68	54	02	00	86	55	75	84	01	36	76	96	79	51	90	36	47	64	93	29	60	91	10	62
15행	99	59	46	73	48	87	51	76	49	69	91	82	60	89	28	93	78	56	13	68	23	47	83	41	31
16행	65	43	11	76	74	17	46	85	09	50	58	04	77	69	74	73	03	95	71	86	40	21	81	65	44
17행	80	12	43	56	35	17	72	70	80	15	45	31	82	23	74	21	11	57	82	53	14	38	55	37	63
18행	74	35	09	98	17	77	40	27	72	14	32	23	60	02	10	45	52	16	42	37	96	28	60	26	55
19행	69	91	42	68	03	66	25	22	91	48	36	93	68	72	03	76	62	11	39	90	94	40	02	64	18
20행	09	89	32	05	05	14	22	56	85	14	46	42	75	67	88	96	29	77	88	22	54	38	21	45	98
21행	91	49	91	45	23	68	47	92	76	86	46	16	28	35	54	94	75	08	99	23	37	08	92	00	48
22행	80	33	69	45	98	26	94	03	68	58	70	29	73	41	35	53	14	03	33	40	42	05	08	23	41
23행	44	10	48	19	49	85	15	74	79	54	32	97	92	65	75	57	60	04	04	81	22	22	20	64	13
24행	12	55	07	37	42	11	10	00	20	40	12	86	07	46	97	96	64	48	64	39	28	70	72	58	15
25행	63	69	64	93	29	16	50	53	44	84	40	21	95	25	63	43	65	17	70	82	07	20	73	17	90
26행	61	19	65	04	46	26	45	74	77	74	51	92	43	37	29	65	39	45	95	93	42	58	26	05	27
27행	15	47	44	52	66	95	27	07	99	53	59	36	78	38	48	82	39	62	01	18	33	21	15	94	66
28행	94	55	72	85	74	27	89	75	43	87	54	62	24	44	31	91	19	04	25	92	92	92	74	59	75
29행	42	43	12	62	13	97	34	40	87	21	16	86	84	87	68	03	07	11	20	59	25	70	14	66	88
30행	23	52	37	83	17	73	20	88	98	37	68	93	59	14	16	26	25	22	96	93	05	52	28	25	62
31행	04	49	35	24	94	75	24	63	38	24	45	86	25	10	25	61	96	27	93	35	67	33	71	24	72
32행	00	54	99	76	54	64	05	18	81	59	96	54	69	28	23	91	23	28	72	95	29	33	35	96	31
33행	35	96	31	53	07	26	89	80	93	54	33	35	13	54	62	77	97	45	00	24	90	10	33	93	33
34행	59	80	80	83	91	45	42	72	68	42	83	60	94	97	00	13	02	12	48	46	78	56	52	01	06
35행	46	05	88	52	36	01	39	09	22	86	77	82	14	40	77	93	91	08	36	47	70	61	74	29	41
36행	32	17	90	05	97	17	37	92	52	41	05	56	70	70	07	86	74	31	71	57	85	39	41	18	38
37행	68	23	46	14	06	20	11	74	52	04	15	95	66	00	00	18	74	39	24	23	97	11	89	63	38
38행	19	56	54	14	30	01	75	87	53	79	40	41	92	15	85	66	67	43	68	06	84	96	28	52	07
39행	45	15	51	49	38	19	47	60	72	46	43	66	76	45	43	59	04	79	00	33	20	82	66	95	41
40행	94	86	43	19	94	26	16	81	08	51	34	88	88	15	53	01	54	03	54	56	05	01	45	11	76

부록 2. 이항분포

$$P[X \le c] = \sum_{x=0}^{c} \binom{n}{x} p^x (1-p)^{n-x}$$

	c	0.05	0.10	0.20	0.30	0.40	p 0.50	0.60	0.70	0.80	0.90	0.95
$n=1$	0	0.950	0.900	0.800	0.700	0.600	0.500	0.400	0.300	0.200	0.100	0.050
	1	1.000	1.000	1.000	1.000	1.000	1.000	1.000	1.000	1.000	1.000	1.000
$n=2$	0	0.902	0.810	0.640	0.490	0.360	0.250	0.160	0.090	0.040	0.010	0.002
	1	0.997	0.990	0.960	0.910	0.840	0.750	0.640	0.510	0.360	0.190	0.097
	2	1.000	1.000	1.000	1.000	1.000	1.000	1.000	1.000	1.000	1.000	1.000
$n=3$	0	0.857	0.729	0.512	0.343	0.216	0.125	0.064	0.027	0.008	0.001	0.000
	1	0.993	0.972	0.896	0.784	0.648	0.500	0.352	0.216	0.104	0.028	0.007
	2	1.000	0.999	0.992	0.973	0.936	0.875	0.784	0.657	0.488	0.271	0.143
	3	1.000	1.000	1.000	1.000	1.000	1.000	1.000	1.000	1.000	1.000	1.000
$n=4$	0	0.815	0.656	0.410	0.240	0.130	0.063	0.026	0.008	0.002	0.000	0.000
	1	0.986	0.948	0.819	0.652	0.475	0.313	0.179	0.084	0.027	0.004	0.000
	2	1.000	0.995	0.973	0.916	0.821	0.688	0.525	0.348	0.181	0.052	0.014
	3	1.000	1.000	0.998	0.992	0.974	0.938	0.870	0.760	0.590	0.344	0.185
	4	1.000	1.000	1.000	1.000	1.000	1.000	1.000	1.000	1.000	1.000	1.000
$n=5$	0	0.774	0.590	0.328	0.168	0.078	0.031	0.010	0.002	0.000	0.000	0.000
	1	0.977	0.919	0.737	0.528	0.337	0.188	0.087	0.031	0.007	0.000	0.000
	2	0.999	0.991	0.942	0.837	0.683	0.500	0.317	0.163	0.058	0.009	0.001
	3	1.000	1.000	0.993	0.969	0.913	0.813	0.663	0.472	0.263	0.081	0.023
	4	1.000	1.000	1.000	0.998	0.990	0.969	0.922	0.832	0.672	0.410	0.226
	5	1.000	1.000	1.000	1.000	1.000	1.000	1.000	1.000	1.000	1.000	1.000
$n=6$	0	0.735	0.531	0.262	0.118	0.047	0.016	0.004	0.001	0.000	0.000	0.000
	1	0.967	0.886	0.655	0.420	0.233	0.109	0.041	0.011	0.002	0.000	0.000
	2	0.998	0.984	0.901	0.744	0.544	0.344	0.179	0.070	0.017	0.001	0.000
	3	1.000	0.999	0.983	0.930	0.821	0.656	0.456	0.256	0.099	0.016	0.002
	4	1.000	1.000	0.998	0.989	0.959	0.891	0.767	0.580	0.345	0.114	0.033
	5	1.000	1.000	1.000	0.999	0.996	0.984	0.953	0.882	0.738	0.469	0.265
	6	1.000	1.000	1.000	1.000	1.000	1.000	1.000	1.000	1.000	1.000	1.000
$n=7$	0	0.698	0.478	0.210	0.082	0.028	0.008	0.002	0.000	0.000	0.000	0.000
	1	0.956	0.850	0.577	0.329	0.159	0.063	0.019	0.004	0.000	0.000	0.000
	2	0.996	0.974	0.852	0.641	0.420	0.227	0.096	0.029	0.005	0.000	0.000
	3	1.000	0.997	0.967	0.874	0.710	0.500	0.290	0.126	0.033	0.003	0.000
	4	1.000	1.000	0.995	0.971	0.904	0.773	0.580	0.353	0.148	0.026	0.004

	c	0.05	0.10	0.20	0.30	0.40	0.50	0.60	0.70	0.80	0.90	0.95
	5	1.000	1.000	1.000	0.996	0.981	0.938	0.841	0.671	0.423	0.150	0.044
	6	1.000	1.000	1.000	1.000	0.998	0.992	0.972	0.918	0.790	0.522	0.302
	7	1.000	1.000	1.000	1.000	1.000	1.000	1.000	1.000	1.000	1.000	1.000
$n=8$	0	0.663	0.430	0.168	0.058	0.017	0.004	0.001	0.000	0.000	0.000	0.000
	1	0.943	0.813	0.503	0.255	0.106	0.035	0.009	0.001	0.000	0.000	0.000
	2	0.994	0.962	0.797	0.552	0.315	0.145	0.050	0.011	0.001	0.000	0.000
	3	1.000	0.995	0.944	0.806	0.594	0.363	0.174	0.058	0.010	0.000	0.000
	4	1.000	0.995	0.990	0.942	0.826	0.637	0.406	0.194	0.056	0.005	0.000
	5	1.000	1.000	0.999	0.989	0.950	0.855	0.685	0.448	0.203	0.038	0.006
	6	1.000	1.000	1.000	0.999	0.991	0.965	0.894	0.745	0.497	0.187	0.057
	7	1.000	1.000	1.000	1.000	0.999	0.996	0.983	0.942	0.832	0.570	0.337
	8	1.000	1.000	1.000	1.000	1.000	1.000	1.000	1.000	1.000	1.000	1.000
$n=9$	0	0.630	0.387	0.134	0.040	0.010	0.002	0.000	0.000	0.000	0.000	0.000
	1	0.929	0.775	0.436	0.196	0.071	0.020	0.004	0.000	0.000	0.000	0.000
	2	0.992	0.947	0.738	0.463	0.232	0.090	0.025	0.004	0.000	0.000	0.000
	3	0.999	0.992	0.914	0.730	0.483	0.254	0.099	0.025	0.003	0.000	0.000
	4	1.000	0.999	0.980	0.901	0.733	0.500	0.267	0.099	0.020	0.001	0.000
	5	1.000	1.000	0.997	0.975	0.901	0.746	0.517	0.270	0.086	0.008	0.001
	6	1.000	1.000	1.000	0.996	0.975	0.910	0.768	0.537	0.262	0.053	0.008
	7	1.000	1.000	1.000	1.000	0.996	0.980	0.929	0.804	0.564	0.225	0.071
	8	1.000	1.000	1.000	1.000	1.000	0.998	0.990	0.960	0.866	0.613	0.370
	9	1.000	1.000	1.000	1.000	1.000	1.000	1.000	1.000	1.000	1.000	1.000
$n=10$	0	0.599	0.349	0.107	0.028	0.006	0.001	0.000	0.000	0.000	0.000	0.000
	1	0.914	0.736	0.376	0.149	0.046	0.011	0.002	0.000	0.000	0.000	0.000
	2	0.988	0.930	0.678	0.383	0.167	0.055	0.012	0.002	0.000	0.000	0.000
	3	0.999	0.987	0.879	0.650	0.382	0.172	0.055	0.011	0.001	0.000	0.000
	4	1.000	0.998	0.967	0.850	0.633	0.377	0.166	0.047	0.006	0.000	0.000
	5	1.000	1.000	0.994	0.953	0.834	0.623	0.367	0.150	0.033	0.002	0.000
	6	1.000	1.000	0.999	0.989	0.945	0.828	0.613	0.350	0.121	0.013	0.001
	7	1.000	1.000	1.000	0.998	0.988	0.945	0.833	0.617	0.322	0.070	0.012
	8	1.000	1.000	1.000	1.000	0.998	0.989	0.954	0.851	0.624	0.264	0.086
	9	1.000	1.000	1.000	1.000	1.000	0.999	0.994	0.972	0.893	0.651	0.401
	10	1.000	1.000	1.000	1.000	1.000	1.000	1.000	1.000	1.000	1.000	1.000
$n=11$	0	0.569	0.314	0.086	0.020	0.004	0.000	0.000	0.000	0.000	0.000	0.000
	1	0.898	0.697	0.322	0.113	0.030	0.006	0.001	0.000	0.000	0.000	0.000
	2	0.985	0.910	0.617	0.313	0.119	0.033	0.006	0.001	0.000	0.000	0.000
	3	0.998	0.981	0.839	0.570	0.296	0.113	0.029	0.004	0.000	0.000	0.000

	c	0.05	0.10	0.20	0.30	0.40	0.50	0.60	0.70	0.80	0.90	0.95
	4	1.000	0.997	0.950	0.790	0.533	0.274	0.099	0.022	0.002	0.000	0.000
	5	1.000	1.000	0.988	0.922	0.753	0.500	0.247	0.078	0.012	0.000	0.000
	6	1.000	1.000	0.998	0.978	0.901	0.726	0.467	0.210	0.050	0.003	0.000
	7	1.000	1.000	1.000	0.996	0.971	0.887	0.704	0.430	0.161	0.019	0.002
	8	1.000	1.000	1.000	0.999	0.994	0.967	0.881	0.687	0.383	0.090	0.015
	9	1.000	1.000	1.000	1.000	0.999	0.994	0.970	0.887	0.678	0.303	0.102
	10	1.000	1.000	1.000	1.000	1.000	1.000	0.996	0.980	0.914	0.686	0.431
	11	1.000	1.000	1.000	1.000	1.000	1.000	1.000	1.000	1.000	1.000	1.000
$n=12$	0	0.540	0.282	0.069	0.014	0.002	0.000	0.000	0.000	0.000	0.000	0.000
	1	0.882	0.659	0.275	0.085	0.020	0.003	0.000	0.000	0.000	0.000	0.000
	2	0.980	0.889	0.558	0.253	0.083	0.019	0.003	0.000	0.000	0.000	0.000
	3	0.998	0.974	0.795	0.493	0.225	0.073	0.015	0.002	0.000	0.000	0.000
	4	1.000	0.996	0.927	0.724	0.438	0.194	0.057	0.009	0.001	0.000	0.000
	5	1.000	0.999	0.981	0.882	0.665	0.387	0.158	0.039	0.004	0.000	0.000
	6	1.000	1.000	0.996	0.961	0.842	0.613	0.335	0.118	0.019	0.001	0.000
	7	1.000	1.000	0.999	0.991	0.943	0.806	0.562	0.276	0.073	0.004	0.000
	8	1.000	1.000	1.000	0.998	0.985	0.927	0.775	0.507	0.205	0.026	0.002
	9	1.000	1.000	1.000	1.000	0.997	0.981	0.917	0.747	0.442	0.111	0.020
	10	1.000	1.000	1.000	1.000	1.000	0.997	0.980	0.915	0.725	0.341	0.118
	11	1.000	1.000	1.000	1.000	1.000	1.000	0.998	0.986	0.931	0.718	0.460
	12	1.000	1.000	1.000	1.000	1.000	1.000	1.000	1.000	1.000	1.000	1.000
$n=13$	0	0.513	0.254	0.055	0.010	0.001	0.000	0.000	0.000	0.000	0.000	0.000
	1	0.865	0.621	0.234	0.064	0.013	0.002	0.000	0.000	0.000	0.000	0.000
	2	0.975	0.866	0.502	0.202	0.058	0.011	0.001	0.000	0.000	0.000	0.000
	3	0.997	0.966	0.747	0.421	0.169	0.046	0.008	0.001	0.000	0.000	0.000
	4	1.000	0.994	0.901	0.654	0.353	0.133	0.032	0.004	0.000	0.000	0.000
	5	1.000	0.999	0.970	0.835	0.574	0.291	0.098	0.018	0.001	0.000	0.000
	6	1.000	1.000	0.993	0.938	0.771	0.500	0.229	0.062	0.007	0.000	0.000
	7	1.000	1.000	0.999	0.982	0.902	0.709	0.426	0.165	0.030	0.001	0.000
	8	1.000	1.000	1.000	0.996	0.968	0.867	0.647	0.346	0.099	0.006	0.000
	9	1.000	1.000	1.000	0.999	0.992	0.954	0.831	0.579	0.253	0.034	0.003
	10	1.000	1.000	1.000	1.000	0.999	0.989	0.942	0.798	0.498	0.134	0.025
	11	1.000	1.000	1.000	1.000	1.000	0.998	0.987	0.936	0.776	0.379	0.135
	12	1.000	1.000	1.000	1.000	1.000	1.000	0.999	0.990	0.945	0.746	0.487
	13	1.000	1.000	1.000	1.000	1.000	1.000	1.000	1.000	1.000	1.000	1.000
$n=14$	0	0.488	0.229	0.044	0.007	0.001	0.000	0.000	0.000	0.000	0.000	0.000
	1	0.847	0.585	0.198	0.047	0.008	0.001	0.000	0.000	0.000	0.000	0.000

	c	0.05	0.10	0.20	0.30	0.40	0.50	0.60	0.70	0.80	0.90	0.95
	2	0.970	0.842	0.448	0.161	0.040	0.006	0.001	0.000	0.000	0.000	0.000
	3	0.996	0.956	0.698	0.355	0.124	0.029	0.004	0.000	0.000	0.000	0.000
	4	1.000	0.991	0.870	0.584	0.279	0.090	0.018	0.002	0.000	0.000	0.000
	5	1.000	0.999	0.956	0.781	0.486	0.212	0.058	0.008	0.000	0.000	0.000
	6	1.000	1.000	0.988	0.907	0.692	0.395	0.150	0.031	0.002	0.000	0.000
	7	1.000	1.000	0.998	0.969	0.850	0.605	0.308	0.093	0.012	0.000	0.000
	8	1.000	1.000	1.000	0.992	0.942	0.788	0.514	0.219	0.044	0.001	0.000
	9	1.000	1.000	1.000	0.998	0.982	0.910	0.721	0.416	0.130	0.009	0.000
	10	1.000	1.000	1.000	1.000	0.996	0.971	0.876	0.645	0.302	0.044	0.004
	11	1.000	1.000	1.000	1.000	0.999	0.994	0.960	0.839	0.552	0.158	0.030
	12	1.000	1.000	1.000	1.000	1.000	0.999	0.992	0.953	0.802	0.415	0.153
	13	1.000	1.000	1.000	1.000	1.000	1.000	0.999	0.993	0.956	0.771	0.512
	14	1.000	1.000	1.000	1.000	1.000	1.000	1.000	1.000	1.000	1.000	1.000
$n=15$	0	0.463	0.206	0.035	0.005	0.000	0.000	0.000	0.000	0.000	0.000	0.000
	1	0.829	0.549	0.167	0.035	0.005	0.000	0.000	0.000	0.000	0.000	0.000
	2	0.964	0.810	0.398	0.127	0.027	0.004	0.000	0.000	0.000	0.000	0.000
	3	0.995	0.944	0.648	0.297	0.091	0.018	0.002	0.000	0.000	0.000	0.000
	4	0.999	0.987	0.836	0.515	0.217	0.059	0.009	0.001	0.000	0.000	0.000
	5	1.000	0.998	0.939	0.722	0.403	0.151	0.034	0.004	0.000	0.000	0.000
	6	1.000	1.000	0.982	0.869	0.610	0.304	0.095	0.015	0.001	0.000	0.000
	7	1.000	1.000	0.996	0.950	0.787	0.500	0.213	0.050	0.004	0.000	0.000
	8	1.000	1.000	0.999	0.985	0.905	0.696	0.390	0.131	0.018	0.000	0.000
	9	1.000	1.000	1.000	0.996	0.966	0.849	0.597	0.278	0.061	0.002	0.000
	10	1.000	1.000	1.000	0.999	0.991	0.941	0.783	0.485	0.164	0.013	0.001
	11	1.000	1.000	1.000	1.000	0.998	0.982	0.909	0.703	0.352	0.056	0.005
	12	1.000	1.000	1.000	1.000	1.000	0.996	0.973	0.873	0.602	0.184	0.036
	13	1.000	1.000	1.000	1.000	1.000	1.000	0.995	0.965	0.833	0.451	0.171
	14	1.000	1.000	1.000	1.000	1.000	1.000	1.000	0.995	0.965	0.794	0.537
	15	1.000	1.000	1.000	1.000	1.000	1.000	1.000	1.000	1.000	1.000	1.000
$n=16$	0	0.440	0.185	0.028	0.003	0.000	0.000	0.000	0.000	0.000	0.000	0.000
	1	0.811	0.515	0.141	0.026	0.003	0.000	0.000	0.000	0.000	0.000	0.000
	2	0.957	0.789	0.352	0.099	0.018	0.002	0.000	0.000	0.000	0.000	0.000
	3	0.993	0.932	0.598	0.246	0.065	0.011	0.001	0.000	0.000	0.000	0.000
	4	0.999	0.983	0.798	0.450	0.617	0.038	0.005	0.000	0.000	0.000	0.000
	5	1.000	0.997	0.918	0.660	0.329	0.105	0.019	0.002	0.000	0.000	0.000
	6	1.000	0.999	0.973	0.825	0.527	0.227	0.058	0.007	0.000	0.000	0.000
	7	1.000	1.000	0.993	0.926	0.716	0.402	0.142	0.026	0.001	0.000	0.000
	8	1.000	1.000	0.999	0.974	0.858	0.598	0.284	0.074	0.007	0.000	0.000

	c	0.05	0.10	0.20	0.30	0.40	0.50	0.60	0.70	0.80	0.90	0.95
	9	1.000	1.000	1.000	0.993	0.942	0.778	0.473	0.175	0.027	0.001	0.000
	10	1.000	1.000	1.000	0.998	0.981	0.895	0.671	0.340	0.082	0.003	0.000
	11	1.000	1.000	1.000	1.000	0.995	0.962	0.833	0.550	0.202	0.017	0.001
	12	1.000	1.000	1.000	1.000	0.999	0.989	0.935	0.754	0.402	0.068	0.007
	13	1.000	1.000	1.000	1.000	1.000	0.998	0.982	0.901	0.648	0.211	0.043
	14	1.000	1.000	1.000	1.000	1.000	1.000	0.997	0.974	0.859	0.485	0.189
	15	1.000	1.000	1.000	1.000	1.000	1.000	1.000	0.997	0.972	0.815	0.560
	16	1.000	1.000	1.000	1.000	1.000	1.000	1.000	1.000	1.000	1.000	1.000
$n=17$	0	0.418	0.167	0.023	0.002	0.000	0.000	0.000	0.000	0.000	0.000	0.000
	1	0.792	0.482	0.118	0.019	0.002	0.000	0.000	0.000	0.000	0.000	0.000
	2	0.950	0.762	0.310	0.077	0.012	0.001	0.000	0.000	0.000	0.000	0.000
	3	0.991	0.917	0.549	0.202	0.046	0.006	0.000	0.000	0.000	0.000	0.000
	4	0.999	0.978	0.758	0.389	0.126	0.025	0.003	0.000	0.000	0.000	0.000
	5	1.000	0.995	0.894	0.597	0.264	0.072	0.011	0.001	0.000	0.000	0.000
	6	1.000	0.999	0.962	0.775	0.448	0.166	0.035	0.003	0.000	0.000	0.000
	7	1.000	1.000	0.989	0.895	0.641	0.315	0.092	0.013	0.000	0.000	0.000
	8	1.000	1.000	0.997	0.960	0.801	0.500	0.199	0.040	0.003	0.000	0.000
	9	1.000	1.000	1.000	0.987	0.908	0.685	0.359	0.105	0.011	0.000	0.000
	10	1.000	1.000	1.000	0.997	0.965	0.834	0.552	0.225	0.038	0.001	0.000
	11	1.000	1.000	1.000	0.999	0.989	0.928	0.736	0.403	0.106	0.005	0.000
	12	1.000	1.000	1.000	1.000	0.997	0.975	0.874	0.611	0.242	0.022	0.001
	13	1.000	1.000	1.000	1.000	1.000	0.994	0.954	0.798	0.451	0.083	0.009
	14	1.000	1.000	1.000	1.000	1.000	0.999	0.988	0.923	0.690	0.238	0.050
	15	1.000	1.000	1.000	1.000	1.000	1.000	0.998	0.981	0.882	0.518	0.208
	16	1.000	1.000	1.000	1.000	1.000	1.000	1.000	0.998	0.977	0.833	0.582
	17	1.000	1.000	1.000	1.000	1.000	1.000	1.000	1.000	1.000	1.000	1.000
$n=18$	0	0.397	0.150	0.018	0.002	0.000	0.000	0.000	0.000	0.000	0.000	0.000
	1	0.774	0.450	0.099	0.014	0.001	0.000	0.000	0.000	0.000	0.000	0.000
	2	0.942	0.734	0.271	0.060	0.008	0.001	0.000	0.000	0.000	0.000	0.000
	3	0.989	0.902	0.501	0.165	0.033	0.004	0.000	0.000	0.000	0.000	0.000
	4	0.998	0.972	0.716	0.333	0.094	0.015	0.001	0.000	0.000	0.000	0.000
	5	1.000	0.994	0.867	0.534	0.209	0.048	0.006	0.000	0.000	0.000	0.000
	6	1.000	0.999	0.949	0.722	0.374	0.119	0.020	0.001	0.000	0.000	0.000
	7	1.000	1.000	0.984	0.859	0.563	0.240	0.058	0.006	0.000	0.000	0.000
	8	1.000	1.000	0.996	0.940	0.737	0.407	0.135	0.021	0.001	0.000	0.000
	9	1.000	1.000	0.999	0.979	0.865	0.593	0.263	0.060	0.004	0.000	0.000
	10	1.000	1.000	1.000	0.994	0.942	0.760	0.437	0.141	0.016	0.000	0.000

	c	0.05	0.10	0.20	0.30	0.40	0.50	0.60	0.70	0.80	0.90	0.95
	11	1.000	1.000	1.000	0.999	0.980	0.881	0.626	0.278	0.051	0.001	0.000
	12	1.000	1.000	1.000	1.000	0.994	0.952	0.791	0.466	0.133	0.006	0.000
	13	1.000	1.000	1.000	1.000	0.999	0.985	0.906	0.667	0.284	0.028	0.002
	14	1.000	1.000	1.000	1.000	1.000	0.996	0.967	0.835	0.499	0.098	0.011
	15	1.000	1.000	1.000	1.000	1.000	0.999	0.992	0.940	0.729	0.266	0.058
	16	1.000	1.000	1.000	1.000	1.000	1.000	0.999	0.986	0.901	0.550	0.226
	17	1.000	1.000	1.000	1.000	1.000	1.000	1.000	0.998	0.982	0.850	0.603
	18	1.000	1.000	1.000	1.000	1.000	1.000	1.000	1.000	1.000	1.000	1.000
$n=19$	0	0.377	0.135	0.014	0.001	0.000	0.000	0.000	0.000	0.000	0.000	0.000
	1	0.755	0.420	0.083	0.010	0.001	0.000	0.000	0.000	0.000	0.000	0.000
	2	0.933	0.705	0.237	0.046	0.005	0.000	0.000	0.000	0.000	0.000	0.000
	3	0.987	0.885	0.455	0.133	0.023	0.002	0.000	0.000	0.000	0.000	0.000
	4	0.998	0.965	0.673	0.282	0.070	0.010	0.001	0.000	0.000	0.000	0.000
	5	1.000	0.991	0.837	0.474	0.163	5.032	0.003	0.000	0.000	0.000	0.000
	6	1.000	0.998	0.932	0.666	0.308	0.084	0.012	0.001	0.000	0.000	0.000
	7	1.000	1.000	0.977	0.818	0.488	0.180	0.035	0.003	0.000	0.000	0.000
	8	1.000	1.000	0.993	0.916	0.667	0.324	0.088	0.011	0.000	0.000	0.000
	9	1.000	1.000	0.998	0.967	0.814	0.500	0.186	0.033	0.002	0.000	0.000
	10	1.000	1.000	1.000	0.989	0.912	0.676	0.333	0.084	0.007	0.000	0.000
	11	1.000	1.000	1.000	0.997	0.965	0.820	0.512	0.182	0.023	0.000	0.000
	12	1.000	1.000	1.000	0.999	0.988	0.916	0.602	0.334	0.068	0.002	0.000
	13	1.000	1.000	1.000	1.000	0.997	0.968	0.837	0.526	0.163	0.009	0.000
	14	1.000	1.000	1.000	1.000	0.999	0.990	0.930	0.718	0.327	0.035	0.002
	15	1.000	1.000	1.000	1.000	1.000	0.998	0.977	0.867	0.545	0.115	0.013
	16	1.000	1.000	1.000	1.000	1.000	1.000	0.995	0.954	0.763	0.295	0.067
	17	1.000	1.000	1.000	1.000	1.000	1.000	0.999	0.990	0.917	0.580	0.245
	18	1.000	1.000	1.000	1.000	1.000	1.000	1.000	0.999	0.986	0.865	0.623
	19	1.000	1.000	1.000	1.000	1.000	1.000	1.000	1.000	1.000	1.000	1.000
$n=20$	0	0.358	0.122	0.012	0.001	0.000	0.000	0.000	0.000	0.000	0.000	0.000
	1	0.736	0.392	0.069	0.008	0.001	0.000	0.000	0.000	0.000	0.000	0.000
	2	0.925	0.677	0.206	0.035	0.004	0.000	0.000	0.000	0.000	0.000	0.000
	3	0.984	0.867	0.411	0.107	0.016	0.001	0.000	0.000	0.000	0.000	0.000
	4	0.997	0.957	0.630	0.238	0.051	0.006	0.000	0.000	0.000	0.000	0.000
	5	1.000	0.989	0.804	0.416	0.126	0.021	0.002	0.000	0.000	0.000	0.000
	6	1.000	0.998	0.913	0.608	0.250	0.058	0.006	0.000	0.000	0.000	0.000
	7	1.000	1.000	0.968	0.772	0.416	0.132	0.021	0.001	0.000	0.000	0.000
	8	1.000	1.000	0.990	0.887	0.596	0.252	0.057	0.005	0.000	0.000	0.000

	c	0.05	0.10	0.20	0.30	0.40	0.50	0.60	0.70	0.80	0.90	0.95
	9	1.000	1.000	0.997	0.952	0.755	0.412	0.128	0.017	0.001	0.000	0.000
	10	1.000	1.000	0.999	0.983	0.872	0.588	0.245	0.048	0.003	0.000	0.000
	11	1.000	1.000	1.000	0.995	0.943	0.748	0.404	0.113	0.010	0.000	0.000
	12	1.000	1.000	1.000	0.999	0.979	0.868	0.584	0.228	0.032	0.000	0.000
	13	1.000	1.000	1.000	1.000	0.994	0.942	0.750	0.392	0.087	0.002	0.000
	14	1.000	1.000	1.000	1.000	0.998	0.979	0.874	0.584	0.196	0.011	0.000
	15	1.000	1.000	1.000	1.000	1.000	0.994	0.949	0.762	0.370	0.043	0.003
	16	1.000	1.000	1.000	1.000	1.000	0.999	0.984	0.893	0.589	0.133	0.016
	17	1.000	1.000	1.000	1.000	1.000	1.000	0.996	0.965	0.794	0.323	0.075
	18	1.000	1.000	1.000	1.000	1.000	1.000	0.999	0.992	0.931	0.608	0.264
	19	1.000	1.000	1.000	1.000	1.000	1.000	1.000	0.999	0.988	0.878	0.642
	20	1.000	1.000	1.000	1.000	1.000	1.000	1.000	1.000	1.000	1.000	1.000
$n=25$	0	0.277	0.072	0.004	0.000	0.000	0.000	0.000	0.000	0.000	0.000	0.000
	1	0.642	0.271	0.027	0.002	0.000	0.000	0.000	0.000	0.000	0.000	0.000
	2	0.873	0.537	0.098	0.009	0.000	0.000	0.000	0.000	0.000	0.000	0.000
	3	0.966	0.764	0.234	0.033	0.002	0.000	0.000	0.000	0.000	0.000	0.000
	4	0.993	0.902	0.421	0.090	0.009	0.000	0.000	0.000	0.000	0.000	0.000
	5	0.999	0.967	0.617	0.193	0.029	0.002	0.000	0.000	0.000	0.000	0.000
	6	1.000	0.991	0.780	0.341	0.074	0.007	0.000	0.000	0.000	0.000	0.000
	7	1.000	0.998	0.891	0.512	0.154	0.022	0.001	0.000	0.000	0.000	0.000
	8	1.000	1.000	0.953	0.677	0.274	0.054	0.004	0.000	0.000	0.000	0.000
	9	1.000	1.000	0.983	0.811	0.425	0.115	0.013	0.000	0.000	0.000	0.000
	10	1.000	1.000	0.994	0.902	0.586	0.212	0.034	0.002	0.000	0.000	0.000
	11	1.000	1.000	0.998	0.956	0.732	0.345	0.078	0.006	0.000	0.000	0.000
	12	1.000	1.000	1.000	0.983	0.846	0.500	0.154	0.017	0.000	0.000	0.000
	13	1.000	1.000	1.000	0.994	0.922	0.655	0.268	0.044	0.002	0.000	0.000
	14	1.000	1.000	1.000	0.998	0.966	0.788	0.414	0.098	0.006	0.000	0.000
	15	1.000	1.000	1.000	1.000	0.987	0.885	0.575	0.189	0.017	0.000	0.000
	16	1.000	1.000	1.000	1.000	0.996	0.946	0.726	0.323	0.047	0.000	0.000
	17	1.000	1.000	1.000	1.000	0.999	0.978	0.846	0.488	0.109	0.002	0.000
	18	1.000	1.000	1.000	1.000	1.000	0.993	0.926	0.659	0.220	0.009	0.000
	19	1.000	1.000	1.000	1.000	1.000	0.998	0.971	0.807	0.383	0.033	0.001
	20	1.000	1.000	1.000	1.000	1.000	1.000	0.991	0.910	0.579	0.098	0.007
	21	1.000	1.000	1.000	1.000	1.000	1.000	0.998	0.967	0.766	0.236	0.034
	22	1.000	1.000	1.000	1.000	1.000	1.000	1.000	0.991	0.902	0.463	0.127
	23	1.000	1.000	1.000	1.000	1.000	1.000	1.000	0.998	0.973	0.729	0.358
	24	1.000	1.000	1.000	1.000	1.000	1.000	1.000	1.000	0.996	0.928	0.723
	25	1.000	1.000	1.000	1.000	1.000	1.000	1.000	1.000	1.000	1.000	1.000

부록 3. 누적 포아송(Poisson)분포

$$P[X_1 \le c]=\sum_{a=0}^{c}\frac{e^{-m}m^{n}}{x!}$$

	m									
c	0.10	0.20	0.30	0.40	0.50	0.60	0.70	0.80	0.90	1.00
0	0.905	0.819	0.741	0.670	0.607	0.549	0.497	0.449	0.407	0.368
1	0.995	0.982	0.963	0.938	0.910	0.878	0.844	0.809	0.772	0.736
2	1.000	0.999	0.996	0.992	0.986	0.977	0.966	0.953	0.937	0.920
3	1.000	1.000	1.000	0.999	0.998	0.997	0.994	0.991	0.987	0.981
4	1.000	1.000	1.000	1.000	1.000	1.000	0.999	0.999	0.998	0.996
5	1.000	1.000	1.000	1.000	1.000	1.000	1.000	1.000	1.000	0.999
6	1.000	1.000	1.000	1.000	1.000	1.000	1.000	1.000	1.000	1.000
7	1.000	1.000	1.000	1.000	1.000	1.000	1.000	1.000	1.000	1.000

	m									
c	1.10	1.20	1.30	1.40	1.50	1.60	1.70	1.80	1.90	2.00
0	0.333	0.301	0.273	0.247	0.223	0.202	0.183	0.165	0.150	0.135
1	0.699	0.663	0.627	0.592	0.558	0.525	0.493	0.463	0.434	0.406
2	0.900	0.879	0.857	0.833	0.809	0.783	0.757	0.731	0.704	0.677
3	0.974	0.966	0.957	0.946	0.934	0.921	0.907	0.891	0.875	0.857
4	0.995	0.992	0.989	0.986	0.981	0.976	0.970	0.964	0.959	0.947
5	0.999	0.998	0.998	0.997	0.996	0.994	0.992	0.990	0.987	0.983
6	1.000	1.000	1.000	0.999	0.999	0.999	0.998	0.997	0.997	0.995
7	1.000	1.000	1.000	1.000	1.000	1.000	1.000	0.999	0.999	0.999
8	1.000	1.000	1.000	1.000	1.000	1.000	1.000	1.000	1.000	1.000
9	1.000	1.000	1.000	1.000	1.000	1.000	1.000	1.000	1.000	1.000

	m									
c	2.10	2.20	2.30	2.40	2.50	2.60	2.70	2.80	2.90	3.00
0	0.122	0.111	0.100	0.091	0.082	0.074	0.067	0.061	0.055	0.050
1	0.380	0.355	0.331	0.308	0.287	0.267	0.249	0.231	0.215	0.199
2	0.650	0.623	0.596	0.570	0.544	0.518	0.494	0.469	0.446	0.423
3	0.839	0.819	0.799	0.779	0.758	0.736	0.714	0.692	0.670	0.647
4	0.938	0.928	0.916	0.904	0.891	0.877	0.863	0.848	0.832	0.815
5	0.980	0.975	0.970	0.964	0.958	0.951	0.943	0.935	0.925	0.916
6	0.994	0.993	0.991	0.988	0.986	0.983	0.979	0.976	0.971	0.966
7	0.999	0.998	0.997	0.997	0.996	0.995	0.993	0.992	0.990	0.988
8	1.000	1.000	0.999	0.999	0.999	0.999	0.998	0.998	0.997	0.996
9	1.000	1.000	1.000	1.000	1.000	1.000	0.999	0.999	0.999	0.999
10	1.000	1.000	1.000	1.000	1.000	1.000	1.000	1.000	1.000	1.000
11	1.000	1.000	1.000	1.000	1.000	1.000	1.000	1.000	1.000	1.000
12	1.000	1.000	1.000	1.000	1.000	1.000	1.000	1.000	1.000	1.000

c	3.10	3.20	3.30	3.40	3.50	3.60	3.70	3.80	3.90	4.00
0	0.045	0.041	0.037	0.033	0.030	0.027	0.025	0.022	0.020	0.018
1	0.185	0.171	0.159	0.147	0.136	0.126	0.116	0.107	0.099	0.092
2	0.401	0.380	0.359	0.340	0.321	0.303	0.285	0.269	0.253	0.238
3	0.625	0.603	0.580	0.558	0.537	0.515	0.494	0.473	0.453	0.433
4	0.798	0.781	0.763	0.744	0.725	0.706	0.687	0.668	0.648	0.629
5	0.906	0.895	0.883	0.871	0.858	0.844	0.830	0.816	0.801	0.785
6	0.961	0.955	0.949	0.942	0.935	0.927	0.918	0.909	0.899	0.889
7	0.986	0.983	0.980	0.977	0.973	0.969	0.965	0.960	0.955	0.944
8	0.995	0.994	0.993	0.992	0.990	0.988	0.986	0.984	0.981	0.979
9	0.999	0.998	0.998	0.997	0.997	0.996	0.995	0.994	0.993	0.992
10	1.000	1.000	0.999	0.999	0.999	0.999	0.998	0.998	0.998	0.997
11	1.000	1.000	1.000	1.000	1.000	1.000	1.000	0.999	0.999	0.999
12	1.000	1.000	1.000	1.000	1.000	1.000	1.000	1.000	1.000	1.000
13	1.000	1.000	1.000	1.000	1.000	1.000	1.000	1.000	1.000	1.000
14	1.000	1.000	1.000	1.000	1.000	1.000	1.000	1.000	1.000	1.000

(m)

c	4.50	5.00	5.50	6.00	6.50	7.00	7.50	8.00	8.50	9.00
0	0.011	0.007	0.004	0.002	0.002	0.001	0.001	0.000	0.000	0.000
1	0.061	0.040	0.027	0.017	0.011	0.007	0.005	0.003	0.002	0.001
2	0.174	0.125	0.088	0.062	0.043	0.030	0.020	0.014	0.009	0.006
3	0.342	0.265	0.202	0.151	0.112	0.082	0.059	0.042	0.030	0.021
4	0.532	0.440	0.358	0.285	0.224	0.173	0.132	0.100	0.074	0.055
5	0.703	0.616	0.529	0.446	0.369	0.301	0.241	0.191	0.150	0.116
6	0.831	0.762	0.686	0.606	0.527	0.450	0.378	0.313	0.256	0.207
7	0.913	0.867	0.809	0.744	0.673	0.599	0.525	0.453	0.386	0.324
8	0.960	0.932	0.894	0.847	0.792	0.729	0.662	0.593	0.523	0.456
9	0.983	0.968	0.946	0.916	0.877	0.830	0.776	0.717	0.653	0.587
10	0.993	0.986	0.975	0.957	0.933	0.901	0.862	0.816	0.763	0.706
11	0.998	0.995	0.989	0.980	0.966	0.947	0.921	0.888	0.849	0.803
12	0.999	0.998	0.996	0.991	0.984	0.973	0.957	0.936	0.909	0.876
13	1.000	0.999	0.998	0.996	0.993	0.987	0.978	0.966	0.949	0.926
14	1.000	1.000	0.999	0.999	0.997	0.994	0.990	0.983	0.973	0.959
15	1.000	1.000	1.000	0.999	0.999	0.998	0.995	0.992	0.986	0.978
16	1.000	1.000	1.000	1.000	1.000	0.999	0.998	0.996	0.993	0.989
17	1.000	1.000	1.000	1.000	1.000	1.000	0.999	0.998	0.997	0.995
18	1.000	1.000	1.000	1.000	1.000	1.000	1.000	0.999	0.999	0.998
19	1.000	1.000	1.000	1.000	1.000	1.000	1.000	1.000	0.999	0.999
20	1.000	1.000	1.000	1.000	1.000	1.000	1.000	1.000	1.000	1.000
21	1.000	1.000	1.000	1.000	1.000	1.000	1.000	1.000	1.000	1.000
22	1.000	1.000	1.000	1.000	1.000	1.000	1.000	1.000	1.000	1.000

부록 4. 표준정규분포

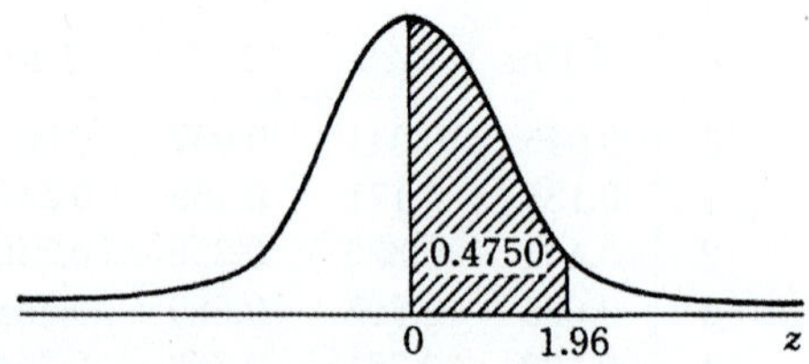

z	0.00	0.01	0.02	0.03	0.04	0.05	0.06	0.07	0.08	0.09
0.1	0.0000	0.0040	0.0080	0.0120	0.160	0.0199	0.0239	0.0279	0.0319	0.0359
0.1	0.0398	0.0438	0.0478	0.0517	0.0557	0.0596	0.0636	0.0675	0.0714	0.0753
0.2	0.0793	0.0832	0.0871	0.0910	0.0948	0.0987	0.1026	0.1064	0.1103	0.1141
0.3	0.1179	0.1217	0.1255	0.1293	0.1331	0.1368	0.1406	0.1443	0.1480	0.1517
0.4	0.1554	0.1591	0.1628	0.1664	0.1700	0.1736	0.1772	0.1808	0.1844	0.1879
0.5	0.1915	0.1950	0.1985	0.2019	0.2054	0.2088	0.2123	0.2157	0.2190	0.2224
0.6	0.2257	0.2291	0.2324	0.2357	0.2389	0.2422	0.2454	0.2486	0.2517	0.2549
0.7	0.2580	0.2611	0.2642	0.2673	0.2704	0.2734	0.2764	0.2794	0.2823	0.2852
0.8	0.2881	0.2910	0.2939	0.2967	0.2995	0.3023	0.3051	0.3078	0.3106	0.3133
0.9	0.3159	0.3186	0.3212	0.3238	0.3264	0.3289	0.3315	0.3340	0.3365	0.3389
1.0	0.3413	0.3438	0.3461	0.3485	0.3508	0.3531	0.3554	0.3577	0.3599	0.3621
1.1	0.3643	0.3665	0.3686	0.3708	0.3729	0.3749	0.3770	0.3790	0.3810	0.3830
1.2	0.3849	0.3869	0.3888	0.3907	0.3925	0.3944	0.3962	0.3980	0.3997	0.4015
1.3	0.4032	0.4049	0.4066	0.4082	0.4099	0.4115	0.4131	0.4147	0.4162	0.4177
1.4	0.4192	0.4207	0.4222	0.4236	0.4251	0.4265	0.4279	0.4292	0.4306	0.4319
1.5	0.4332	0.4345	0.4357	0.4370	0.4382	0.4394	0.4406	0.4418	0.4429	0.4441
1.6	0.4452	0.4463	0.4474	0.4484	0.4495	0.4505	0.4515	0.4525	0.4535	0.4545
1.7	0.4554	0.4564	0.4573	0.4582	0.4591	0.4599	0.4608	0.4616	0.4625	0.4633
1.8	0.4641	0.4649	0.4656	0.4664	0.4671	0.4678	0.4686	0.4693	0.4699	0.4706
1.9	0.4713	0.4719	0.4726	0.4732	0.4738	0.4744	0.4750	0.4756	0.4761	0.4767
2.0	0.4772	0.4778	0.4783	0.4788	0.4793	0.4798	0.4803	0.4808	0.4812	0.4817
2.1	0.4821	0.4826	0.4830	0.4834	0.4838	0.4842	0.4846	0.4850	0.4854	0.4857
2.2	0.4861	0.4864	0.4868	0.4871	0.4875	0.4878	0.4881	0.4884	0.4887	0.4890
2.3	0.4893	0.4896	0.4898	0.4901	0.4904	0.4906	0.4909	0.4911	0.4913	0.4916
2.4	0.4918	0.4920	0.4922	0.4925	0.4927	0.4929	0.4931	0.4932	0.4934	0.4936
2.5	0.4938	0.4940	0.4941	0.4943	0.4945	0.4946	0.4948	0.4949	0.4951	0.4952
2.6	0.4953	0.4955	0.4956	0.4957	0.4959	0.4960	0.4961	0.4962	0.4963	0.4964
2.7	0.4965	0.4966	0.4967	0.4968	0.4969	0.4970	0.4971	0.4972	0.4973	0.4974
2.8	0.4973	0.4975	0.4976	0.4977	0.4977	0.4978	0.4979	0.4979	0.4980	0.4981
2.9	0.4981	0.4982	0.4982	0.4983	0.4984	0.4984	0.4985	0.4985	0.4986	0.4986
3.0	0.4987	0.4987	0.4987	0.4988	0.4988	0.4989	0.4989	0.4989	0.4990	0.4990

부록 5. t-분포 면적표

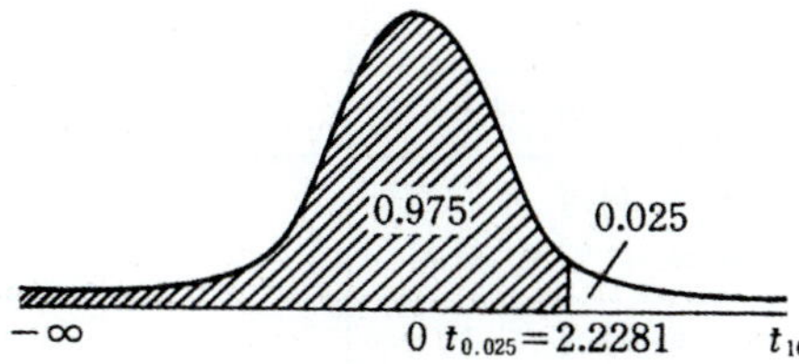

$-\infty \sim t_{\frac{\alpha}{2}}$ 면적	0.90	0.95	0.975	0.99	0.995
$t_{\frac{\alpha}{2}}$ 이상의 면적	0.10	0.05	0.025	0.01	0.005
$+t_{\frac{\alpha}{2}}$ 이상 및 $-t_{\frac{\alpha}{2}}$ 이하의 면적 합계	0.20	0.10	0.05	0.02	0.01
자유도$(n-1)$					
1	3.0777	6.3138	12.7062	31.8207	63.6574
2	1.8856	2.9200	4.3027	6.9646	9.9248
3	1.6377	2.3534	3.1824	4.5407	5.8409
4	1.5332	2.1318	2.7764	3.7469	4.6041
5	1.4759	2.0150	2.5706	3.3649	4.0322
6	1.4398	1.9432	2.4469	3.1427	3.7074
7	1.4149	1.8946	2.3646	2.9980	3.4995
8	1.3968	1.8595	2.3060	2.8965	3.3554
9	1.3830	1.8331	2.2622	2.8214	3.2498
10	1.3722	1.8125	2.2281	2.7638	3.1693
11	1.3634	1.7959	2.2010	2.7181	3.1058
12	1.3562	1.7823	2.1788	2.6810	3.0545
13	1.3502	1.7709	2.1604	2.6503	3.0123
14	1.3450	1.7613	2.1448	2.6245	2.9768
15	1.3406	1.7531	2.1315	2.6025	2.9467
16	1.3368	1.7459	2.1199	2.5835	2.9208
17	1.3334	1.7396	2.1098	2.5669	2.8982
18	1.3304	1.7341	2.1009	2.5524	2.8784
19	1.3277	1.7291	2.0930	2.5395	2.8609
20	1.3253	1.7247	2.0860	2.5280	2.8453
21	1.3232	1.7207	2.0796	2.5177	2.8314
22	1.3212	1.7171	2.0739	2.5083	2.8188
23	1.3195	1.7139	2.0687	2.4999	2.8073
24	1.3178	1.7109	2.0639	2.4922	2.7969
25	1.3163	1.7081	2.0595	2.4851	2.7874
26	1.3150	1.7056	2.0555	2.4786	2.7787
27	1.3137	1.7033	2.0518	2.4727	2.7707
28	1.3125	1.7011	2.0484	2.4671	2.7633
29	1.3114	1.6991	2.0452	2.4620	2.7564
30	1.3104	1.6973	2.0423	2.4573	2.7500

$-\infty \sim t_{\frac{\alpha}{2}}$ 면적	0.90	0.95	0.975	0.99	0.995
$t_{\frac{\alpha}{2}}$ 이상의 면적	0.10	0.05	0.025	0.01	0.005
$+t_{\frac{\alpha}{2}}$ 이상 및 $-t_{\frac{\alpha}{2}}$ 이하의 면적 합계	0.20	0.10	0.05	0.02	0.01
자유도($n-1$)					
31	1.3095	1.6955	2.0395	2.4528	2.7440
32	1.3086	1.6939	2.0369	2.4487	2.7385
33	1.3077	1.6924	2.0345	2.4448	2.7333
34	1.3070	1.6909	2.0322	2.4411	2.7284
35	1.3062	1.6896	2.0301	2.4377	2.7238
36	1.3055	1.6883	2.0281	2.4345	2.7195
37	1.3049	1.6871	2.0262	2.4314	2.7154
38	1.3042	1.6860	2.0244	2.4286	2.7116
39	1.3036	1.6849	2.0227	2.4258	2.7079
40	1.3031	1.6839	2.0211	2.4233	2.7045
41	1.3025	1.6829	2.0195	2.4208	2.7012
42	1.3020	1.6820	2.0181	2.4185	2.6981
43	1.3016	1.6811	2.0167	2.4163	2.6951
44	1.3011	1.6802	2.0154	2.4141	2.6923
45	1.3006	1.6794	2.0141	2.4121	2.6896
46	1.3002	1.6787	2.0129	2.4102	2.6870
47	1.2998	1.6779	2.0117	2.4083	2.6846
48	1.2994	1.6772	2.0106	2.4066	2.6822
49	1.2991	1.6766	2.0096	2.4049	2.6800
50	1.2987	1.6759	2.0086	2.4033	2.6778
51	1.2984	1.6753	2.0076	2.4017	2.6757
52	1.2980	1.6747	2.0066	2.4002	2.6737
53	1.2977	1.6741	2.0057	2.3988	2.6718
54	1.2974	1.6736	2.0049	2.3974	2.6700
55	1.2971	1.6730	2.0040	2.3961	2.6682
56	1.2969	1.6725	2.0032	2.3948	2.6665
57	1.2966	1.6720	2.0025	2.3936	2.6649
58	1.2963	1.6716	2.0017	2.3924	2.6633
59	1.2961	1.6711	0.0010	2.3912	2.6618
60	1.2958	1.6706	2.0003	2.3901	2.6603
61	1.2956	1.6702	1.9996	2.3890	2.6589
62	1.2954	1.6698	1.9990	2.3880	2.6575
63	1.2951	1.6694	1.9983	2.3870	2.6561
64	1.2949	1.6690	1.9977	2.3860	2.6549
65	1.2947	1.6686	1.9971	2.3851	2.6536

$-\infty \sim t_{\frac{\alpha}{2}}$ 면적	0.90	0.95	0.975	0.99	0.995
$t_{\frac{\alpha}{2}}$ 이상의 면적	0.10	0.05	0.025	0.01	0.005
$+t_{\frac{\alpha}{2}}$ 이상 및 $-t_{\frac{\alpha}{2}}$ 이하의 면적 합계	0.20	0.10	0.05	0.02	0.01
자유도($n-1$)					
66	1.2945	1.6683	1.9966	2.3842	2.6524
67	1.2943	1.6679	1.9960	2.3833	2.6512
68	1.2941	1.6676	1.9955	2.3824	2.6501
69	1.2939	1.6672	1.9949	2.3816	2.6490
70	1.2938	1.6669	1.9944	2.3808	2.6479
71	1.2936	1.6666	1.9939	2.3800	2.6469
72	1.2934	1.6663	1.9935	2.3793	2.6459
73	1.2933	1.6660	1.9930	2.3785	2.6449
74	1.2931	1.6657	1.9925	2.3778	2.6439
75	1.2929	1.6654	1.9921	2.3771	2.6430
76	1.2928	1.6652	1.9917	2.3764	2.6421
77	1.2926	1.6649	1.9913	2.3758	2.6412
78	1.2925	1.6646	1.9908	2.3751	2.6403
79	1.2924	1.6644	1.9905	2.3745	2.6395
80	1.2922	1.6641	1.9901	2.3739	2.6387
81	1.2921	1.6639	1.9897	2.3733	2.6379
82	1.2920	1.6636	1.9893	2.3727	2.6371
83	1.2918	1.6634	1.9890	2.3721	2.6364
84	1.2917	1.6632	1.9886	2.3716	2.6356
85	1.2916	1.6630	1.9883	2.3710	2.6349
86	1.2915	1.6628	1.9879	2.3705	2.6342
87	1.2914	1.6626	1.9876	2.3700	2.6335
88	1.2912	1.6624	1.9873	2.3695	2.6329
89	1.2911	1.6622	1.9870	2.3690	2.6322
90	1.2910	1.6620	1.9867	2.3685	2.6316
91	1.2909	1.6618	1.9864	2.3680	2.6309
92	1.2908	1.6616	1.9861	2.3676	2.6303
93	1.2907	1.6614	1.9858	2.3671	2.6297
94	1.2906	1.6612	1.9855	2.3667	2.6291
95	1.2905	1.6611	1.9853	2.3662	2.6286
96	1.2904	1.6609	1.9850	2.3658	2.6280
97	1.2903	1.6607	1.9847	2.3654	2.6275
98	1.2902	1.6606	1.9845	2.3650	2.6269
99	1.2902	1.6604	1.9842	2.3646	2.6264
100	1.2901	1.6602	1.9840	2.3642	2.6259

$-\infty \sim t_{\frac{\alpha}{2}}$ 면적	0.90	0.95	0.975	0.99	0.995
$t_{\frac{\alpha}{2}}$ 이상의 면적	0.10	0.05	0.025	0.01	0.005
$+t_{\frac{\alpha}{2}}$ 이상 및 $-t_{\frac{\alpha}{2}}$ 이하의 면적 합계	0.20	0.10	0.05	0.02	0.01
자유도($n-1$)					
102	1.2899	1.6599	1.9835	2.3635	2.6249
104	1.2897	1.6596	1.9830	2.3627	2.6239
106	1.2896	1.6594	1.9826	2.3620	2.6230
108	1.2894	1.6591	1.9822	2.3614	2.6221
110	1.2893	1.6588	1.9818	2.3607	2.6213
112	1.2892	1.6586	1.9814	2.3601	2.6204
114	1.2890	1.6583	1.9810	2.3595	2.6196
116	1.2889	1.6581	1.9806	2.3589	2.6189
118	1.2888	1.6579	1.9803	2.3584	2.6181
120	1.2886	1.6577	1.9799	2.3578	2.6174
122	1.2885	1.6574	1.9796	2.3573	2.6167
124	1.2884	1.6572	1.9793	2.3568	2.6161
126	1.2883	1.6570	1.9790	2.3563	2.6154
128	1.2882	1.6568	1.9787	2.3558	2.6148
130	1.2881	1.6567	1.9784	2.3554	2.6142
132	1.2880	1.6565	1.9781	2.3549	2.6136
134	1.2879	1.6563	1.9778	2.3545	2.6130
136	1.2878	1.6561	1.9776	2.3541	2.6125
138	1.2877	1.6560	1.9773	2.3537	2.6119
140	1.2876	1.6558	1.9771	2.3533	2.6114
142	1.2875	1.6557	1.9768	2.3529	2.6109
144	1.2875	1.6555	1.9766	2.3525	2.6104
146	1.2874	1.6554	1.9763	2.3522	2.6099
148	1.2873	1.6552	1.9761	2.3518	2.6095
150	1.2872	1.6551	1.9759	2.3515	2.6090
200	1.2858	1.6525	1.9719	2.3451	2.6006
300	1.2844	1.6499	1.9679	2.3388	2.5923
400	1.2837	1.6487	1.9659	2.3357	2.5882
500	1.2832	1.6479	1.9647	2.3338	2.5857
600	1.2830	1.6474	1.9639	2.3326	2.5840
700	1.2828	1.6470	1.9634	2.3317	2.5829
800	1.2826	1.6468	1.9629	2.3310	2.5820
900	1.2825	1.6465	1.9626	2.3305	2.5813
1000	1.2824	1.6464	1.9623	2.3301	2.5808
∞	1.2816	1.6449	1.9600	2.3263	2.5758

부록 6. χ^2분포

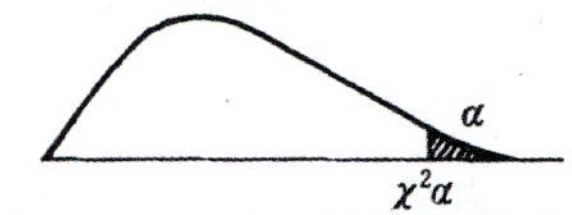

d.f. \ α	0.995	0.990	0.975	0.950	0.050	0.025	0.010	0.005
1	392704×10^{-10}	157088×10^{-9}	982569×10^{-9}	$393214 \times 10^{-}$	3.84146	5.02389	6.63490	7.87944
2	0.0100251	0.0201007	0.0506356	0.102587	5.99147	7.37776	9.21034	10.5966
3	0.0717212	0.114832	0.215795	0.351846	7.81473	9.34840	11.3449	12.8381
4	0.206990	0.297110	0.484419	0.710721	9.48773	11.1433	13.2767	14.8602
5	0.411740	0.554300	0.831211	1.145476	11.0705	12.8325	15.0863	16.7496
6	0.675727	0.872085	1.237347	1.63539	12.5916	14.4494	16.8119	18.5476
7	0.989265	1.239043	1.68987	2.16735	14.0671	16.0128	18.4753	20.2777
8	1.344419	1.646482	2.17973	2.73264	15.5073	17.5346	20.0902	21.9550
9	1.734926	2.087912	2.70039	3.32511	16.9190	19.0228	21.6660	23.5893
10	2.15585	2.55821	3.24697	3.94030	18.3070	20.4831	23.2093	25.1882
11	2.60321	3.05347	3.81575	4.57481	19.6751	21.9200	24.7250	26.7569
12	3.07382	3.57056	4.40379	5.22603	21.0261	23.3367	26.2170	28.2995
13	3.56503	4.10691	5.00874	5.89186	22.3621	24.7356	27.6883	29.8194
14	4.07498	4.66043	5.62872	6.57063	23.6848	26.1190	29.1413	31.3193
15	4.60094	5.22935	6.26214	7.26094	24.9958	27.4884	30.5779	32.8013
16	5.14224	5.81221	6.90766	7.96164	26.2962	28.8454	31.9999	34.2672
17	5.69724	6.40776	7.56418	8.67176	27.5871	30.1910	33.4087	35.7185
18	6.26481	7.01491	8.23075	9.39046	28.8693	31.5264	34.8053	37.1564
19	6.84398	7.63273	8.90655	10.1170	30.1435	32.8523	36.1908	38.5822
20	7.43386	8.26040	9.59083	10.8508	31.4104	34.1696	37.5662	39.9968
21	8.03366	8.89720	10.28293	11.5913	32.6705	35.4789	38.9321	41.4010
22	8.64272	9.54249	10.9823	12.3380	33.9244	36.7807	40.2894	42.7956
23	9.26042	10.19567	11.6885	13.0905	35.1725	38.0757	41.6384	44.1813
24	9.88623	10.8564	12.4011	13.8484	36.4151	39.3641	42.9798	45.5585
25	10.5197	11.5240	13.1197	14.6114	37.6525	40.6465	44.3141	46.9278
26	11.1603	12.1618	13.8439	15.3791	38.8852	41.9232	45.6417	48.2899
27	11.8076	12.8786	14.5733	16.1513	40.1133	43.1944	46.9630	49.6449
28	12.4613	13.5648	15.3079	16.9279	41.3372	44.4607	48.2782	50.9933
29	13.1211	14.2565	16.0471	17.7083	42.5569	45.7222	49.587	52.3356
30	13.7867	14.9535	16.7908	18.4926	43.7729	46.9792	50.8922	53.6720
40	20.7065	22.1643	24.4331	26.5093	55.7585	59.3417	63.6907	66.7659
50	27.9907	29.7067	32.3574	34.7642	67.5048	71.4202	76.1539	79.4900
60	35.5346	37.4848	40.4817	43.1879	79.0819	83.2976	88.3794	91.9517
70	43.2752	45.4418	48.7576	51.7393	90.5312	95.0231	100.425	104.215
80	51.1720	53.5400	57.1532	60.3915	101.879	106.629	112.329	116.321
90	59.1963	61.7541	65.6466	69.1260	113.145	118.136	124.116	128.299
100	67.3276	70.0648	74.2219	77.9295	124.342	129.561	135.807	140.169

부록 7. F분포표

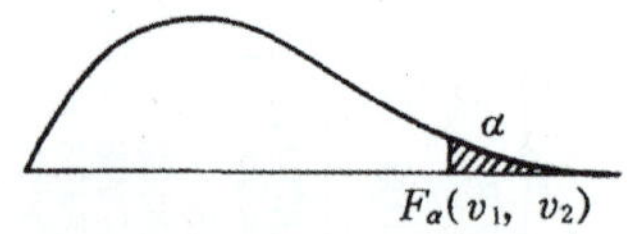

$\alpha = 0.10$

v_2 \ v_1	1	2	3	4	5	6	7	8	9
1	39.864	49.500	53.593	55.833	57.241	59.204	58.906	59.439	59.858
2	8.2563	9.0000	9.1618	9.2434	9.2926	9.3255	9.3491	9.3668	9.3805
3	5.5383	5.4624	5.3908	5.3427	5.3092	5.2847	5.2662	5.2517	5.2400
4	4.5448	4.3246	4.1908	4.1073	4.0506	4.0098	3.9790	3.9549	3.9357
5	4.0604	3.7797	3.6195	3.5202	3.4530	3.4045	3.3679	3.3393	3.3163
6	3.7760	3.4633	3.2888	3.1808	3.1075	3.0546	3.0145	2.9830	2.9577
7	3.5894	3.2574	3.0741	2.9605	2.8833	2.8274	2.7849	2.7516	2.7247
8	3.4579	3.1131	2.9238	2.8064	2.7265	2.6683	2.6241	2.5893	2.5612
9	3.3603	3.0065	2.8129	2.6927	2.6106	2.5509	2.5053	2.4694	2.4403
10	3.2850	2.9245	2.7277	2.6053	2.5216	2.4606	2.4140	2.3772	2.3473
11	3.2252	2.8595	2.6602	2.5362	2.4512	2.3891	2.3416	2.3040	2.2735
12	3.1765	2.8068	2.6055	2.4801	2.3940	2.3310	2.2828	2.2446	2.2135
13	3.1362	2.7632	2.5603	2.4337	2.3467	2.2830	2.2341	2.1953	2.1638
14	3.1022	2.7265	2.5222	2.3947	2.3069	2.2426	2.1931	2.1539	2.1220
15	3.0732	2.6952	2.4898	2.3614	2.2730	2.2081	2.1582	2.1185	2.0862
16	3.0481	2.6682	2.4618	2.3327	2.2438	2.1783	2.1280	2.0880	2.0553
17	3.0262	2.6446	2.4374	2.3077	2.2183	2.1524	2.1017	2.0613	2.0284
18	3.0070	2.6239	2.4160	2.2858	2.1958	2.1296	2.0785	2.0379	2.0047
19	2.9899	2.6056	2.3970	2.2663	2.1760	2.1094	2.0580	2.0171	1.9836
20	2.9747	2.5893	2.3801	2.2489	2.1582	2.0913	2.0397	1.9985	1.9649
21	2.9609	2.5746	2.3649	2.2333	2.1423	2.0751	2.0232	1.9819	1.9480
22	2.9486	2.5613	2.3512	2.2193	2.1279	2.0605	2.0084	1.9668	1.9327
23	2.9374	2.5493	2.3387	2.2065	2.1149	2.0472	1.9949	1.9531	1.9189
24	2.9271	2.5383	2.3274	2.1949	2.1030	2.0351	1.9826	1.9407	1.9063
25	2.9177	2.5283	2.3170	2.1843	2.0922	2.0241	1.9714	1.9292	1.8947
26	2.9091	2.5191	2.3075	2.1745	2.0822	2.0139	1.9610	1.9188	1.8841
27	2.9012	2.5106	2.2987	2.1655	2.0730	2.0045	1.9515	1.9091	1.8743
28	2.8939	2.5028	2.2906	2.1571	2.0645	1.9959	1.9427	1.9001	1.8652
29	2.8871	2.4955	2.2831	2.1494	2.0566	1.9878	1.9345	1.8918	1.8560
30	2.8807	2.4887	2.2761	2.1422	2.0492	1.9803	1.9269	1.8841	1.8498
40	2.8354	2.4404	2.2261	2.0909	1.9968	1.9269	1.8725	1.8289	1.7929
60	2.7914	2.3932	2.1774	2.0410	1.9457	1.8747	1.8194	1.7748	1.7380
120	2.7478	2.3473	2.1300	1.9923	1.8959	1.8238	1.7675	1.7220	1.6843
∞	2.7055	2.3026	2.0838	1.9449	1.8473	1.7741	1.7167	1.6702	1.6315

$\alpha=0.10$

v_2 \ v_1	10	12	15	20	24	30	40	60	120	∞
1	60.195	60.705	61.220	61.740	62.002	62.265	62.529	62.794	63.061	63.328
2	9.3916	9.4081	9.4247	9.4413	9.4496	9.4579	9.4663	9.4746	9.4829	9.4913
3	5.2304	5.2156	5.2003	5.1845	5.1764	5.1681	5.1597	5.1512	5.1425	5.1337
4	3.9199	3.8955	3.8689	3.8443	3.8310	3.8174	3.8036	3.7896	3.7753	3.7607
5	3.2974	3.2682	3.2380	3.2067	3.1905	3.1741	3.1573	3.1402	3.1228	3.1050
6	2.9369	2.9047	2.8712	2.8363	2.8183	2.8000	2.7812	2.7620	2.7423	2.7222
7	2.7025	2.6681	2.6322	2.5947	2.5753	2.5555	2.5351	2.5142	2.4928	2.4708
8	2.5380	2.5020	2.4642	2.4246	2.4041	2.3830	2.3614	2.3391	2.3162	2.2926
9	2.4163	2.3789	2.3396	2.2983	2.2768	2.2547	2.2320	2.2085	2.1843	2.1592
10	2.3226	2.2841	2.2435	2.2007	2.1784	2.1554	2.1317	2.1072	2.0818	2.0554
11	2.2482	2.2087	2.1671	2.1230	2.1000	2.0762	2.0516	2.0261	1.9997	1.9721
12	2.1878	2.1474	2.1049	2.0597	2.0360	2.0115	1.9861	1.9597	1.9323	1.9036
13	2.1376	2.0966	2.0532	2.0070	1.9827	1.9576	1.9315	1.9043	1.8759	1.8462
14	2.0954	2.0537	2.0095	1.9625	1.9377	1.9119	1.8852	1.8572	1.8280	1.7973
15	2.0593	2.0171	1.9722	1.9243	1.8990	1.8728	1.8454	1.8168	1.7867	1.7551
16	2.0281	1.9854	1.9399	1.8913	1.8656	1.8388	1.8108	1.7816	1.7507	1.7182
17	2.0009	1.9577	1.9117	1.8624	1.8362	1.8090	1.7805	1.7506	1.7191	1.6856
18	1.9770	1.9333	1.8868	1.8368	1.8103	1.7827	1.7537	1.7232	1.6910	1.6567
19	1.9557	1.9117	1.8647	1.8142	1.7873	1.7592	1.7298	1.6988	1.6659	1.6308
20	1.9367	1.8924	1.8449	1.7938	1.7667	1.7382	1.7083	1.6768	1.6433	1.6074
21	1.9197	1.8750	1.8272	1.7756	1.7481	1.7193	1.6890	1.6569	1.6228	1.5862
22	1.9043	1.8593	1.8111	1.7590	1.7312	1.7021	1.6714	1.6389	1.6042	1.5668
23	1.8903	1.8450	1.7964	1.7439	1.7159	1.6864	1.6554	1.6224	1.5871	1.5490
24	1.8775	1.8319	1.7831	1.7302	1.7019	1.6721	1.6407	1.6073	1.5715	1.5327
25	1.8658	1.8200	1.7708	1.7175	1.6890	1.6589	1.6272	1.5934	1.5570	1.5176
26	1.8550	1.8090	1.7596	1.7059	1.6771	1.6468	1.6147	1.5805	1.5437	1.5036
27	1.8451	1.7989	1.7492	1.6951	1.6662	1.6356	1.6032	1.5686	1.5313	1.4906
28	1.8359	1.7895	1.7395	1.6852	1.6560	1.6252	1.5925	1.5575	1.5198	1.4784
29	1.8274	1.7808	1.7306	1.6759	1.6465	1.6155	1.5825	1.5472	1.5090	1.4670
30	1.8195	1.7727	1.7223	1.6673	1.6377	1.6065	1.5732	1.5376	1.4989	1.4564
40	1.7627	1.7146	1.6624	1.6052	1.5741	1.5411	1.5056	1.4672	1.4248	1.3769
60	1.7070	1.6574	1.6034	1.5435	1.5107	1.4755	1.4373	1.3952	1.3476	1.2915
120	1.6524	1.6012	1.5450	1.4821	1.4472	1.4094	1.3676	1.3203	1.2646	1.1926
∞	1.5987	1.5458	1.4871	1.4206	1.3832	1.3419	1.2951	1.2400	1.1686	1.0000

$\alpha = 0.05$

v_2 \ v_1	1	2	3	4	5	6	7	8	9
1	161.45	199.50	215.71	224.58	230.16	233.99	236.77	238.88	240.54
2	18.513	19.000	19.164	19.247	19.296	19.330	19.353	19.371	19.385
3	10.128	9.5521	9.2766	9.1172	9.0135	8.9406	8.8868	8.8452	8.8123
4	7.7086	6.9443	6.5914	6.3883	6.2560	6.1631	6.0942	6.0410	5.9988
5	6.6079	5.7861	5.4095	5.1922	5.0503	4.9503	4.8759	4.8183	4.7725
6	5.9874	5.1433	4.7571	4.5337	4.3874	4.2839	4.2066	4.1468	4.0990
7	5.5914	4.7374	4.3468	4.1203	3.9715	3.8660	3.7870	3.7257	3.6767
8	5.3177	4.4590	4.0662	3.8378	3.8375	3.5806	3.5005	3.4381	3.3881
9	5.1174	4.2565	3.8626	3.6331	3.4817	3.3738	3.2927	3.2296	3.1789
10	4.9646	4.1028	3.7083	3.4780	3.3258	2.2172	3.1355	3.0717	3.0204
11	4.8443	3.9823	3.5874	3.3567	3.2039	3.0946	3.0123	2.9480	2.8962
12	4.7472	3.8853	3.4903	3.2592	3.1059	2.9961	2.9134	2.8486	2.7964
13	4.6672	3.8056	3.4105	3.1791	3.0254	2.9153	2.8321	2.7669	2.7144
14	4.6001	3.7389	3.3439	3.1122	2.9582	2.8477	2.7642	2.6987	2.6458
15	4.5431	3.6823	3.2874	3.0556	2.9013	2.7905	2.7066	2.6408	2.5876
16	4.4940	3.6337	3.2389	3.0069	2.8524	2.7413	2.6572	2.5911	2.5377
17	4.4513	3.5915	3.1968	2.9647	2.8100	2.6987	2.6143	2.5480	2.4943
18	4.4139	3.5546	3.1599	2.9277	3.7729	2.6613	2.5767	2.5102	2.4563
19	4.3808	3.5219	3.1274	2.8951	2.7401	2.6283	2.5435	2.4768	2.4227
20	4.3513	3.4928	3.0984	2.8661	2.7109	2.5990	2.5140	2.4471	2.3628
21	4.3248	3.4668	3.0725	2.8401	2.6848	2.5727	2.4876	2.4205	2.3661
22	4.3009	3.4434	3.0491	2.8167	2.6613	2.5491	2.4638	2.3965	2.3419
23	4.2793	3.4221	3.0280	2.7955	2.6400	2.5277	2.4422	2.3748	2.3201
24	4.2597	3.4028	3.0088	2.7763	2.6207	2.5082	2.4226	2.3551	2.3002
25	4.2417	3.3852	2.9912	2.7587	2.6030	2.4904	2.4047	2.3371	2.2821
26	4.2252	3.3690	2.9751	2.7426	2.5868	2.4741	2.3883	2.3205	2.2655
27	4.2100	3.3541	2.9604	2.7278	2.5719	2.4591	2.3732	2.3053	2.2051
28	4.1960	3.3404	2.9467	2.7141	2.5581	2.4453	2.3593	2.2913	2.2360
29	4.1830	3.3277	2.9340	2.7014	2.5454	2.4324	2.3463	2.2782	2.2229
30	4.1709	3.3158	2.9223	2.6896	2.5336	2.2405	2.3343	2.2662	2.2107
40	4.0848	3.2317	2.8387	2.6060	2.4495	2.3359	2.2490	2.1802	2.1240
60	4.0012	3.1504	2.7581	2.5252	2.3683	2.2540	2.1665	2.0970	2.0401
120	3.9201	3.0718	2.6802	2.4472	2.2900	2.1750	2.0867	2.0164	1.9588
∞	3.8415	2.9957	2.6049	2.3719	2.2141	2.0086	2.0096	1.9384	1.8799

$\alpha=0.05$

v_2 \ v_1	10	12	15	20	24	30	40	60	120	∞
1	241.88	243.91	245.95	248.01	249.05	150.09	251.14	252.20	253.25	254.32
2	19.397	19.413	19.429	19.446	19.454	19.462	19.471	19.479	19.487	19.496
3	8.7855	8.7446	8.7029	8.6602	8.6385	8.6166	8.5944	8.5720	8.5494	8.5265
4	5.9644	5.9117	5.8578	5.8025	5.7744	5.7459	5.7170	5.6878	5.6581	5.6281
5	4.7351	4.6777	4.6188	4.5581	4.5272	4.4957	4.4638	4.4314	4.3984	4.3650
6	4.0600	3.9999	3.9381	3.8742	3.8415	3.8082	3.7743	3.7398	3.7047	3.6688
7	3.6365	3.5747	3.5108	3.4445	3.4105	3.3758	3.3404	3.3043	3.2674	3.2298
8	3.3472	3.2840	3.2184	3.1503	3.1152	3.0794	3.0428	3.0053	2.9669	2.9276
9	3.1373	3.0792	3.0061	2.9365	2.9005	2.8637	2.8259	2.7872	2.7475	2.7067
10	2.9782	2.9130	2.8450	2.7740	2.7372	2.6996	2.6609	2.6211	2.5801	2.5379
11	2.8536	2.7876	2.7185	2.6464	2.6090	2.5705	2.5309	2.4901	2.4480	2.4045
12	2.7534	2.6866	2.6169	2.5436	2.5055	2.4663	2.4259	2.3842	2.3410	2.2962
13	2.6710	2.6037	2.5331	2.4589	2.4202	2.3803	2.3392	2.2966	2.2524	2.2064
14	2.6021	2.5342	2.4630	2.3879	2.3487	2.3082	2.2664	2.2230	2.1778	2.1307
15	2.5437	2.4753	2.4035	2.3275	2.2878	2.2468	2.2043	2.1601	2.1141	2.0658
16	2.4935	2.4247	2.3522	2.2756	2.2354	2.1938	2.1507	2.1058	2.0589	2.0096
17	2.4499	2.3807	8.3077	2.2304	2.1898	2.1477	2.1040	2.0584	2.0107	1.9604
18	2.4117	2.3421	2.2686	2.1906	2.1497	2.1071	2.0626	2.0166	1.9681	1.9168
19	2.3779	2.3080	2.2341	2.1555	2.1141	2.0712	2.0263	1.9796	1.9302	1.8780
20	2.3479	2.2776	2.2033	2.1242	2.0825	2.0391	1.9938	1.9464	1.8963	1.8432
21	2.3210	2.2504	2.1757	2.0960	2.0540	2.0102	1.9645	1.9165	1.8657	1.8117
22	2.2967	2.2258	2.1508	2.0707	2.0283	1.9842	1.9380	1.8895	1.8380	1.7831
23	2.2747	2.2036	2.1282	2.0476	2.0050	1.9605	1.9139	1.8649	1.8128	1.7570
24	2.2547	2.1834	2.1077	2.0267	1.9838	1.9390	1.8920	1.8424	1.7897	1.7331
25	2.2365	2.1649	2.0889	2.0075	1.9643	1.9192	1.8718	1.8217	1.7684	1.7110
26	2.2197	2.1479	2.0716	1.9898	1.9664	1.9010	1.8533	1.8027	1.7488	1.6906
27	2.2043	1.1323	2.0558	1.9736	1.9299	1.8842	1.8361	1.7851	1.7307	1.6717
28	2.1900	2.1179	2.0411	1.9586	1.9147	1.8687	1.8203	1.7689	1.7138	1.6541
29	2.1768	2.1045	2.0275	1.9446	1.9005	1.8543	1.8055	1.7537	1.6981	1.6377
30	2.1646	2.0921	2.0148	1.9317	1.8874	1.8409	1.7918	1.7396	1.6835	1.6223
40	2.0772	2.0035	1.9245	1.8389	1.7929	1.7444	1.6928	1.6373	1.5766	1.5089
60	1.9926	1.9174	1.8364	1.7480	1.7001	1.6491	1.5943	1.5343	1.4673	1.3893
120	1.9105	1.8337	1.7505	1.6587	1.6084	1.5543	1.4952	1.4290	1.3519	1.2539
∞	1.8307	1.7522	1.6664	1.5705	1.5173	1.4591	1.3940	1.3180	1.2214	1.0000

$\alpha=0.01$

v_2 \ v_1	1	2	3	4	5	6	7	8	9
1	4052	4999.5	5403	5625	5764	5859	5928	5981	6022
2	98.50	99.00	99.17	99.25	99.30	99.33	99.36	99.37	99.39
3	34.12	30.82	29.46	28.71	28.24	27.91	27.67	27.49	27.35
4	21.20	18.00	16.69	15.98	15.52	15.21	14.98	14.80	14.66
5	16.26	13.27	12.06	11.39	10.97	10.57	10.46	10.29	10.16
6	13.75	10.92	9.78	9.15	8.75	8.47	8.26	8.10	7.98
7	12.25	9.55	8.45	7.85	7.46	7.19	6.99	6.84	6.72
8	11.26	8.65	7.59	7.01	6.63	6.37	6.18	6.03	5.91
9	10.56	8.02	6.99	6.42	6.06	5.80	5.61	5.47	5.35
10	10.04	7.56	6.55	5.99	5.64	5.39	5.20	5.06	4.94
11	9.65	7.21	6.22	5.67	5.32	5.07	4.89	4.74	4.63
12	9.33	6.93	5.95	5.41	5.06	4.82	4.64	4.50	4.39
13	9.07	6.70	5.74	5.21	4.86	4.62	4.44	4.30	4.19
14	8.86	6.51	5.56	5.04	4.69	4.46	4.28	4.14	4.03
15	8.68	6.36	5.42	4.89	4.56	4.32	4.14	4.00	3.89
16	8.53	6.23	5.29	4.77	4.44	4.20	4.03	3.89	3.78
17	8.40	6.11	5.18	4.67	4.34	4.10	3.93	3.79	3.68
18	8.29	6.01	5.09	4.58	4.25	4.01	3.84	3.71	3.60
19	8.18	5.93	5.01	4.50	4.17	3.94	3.77	3.63	3.52
20	8.10	5.35	4.94	4.43	4.10	3.87	3.70	3.56	3.46
21	8.02	5.78	4.87	4.37	4.04	3.81	3.64	3.51	3.40
22	7.95	5.72	4.82	4.31	3.99	3.76	3.59	3.45	3.35
23	7.88	5.66	4.76	4.26	3.94	3.71	3.54	3.41	3.30
24	7.82	5.61	4.72	4.22	3.90	3.67	3.50	3.36	3.26
25	7.77	5.57	4.68	4.18	3.85	3.63	3.46	3.32	3.22
26	7.72	5.53	4.64	4.14	3.82	3.59	3.42	3.29	3.18
27	7.68	5.49	4.60	4.11	3.78	3.56	3.39	3.26	3.15
28	7.64	5.45	4.57	4.07	3.75	3.53	3.36	3.23	3.12
29	7.60	5.42	4.54	4.04	3.73	3.50	3.33	3.20	3.09
30	7.56	5.39	4.51	4.02	3.70	3.47	3.30	3.17	3.07
40	7.31	5.18	4.31	3.83	3.51	3.29	3.12	2.99	2.89
60	7.08	4.98	4.13	3.65	3.34	3.12	2.95	2.82	2.72
120	6.85	4.79	3.95	3.48	3.17	2.96	2.79	2.66	2.56
∞	6.63	4.61	3.78	3.32	3.02	2.80	2.64	2.51	2.41

$\alpha=0.01$

v_2 \ v_1	10	12	15	20	24	30	40	60	120	∞
1	6056	6106	6157	6209	6235	6261	6287	6313	6339	6366
2	99.40	99.42	99.43	99.45	99.46	99.47	99.47	99.48	99.49	99.50
3	27.23	27.05	26.87	26.69	26.60	26.50	26.41	26.32	26.22	26.13
4	14.55	14.37	14.20	14.02	13.93	13.84	13.75	13.65	13.56	13.46
5	10.05	9.89	9.72	9.55	9.47	9.38	9.29	9.20	9.11	9.02
6	7.87	7.72	7.56	7.40	7.31	7.23	7.14	7.06	6.97	6.88
7	6.62	6.47	6.31	6.16	6.07	5.99	5.91	5.82	5.74	5.65
8	5.81	5.67	5.52	5.36	5.28	5.20	5.12	5.03	4.95	4.86
9	5.26	5.11	4.96	4.81	4.73	4.65	4.57	4.48	4.40	4.31
10	4.85	4.71	4.56	4.41	4.33	4.25	4.17	4.08	4.00	3.91
11	4.54	4.40	4.25	4.10	4.02	3.94	3.86	3.78	3.69	3.60
12	4.30	4.16	4.01	3.86	3.78	3.70	3.62	3.54	3.45	3.36
13	4.10	3.96	3.82	3.66	3.59	3.51	3.43	3.34	3.25	3.17
14	3.94	3.80	3.66	3.51	3.43	3.35	3.27	3.18	3.09	3.00
15	3.80	3.67	3.52	3.37	3.29	3.21	3.13	3.05	2.96	2.87
16	3.69	3.55	3.41	3.26	3.18	3.10	3.02	2.93	2.84	2.75
17	3.59	3.46	3.31	3.16	3.08	3.00	2.92	2.83	2.75	2.65
18	3.51	3.37	3.23	3.08	3.00	2.92	2.84	2.75	2.66	2.57
19	3.43	3.30	3.15	3.00	2.92	2.84	2.76	2.67	2.58	2.49
20	3.37	3.23	3.09	2.94	2.86	2.78	2.69	2.61	2.52	2.42
21	3.31	3.17	3.03	2.88	2.80	2.72	2.64	2.55	2.46	2.36
22	3.26	3.12	2.98	2.83	2.75	2.67	2.58	2.50	2.40	2.31
23	3.21	3.07	2.93	2.78	2.70	2.62	2.54	2.45	2.35	2.26
24	3.17	3.03	2.89	2.74	2.66	2.58	2.49	2.40	2.31	2.21
25	3.13	2.99	2.85	2.70	2.62	2.54	2.45	2.36	2.27	2.17
26	3.09	2.96	2.81	2.66	2.58	2.50	2.42	2.33	2.23	2.13
27	3.06	2.93	2.78	2.63	2.55	2.47	2.38	2.29	2.20	2.10
28	3.03	2.90	2.75	2.60	2.52	2.44	2.35	2.26	2.17	2.06
29	3.00	2.87	2.73	2.57	2.49	2.41	2.33	2.23	2.14	2.03
30	2.98	2.84	2.70	2.55	2.47	2.39	2.30	2.21	2.11	2.01
40	2.80	2.66	2.52	2.37	2.29	2.20	2.11	2.02	1.92	1.80
60	2.63	2.50	2.35	2.20	2.12	2.03	1.94	1.84	1.73	1.60
120	2.47	2.34	2.19	2.03	1.95	1.86	1.76	1.66	1.53	1.38
∞	2.32	2.18	2.04	1.88	1.79	1.70	1.59	1.47	1.32	1.00

$\alpha=0.025$

v_2 \ v_1	1	2	3	4	5	6	7	8	9
1	647.8	799.5	364.2	899.6	921.8	937.1	948.2	956.7	963.3
2	38.51	39.00	39.17	39.25	39.30	39.33	39.36	39.37	39.39
3	17.44	16.04	15.44	15.10	14.38	14.73	14.62	14.54	14.47
4	12.22	10.65	9.98	9.60	9.36	9.20	9.07	8.98	9.90
5	10.01	8.43	7.76	7.39	7.15	6.98	6.85	6.76	6.68
6	8.81	7.26	6.60	6.23	5.99	5.82	5.70	5.60	5.52
7	8.07	6.54	5.89	5.52	5.29	5.12	4.99	4.90	4.82
8	7.57	6.06	5.42	5.05	4.82	4.65	4.53	4.43	4.36
9	7.21	5.71	5.03	4.72	4.48	4.32	4.20	4.10	4.03
10	6.94	5.40	4.83	4.47	4.24	4.07	3.95	3.85	3.78
11	6.72	5.26	4.63	4.28	4.04	3.88	3.76	3.66	3.59
12	6.55	5.10	4.47	4.12	3.39	3.73	3.61	3.51	3.44
13	6.41	4.97	4.35	4.00	3.77	3.60	3.48	3.39	3.31
14	6.30	4.86	4.24	3.89	3.66	3.50	3.38	3.29	3.21
15	6.20	4.77	4.15	3.80	3.58	3.41	3.29	3.20	3.12
16	6.12	4.69	4.08	3.73	3.50	3.34	3.22	3.12	3.05
17	0.04	4.62	4.01	3.66	3.44	3.28	3.16	3.06	2.98
18	5.98	4.56	3.95	3.61	3.38	3.22	3.10	3.01	2.93
19	5.92	4.51	3.90	3.56	3.33	3.17	3.05	2.96	2.88
20	5.87	4.46	3.86	3.51	3.29	3.13	3.01	2.91	2.84
21	5.83	4.42	3.82	3.48	3.25	3.09	2.97	2.87	2.80
22	5.79	4.38	3.78	3.44	3.22	3.05	2.93	2.84	2.76
23	5.75	4.35	3.75	3.41	3.18	3.02	2.90	2.81	2.73
24	5.72	4.32	3.72	3.38	3.15	2.99	2.87	2.78	2.70
25	5.69	4.29	3.69	3.35	3.13	2.97	2.85	2.75	2.68
26	5.66	4.27	3.67	3.33	3.10	2.94	2.82	2.73	2.65
27	5.63	4.24	3.65	3.31	3.08	2.92	2.80	2.71	2.63
28	5.61	4.22	3.63	3.29	3.06	2.90	2.78	2.69	2.61
29	5.59	4.20	3.61	3.27	3.04	2.88	2.76	2.67	2.59
30	5.57	4.18	3.59	3.25	3.03	2.87	2.75	2.65	2.57
40	5.42	4.05	3.46	3.13	2.90	2.74	2.62	2.53	2.45
60	5.29	3.93	3.34	3.01	2.79	2.63	2.51	2.41	2.33
120	5.15	3.80	3.23	2.89	2.67	2.52	2.39	2.30	2.22
∞	5.02	3.69	3.12	2.79	2.57	2.41	2.29	2.19	2.11

$\alpha=0.025$

v_2 \ v_1	10	12	15	20	24	30	40	60	120	∞
1	968.6	976.7	984.9	993.1	997.2	1001	1006	1010	1014	1018
2	39.40	39.41	39.43	39.45	39.46	39.46	39.47	39.48	39.49	39.50
3	14.42	14.34	14.25	14.17	14.12	14.08	14.04	13.98	13.96	13.90
4	8.84	8.75	8.66	8.56	8.51	8.46	8.41	8.36	8.31	8.26
5	6.62	6.52	6.43	6.33	6.28	6.23	6.18	6.12	6.07	6.02
6	5.46	5.37	5.27	5.17	5.12	5.07	5.01	4.93	4.90	4.83
7	4.76	4.67	4.57	4.47	4.42	4.36	4.31	4.25	4.20	4.14
8	4.30	4.20	4.10	4.00	3.95	3.89	3.84	3.78	3.73	3.67
9	3.96	3.87	3.77	3.67	3.61	3.56	3.51	3.45	3.39	3.33
10	3.72	3.62	3.52	3.42	3.37	3.31	3.26	3.20	3.14	3.08
11	3.53	3.43	3.33	3.23	3.17	3.12	3.06	3.00	2.94	2.88
12	3.37	3.28	3.18	3.07	3.02	2.86	2.91	2.85	2.79	2.72
13	3.25	3.15	3.05	2.95	2.80	2.84	2.78	2.72	2.69	2.60
14	3.15	3.05	2.95	2.84	2.79	2.73	2.67	2.61	2.55	2.49
15	3.06	2.96	2.86	2.76	2.70	2.64	2.59	2.52	2.48	2.40
16	2.99	2.89	2.79	2.68	2.63	2.57	2.51	2.45	2.38	2.32
17	2.92	2.82	2.72	2.62	2.56	2.50	2.44	2.38	2.32	2.25
18	2.87	2.77	2.67	2.56	2.50	2.44	2.38	2.32	2.26	2.19
19	2.82	2.72	2.62	2.51	2.45	2.39	2.33	2.27	2.20	2.13
20	2.77	2.68	2.57	2.43	2.41	2.35	2.29	2.22	2.16	2.09
21	2.73	2.64	2.53	2.42	2.37	2.31	2.25	2.18	2.11	2.04
22	2.70	2.60	2.50	2.39	2.33	2.27	2.21	2.14	2.08	2.00
23	2.67	2.57	2.47	2.36	2.30	2.24	2.18	2.11	2.04	1.97
24	2.64	2.54	2.44	2.33	2.27	2.21	2.15	2.08	2.01	1.94
25	2.61	2.51	2.41	2.30	2.24	2.18	2.12	2.05	1.98	1.91
26	2.59	2.49	2.39	2.28	2.22	2.16	2.09	2.03	1.95	1.83
27	2.57	2.47	2.36	2.25	2.19	2.13	2.07	2.00	1.93	1.85
28	2.55	2.45	2.34	2.23	2.17	2.11	2.05	1.98	1.91	1.83
29	2.53	2.43	2.32	2.21	2.15	2.09	2.03	1.96	1.89	1.81
30	2.51	2.41	2.31	2.20	2.14	2.07	2.01	1.94	1.87	1.79
40	2.39	2.29	2.18	2.07	2.01	1.94	1.80	1.80	1.72	1.64
60	2.27	2.17	2.06	1.94	1.88	1.82	1.74	1.67	1.58	1.48
120	2.16	2.05	1.94	1.82	1.76	1.69	1.61	1.53	1.43	1.31
∞	2.05	1.94	1.83	1.71	1.64	1.57	1.43	1.39	1.27	1.00

$\alpha=0.005$

v_2 \ v_1	1	2	3	4	5	6	7	8	9
1	16211	20000	21615	22500	23056	23437	23715	23925	24091
2	198.5	196.0	199.2	199.2	199.3	199.3	199.4	199.4	199.4
3	55.55	49.80	47.47	46.19	45.39	44.84	44.43	44.13	43.88
4	31.33	26.28	24.20	23.15	22.46	21.97	21.62	21.35	21.14
5	22.78	18.31	16.53	15.56	14.94	14.51	14.20	13.96	13.77
6	18.63	14.54	12.92	12.03	11.46	11.07	10.79	10.57	10.39
7	16.24	12.40	10.88	10.05	9.52	9.16	8.89	8.68	8.51
8	14.69	11.04	9.60	8.81	8.30	7.95	7.69	7.50	7.34
9	13.61	10.11	8.72	7.96	7.47	7.13	6.88	6.69	6.54
10	12.83	9.43	8.08	7.34	6.87	6.54	6.30	6.12	5.97
11	12.23	8.91	7.60	6.88	6.42	6.10	5.86	5.68	5.54
12	11.75	8.51	7.23	6.52	6.07	5.76	5.52	5.35	5.20
13	11.37	8.19	6.93	6.23	5.79	5.43	5.25	5.08	4.94
14	11.06	7.92	6.68	6.00	5.56	5.26	5.03	4.86	4.72
15	10.80	7.70	6.48	5.80	5.37	5.07	4.85	4.67	4.34
16	10.58	7.51	6.30	5.64	5.21	4.91	4.69	4.52	4.38
17	10.38	7.35	6.16	5.50	5.07	4.78	4.56	4.39	4.25
18	10.22	7.21	6.03	5.37	4.96	4.66	4.44	4.23	4.14
19	10.07	7.09	5.92	5.27	4.85	4.56	4.34	4.13	4.04
20	9.94	6.99	5.82	5.17	4.76	4.47	4.26	4.00	3.96
21	9.83	6.89	5.73	5.09	4.68	4.39	4.18	4.01	3.88
22	9.73	6.81	5.65	5.02	4.61	4.32	4.11	3.94	3.81
23	9.63	6.73	5.58	4.95	4.54	4.26	4.05	3.88	3.75
24	9.55	6.68	5.52	4.89	4.49	4.20	3.99	3.83	3.69
25	9.43	6.60	5.46	4.84	4.43	4.15	3.94	3.78	3.64
26	9.41	6.54	5.41	4.79	4.38	4.10	3.89	3.73	3.60
27	9.34	6.49	5.36	4.74	4.34	4.06	3.85	3.69	3.56
28	9.25	6.44	5.32	4.70	4.30	4.02	3.81	3.65	3.52
29	9.23	6.40	5.28	4.66	4.26	3.98	3.77	3.61	3.48
30	9.18	6.35	5.24	4.62	4.23	3.95	3.74	3.58	3.45
40	8.83	6.07	4.98	4.37	3.99	3.71	3.51	3.35	3.22
60	8.49	5.79	4.73	4.14	3.76	3.49	3.29	3.13	3.01
120	8.18	5.54	4.50	3.92	3.55	3.28	3.09	2.93	2.81
∞	7.88	5.30	4.28	3.72	3.35	3.09	2.90	2.74	2.62

$\alpha=0.005$

v_2 \ v_1	10	12	15	20	24	30	40	60	120	∞
1	24224	24426	24630	24836	24940	25044	25148	25253	25359	25465
2	199.4	199.4	199.4	199.4	199.5	199.5	199.5	199.5	199.5	199.5
3	43.69	43.39	43.08	42.78	42.62	42.47	42.31	42.15	41.99	41.83
4	20.97	20.70	20.44	20.17	20.03	19.89	19.75	19.61	19.47	19.32
5	13.62	13.38	13.15	12.90	12.78	12.66	12.53	12.40	12.27	12.14
6	10.25	10.03	9.81	9.59	9.47	9.36	9.24	9.12	9.00	8.88
7	8.38	8.18	7.97	7.75	7.65	7.53	7.42	7.31	7.19	7.08
8	7.21	7.01	6.81	6.61	6.50	6.40	6.29	6.18	6.06	5.95
9	6.42	6.23	6.03	5.83	5.73	5.62	5.52	5.41	5.30	5.19
10	5.85	5.66	5.47	5.27	5.17	5.07	4.97	4.86	4.75	4.64
11	5.42	5.24	5.05	4.86	4.76	4.65	4.55	4.44	4.34	4.23
12	5.09	4.91	4.72	4.53	4.43	4.33	4.23	4.12	4.01	3.90
13	4.82	4.64	4.46	4.27	4.17	4.07	3.97	3.87	3.76	3.65
14	4.60	4.43	4.25	4.06	3.96	3.86	3.76	3.66	3.55	3.44
15	4.42	4.25	4.07	3.88	3.79	3.69	3.59	3.48	3.37	3.26
16	4.27	4.10	3.92	3.73	3.64	3.54	3.44	3.33	3.22	3.11
17	4.14	3.97	3.79	3.61	3.51	3.41	3.31	3.21	3.10	2.98
18	4.03	3.86	3.68	3.50	3.40	3.30	3.20	3.10	2.99	2.87
19	3.93	3.76	3.59	3.40	3.31	3.21	3.11	3.00	2.89	2.73
20	3.85	3.68	3.50	3.32	3.22	3.12	3.02	2.92	2.81	2.69
21	3.77	3.60	3.43	3.24	3.15	3.05	2.95	2.84	2.73	2.61
22	3.70	3.54	3.36	3.18	3.08	2.98	2.88	2.77	2.66	2.55
23	3.64	3.47	3.30	3.12	3.02	3.92	2.82	2.71	2.60	2.48
24	3.59	3.42	3.25	3.06	2.97	2.87	2.77	2.66	2.55	2.43
25	3.54	3.37	3.20	3.01	2.92	2.82	2.72	2.61	2.50	2.38
26	3.49	3.33	3.15	2.97	2.87	2.77	2.67	2.56	2.45	2.33
27	3.45	3.28	3.11	2.93	2.83	2.73	2.63	2.52	2.41	2.29
28	3.41	3.25	3.07	2.89	2.79	2.69	2.59	2.48	2.37	2.25
29	3.38	3.21	3.04	2.86	2.76	2.66	2.56	2.45	2.33	2.21
30	3.34	3.18	3.01	2.82	2.73	2.63	2.52	2.42	2.30	2.18
40	3.12	2.95	2.78	2.60	2.50	2.40	2.30	2.13	2.06	1.93
60	2.90	2.74	2.57	2.39	2.29	2.19	2.08	1.96	1.83	1.69
120	2.71	2.54	2.37	2.19	2.09	1.98	1.87	1.75	1.61	1.43
∞	2.52	2.36	2.19	2.00	1.90	1.79	1.67	1.53	1.36	1.00

찾아보기

국문색인

ㄱ

ㄴ

ㄷ

영문색인